调强放疗计划设计
基础知识与系统质控

主　审　申文江　丁厚本

主　编　陈星宇　孙　博

北京大学医学出版社

TIAOQIANG FANGLIAO JIHUA SHEJI JICHU ZHISHI YU XITONG ZHIKONG

图书在版编目（CIP）数据

调强放疗计划设计基础知识与系统质控 / 陈星宇，孙博主编. -- 北京 : 北京大学医学出版社，2024.8.
ISBN 978-7-5659-3223-6
Ⅰ. R815
中国国家版本馆 CIP 数据核字第 2024MY5721 号

调强放疗计划设计基础知识与系统质控

主　　编：陈星宇　孙　博
出版发行：北京大学医学出版社
地　　址：（100191）北京市海淀区学院路 38 号　北京大学医学部院内
电　　话：发行部 010-82802230；图书邮购 010-82802495
网　　址：http://www.pumpress.com.cn
E-mail：booksale@bjmu.edu.cn
印　　刷：北京信彩瑞禾印刷厂
经　　销：新华书店
责任编辑：法振鹏　慈光辉　**责任校对**：靳新强　**责任印制**：李　啸
开　　本：889 mm×1194 mm　1/16　**印张**：28　**字数**：817 千字
版　　次：2024 年 8 月第 1 版　2024 年 8 月第 1 次印刷
书　　号：ISBN 978-7-5659-3223-6
定　　价：298.00 元

主编简介

陈星宇

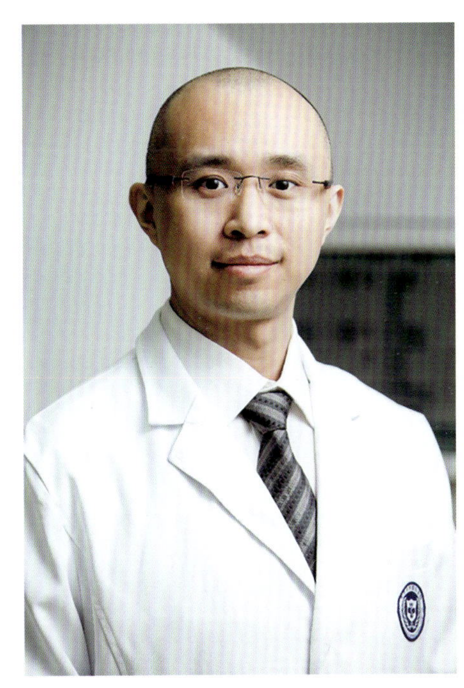

北京大学国际医院肿瘤中心首席物理师，物理技术组组长，北京精准放射医学学会肿瘤精准放疗技术分会首任主任委员。潜心放射物理工作二十余年，扎根临床一线，对精准放疗有深刻理解和实践。专注于调强放疗计划设计，积累了丰富的临床经验，精心设计调强放疗计划逾万例。

孙　博

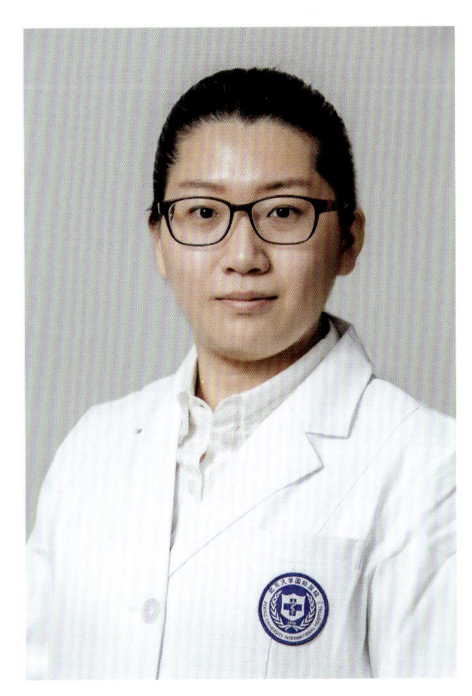

北京大学国际医院肿瘤中心资深物理师，北京精准放射医学学会肿瘤精准放疗技术分会常务委员。从事放射物理工作十余年，长期坚守临床一线，致力于调强放疗的研究与实践，累计完成调强放疗计划设计近两万例，涵盖了各种复杂的病例，临床经验丰富，始终将精准放疗理念贯穿于每一例调强放疗计划设计中，旨在最小化副作用的同时，获取最大化治疗效果。

编者名单

主　审　申文江　丁厚本

主　编　陈星宇　孙　博

副主编　迟子峰　白晓亮　程　琳　李　毅
　　　　李振江　刘　芳　吴湘阳　张　铮

编　者（按姓名汉语拼音排序）

白晓亮（山东第一医科大学附属省立医院）
柏　晗（云南省肿瘤医院）
陈星宇（北京大学国际医院）
程　琳（中国人民解放军总医院京中医疗区）
迟　峰（中山大学肿瘤防治中心）
迟子峰（河北医科大学第四医院）
丁生苟（江西省肿瘤医院）
郭飞宝（福建医科大学附属第一医院）
胡银祥（贵州医科大学附属肿瘤医院）
郇福奎（中国医学科学院肿瘤医院）
黄　胜（天津医科大学肿瘤医院）
焦圣华［通用环球医疗技术服务（天津）有限公司］
靳　富（重庆大学附属肿瘤医院）
李光俊（四川大学华西医院）
李　毅（西安交通大学第一附属医院）
李振江（山东第一医科大学附属肿瘤医院）
梁志文（华中科技大学同济医学院附属协和医院）
刘　芳（山东医学高等专科学校）
刘吉平（浙江省肿瘤医院）
刘建庭（山西省肿瘤医院）
马靖宇［通用环球医疗技术服务（天津）有限公司］
倪千喜（湖南省肿瘤医院）
尚　钧（宁夏医科大学总医院）
孙　博（北京大学国际医院）
孙显松（中国医学科学院北京协和医院）
汪　志（安徽医科大学第一附属医院）

王海洋（郑州大学第一附属医院）
王思宸（中国医学科学院北京协和医院）
王　兴（北京清华长庚医院）
王　瑶（中国人民解放军总医院第一医学中心）
王忠文（辽宁省肿瘤医院）
吴湘阳（陕西省肿瘤医院）
夏思博（中国中医科学院广安门医院）
谢　辉（澳门理工大学）
杨　波（中国医学科学院北京协和医院）
张秋杭（首都医科大学宣武医院）
张　寅（中国医学科学院肿瘤医院）
张　铮（中国人民解放军总医院第九医学中心）
赵田地（北京大学第三医院）
郑佳俊（江苏省肿瘤医院）

序　一

放射治疗作为现代医学的重要分支，在肿瘤治疗领域发挥着举足轻重的作用。本书的出版为这一领域的研究与实践提供了宝贵的参考资料。

放射治疗的核心在于精准的计划设计，不仅要有深厚的医学知识，还要掌握先进的物理技术。本书正是从这一角度出发全面系统地介绍了放射治疗计划设计的原理、方法和技术，涵盖了从放射治疗计划设计和设备质控的各个环节，为读者提供了一份详尽的指南。

本书内容丰富且深入，作者不仅对放射治疗计划设计的基本原理进行了深入浅出的阐述，还结合了大量的临床案例，理论与实践相结合，更易于读者理解和应用。书中还介绍了许多最新的研究成果和技术进展，使本书具有很高的前瞻性和实用性。

放射治疗是一个需要不断学习和创新的领域。随着医学技术的不断发展，新的治疗方法和技术不断涌现，这对我们提出了更高的要求。本书为放射治疗领域的同仁提供了放射治疗计划设计的学习资源，帮助大家更好地掌握放射治疗计划设计的精髓，提高专业水平，为患者提供更优质的治疗服务。

希望广大读者认真阅读本书，汲取知识和智慧。也希望本书的出版能引起更多人对放射治疗领域的关注和重视。放射治疗作为一种重要的肿瘤治疗方法，其应用前景十分广阔，我们应加强该领域的研究和投入，推动其不断发展进步，为人类健康事业做出更大的贡献。

最后，感谢本书的作者及所有为本书问世辛勤付出的人，他们为我们提供了一份宝贵财富。衷心地祝愿《调强放疗计划设计基础知识与系统质控》广受欢迎、成为放射治疗领域的经典之作，相信不久的将来，我们一定能在放射治疗领域取得更大突破和更广泛应用成就。

是为序。

中国科学院院士

王乃彦

序　二

在医学科技迅猛发展的今天，放射治疗以其独特的优势，在癌症治疗领域占据了举足轻重的地位。放射治疗计划的精准设计与质量控制，直接关系患者的治疗效果与生活质量。

放射治疗作为现代医学的璀璨明珠，已经走过了漫长而曲折的历程。从最初的简单照射到如今的精准定位、剂量计算，每一次技术的进步都凝聚了无数专家学者的智慧与汗水。而在这其中，放射治疗计划的设计与质量控制无疑是最为关键的一环。

本书对放射治疗计划设计与计划系统的质量控制进行了全面而深入的探讨。它详细阐述了放射治疗计划设计的原则、方法和技术，包括 CT 模拟定位、靶区勾画、剂量计算等各个环节。放射治疗计划设计环节复杂，任何一个环节的疏忽都可能导致治疗失败。制订最合适的放射治疗计划，这不仅提高了治疗的精准度，也减少了不必要的损伤，为患者带来了更好的治疗效果。在质量控制方面，本书从计划系统的数据采集、调试到验收等各个环节，都进行了详细的介绍和示例。做好设备才能确保放射治疗的质量和安全。

作为一位在放射治疗领域耕耘多年的学者，我深知放射治疗的重要性和复杂性。每一次治疗都是对患者生命的呵护与尊重，因此我们必须以高度的责任感和敬业精神来对待这项工作。而本书的出版，正是为了推动放射治疗技术的发展和进步，为广大患者提供更好的治疗服务。

我相信，在本书的引领下，放射治疗计划设计与质量控制将会得到更加深入的研究和实践。我们将不断探索新的技术和方法，提高治疗的精准度和安全性；我们将不断优化治疗流程和管理模式，提高治疗的效率和质量；我们将更加关注患者的需求和体验，为患者提供更加温馨和人性化的治疗服务。

最后，我要感谢所有为本书付出辛勤劳动的作者和编辑们。他们的专业知识和严谨态度，确保了本书的权威性和实用性。我相信，《调强放疗计划设计基础知识与系统质控》将为广大读者带来宝贵的启示和帮助。

在未来的日子里，让我们携手共进，为放射治疗事业的发展贡献自己的力量！

北京大学医学部放射肿瘤学系
终身名誉教授
申文江

开篇语

做计划（进行计划设计）如烹小鲜，要熟悉流程（计划设计步骤）、掌握火候（计划优化）。

治愈肿瘤一直是人类追求的目标。放射治疗与手术治疗、化学药物治疗一起，组成了肿瘤的三大治疗手段。国内外统计数据表明，50%～70% 的癌症患者需要在不同的治疗阶段接受放射治疗。随着科学技术的进步，受益于计算机技术和影像学的飞速发展，放射治疗技术也发生了巨大的变革。从 20 世纪 70 年代以前的传统二维放疗、20 世纪 80 年代的三维适形放疗，到现在广泛开展的调强放射治疗，放射治疗从最初的粗放型、剂量分布模糊不清的治疗阶段发展到现在的三精（精确定位、精确设计、精确治疗）治疗阶段。

由于肿瘤的内部组织是不均匀的，外照射的射线到达肿瘤之前已穿过的组织密度也是不均匀的；在生物学方面，病变组织内各部分的肿瘤细胞密度、增殖能力不同，含氧程度和放射敏感性也不同，因此临床上需要给予不同的放射治疗剂量，还需要做到剂量适形。面对临床上大多数的非凸形病灶（靶区），当非凸形靶区紧靠重要器官、靶区周围包围重要器官或靶区周围很接近重要器官时，常规放射方式不能从三维方向按临床的要求给予不均匀的剂量分布，而调强放疗技术的应用可以很好地满足这种临床剂量需求。

调强适形放射治疗（intensity modulated radiation therapy，IMRT），简称调强放疗，是通过调节多个射野内的强度分布，使高剂量区分布在三维方向上与靶区形状一致。调强放疗能最大限度地把剂量集中在靶区内，提高靶区内的放射生物学效应，有效提高了治疗增益比，更有效地杀灭肿瘤细胞，还能够使靶区周围的重要器官少受或免受照射，最大限度地保护正常组织，进而提高肿瘤局部控制率，减少放疗不良反应，提高患者的生存质量，并有可能使生存率得到相应提高。目前，以调强放疗技术为代表的精确放疗已经成为精准放射治疗的主流技术。

调强放疗具有在三维方向上高剂量区与靶区一致，一次照射过程中可以给予不同靶区以不同的剂量，治疗精度更准，治疗范围更大的放射物理学优势。其临床价值在于提高肿瘤区照射剂量，提高因局部失控为主要失败原因的肿瘤患者的生存率，减少正常组织受量，减少放疗并发症，提高患者生存质量。

IMRT 是通过机架从多个不同的角度或连续旋转的方式，利用多叶光栅和束流调整技术在每个照射角度下实现非均匀强度分布的射野对靶区进行照射，使靶区和周围的危及器官达到最优化剂量分布的一种放射治疗技术。其概念启发于 X 线 CT 成像的逆原理。CT X 线球管发出强度均匀的 X 线束穿过人体后，其强度分布反比于组织厚度与组织密度的乘积，反向投影后形成组织的影像；如果使用类似于 CT X 线穿过人体后的强度分布的高能 X（γ）射线、电子束或质子束等，围绕人体旋转（连续旋转或固定野集束）照射，在照射部位会得到类似 CT 断层影像的适形剂量分布。

外照射放射治疗的预期效果取决于确定照射剂量和照射体积的准确性。一个不精确的治疗系统可以引起高的坏死率和低的肿瘤控制率。随着科技的发展，射线外照射放射治疗在治疗计划的设计和实施上迈出了革命性的一步。IMRT 是放射治疗的发展方向，是新一代放射治疗技术的主流。一个完整的 IMRT 系统由计划系统和治疗实施系统两个重要的部分组成。放射治疗计划系统（treatment planning system，TPS）是放射治疗中的一个重要组成部分和联系纽带。治疗计划系统的主要功能是接受 CT/MRI/PET 输出的图像（通过网络或中间介质等），病变（靶区）及重要危及器官和组织轮廓的勾画及重建，建立患者治疗坐标系，通过设计射野角度及计算出每个角度射野内非均匀剂量分布制订出一个优化的治疗方案，以实现满足靶区在接受足够剂量照射的情况下，正常组织的受照剂量和受照体积最小，最后将治疗方案实施细节输出到治疗机的控制计算机，以及为实施治疗方案所需要的治疗辅助工具制作器上。治疗实施（剂量投照）系统可以按放射治疗计划要求进行非均匀剂量分布照射。其需与 TPS 联网，接受和执行治疗计划，能将治疗机上的照射野影像系统的照射野验证片和有关数字信息传送至 TPS，能接受计算机和治疗验证系统的双向控制，确保治疗的准确、安全。

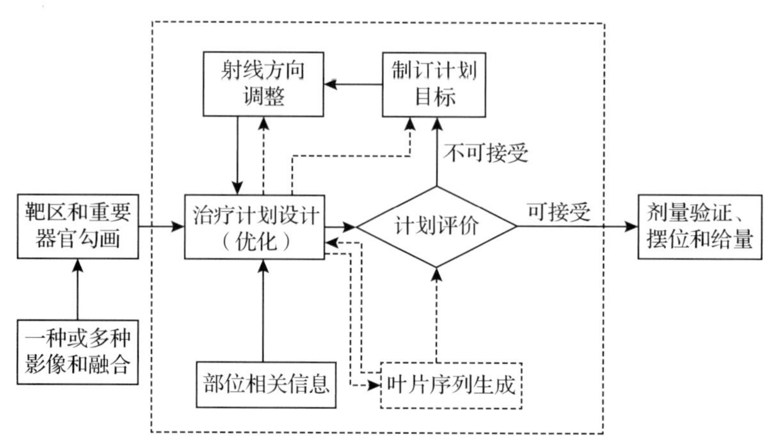

调强放疗计划设计和实施过程

调强放疗与传统的三维放疗相比，具有两大优势。一是计算机优化的逆向治疗计划和计算控制的强度是可调节的治疗射线。二是运用这种方法，计划设计者只需选择理想的参数，计算机会优化计算出达到理想剂量分布所需的最佳射线强度。治疗的实施也是由计算机控制的。在 IMRT 中，由于整个治疗野内的射线强度是变化的，从而导致射线强度的高度不均一性，因此不仅保证了靶区处方剂量的精确，还使周围正常组织结构几乎不受照射。

整个调强放疗过程包含体模阶段、计划设计、计划确认、计划执行四个阶段。调强放疗是高精度的放射治疗，能够对需要照射的靶区给予高剂量照射，而周围正常组织仅受到很少量的照射。因此，治疗过程中保证靶区和危及器官的空间定位的一致性是强调放疗的首要问题，包括：①靶区和危及器官三维空间定位的准确性，最好利用螺旋 CT 辅以 MRI、PET 精确确定靶区和危及器官；②治疗体位的精确重复，由于肿瘤的生物学特性决定仅照射一次不能根治恶性肿瘤，多次照射的体位重复性将直接影响疗效，必须采用立体定向技术来保证每次治疗的体位完全一致，以保证每次治疗时的靶区都受到均匀照射。

调强放疗计划设计是指确定一个治疗方案的全过程，是放射治疗中极其重要的一环。患者在临床检查和治疗方案确定后，主管医生通过第一阶段获得的影像，按患者的肿瘤分布情况，结合具体肿瘤的临床表现，如肿瘤的类型和分期及其所在部位，勾画出靶区和计划区的范围，并预计出靶区的致死剂量和周围正常组织特别是重要器官的最大允许剂量等，与物理师一起借助放射治疗计划系统进行治疗计划设计。

调强放疗计划设计可以通过正向或逆向的方式实现。传统治疗方案的优化过程是医生或计划设计者按治疗方案的要求根据自己的经验选择射线种类、射线能量、射束方向、射野剂量权重、外加射野挡块或楔形板，计算在体内的剂量分布，并对计划进行评估，最后确定治疗方案。这是一个正向计划设计的过程，又称为“人工优化”，此方法目前仍在临床广泛使用。这种治疗方案很大程度上取决于医生和计划者的经验，尽管目前三维治疗计划系统中带有多种治疗计划的设计工具、计划评估工具，正向计划往往是“可接受”的方案，但不是较优的方案，特别是当射野数目很多时，“人工优化”会遇到更多的困难。为了解决上述困难，必须将传统的正向计划设计过程颠倒过来，称为逆向治疗计划设计。

逆向计划的设计过程由预期的治疗目标（称目标函数）开始，利用优化算法，不断地寻找最好的布野方式，包括射线能量、射束方向、射野形状、剂量权重及每个射野的强度分布等，使剂量分布的结果最大可能地接近预期目标。能完成这样的计划过程的系统称逆向计划设计系统。

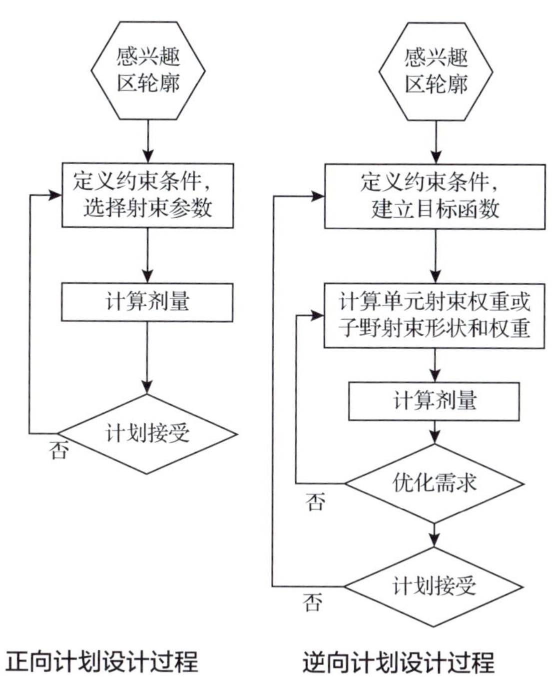

正向计划设计过程　　逆向计划设计过程

调强放疗计划设计包括以下步骤：

1. 输入患者基本信息和模拟定位图像数据；
2. 如果有多套图像，做图像配准处理，建立多套图像之间的空间位置关系；
3. 定义靶区和危及器官等解剖结构；
4. 借助 BEV、REV 等工具，设置射野参数，计算剂量分布；
5. 借助剂量分布、DVH 等工具，评价计划质量；
6. 如果评价满意，则输出计划，即打印计划报告和传输计划至治疗机 R&V 系统；相反，如果不满意，则返回第五步调整照射野参数。

前言

随着现代医学技术的飞速发展，放射治疗已成为癌症治疗领域的重要支柱。精准、安全、有效的放射治疗计划设计对提高患者的生存质量、延长生存期具有重要意义。因此，我们编写《调强放疗计划设计基础知识与系统质控》，旨在为广大放射治疗领域的同仁提供一本全面、系统、实用的参考书。

本书详细介绍了放射治疗计划设计的基本原则、方法和技术，包括影像配准、靶区勾画、剂量计算、计划验证等各个环节，力求让读者了解放射治疗计划设计的全貌，掌握其中的关键技术和要点。

然而，仅仅掌握放射治疗计划设计的技能是不够的，还需要关注放疗计划系统的质量控制。希望通过对计划系统质控内容的介绍，让读者认识到质量控制的重要性，掌握质量控制的方法和技巧。

此外，本书还关注放射治疗的前沿技术和未来发展趋势。随着科技的进步，越来越多的新技术被应用于放射治疗，如人工智能、信息化、光学体表引导放疗等。这些技术的应用不仅提高了治疗的精准度和效率，也为放射治疗带来了更多的可能性。书中对这些新技术进行了介绍和展望，希望为读者提供更广阔的视野和思考空间。

在编写本书的过程中，我们得到了众多放射治疗领域专家的支持和帮助。他们不仅提供了宝贵的经验和建议，还提供了丰富的案例和资料。在此，向他们表示衷心的感谢。同时，也要感谢广大读者的支持和关注，是你们的信任让我们有了前进的动力。

同时，我们也清醒地认识到，放射治疗领域仍然存在着许多挑战和问题。随着癌症发病率的不断上升，对放射治疗的需求也在不断增加。同时，放射治疗技术也在不断更新换代，新的技术和方法层出不穷。因此，我们需要不断学习、不断创新，以适应这一领域的发展需求。

放射治疗是一项高度专业化的工作，需要具备扎实的专业知识、精湛的技术能力和严谨的工作态度。只有这样，我们才能为患者提供精准、安全、有效的治疗服务。我们相信，在广大放射治疗领域同仁的共同努力下，我们一定能够为癌症患者带来更好的治疗效果和更高的生存质量。

愿《调强放疗计划设计基础知识与系统质控》能够成为您学习和工作的良师益友，为您在放射治疗领域的成长和发展提供有力的支持。让我们一起为放射治疗事业的发展贡献自己的力量!

本书虽然尽可能全面地介绍了放射治疗计划设计与系统质量控制的相关知识，但难免存在不足之处。真诚地希望广大读者能够提出宝贵意见和建议，帮助我们不断完善和提高。

陈星宇　孙　博

目 录

基础知识篇

系统质控篇

基础知识篇

第一章　AI智能勾画

1.1　概述

人工智能（artificial intelligence，AI）最早于1956年由McCarthy等提出，是研究、开发用于模拟、延伸和扩展人的智能的理论、方法、技术及应用系统的一门新的技术科学。AI作为一门新兴的技术科学，是在计算机科学、控制论、信息论、神经心理学、哲学、语言学等多学科研究的基础上发展起来的综合性的交叉学科，也是迅速发展的前沿学科。它是利用计算机模型和算法来复制模拟类似于人类的智能，并执行特定的任务。近年来，人工智能尤其是机器学习（machine learning，ML）、深度学习（deep learning）等方法在图像分类、计算机视觉等领域取得了巨大的成果。机器学习的经典方法如主成分分析（principle component analysis，PCA）、支持向量机（support vector machine）、决策树（decision tree）、随机森林（random forest）等日趋成熟。以卷积神经网络为代表的深度学习方法展现了强大的学习能力，在图像分类、分割领域发展迅速。大量研究表明，人工智能在医疗保健领域具有巨大的潜力。在引入人工智能前，常规的解决方法是基于清晰明确的数学逻辑，缺点是无法像人类医生一样积累经验；而引入人工智能后，可以通过海量的数据学习获取相应的知识，达到或超过医生的水平。

人工智能通常具备以下要素：

（1）知识表示：将人类需要机器处理的数据转化为计算机可以接受的用于描述知识的数据结构。

（2）机器感知：人工智能具有类似于人的感知能力，如能识别并理解文字、图像等人类知识。

（3）机器思维：人工智能算法能对感知得来的外部信息进行有目的的处理。

（4）机器学习：人工智能具有类似于人的学习能力，使它能通过学习自动地获取知识，并完成特定的学习目的。

1.1.1　AI在放射治疗领域的应用

临床放射治疗中许多问题的解决依赖于医生的临床知识，随着临床放射治疗技术日趋成熟，仍有诸多具有挑战性的难题亟待解决。近年来，随着人工智能的迅速崛起，许多研究者将其应用于放射治疗领域。例如提高靶区和危及器官（organs at risk，OAR）勾画的精确性、同质性。众所周知，在放疗计划设计前，需要先进行OAR和放疗靶区的轮廓勾画。靶区和OAR勾画是一项极度依赖勾画人员临床经验的工作。通常，需要由经验丰富的医生根据患者的CT/MR/PET等多模态图像手动描绘放疗靶区和OAR，而医生的临床知识、经验、精力、状态等诸多因素决定了不同医生、不同病患之间的勾画结果存在较大的差异，不同医生对同一个患者的轮廓勾画或者同一位医生在不同时间的轮廓勾画也不尽相同。此外，手动勾画过程非常耗时（包含了大量重复性工作），效率较低，容易出错，且不可重现，降低了诊疗效率，耽误了患者的治疗时间。而基于机器学习的人工智能方法可以很好地解决这一问题。

基于 AI 的靶区和 OAR 自动勾画主要分为基于图谱库（atlas-based）或者联合使用基于模型方法和基于卷积神经网络（convolutional neural network，CNN）的方法。基于图谱库的方法，即直接将用于模型训练的数据图集与测试数据进行匹配，通过图像分割算法对目标区域实现自动分割，具有分割速度快、可重复等特点。其性能很大程度上取决于图像配准的精度及选择的图集。对于头颈部结构形状和位置较为固定的部位，基于图谱库的方法在头颈部 OAR 的勾画中表现尚可，但在器官运动较大或易发生形变的区域，其训练效果不佳，需费时进行大量手动修改。这类方法的自动勾画软件需要大量已经勾画好 OAR 的 CT 图像，由这些图像通过图谱算法生成一个模板及模型数据库，这不仅耗时耗力，而且勾画时不具备自动识别器官或特定组织边缘的能力，勾画结果精度较低，临床上未能得到较好的实际应用。2006 年 Hinton 团队成功开发深度学习，其在计算机视觉中取得突破性进展，并逐渐渗入放疗领域，CNN 作为深度学习运用最为广泛的模型，目前已成为医学图像分割的主流方法。CNN 较传统基于图谱库的方法具有更优的分割性能，近年来已在头颈部、胸部、腹部及盆部 OAR 的勾画中展现出优势。

AI 在放射治疗计划设计中的应用也非常广泛，放射治疗计划的设计是一个非常复杂的工作，是根据临床要求利用现有的技术条件优化确定一个治疗方案的全过程，优化的目标是满足临床条件，甚至在某些情况下需超出临床要求。

AI 在放射治疗领域的应用具有天然的优势。将 AI 应用于放射治疗中，有助于提高放射治疗的效率、精确度，促进放射治疗的自动化和智能化。特别是深度学习在医疗领域中表现出非凡的能力，已广泛地应用于肿瘤放射治疗的多个方面，尤其是在病灶检出和分类、图像分割、运动跟踪、放疗剂量预测、放疗疗效预测等方面取得令人振奋的成果。这给肿瘤放射治疗带来了突破性的进展，简化了烦琐的治疗计划设计及治疗流程，使放射治疗更加高效、精准与智能。AI 技术应用于放射治疗的主要价值：第一，为医生的放疗计划设计提供高效、精准的工具，提高临床工作效率，如缩短医生靶区勾画的时间从小时到分秒级。第二，有利于放射治疗靶区的标准化及统一性。随着数据与算法技术快速发展，医疗与技术的结合日趋紧密，产品逐步实现智能化、自动化。AI 目前已经在放疗中应用广泛，涵盖模拟定位、靶区勾画、计划设计、质量控制等方面，可发挥规范流程、减轻负担、减少误差、提高同质性的作用。AI 技术的最终目的是在患者放疗过程中，能够随着患者靶区的变化（由于各种体位变化引起如生理运动、体位误差、胖瘦变化、肿瘤反应等），实时调整治疗计划，实现自适应放疗。

目前，AI 还处于初级发展阶段，还存在对细节学习的能力不足、细节能力学习提升时又可能出现过拟合或泛化能力降低等问题。因此，AI 目前尚无法代替人类。人类是诊疗过程的主导者，AI 则是起辅助作用，但 AI 可减轻临床医师的压力，提高临床工作效率。

1.1.2 深度学习

深度学习是机器学习中一种对数据进行表征学习的方法，源于人工神经网络研究。常规的机器学习方法通常需要人类手动提取特征对模型进行训练。一般采用监督式的学习方法对模型进行训练。因此，特征的提取对机器学习的效果影响较大。而深度学习的动机在于建立模拟人脑进行分析学习的神经网络，模仿人脑的机制来解释数据。通过组合低层特征形成更加抽象的高层表示属性类别或特征，以发现数据的分布式特征。深度学习的好处是用非监督式的特征学习和分层特征提取的高效算法来代替手工获取特征。高性能图形处理器（graphic processing unit，GPU）的出现和进步是深度学习在人工智能领域异军突起的重要因素。GPU 的应用极大提高了数值和矩阵运算的速度，使深度学习算法的运行时间得到了显著缩短。基于深度学习的自动分割技术可以提高分割的精确度和稳定性，还能有效减少模型训练的时间和复杂度。深度学习除了应用于自动分割技术在肿瘤靶区及危及器官的自动勾画外，还可以用于运动跟踪、肿瘤靶区及危及器官剂量分布自动预测、放射治疗疗效预测等方面。

1.1.3 卷积神经网络

卷积神经网络（convolutional neural network，CNN）由一个或多个卷积层或全连通层（存在于某些经典的神经网络，如 VGGNet）组成，同时也包括池化层、合并层等。这一结构使卷积神经网络能够直接利用输入数据的二维或三维结构。与其他深度学习结构相比，卷积神经网络在图像和语音识别方面具有更优秀的表现。在图像处理领域，由于图像的数据量非常大，带来的问题是网络参数量非常大，而卷积神经网络引入卷积核及权重共享的策略巧妙地优化了这个问题。卷积核对图像进行局部扫描，提取其中的特征。对于小卷积核无法获取全局特征的问题，通过增加网络层数，前面多层小卷积核的感受野逐渐叠加后，后面小卷积核的感受野也会逐渐扩大。随着网络层数的增加，每次完成卷积后都会将其引入激活函数，为模型引入了更多的非线性，增强了网络的拟合能力。

由于近几年 ImageNet 数据库的发展及相应的图像分类竞赛的推动，许多经典的深度学习模型被提出，如 AlexNet、VGGNet、UNet、ResNet，也推动了深度学习的迅速发展。AlexNet 模型由 5 个卷积层和 3 个全连接层组成。AlexNet 采用 2 个 GPU 并行计算加快模型训练速度。首次使用 ReLU 函数替代 Sigmoid 函数作为神经元的激活函数，减缓了梯度弥散的问题。加入 Drop out 层，使模型中的一些神经元在训练阶段有概率地失效，即输出为 0，不再参与前向和后向传播，但是在测试阶段中每个神经元都输出，不过会将输出乘以 0.5，从而避免模型过拟合。VGGNet 主要解决了 CNN 中的深度问题。相比较之前的卷积网络使用的 7×7，甚至 11×11 的卷积核，VGGNet 使用更小的卷积核来代替，同时也使网络变得更深。UNet 是一种应用广泛的全卷积网络（fully convolutional network，FCN）。FCN 由加州大学伯克利分校的 Long 等提出，在图像分割任务中，无须全连接层即可进行密集的像素预测，可使用任意大小的输入图像，并且该方法比常规的基于 patch 分类法的图像分割方法效率更高。ResNet 模型主要解决的是深层神经网络模型中出现的退化问题，即随着层数的加深，模型准确率反而下降。解决方法是引进了残差学习（residual learning）模块。不同的深度学习网络，其训练过程均是不断学习、提取有效特征，从而实现最终的分类或回归的问题。深度学习的优势在于其自主学习特征，而无须人类手动提取。根据任务的特征，设计和使用合适的网络模型，是深度学习应用中的关键问题。

基于神经网络的深度学习算法模型相比传统模型在医学图像自动分割准确度上取得了巨大的进步，在放疗领域的危及器官（OAR）勾画方面，许多深度学习神经网络结构模型被提出和发展。在这些模型中，有的围绕优化 UNet 网络结构，在局部区域上使用分类算法，有的包含图像前处理、模型后处理，但是这类勾画技术仍然存在问题，无法得到精度的进一步提升，如在全身的 OAR 勾画中，并不是所有器官深度学习方法都能达到最优的精度。模型的性能取决于两方面：一方面是模型的搭建，其提取特征的能力是否强大；另一方面是训练数据，如果训练数据库庞大，且变异度较小，则训练的模型也会更加稳定。在不同的研究中，所应用的训练数据显然千差万别，有的研究为单中心数据，但可能由多位临床医师标定，从而引入勾画者间变异；有的研究为多中心研究，不同中心的勾画标准、勾画习惯、经验水平等都有所差别，则数据的变异度可能更大。

1.1.3.1 卷积

卷积（convolution）即对输入的矩阵进行卷积运算，用以提取图像特征。计算机理解一张图，需要提取图片的特征，可能第一层卷积提取关于目标图形线的特征，第二层卷积提取线的组合，通过多层卷积来不断加深网络，也使需要提取的目标更加具体化。每个卷积层中通常包含多个卷积核（kernel），来提取丰富的图像特征，每个卷积核在图像上滑动进行局部加权运算，可以得到一张特征图。网络成功的关键取决于特征提取的能力。因此，卷积运算的设计十分重要，包括卷积核的宽、高、输入和输出通道数，这些超参数都可以在学习过程中不断进行调整，以达到最佳特征的提取效果。

1.1.3.2 池化

池化（pooling）也称下采样。随着网络不断加深，特征图会逐渐变小，输出通道数会逐渐增多，如果输入的特征图宽、高较大，则会导致庞大的计算量，因此可以引入池化操作对特征图进行降维。池化操作可分为取最大值或取平均值，如对于每 2×2 大小的方格，取其最大值或计算 4 个数的平均值。卷积运算如果提取到边缘特征时，一般数值会较大，反之没有提取到边缘特征的数值较小，所以局部的最大值即是我们所需保留的特征值。采用取最大值的方法进行池化，以该值代替局部区域的特征。在几乎所有的 CNN 模型中，下采样会在不同比例的图像里获得语义信息，并取得足够大的感受野，较大感受野中提取的特征可以帮助提高定位能力并减少假阳性。

1.1.3.3 插值

插值（interpolation）也称上采样，通过插值将图片的尺寸逐渐还原。常见方法如补零法、双线性插值、最邻近插值等。

1.1.3.4 扩张卷积

扩张卷积是针对语义分割中池化操作会降低分辨率、丢失部分信息等问题所提出的。它通过引入一个新的超参数扩张率来增加提取特征时的感受野。扩张率为卷积核处理数据时各值的间距，感受野即卷积核在图像上看到的大小。如在 3×3 的卷积核中，当扩张率设置为 1 时，各值间隔为 1 格，感受野即为 3×3；当扩张率为 2 时，各值间隔为 2 格，实际仍是 3×3 的卷积核，但需在各值的间隔中插入 0，这时感受野与 7×7 的卷积核相同，但仅需要设置 9 个参数。所以，扩张卷积和普通卷积相比，感受野显著扩大，但网络中的参数数量基本不变。

1.1.3.5 全连接层

全连接层中每个神经元均与其前一层的所有神经元相连，与前一层每个神经元间配以权重 W_i（i=1，2，3…），输出值为特征图中各值与权重相乘之和。显然，全连接层可以整合经过卷积层或池化层后特征图所包含的局部信息。

1.1.3.6 激活函数

特征图中的值越小，表明提取到目标边缘的可能性越低，将这些小的特征值以 0 代替，可以有效地降低计算量，这就是 ReLU 函数的作用。

$$gx=\begin{cases}x，如果\ x\geqslant 0\\0，如果\ x<0\end{cases}$$

$$\text{Singmoid 函数：}f(x)=\frac{1}{1+\mathrm{e}^{-x}}$$

1.2 本章使用的工具或功能介绍

AccuContour 是基于人工智能放疗影像工作站，是治疗计划设计的重要工具，是目前计划系统的有效补充。主体功能为基于多种影像（CT/MR）的靶区自动勾画，可将 1 ～ 3 h 的勾画环节缩短至分秒级，实现 70 多个危及器官（OAR）及 6 种肿瘤区域的自动勾画，精度参数高达 Dice 0.85 ～ 0.95。勾画完成后，可针对勾画结果进行自动 QA 及自动修正。其包含的配准功能模块，突破了现有算法的精度和速度限制，可以根据临床需要分别选择靶区、器官或者自主选择区域进行不同算法的配准模式，柔性配准时间为 3 ～ 5 s。此外，针对临床科研的需求，AccuContour 配置了强大的图像解析工具及影像组学分析、统计功能。随着新型算法的实现和自动化程度的提高，AccuContour 还配置了自动化的无人值守及控制功能，可以将医生从电脑旁解放出来。

研究显示 AccuContour 产品采用了独特的算法模型训练方法，该方法分为数据收集及标注、模型训练、模型预测产生结果 3 个部分，其中模型训练为核心模块。该模块在获取训练数据后，依次构建损失函数池、图像分割模型池以及可选择参数池；基于所述可选择参数池随机选择相应的损失函数、图像分割模型以及训练参数值构建训练模型；采用多种模型网络结构、多种训练方法、多种损失函数，机器自动进行网格搜索，在每次训练后自动寻找最优的网络模型，并基于训练集数据对训练模型进行训练，获取训练好的训练模型；然后，对每一个训练好的训练模型在对应的验证集上进行 Dice 值计算处理，获取每个训练好的训练模型验证测试的 Dice 值；最后，选取 Dice 值最高的对应的训练好的训练模型作为最终的 OAR 自动勾画模型。在数据收集过程中，遵循多中心、多地域、多病种的原则，尽量增加训练数据的差异性，来提升深度学习模型的精度以及泛化性能，在数据手动标注过程中，采用一例数据多人标注的方法，通过检查人之间的标注差异，在达到一定程度一致性后，再加入训练库中，来提高训练数据的标注质量。为进一步提高模型的输出精度，利用医疗影像上抽取的影像特征，在部分器官（如肝、肺）上使用条件随机现场进行后处理，以达到最佳的勾画精度。

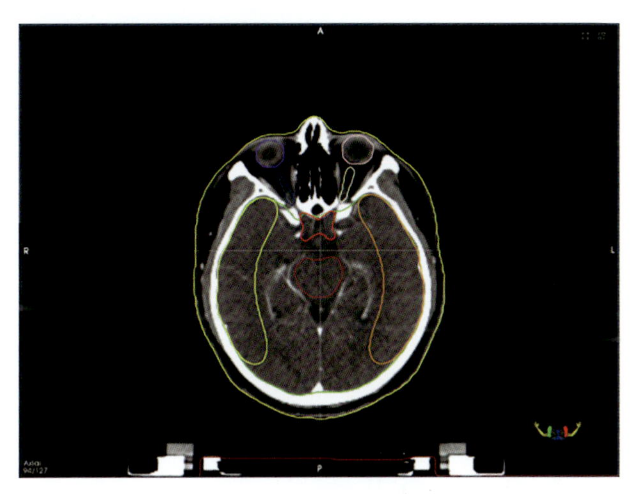

自动勾画效果示意图

临床实际案例中，医生手工勾画胸部 OAR 用时 20 ～ 30 min，AccuContour 精确自动勾画软件用时不到 1 min。结合两种手段，医师在自动勾画 OAR 的基础上进行修改，时间为 2 ～ 5 min，这样既节约了时间，又提高了勾画精度及准确度，能很好地辅助医生，减轻医生的工作量，提高医疗服务质量。

相比较具有统一勾画标准的危及器官，靶区的勾画更多地需要依靠医生的经验，不同医院甚至不同医生对靶区的勾画标准都不一样。除此之外，有些医院对亚靶区的勾画有所要求，例如肝段的图像分割，心脏的亚靶区分割。这种情况下，使用厂商预制的统一的算法模型无法完全满足临床需求。

针对上述问题，Manteia 公司提供了与 AccuContour 智能勾画软件的配套产品：自主训练平台 AccuLearning。它能够通过小样本数据进行训练，20 ～ 30 例样本数据即可输出满意结果，省去大量的数据收集工作。并且能够多参量调整神经网络，输出不同的勾画模型算法，助力科研。在操作方面，实现无代码逻辑计算，不需要烦琐的代码，简洁明了，帮助用户自动完成的图像分割和剂量分布等类别的 AI 算法模型训练。

实际使用中，30 ～ 50 例样本数据，仅需 5 ～ 10 h 就能够训练得到肿瘤靶区的算法模型，并且 Dice 值基本都能达到 0.85 以上。同时，AccuLearning 与自动勾画工作站相互连通，支持双向调用，训练后的模型可以直接在 AccuContour 上使用，操作简便。

随着人工智能以及大数据时代的来临，智能勾画已慢慢成熟，过去存在的各种技术问题随着时间推移已经逐渐被克服。对于医生来说，比较烦琐且重复性比较高的工作正在逐步被软件替代，能节省很大一部分的工作时间，让他们有时间去做更多有益于患者的事情。

高性能的自动勾画使对计划时间要求苛刻的精准自适应放疗的临床实践成为可能。对于想要额外了解 AccuContour 的读者，这里介绍 AccuContour 为了进一步加速放疗计划流程而附带的配准模块以及剂量叠加模块。

AccuContour 提供单模态和多模态影像的自动配准功能，可以根据实际应用需求选择不同的配准方式，如形变配准或刚性配准，选择后即可实现图像的自动融合配准。同时，配准工具栏中也有一些常用的配准工具，如移动、旋转、中心对齐等。

自动配准的效果基本可以直接使用，可以通过以棋盘格形式查看融合图像的方法来检查配准效果（下图）。融合图像中，软件也支持自由地在主、次序列上勾画，并自动同步到另一个序列上。

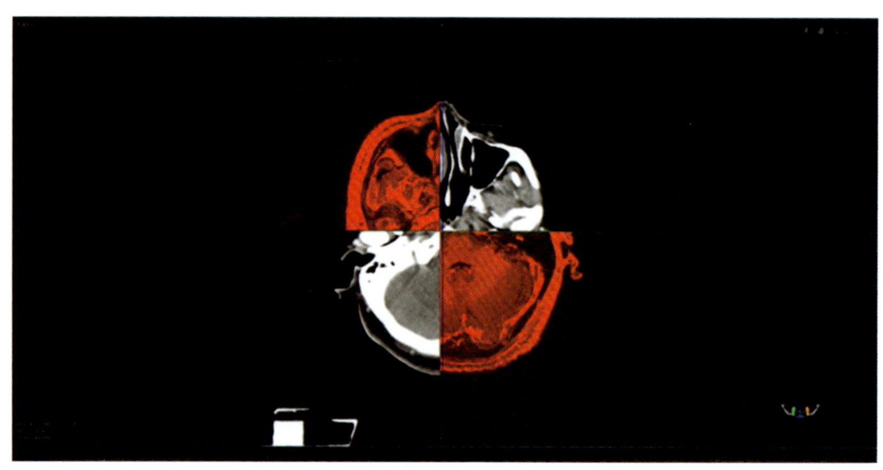

融合配准效果示意

在自适应放疗流程里，物理师在针对再程放疗患者设计治疗方案时，需要考虑患者体内可能残留的剂量影响，以及患者的器官耐受性等。针对这个问题，基于产品出色的配准速度和配准精度，AccuContour 推出了剂量叠加模块。用户根据工作流操作，从融合到刚性配准到形变配准，1 min 左右就可以完成一个剂量叠加的计算工作。剂量叠加后的 DVH 图也可以直接查看，方便物理师调整计划。并且该功能还能支持内外照射的剂量叠加，极大地方便了后装治疗与远距离放疗的协同。

1.3 操作步骤

1.3.1 双击［AccuContour］图标，打开 MANTEIA AccuContour 软件。

1.3.2 在屏幕左侧单击［患者姓名］，在屏幕右侧单击“Mark”图像对应的［自动勾画］。

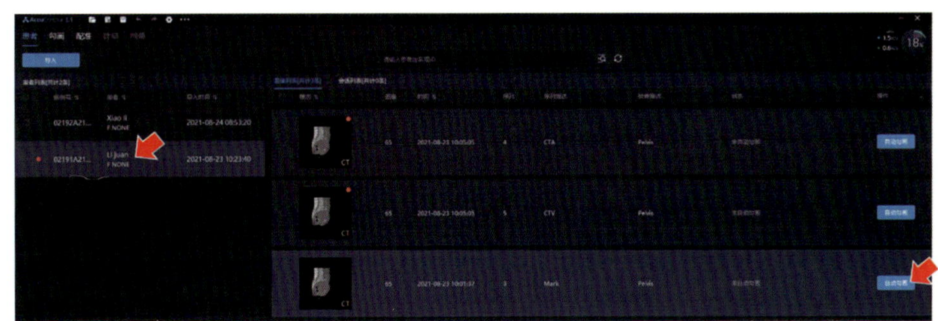

1.3.3 在弹出的“自动勾画”对话框的左侧选择靶区所在部位（注意：部位分男女），然后单击［确定］。

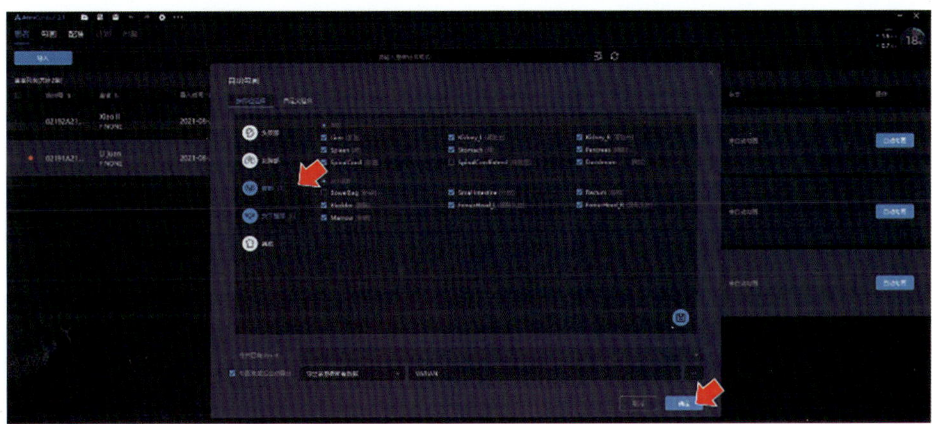

1.3.4 等待软件完成自动勾画。

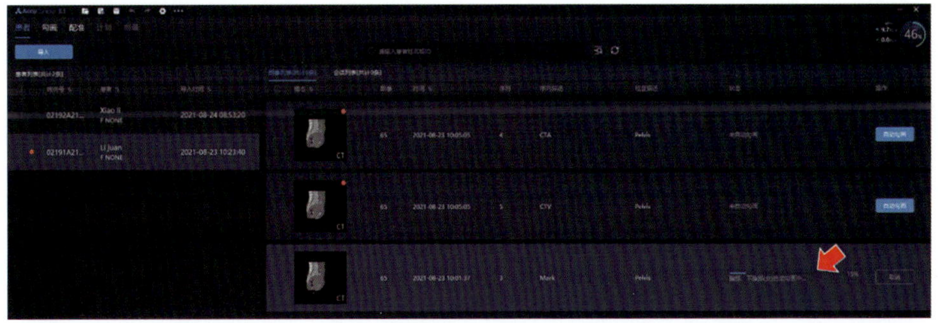

1.3.5 勾画完成后，系统自动将图像和勾画的结构传输到指定位置。

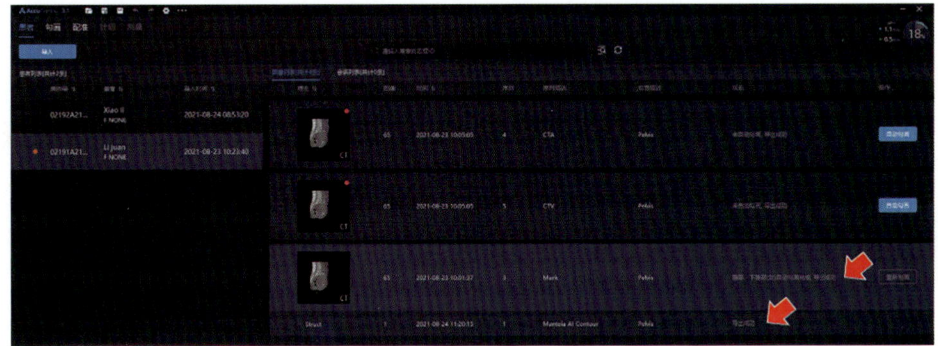

1.3.6 勾选其他需要导出的序列，单击［导出文件］。

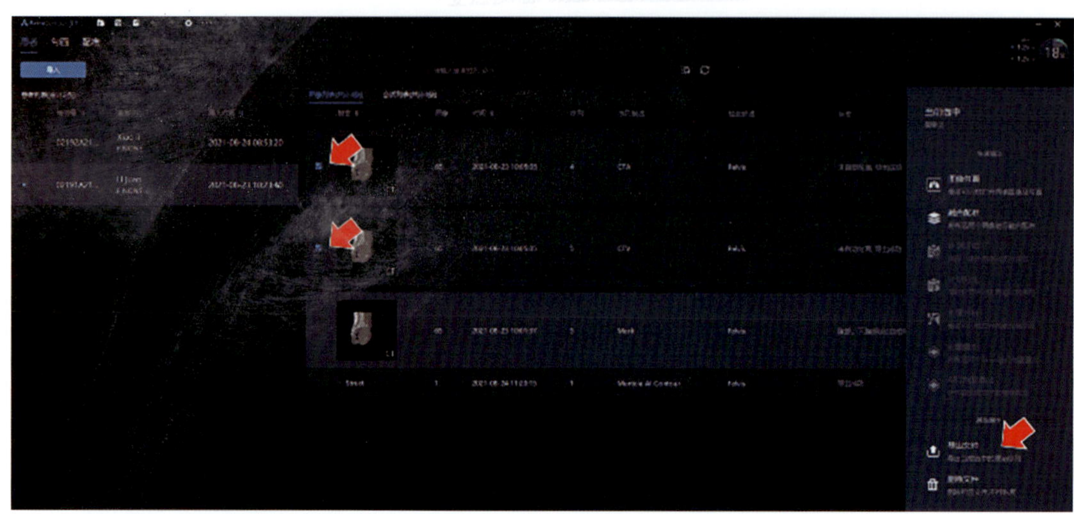

1.3.7 在弹出的“文件导出”对话框中选择图像导出位置，单击［确定］，将所选序列图像导出到指定位置。

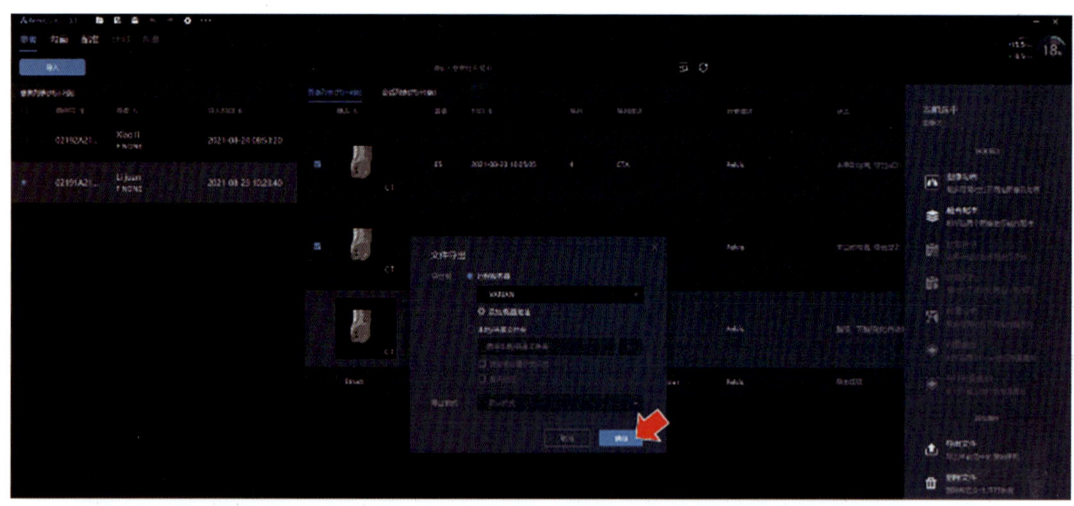

1.3.8 提示“文件导出成功”后，单击［确定］，结束 AI 智能勾画。

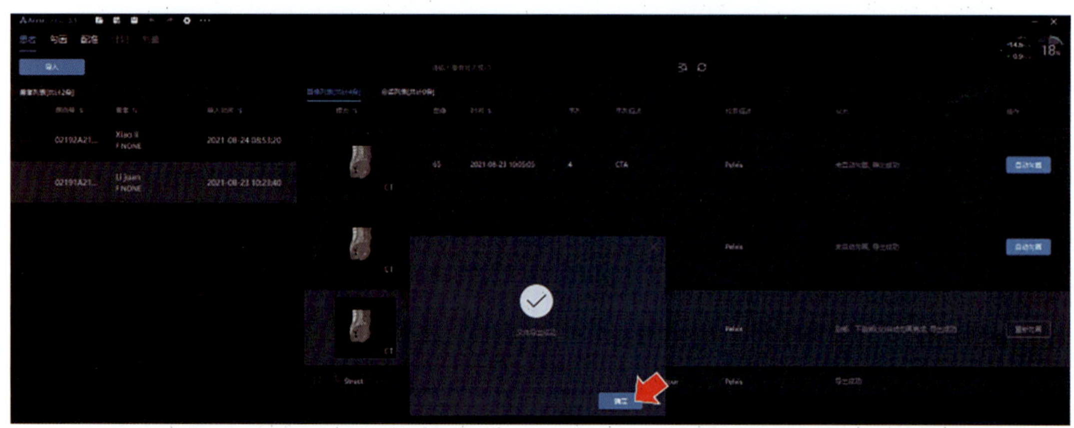

参考文献

[1] Lecun Y, Bengio Y, Hinton G. Deep learning. Nature, 2015, 521 (7553): 436-444.

[2] Abdi H, Williams L J. Principal component analysis. Wiley Interdisciplinary Reviews: Computational statistics, 2010, 2 (4): 387-515.

[3] Quinlan J R. Induction of decision trees. Machine Learning, 1986, 1 (1): 81-106.

[4] Burges C J C. A tutorial on support vector machines for pattern recognition. Data Mining and Knowledge Discovery, 1998, 2 (2): 121-167.

[5] Svetnik V, Liaw A, Tong C, et al. Random forest: a classification and recession tool for compound classification and QSAR modeling. Journal of Chemical Information and Computer Sciences, 2003, 43 (6): 1947-1958.

[6] 陈海斌.人工智能在放射治疗中的若干应用研究.广州:南方医科大学,2015.

[7] Pham D L, Xu C, Prince J L. Current methods in medical image segmentation. Annual Review of Biomedical engineering, 2000, 2: 315-317.

[8] Shen D, Wu G, Suk H-I. Deep learning in medical image analysis. Annual Review of Biomedical Engineering, 2017, 19: 221-248.

[9] Deeley M A, Chen A, Datteri R, et al. Comparison of manual and automatic segmentation methods for brain structures in the presence of space-occupying lesions: a multi-expert study. Physics in Medicine and Biology, 2011, 56 (14): 4557-4577.

[10] Hosny A, Parmar C, Quackenbush J, Schwartz L H, Aerts H J W L. Artificial intelligence in radiology. Nat Rev Cancer, 2018, 18 (8): 500-510.

[11] Zheng D, Hong J C, Wang C, Zhu X. Radiotherapy treatment planning in the age of AI: are we ready yet? Technol Cancer Res Treat. 2019, 18.

[12] Han X. et al. Atlas-based auto-segmentation of head and neck CT images. Medical Image Computing and Computer Assisted Intervention, 2008, 11 (2): 434-441.

[13] Sharp G, Fritscher K D, Pekar V, et al. Perspectives on automated image segmentation for radiotherapy. Med Phys, 2014, 41 (5): 050902.

[14] Sykes J. Reflections on the current status of commercial automated segmentation systems in clinical practice. J Med Radiat Sci, 2014, 61 (3): 131-134.

[15] Lim J Y, Leech M. Use of auto-segmentation in the delineation of target volumes and organs at risk in head and neck. Acta Oncol, 2016, 55 (7): 799-806.

[16] Nikolov S, Blackwell S, Mendes R. et al. Deep learning to achieve clinically applicable segmentation of head and neck anatomy for radiotherapy. arXiv, 2018. 1809.04430.

[17] McCarroll R, Yang J, Cardenas C, et al. Machine learning for the prediction of physician edits to clinical auto-countous in head and neck. Med Phys, 2017, 44: 3160.

[18] Martin S, Rodrigues G, Patil N, et al. A multiphase validation of atlas-based automatic and semiautomatic segmentation strategies for prostate MRI. Int J Radiat Oncol Biol Phys, 2013, 85 (1): 95-100.

[19] Cardenas C E, McCarroll R E, Court L E, et al. Deep learning algorithm for auto-delineation of high-risk oropharyngeal clinical target volumes with built-in dice similarity coefficient parameter optimization function.

Int J Radiat Oncol Biol Phys，2018，101（2）：468-478.

[20] Chen W，Wang C，Zhan W，et al. A Comparative study of auto-contouring softwares in delineation of organs at risk in lung cancer and rectal Cancer. Sci Rep，2021，11（1）：23002.

[21] Yan C，Shen D S，Chen X B，et al. CT-based radiomics nomogram for prediction of progression-free survival in locoregionally advanced nasopharyngeal carcinoma. Cancer Manag Res，2021（13）：6911-6923.

[22] Huang D，Bai H，Wang L，et al. Compare the segmentation accuracy of heart substructure on contrast enhanced CT by deep convolutional neural network with different loss functions.

[23] Amjad，et al. Deep learning auto-segmentation on multi-sequence MRI for MR-guided adaptive radiation therapy. International Journal of Radiation Oncology，Biology，Physics，2021，111（3），e107，e202.

[24] Zhang W，Chen Z，Liang Z，et al. AccuLearning：a user-friendly deep learning auto-segmentation platform for radiotherapy. International Journal of Radiation Oncology，Biology，Physics，2021，111（3）：e122.

[25] Wang J，Chen Z，Wang L，et al. Zhou. An active learning with two-step query for medical image segmentation. 2019 International Conference on Medical Imaging Physics and Engineering（ICMIPE），2019，pp.1-5.

第二章　系统登录

2.1　概述

治疗计划系统（treatment planning system，TPS）已经成为调强放疗的重要组成部分，是在放射治疗前将患者的CT、MRI或其他资料输入计算机，计算机根据这些资料和治疗的要求对放射治疗的剂量分布进行计算，并对治疗方案进行优选的一套计算机软件。

治疗计划系统可以理解为计算机根据输入的患者治疗部位的解剖资料，放置合适的射野（体外照射）或合理的布源（近距离照射）进行剂量计算，得到所需的剂量分布。随着人们对计划设计及执行全过程的理解，要求治疗计划系统成为整个治疗过程的有机连接体中的一个重要纽带。因此，治疗计划系统可以理解为是治疗计划的量化工具，包括CT、MRI和PET等图像的输入和处理；医生对治疗方案的要求及实现（包括靶区剂量及分布、重要器官及其限量、照射方式等）；计划评估；计划确认及计划执行中的精度的检查和误差分析等。

放射治疗计划系统（TPS）经历了由计算机辅助计算到专用的计划系统，由不显示图像到显示图像，由二维（2DTPS）到三维（3DTPS）的发展过程。

利用计算机进行二维（2D）治疗计划始于20世纪50年代末。2D治疗计划系统有许多局限性，一方面是只能借助描绘体表轮廓图或拍摄治疗部位的正侧位X片的方法获得患者的治疗部位有限的靶区和重要器官的几何近似体模图，通常是采用射野中心轴层面，在该层面上进行射野的设置，计算后的剂量分布附加在体模图上。由于CT机的出现，治疗部位的CT横断面图为计划设计提供了更多的信息。因只有横断面图放置不规则射野非常困难，对非共面射野的设计几乎不可能。另一方面在剂量计算也忽略了射野本身射线束的三维扩散；由于治疗部位的解剖资料不全，不能计算层间散射等因素对剂量分布的影响，最后的剂量分布只能分层显示，因没有评估工具，只能通过观察等剂量线与靶区和重要器官间的关系进行计划评估。

3DTPS为医生提供了一个交互式CT/MRI图像的三维重建和数据可视化平台，可提供体表、靶区、重要组织器官等部位的精确几何描述，通过治疗系统参数的确定和计算及剂量分布的计算，可自动给出优化的治疗方案。同时，通过图形显示和模拟为医生提供治疗方案的效果展示，为改进治疗方案提供依据。

三维（3D）计划系统具有以下多种功能：①CT、MRI等影像成为计划设计的基础；治疗部位解剖结构的三维显示。②剂量计算在3D的网格上进行，计算网格应包括靶区和感兴趣区的范围；体外照射剂量计算必须计算如体外轮廓的三维形状的3D电子密度（由CT值转换）对原射线的影响；射野或放射源的3D位置和形状；射野3D平坦度、对称性及扩散度；楔形板、挡块等线束修正装置的3D散射线影响；不均匀组织的3D扩散影响。③剂量分布的3D显示和3D计划评估工具（剂量-体积分布等）。④具有射野模拟（通过DRR）显示功能。⑤带有计划验证和确认的手段和工具，以便验证治疗计划的精确性。⑥具有逆向治疗计划（inverse treatment planning）的功能，即调强适形放射治疗

（IMRT）和逆向组织间插植治疗计划设计的功能。

调强放疗的实施取决于放射治疗计划的设计，治疗计划系统（TPS）作为专业的调强放疗计划设计软件需要具备强大的功能：

（1）需要有精确的剂量算法，必须具备逆向计算功能。

（2）必须具备三维数字图像重建功能，以及在冠状位、矢状位和横断面显示图像与剂量分布功能。

（3）具备截面剂量分布、剂量体积直方图等评估计划是否可行的手段。

（4）进行照射野设计时，具有射野方向观视（BEV）功能。

（5）能够通过网络将治疗计划传输到加速器上，并准确包含机架、准直器、床的角度与范围，以及照射野大小、MLC 叶片的位置、对应射野的照射跳数（MU）等。

（6）能够将射野挡块的信息传送到相应的挡块制作计算机上。

目前，常见的治疗计划系统包括 Elekta 公司的 Monaco、Philips 公司的 Pinnical 以及 Varian 公司的 Eclipse 等。

2.2 本章使用的工具或功能介绍

Eclipse 是基于 Windows7 的治疗计划系统，界面友好，易于新用户学习使用。Eclipse 与 ARIA 同属于 Inspiration 环境平台，共享统一的中央数据库，易于管理和扩展。

瓦里安医疗（Palo Alto，CA）的 Eclipse 治疗计划系统功能比较全面，可以支持光子、电子以及中子治疗。Eclipse 拥有交互式的 IMRT 计划系统，用户可以通过 DVH 曲线选择治疗计划中限制参数，并且通过梯度优化算法生成 IMRT 治疗计划。用户可以随时查看优化过程，必要时可以实时修改剂量目标，这个功能可以保证在最短的时间内实现预计目标。Eclipse 的交互式计划程序允许用户在计划制定过程中建立临床的折中点，从而为每个患者制订最为合适的治疗计划。Eclipse 是瓦里安 Smart Beam IMRT 解决方案中的一部分，同时支持高解析度的动态 IMRT 和任何解析度下的子野调强。

Varian Eclipse TPS 的功能主要体现在：可导入 CT 图像、PET-CT 图像以及 MRI 等图像；可根据患者 CT 断层图像重建三维影像，并根据三维重建图像建立一个患者坐标系；可进行 CT 与 CT、CT 与 PET-CT、CT 与 MRI 等图像之间的融合；具有勾画靶区和危及器官的功能；可三维描述射线源和射野的位置空间关系；可以将 CT 值的矩阵转换成相应的电子密度表达以方便进行剂量计算；在考虑了原射线，患者三维轮廓，由 CT 值转换的电子密度，射线源与照射野的空间位置关系，射束的对称性和平坦性，以及 MLC、均整器、散射块、楔形板等束流修正装置等因素的基础上进行剂量计算；可将剂量优化计算结果进行展示，包括靶区和危及器官的剂量 - 体积直方图（dose-volume histogram，DVH）、患者体内的 3D 剂量分布等；具有正向和逆向治疗计划设计的功能；快速的计划优化和剂量计算速度；同一个 CT 图像系列的不同治疗计划间的比较；具有计划验证和严格确认的功能。

在计划设计中需要一些软件工具来使设计过程更加快捷和有效，主要包括射野设计工具、剂量显示和计划评估工具和剂量体积直方图（DVH 图）。射野设计包括确定射野方向和形状，以及射野在体内的剂量分布。剂量显示和计划评估工具主要有兴趣点和截面剂量分布的评估，兴趣点剂量可以给出靶区内或重要器官内特定点的绝对剂量，兴趣点剂量的高低对治疗方案的取舍有相当的影响力。允许通过 2D 或 3D 的剂量分布图来进行治疗计划评估，还可以通过等剂量线或彩图的形式观察剂量分布。还可以建立并修改模板，模板主要用来存储等剂量线代表值以及颜色。截面剂量可以显示相应剂量显示平面内沿某一平行主轴上各点剂量的变化。DVH 图是评估计划设计方案的有力工具。DVH 可以在三维网格矩阵单元中对感兴趣的靶区、重要器官表示有多少体积受到多高剂量，只有将 DVH 图与相应计划的等剂量分布图结合，才能评估一个计划的优劣。

在治疗计划设计中所需要的基本物理和剂量学数据包括：一是射野及机械运动有关的几何数据，如机架、准直器、治疗床等运动范围及方向、放射源至等中心距离、标称源皮距、楔形。板规格及方向、楔形野的大小等。这些数据是表述治疗机的物理特性参数，不受计划系统所用剂量计算模型的影响。二是射线束及射野剂量学数据，如水模体内各种方形野的射野中心轴上百分深度剂量、各种方形野在不同深度处的射野离轴比、各种方形野的准直器散射因子（Sc）和模体散射因子（Sp）、各种射线能量的剂量参考深度（dm），以及其他参考因子和由上述测量的数据推导出的其他剂量学数据如组织空气比、组织最大剂量比或组织体模比、散射空气比、散射最大剂量比或散射模体比等。

Eclipse 治疗计划报告包括射野方向观模块、等剂量线模块以及很多其他计划评估模块。同时为治疗计划提供了密码保护，从而使核准后的治疗计划不能够再被修改。

2.3 操作步骤

在 Varian Eclipse 系统屏幕上双击［UserHome］软件图标，在“Please Logon”对话框的 User ID 中输入用户名，在 Password 中输入密码，然后单击［OK］，登录 Eclipse。

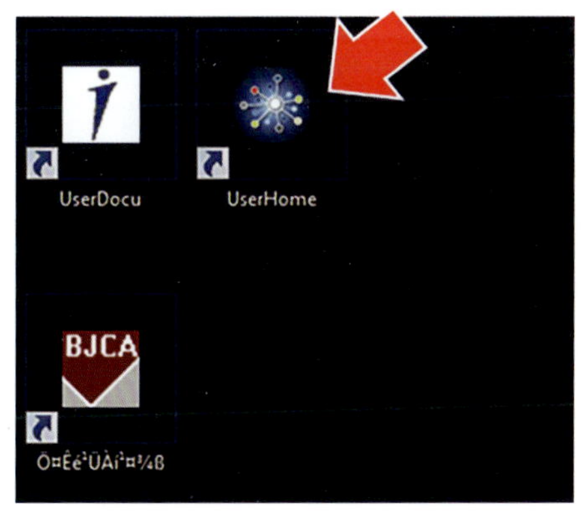

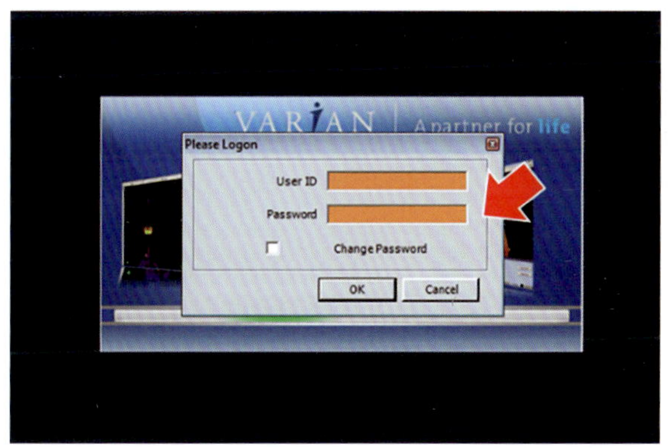

参考文献

［1］胡逸民．肿瘤放射物理学．北京：中国原子能出版社，1999.

［2］王若峥，尹勇．肿瘤精确放射治疗计划设计学．北京：科学出版社，2014.

［3］姜炜，崔世民．临床调强放射治疗学．北京：人民卫生出版社，2011.

［4］郑小康，陈龙华．三维适形放疗临床实践（CT 模拟与三维计划）．北京：人民卫生出版社，2001.

［5］李晔雄．肿瘤放射治疗学．5 版．北京：中国协和医科大学出版社，2018.

［6］王鹏程．放射治疗剂量学．北京：人民军医出版社，2007.

［7］于金明，殷蔚伯，李宝生．肿瘤精确放射治疗学．济南：山东科学技术出版社，2004.

［8］徐慧军，段学章．现代肿瘤放射物理与技术．北京：中国原子能出版社，2018.

［9］冯宁远．实用放射治疗物理学．北京：北京医科大学、中国协和医科大学联合出版社，1998.

第三章　影像导入

3.1　概述

影像导入即患者治疗部位解剖数据的获得与输入，是治疗计划设计的主要内容之一，其获得方式和数据的完整性不仅直接影响治疗方案设计的优劣，还是划分二维和三维治疗计划系统的标准之一。在整个治疗计划设计过程中，患者治疗部位的解剖数据或信息主要用于以下几个方面：①阐明或帮助医生了解患者患病部位的临床情况，包括病变性质、特征等。②提供靶区范围及靶区与周围重要组织和器官的相互关系的信息。③进行治疗方案的初步选择。④显示照射野或放射源的位置。⑤显示和评估剂量分布。⑥治疗计划的模拟、验证及比较。⑦观察照射反应等。

现代治疗计划系统中，解剖结构主要取自 CT/MRI 及其他影像装置。CT 图像是计划设计的基本图像，同时需要 MRI、PET/CT 等影像的辅佐，这有助于医生和计划设计者精确定出或勾画出肿瘤及其周围淋巴结的范围，以及周围重要组织和器官的大小。治疗部位解剖结构不仅是计划设计的基础，也是计划评估的依据。患者治疗部位的解剖信息以图像方式进入计划系统后，系统对其进行图像登记。登记的主要目的是：①建立患者坐标系。它是通过附在图像上的内外标记点建立的。该坐标系直接反映患者在治疗时的体位，体位固定器是维持从定位到摆位的整个治疗过程中坐标系不变的关键措施。②在该坐标系中重建出治疗部位的三维解剖结构，确定靶区及靶区与周围重要组织和器官的关系。③利用已建立的患者坐标系，将不同来源的图像，如 CT、MRI、PET/CT、模拟机射野模拟片、加速器射野证实片等进行融合、叠加和比较。④等剂量分布在不同图像中相互映射。

CT 图像作为肿瘤放射治疗计划设计的基本图像，在 2D 计划系统中，CT 图像层片一般不超过 10 片；对于 3D 计划系统，必须有足够数量的 CT 层片，才能保证 3D 数字重建后的图像（DRR）的质量。CT 层面数的多少，很大程度上依赖肿瘤的部位和治疗计划系统的容量。因此，扫描范围必须远大于肿瘤的体积，一方面为了与其他设备的图像如 MRI 等融合时有较大的灵活性，另一方面为布置射野提供足够的范围。

由于 CT 图像的软组织分辨率较差，而 MRI 在这方面显示出较大的优越性。虽然 MRI 不能提供为剂量计算需用的如组织的电子密度、阻止本领等参数，放射治疗计划设计直接使用 MRI 图像有一定的困难，为了有效利用 MRI，做 MRI 扫描前必须确认：① MRI 图像能在几何（即坐标系）上与 CT 图像融合。② MRI 图像能够对肿瘤诊断、靶区勾画或重要组织和器官的确定有用。

除 CT、MRI 图像外，其他来源的图像如 PET、SPECT、X 线片、射野证实片、体模图等都可以作为计划设计和验证的图像来源。由于这些图像的存储格式、几何大小、分辨率、图像维数等差别很大，因此需要经过坐标的相应转换，变成统一格式后给予登记。

3.1.1 DICOM 介绍

使图像数据在肿瘤放射治疗中可以普遍使用的关键技术之一就是医学数字成像和通信（digital imaging and communications in medicine，DICOM）协议。

DICOM 标准是美国国家电气制造商协会（National Electrical Manufactures Association，NEMA）的注册商标，其标准与医疗信息的数字通信有关。它是与数字医学图像和其他相关数字数据的交换、存储和通信有关的国际标准。DICOM 提供了图像的统一格式和协议，因此图像可以在计算机和仪器设备之间进行交流和存储。

DICOM 3.0 版本于 1993 年在美国放射学院（ACR）和国家电气制造商协会（NEMA）的倡议下建立，它是以前的 ACR-NEMA 2.0 标准的演变，标准的改进是图像通信更为标准。

DICOM 标准基于一些关键概念，例如 IOD 和 SOP。

信息对象定义（information object definition，IOD）是不同的计算机和程序可以使用的共同语言，通过 IOD 可以进行图像交流。IOD 必须能以任一数据类型存在，以便于使用 DICOM 标准进行交流。2001 年 IOD 标准中定义了 CT、核医学、MR、PET、超声、二次图像采集（如数字化电影和屏幕转储)、放疗影像、放疗剂量、放疗结构设置、放疗计划、放疗实施记录和近距离治疗记录，以及可见光成像及其他。

服务对象对（service object pair，SOP）是特定一套服务组合和相关信息的客体定义（根据一个服务类去定义）。为了交流它可以完全定义一个精确内容。例如，CT 图像（对象）存储（服务）是一对服务对象对。服务类用户是 DICOM 应用实体所起的作用，它可以在特殊联合情况下调用操作和实施通知。例如，CT 图像常常从扫描控制台“被推到”放射治疗系统。实际上，在这种情况下，扫描器的要求是放射治疗系统作为 CT 凸显存储服务类的提供者，而扫描仪器的控制台是服务类的用户。如果放射治疗系统查询扫描仪控制台或图片存档时，通信系统（PACS）将查找特定的信息，然后“拉出”此信息。首先，放射治疗系统是 CT 图像查询的服务类用户，然后，CT 图像检索服务由扫描仪或 PACS 系统提供。

在放射治疗中，特别重要的是 DICOM-RT 扩展至原始标准。其于 20 世纪 90 年代已经发展起来，现在是基本标准中的一部分。其中包括用于放疗图像的 IOD（模拟影像、射野影像或 DRR、带有合理曲线覆盖的准直器叶片、射束孔径等)，放疗结构设置（任何数量的三维结构、定义多个结构的轮廓)，放疗剂量（剂量信息、以列表表示点剂量、2D 或 3D 剂量的分布、等剂量曲线或 DVH）与放疗计划（射线的定义、分次信息、近距离应用资料、MLC 控制信息)，这些都是常用的信息对象。例如，在 CT 模拟工作站中将结构轮廓传输到放疗系统中，将 MLC 序列从 IMRT 治疗计划系统传输到放射治疗信息系统，或将 DRR 传输到图像处理工作站。对于结构，可以使用另一种传输。DICOM 中的图像信息对象也包括称为曲线的数据元素，可以用于存储结构轮廓或区域，以及其他用途。CT 和 MR 的 IOD 包括以此为目的的曲线模块。图像从 CT 模拟工作站传输到放疗系统，可能包含了每一张图像上勾画的轮廓曲线。如果是这样，计划系统可能支持整合每个图像上的相关曲线，从而建立三维结构。

3.1.2 DICOM RT 介绍

DICOM RT（DICOM Radiotherapy）是以 1993 年发布的 DICOM 3.0 标准扩展而来的专门用于放射治

疗的数据存储和传输的标准，其目的就是支持放疗相关数据在放疗科内设备或与其他科室设备的传输。1997 年批准了四个 DICOM RT 对象标准，即 RT 结构集（RT Structure set）、RT 计划（RT Plan）、RT 剂量（RT Dose）和 RT 图像（RT Image）。1999 年制定了 RT 治疗记录对象标准，具体包括体外照射治疗记录（beam treatment record）、近距离治疗记录（brachytherapy treatment record）和放射治疗综合记录（treatment summary record）。

放射治疗中使用的 CT、RT Structure、RT Plan 以及 RT Dose 都是 DICOM 格式的。患者拍 CT 时一般会初始化一个患者坐标系，默认是患者仰卧位、头朝向机器，从患者的右手至左手的连线为 X 轴方向，该切面为横断面；从患者的前往后为 Y 轴方向，该切面为冠状面；从患者的脚到头为 Z 轴方向，该切面为矢状面。RT Structure 规定了如何存储患者解剖结构以及如何在设备间传输。RT Structure 中与患者解剖相关的信息可以包括感兴趣区域（region of interest，ROI）、等中心点、剂量参考点、标志物等。RT Plan 解决了在设备之间转移放射治疗计划的需求，RT Plan 的对象可以在放射治疗前或治疗过程中从治疗计划系统生成。RT Plan 包含外照射放疗或者近距离放疗的几何和剂量学数据，包括治疗束角度、准直器开口、治疗床角度、近距离放射治疗通道和放射源规格等详细信息。RT Plan 中描述铅门与多叶准直器的方向与位置时遵循 IEC 61217 标准。RT Plan 的对象通常引用 RT Structure 以定义坐标系和一系列患者结构。RT Dose 用于描述放疗中的剂量分布，可以作为二维或三维剂量网格进行传输，类似于正常图像，也可以作为等剂量线和点进行传输，类似于 RT Structure 中使用的概念。

加速器执行 VMAT 调强计划的基本过程

VMAT 的特征在于出束的同时结合机架、MLC、铅门以及准直器的运动。从 TPS 到加速器或 R & V 系统的数据传输标准是 DICOM RT plan 格式，在 DICOM RT 计划中射野的信息存储在 RT Beams 子选项中。每个射野的执行由一系列控制点（control point，CP）表示，一个 CP 表示一个加速器的状态，因为它规定了所有当前加速器所设置的参数值，如机架、准直器和治疗床的角度、累积的 MU（权重）、铅门以及 MLC 的位置。在出束的过程中，加速器将按顺序执行 CP 中的所有规定值。DICOM RT Plan 给出的参数是离散的点状态，而加速器执行的时候却是连续动态变化的。每个 CP 之间，在 DICOM RT Plan 中未规定加速器状态。应特别注意每个 CP 的 MU 值，因为每个 CP 的 MU 值描述机器在达到某个相应 CP 时应该给出的累积 MU，而几何参数定义了该 CP 处的实际状态。因此，由 n 个 CP 组成的 DICOM VMAT 射束将具有 n-1 个 MU 增量。理想情况下，加速器在每个 CP 都会达到规定的机器设置。在控制点之间，机器线性地插入所有变化的参数以保持所有参数的同步性。但要达到这样的理想情况是不可能的，每个 CP 之间不可能跳跃性地变化而是需要有一定的变化时间。在实践中，VMAT 出束由专用的控制回路反馈系统引导，机器在一定时间间隔内多次监控 CP 之间所有参数的实际值（一般瓦里安 C 系列机器是 50 ms，Truebeam 平台的机器是 10 ms，而医科达是 40 ms）。其中一个参数被指定为主导参数，所有其他参数必须参照主导参数同步。这种同步性并不是完美的，所以必须对每个参数设定容差范围。应用反馈回路来尽量保持偏差在范围以内。若偏差太大或最大允许偏差持续时间过长，则出束会中断。

加速器将尽可能快地提供 VMAT 治疗，会运用治疗时间最短的机架速度和剂量率的组合。在 CP 之间，每个变化的参数需要一定的时间来从一个设定值改变到下一个。在一个 VMAT 弧中低 MU 和小幅度的叶片运动，机架速度可能是完成出束速度限制因素。当 MU 的数量较高时，剂量率很可能是限制因素。另外，MLC 的运动速度也是限制因素之一。

加速器执行 RT Plan 的过程

为了更好地理解加速器执行 RT Plan 的过程，通过分析一例测试射野与加速器实际执行状态进行展示，使用设备是 Varian Truebeam 加速器和 Eclipse 治疗计划系统。为了方便讨论，定义以下参数：

θ=gantry angle；△θ/△t=gantry speed；x=position of an MLC leaf；

△x/△t=leaf speed；MU=dose in monitor units；△MU/△t=dose rate；

△MU/△θ=（dose rate/gantry speed）；

实际上在测试的 TPS 中机架的最大转速设置为 5°/s，MLC 的最大速度为 2.5 cm/s，剂量率设置为 600 MU/min。通过计划系统中该测试射野的 CP 信息（下图），可以找到每个 CP 的权重（总 MU 的乘积则是该子野的 MU 跳数，请注意该权重是累积的权重，第一 CP 权重为 0 代表初始位置，最后一个 CP 权重为 1 代表最终位置且执行完了所有 MU），机架角度，剂量率（TPS 计算值），△MU/△θ。

MLC Properties

General | Control Points | Leaf Positions | Debug

Index	Meterset Weight	Gantry Rtn [deg]	Dose Rate [MU/min]	Gantry Speed [deg/s]	MU/deg
1	0.0000	179.0			
2	0.0200	169.0	240.000	5.000	0.800
3	0.1400	155.8	600.000	2.750	3.636
4	0.1600	145.8	240.000	5.000	0.800
5	0.2800	131.1	600.000	3.056	3.272
6	0.3000	121.1	240.000	5.000	0.800
7	0.4200	104.6	600.000	3.438	2.909
8	0.4400	94.6	240.000	5.000	0.800
9	0.5600	74.0	600.000	4.296	2.328
10	0.5800	64.0	240.000	5.000	0.800
11	0.7000	36.5	523.636	5.000	1.745
12	0.7200	26.5	240.000	5.000	0.800
13	0.8400	345.3	349.091	5.000	1.164
14	0.8600	335.3	240.000	5.000	0.800
15	0.9800	252.8	174.545	5.000	0.582
16	1.0000	242.8	240.000	5.000	0.800

利用 Dicom 分析软件获得每个 CP 的 MLC 的位置信息，如下图所示。

A	B	C	D	E	F
Index	Leaf bank				MU
CP0	A1	69	B1	69	0
	↓	69	↓	69	
		69		69	
	A60	69	B60	69	
CP1		51		69	8
CP2		51		69	48
CP3		31		49	8
CP4		31		49	48
CP5		11		29	8
CP6		11		29	48
CP7		-9		9	8
CP8		-9		9	48
CP9		-29		-11	8
CP10		-29		-11	48
CP11		-49		-31	8
CP12		-49		-31	48
CP13		-69		-51	8
CP14		-69		-51	48
CP15		-69		-69	8
				累计	400

该测试射野结合了不同剂量率和不同机架转速，并且保持每两个控制点之间照射的跳数一致，以此来测试剂量率和不同机架转速对剂量输出的影响。△θ/△t=5°/s；（△MU/△t）max 是 600 MU/min=10

MU/s；（△MU/△θ）max=2MU/°，若控制点△MU/△θ ≤ 2MU/° 机架以 5°/s 进行旋转，若控制点的△MU/△θ>2MU/°，机器通过降低机架速度来满足计划参数。以上图中第二个 CP 为例，△MU/△θ=0.8 可以判断机架可以以最大速度执行，△θ 为 10° 以最大转速计算所需时间为 2 s，故所需剂量率为 240 MU/s。再看第三个 CP，△MU/△θ=3.636 则可以判断机架降低速度满足计划执行需要，此时剂量率已经是设置的最大值 600 MU/min，故执行完这个 CP 所需要的时间为 48 MU/（10MU/s）=4.8 s，故机架转速为（169-155.8）°/4.8 s=2.75°/s。

3.2　本章使用的工具或功能介绍

患者 DICOM 影像导入的方法有多种，可以进入 External Beam Planning 或 Brachytherapy Planning 界面，通过 Import Wizard 功能导入，也可以通过软件的 DICOM 功能导入。DICOM Import Export 是 ARIA/ Eclipse V10 以后版本中新增的一个程序，可以用于导入 / 导出 DICOM 图像、结构（如勾画的靶区或正常组织结构等）、计划和 JPEG、BMP、TIFF 等格式文件，但是不支持 DICOM 剂量。

3.3　操作步骤

3.3.1　Import Wizard 功能导入演示

3.3.1.1　单击［Quicklinks］，在下拉菜单中单击［Treatment Planning］，在弹出菜单中单击［External Beam Planning］。

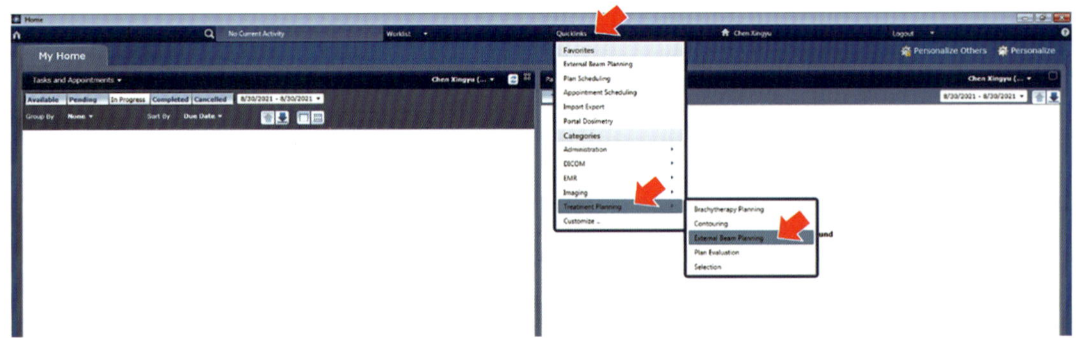

3.3.1.2　单击［File］，在下拉菜单中单击［Import］，在弹出菜单中单击［Wizard···］。

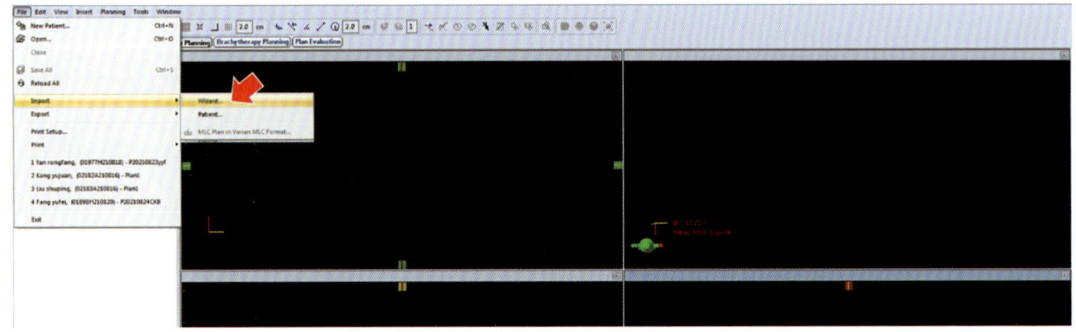

3.3.1.3 在“Import Wizard：Filter Selection”对话框“Available Import Configurations”区域选择“DICOM Media File Import”，单击［Next］。

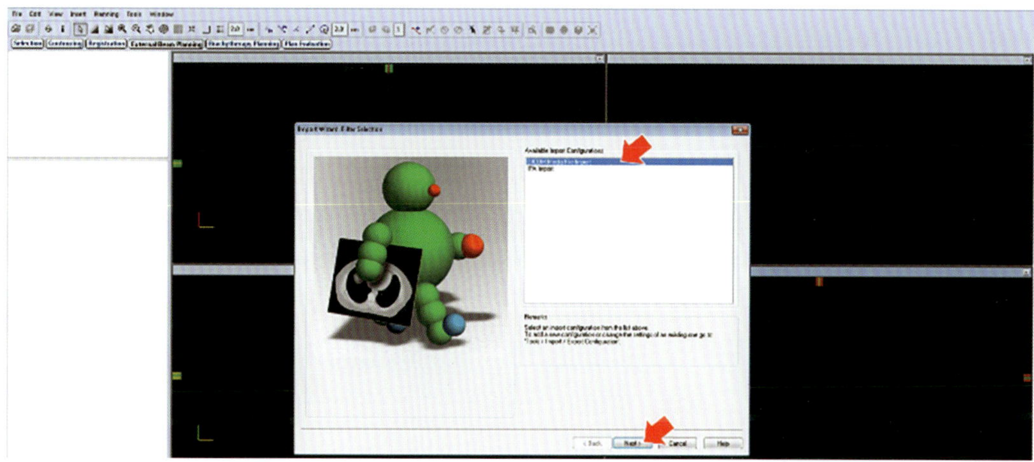

3.3.1.4 在“Import Wizard：File Import Filter”对话框中选择需要DICOM导入的患者，然后单击［Next］。

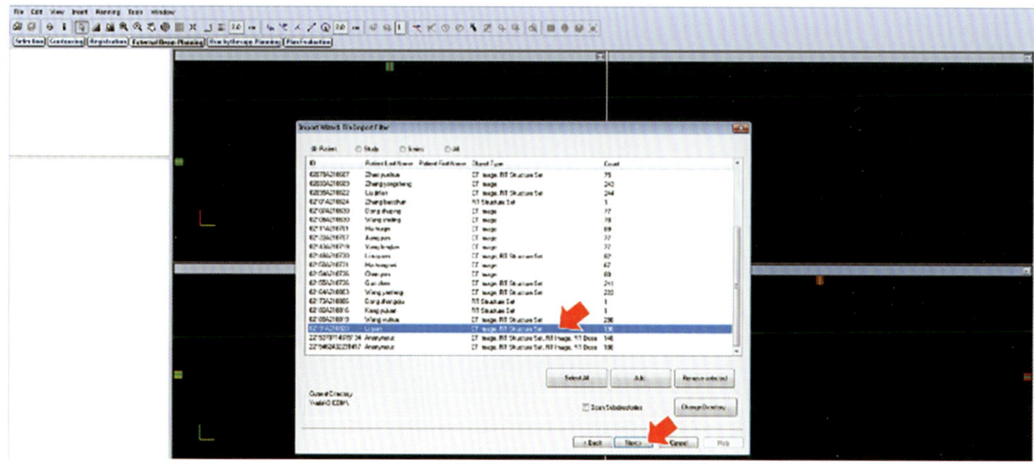

注释：

“Import Wizard：File Import Filter”对话框用来将外部特定格式的文件导入到ARIA数据库中，通常已事先配置好，并且指向特定的路径。此处可选择不同的显示条件来查看患者信息。

Petient：同一患者名下所有Study和DICOM文件合并显示为一条。

Study：将同一患者名下的不同Study单独列出显示。

Series：将同一患者名下的不同序列单独列出显示。

All：列出所有文件。

Scan Subdirectory：勾选后将扫描当前路径下子文件夹内的文件。

Change Directory：可以切换工作路径至其他位置。

To_Deleted文件夹：在\\ARIA\DICOM路径下通常会包含to_deleted文件夹。当用户导入选中的文件到ARIA数据库后，相同的文件会被复制并且移动到to_deleted文件夹内。若导入过程中出现意外，用户可在to_deleted文件夹内找到源文件并重新导入，所以该文件夹又称为Back_up Directory。此文件夹内的文件需要用户定期手动删除以避免占用太多磁盘空间，请注意是删除此文件夹内的文件，而不是删除to_deleted文件夹。

3.3.1.5　在“Import Wizard：Select Patient”对话框“Source Patient Information”区域中选择患者，然后单击［New］，进入“Patient Explorer”对话框界面。

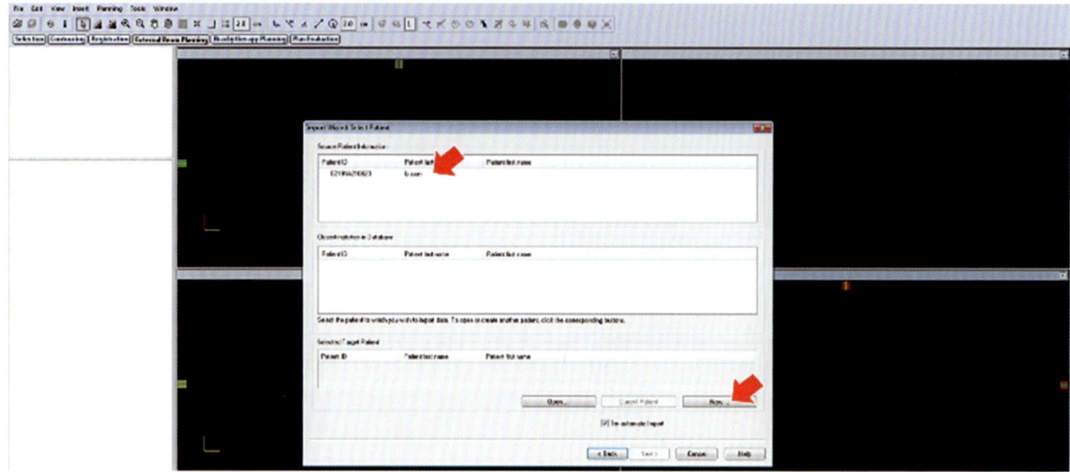

注释：

“Import Wizard：Select Patient”对话框允许选中的图像依附到数据库中已有的患者数据中，如果数据库中没有事先登记该患者，则可以单击“New”按钮对该患者进行登记。

系统会自动检查患者 ID、Last Name 或 First Name，与之相匹配的结果会显示在 Closest matches in Database 对话框中。

若将图像依附到已存在的患者数据中，单击“Open”按钮，然后选择合适的患者。

若将图像依附到当前已打开的患者数据中，单击“Task Patient”按钮。

Try Automatic Import：勾选后会自动创建 3D 影像并且自动勾画出身体的外轮廓。

3.3.1.6　在“Patient Explorer”对话框左侧“Patient Personal”区域中输入（或检查）患者姓名等基础信息，在对话框右侧“Patient IDs”标签的“Patient ID”区域输入（或检查）患者 ID，然后单击［OK］。

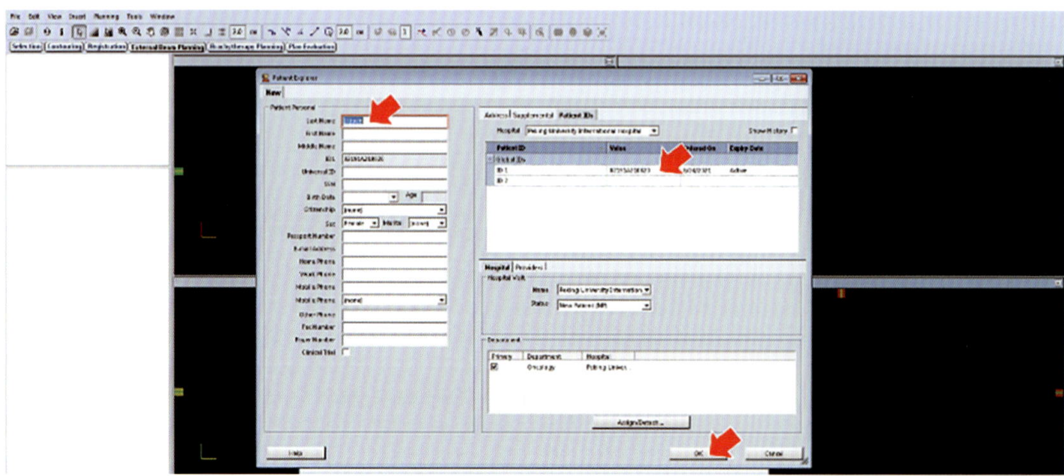

注释：

Last Name 和 ID1 为必填项，ID1 必须唯一，不能重复。可在 Provider 中指定患者的主管医生，以方便以后的筛选和治疗工作。若患者姓名或 ID 在登记时与源文件不完全匹配，Eclipse 会弹出警告信息，询问用户是否要将当前对象导入到所选择的患者数据库中，单击“Yes”为继续导入。

3.3.1.7　单击［Next］，完成患者 DICOM 图像导入。

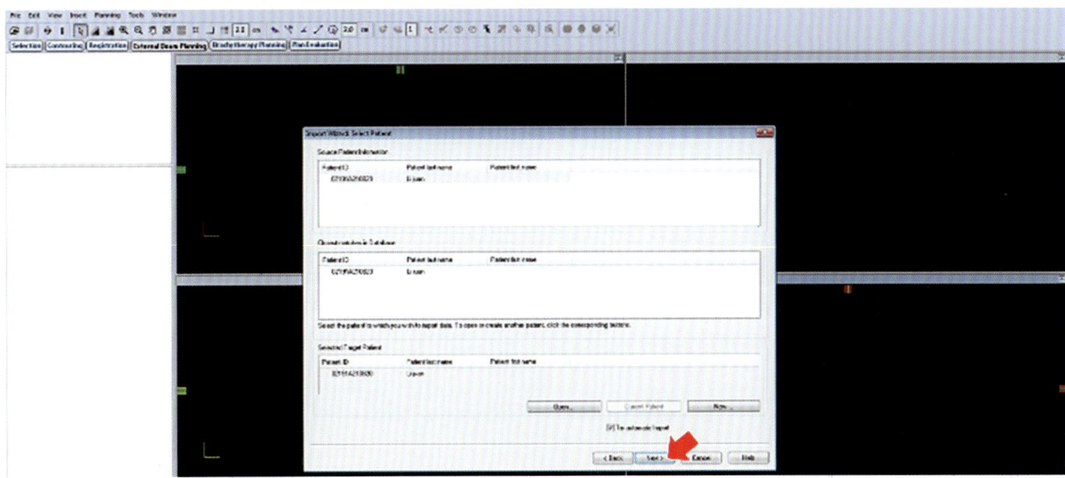

3.3.1.8　图像和结构导入成功后，需要对导入的图像序列进行名称修改或标注。

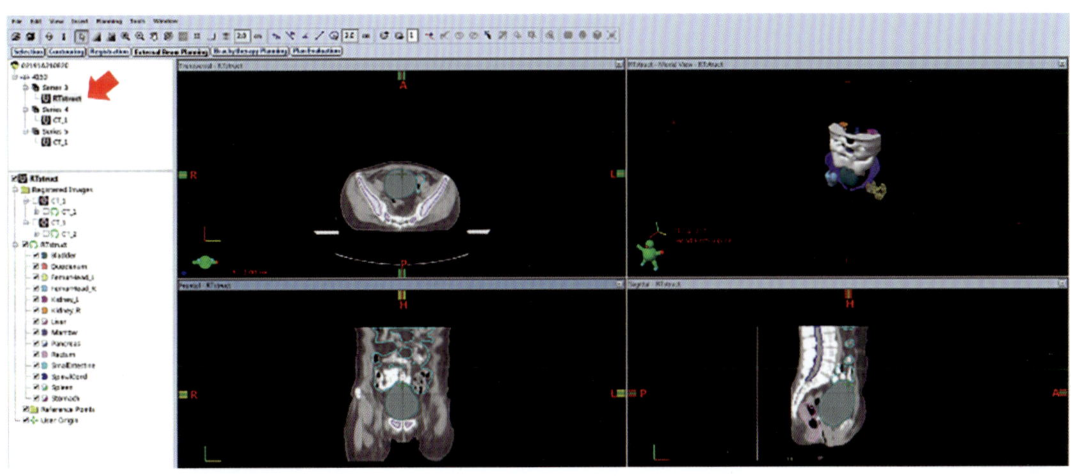

注释：

平扫期图像命名规则：NC+ 年月日，NC（Non-Contrast）

动脉期图像命名规则：AP（Arterial-Phase）

静脉期图像命名规则：VP（Venous-Phase）

门脉期图像命名规则：PP（Portal-Phase）

延迟期图像命名规则：DP（Delayed-Phase）

实质期图像命名规则：SP（Substance-Phase）

3.3.2　DICOM 功能导入演示

3.3.2.1　在 Home 界面，单击［Quicklinks］，在弹出的下拉菜单中单击［DICOM］，在弹出的菜单中单击［Import Export］。

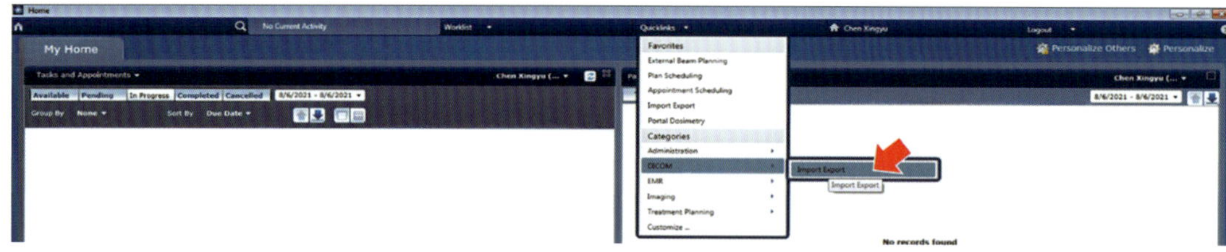

3.3.2.2 在 Import Export 界面单击［Next］。

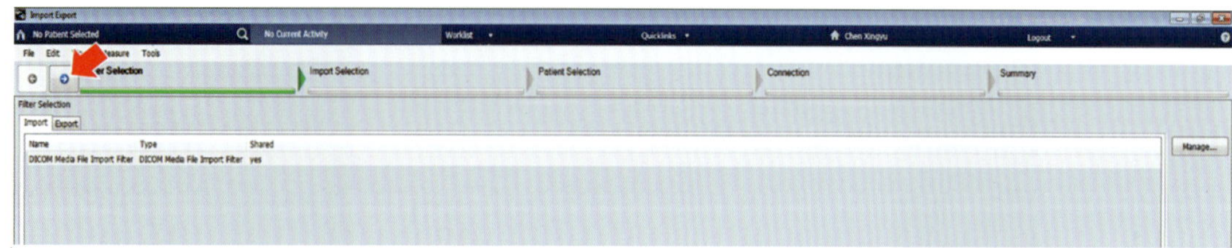

3.3.2.3 等待患者 DICOM 数据导入。

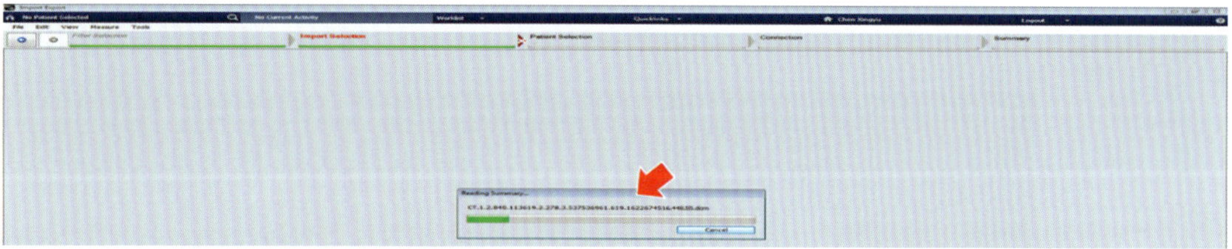

3.3.2.4 在患者列表中选择需要导入 DICOM 图像的患者。

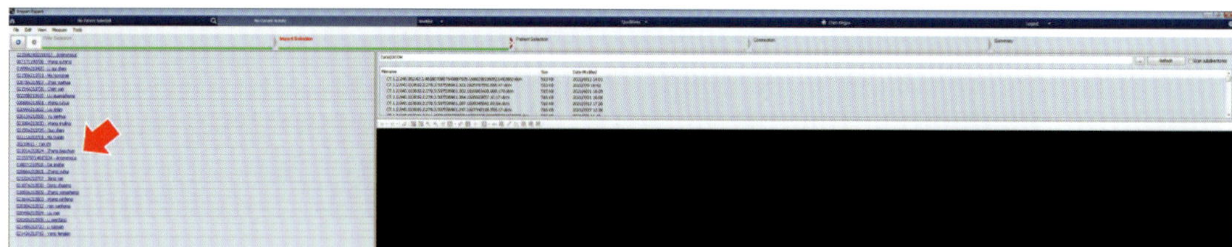

3.3.2.5 勾选需要导入的影像和已经勾画好的器官轮廓组，然后单击［Next］。

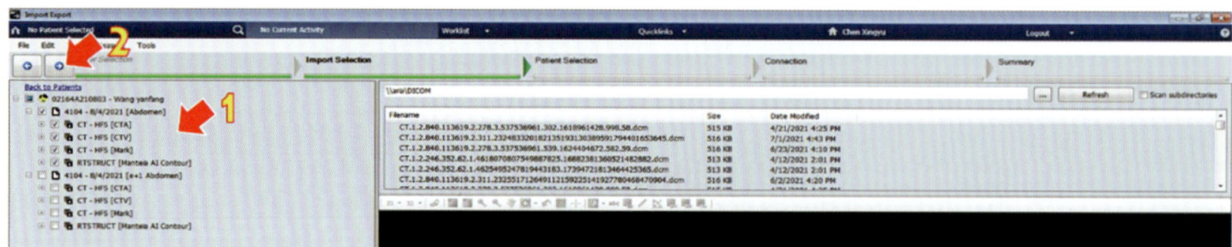

3.3.2.6 单击［New Patient…］

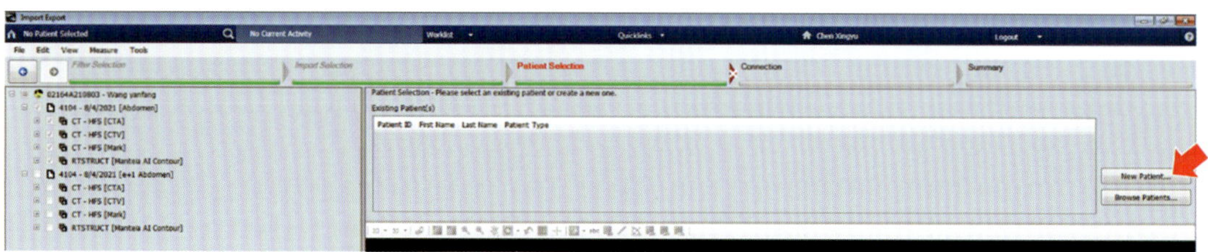

注释：

如果数据库中已存在匹配的患者，则患者 ID 和姓名会自动列出。也可用单击［Browser Patient］手动指定合适的患者。如果数据库中没有事先登记该患者，则需要单击［New Patient］以临时登记。

3.3.2.7　在 Patient Explorer 对话框中确认放疗 ID 是否正确，确认患者姓名是否正确。

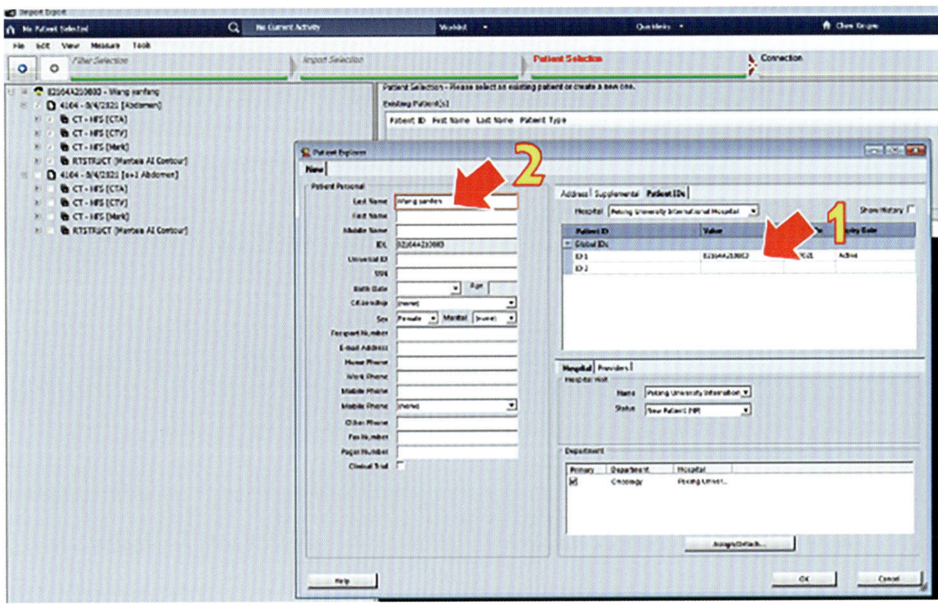

注释：

ID1 和 Last Name 为必填项，其中 ID1 必须唯一，不能重复。

3.3.2.8　在 Import Export 界面单击［Next］。

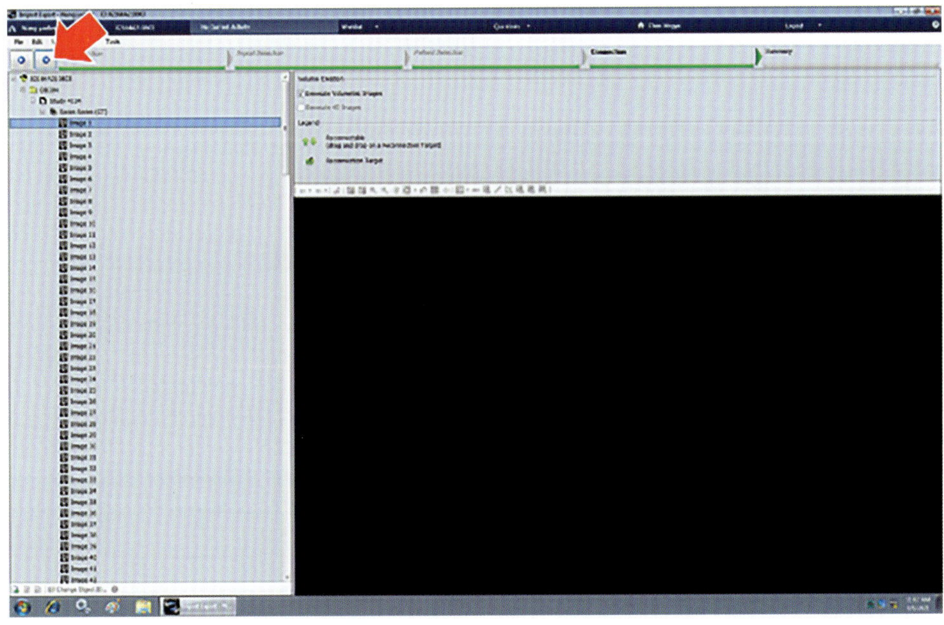

注释：

导入时如果勾选 Try Automatic Import 会自动创建 3D 影像，并自动勾画出身体的外轮廓 Body。

3.3.2.9 等待数据完成保存。

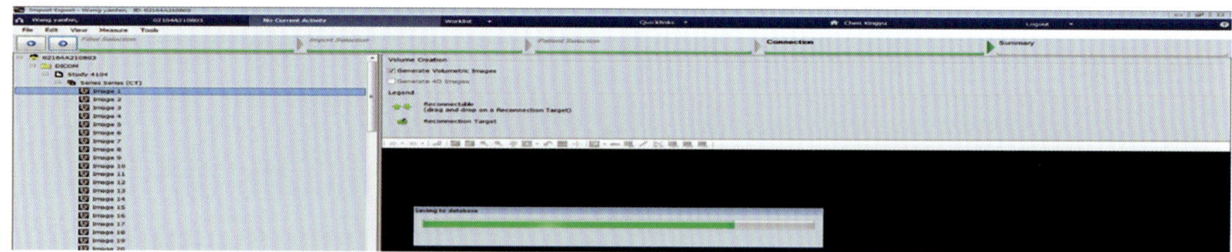

3.3.2.10 患者 DICOM 图像导入成功后，系统会提示成功导入的文件类型和数量。

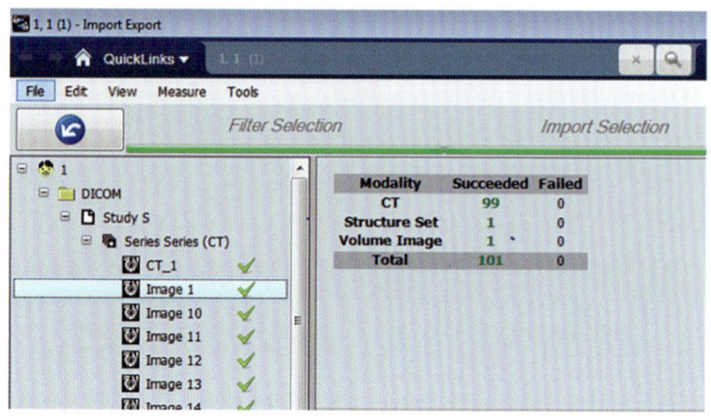

3.3.2.11 如果不需要继续导入，即可退出或者转到软件的其他模块。如果需要继续导入其他新的患者 DICOM 图像，则需要单击［Star a new session］，开始其他患者 DICOM 图像接收。

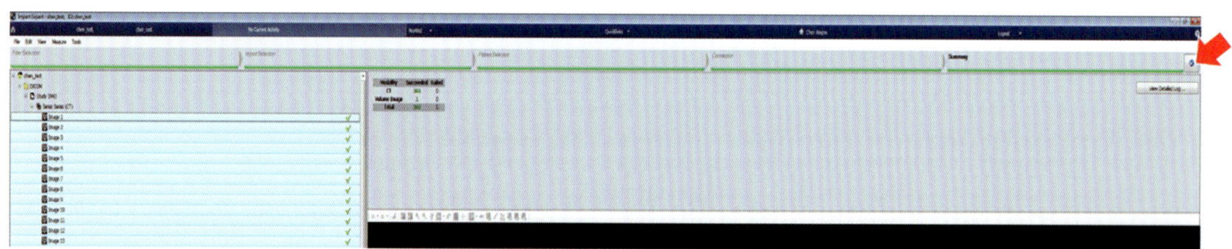

3.3.3 打开已导入 DICOM 影像的患者

3.3.3.1 单击［Quicklinks］，在下拉菜单中单击［Treatment Planning］，在弹出菜单中单击［External Beam Planning］，进入外照射治疗计划设计界面。

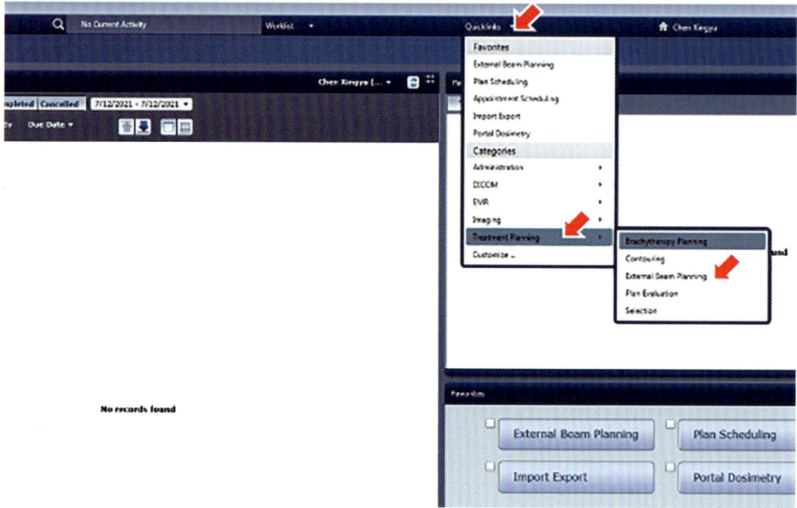

注释：

如果单击［Quicklinks］，在下拉菜单中单击［Treatment Planning］，在弹出菜单中单击［Contouring］，进入 Contouring 界面，软件会自动加载该患者的所有图像。

3.3.3.2　单击［File］，在下拉菜单中单击［Open］。

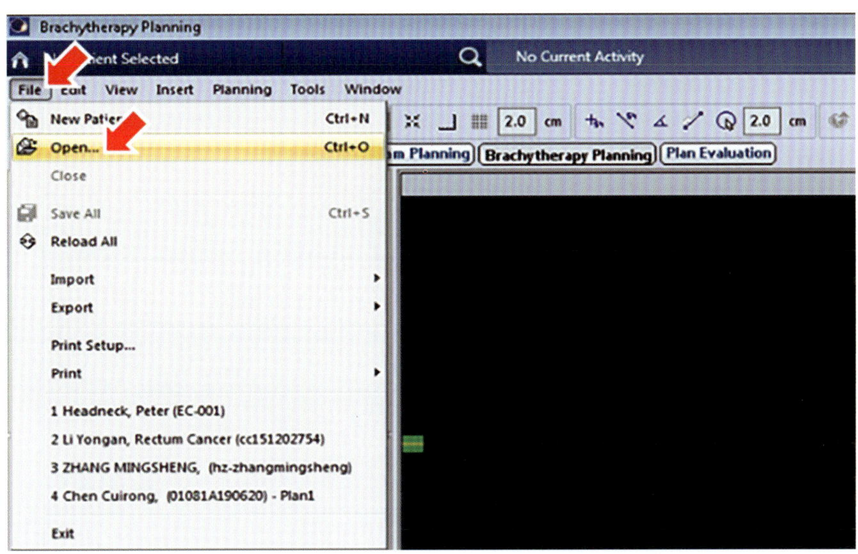

3.3.3.3　在“Patient Explorer”对话框中，单击［Search］，在“Select a patient”中选择需要进行外照射计划设计的患者，单击［OK］。

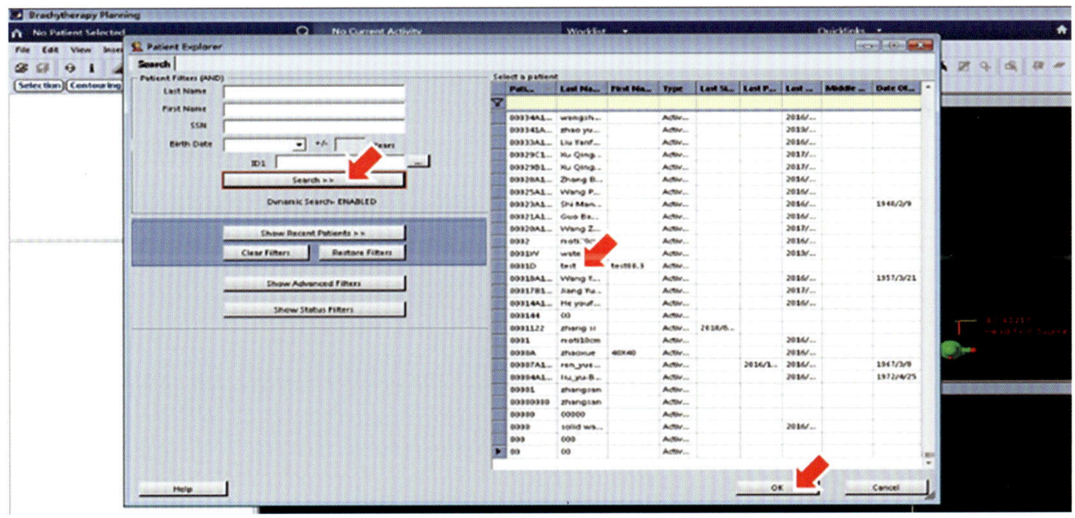

3.3.3.4　在“Object Explorer”对话框中单击“All Structure Sets”，在下拉列表中单击勾画的结构组，本例结构组名为“CT_”，单击［OK］（下页上图）。

注释：

若当前患者已有结构组存在，可直接在“Object Explorer”对话框“All Structure Sets”文件夹下选择合适的结构组。

若当前患者图像并未创建结构组，可直接在“Object Explorer”对话框中单击“Series”，然后单击“Create New Structure Set”生成新的结构组（下页下图）。

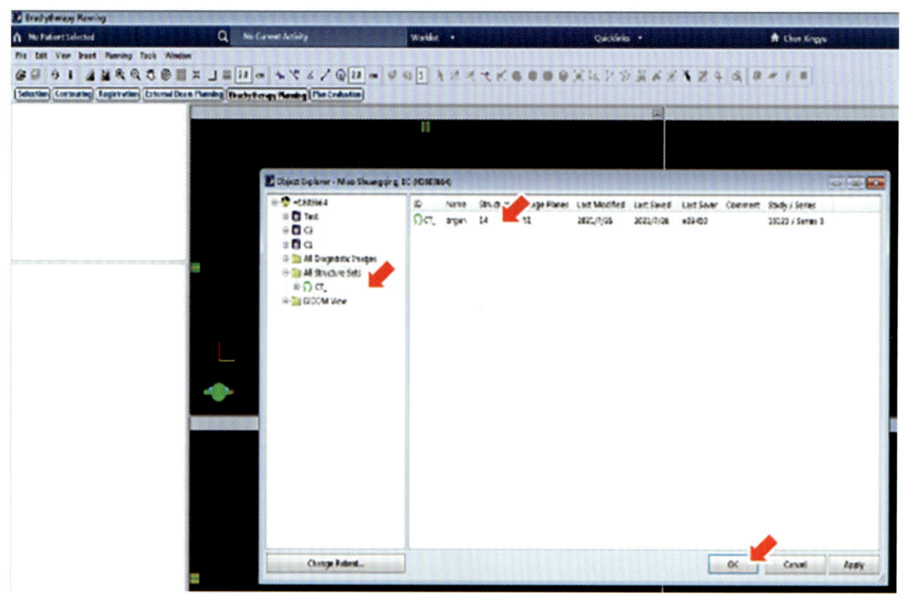

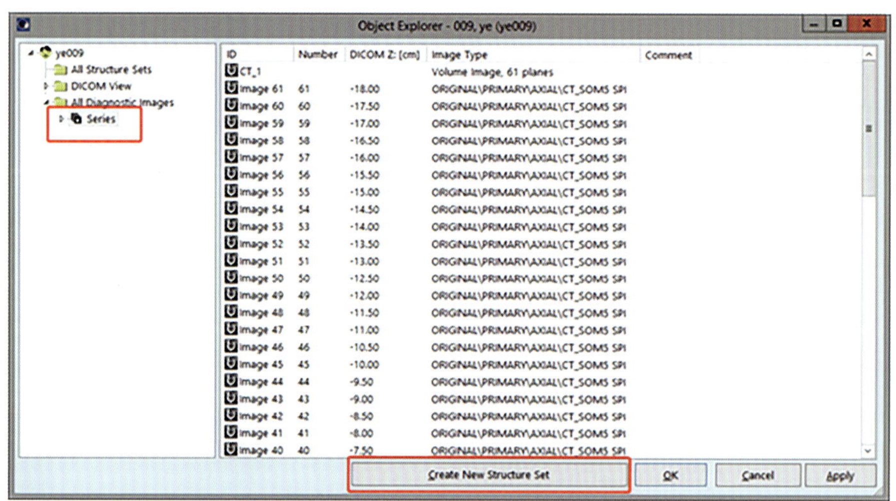

参考文献

[1] 胡逸民. 肿瘤放射物理学. 北京：中国原子能出版社，1999.

[2] 徐瑶. 外照射光子放疗虚拟源建模方法及其在剂量验证中的临床应用. 合肥：中国科学技术大学，2021.

[3] 王若峥，尹勇. 肿瘤精确放射治疗计划设计学. 北京：科学出版社，2014.

[4] 姜炜，崔世民. 临床调强放射治疗学. 北京：人民卫生出版社，2011.

[5] 郑小康，陈龙华. 三维适形放疗临床实践（CT 模拟与三维计划）. 北京：人民卫生出版社，2001.

[6] 李晔雄. 肿瘤放射治疗学. 5 版. 北京：中国协和医科大学出版社，2018.

[7] 王鹏程. 放射治疗剂量学. 北京：人民军医出版社，2007.

[8] 于金明，殷蔚伯，李宝生. 肿瘤精确放射治疗学. 济南：山东科学技术出版社，2004.

[9] 徐慧军，段学章. 现代肿瘤放射物理与技术. 北京：中国原子能出版社，2018.

[10] 冯宁远. 实用放射治疗物理学. 北京：北京医科大学、中国协和医科大学联合出版社，1998.

[11] 放疗联合平台 RTUP 实践指南 1.0. 北京：清华大学，2018.

第四章　图像配准

4.1　概述

从计划的制订到放射治疗的实施，放射线成像对确定靶区来说是不可或缺的。制订放射治疗计划的过程传统上依赖 CT 影像，通常采用平扫，但这种方法对勾画靶区和危及器官有很大的局限性，特别是对于邻近组织有相似电子密度的组织结构。

精准放射治疗的前提是肿瘤靶区和危及器官的准确勾画，特别是逆向计划设计，需要根据不同组织剂量体积关系寻找出最优的剂量分布，肿瘤与危及器官的形状和重叠区域的细微变化都将使放射治疗计划方案存在很大的不同。

4.1.1　影像组学

德国物理学家伦琴（Wilhelm Conrad Rontgen）于 1895 年 11 月发现 X 射线，自此 X 射线便逐渐应用于肿瘤治疗和医学影像中，图像的处理和分析技术也随之发展起来。20 世纪中后期开始的基因组计划催生了基因组学并提供了用高通量分析方法进行研究的工具——组学（Omics），这一工具开始同步应用于蛋白质、基因、病理、医学影像等中诞生了各类“组学”。2003 年，与基因组计划相关联的医学影像学技术产生，称为“放射基因组学”（Radio-genomics），随着研究的深入，影像学脱离开单纯与基因组学结合而与更多医学相关学科交叉，演变成为“放射影像组学”（Radiomics），荷兰学者 Philippe Lambin 在 2012 年首次提出早期影像组学的概念。在影像组学诞生初期，由于研究对象大多数是基于 CT、千伏级 X 光机等产生的影像，所以又称为“放射组学”，随着 MRI、超声等图像也相继使用这一分析工具进行处理与研究，泛指针对所有医学影像的组学分析，统一翻译为影像组学。

根据国际辐射单位及测量委员会第 83 号报告，大体肿瘤靶区（gross target volume，GTV）指可见的恶性病变的范围，包括转移淋巴结及其他的转移病灶。临床靶区（clinical target volume，CTV）指肿瘤亚临床病灶以及肿瘤可能侵犯的范围。GTV 靶区的确定是放射治疗的核心步骤之一。在逆向计划设计时，需要根据不同组织剂量体积关系寻找出最优的剂量分布，肿瘤与危及器官的形状和重叠区域的细微变化都将使放射治疗计划方案存在很大的不同。由于影像技术水平的限制，各种成像方法识别肿瘤的原理不同，各模态图像检测的肿瘤位置、大小、形状方面不尽相同，由于临床成像设备及环境的噪声、肿瘤周围复杂组织，缺乏详尽组织病理学检查等因素，目前单纯依靠单一的影像手段还难以精确识别肿瘤组织和危及器官的边界。尤其当影像资料不完善时，更增加了肿瘤区域的辨识困难度，常会造成靶区勾画误差。靶区边界定义的准确性与否对肿瘤治疗成败至关重要，由于有些肿瘤在 CT 图像上不能清晰显现靶区轮廓，一旦医生不能正确勾画大体肿瘤靶区（GTV）和临床靶区（CTV），必将误导物理人员设计错误的计划靶区（PTV），由此为肿瘤治疗埋下隐患。这一问题不仅困扰着调强放疗，也是常规照射多年未解决的课题。当今，随着影像处理技术的进展，如 PET、MRI、SPECT、 fMRI 等，在肿瘤靶区和危及器官勾画中的应用越来越普遍。采用图像融合技术可使问题迎刃而解。例如 CT 与 MRI 图像融合，做法是通过 MRI 扫描，再按可比性和一致性的原则，把 MRI 图像中靶区重叠或关联映射到 CT 图像上显示，这样做极大改善了靶区勾画的可靠性，为提高肿瘤放射治疗控制率提供了保障。将形态学影像（CT、MRI）和功能影像（PET/CT、SPECT 及功能磁共振 fMRI）融合可以优化靶区及危及器官的勾画。

4.1.2 图像配准

目前器官勾画、剂量计算、生成 DRR 图像仍是以断层扫描图像为主，但其他类型的图像，如 PET、MRI、SPECT、fMRI 等，在肿瘤靶区和危及器官勾画中的应用越来越普遍，已经呈现出以断层扫描图像为主、多模态图像并存的应用状态。每一位患者制定放射治疗时都需要多种影像手段的联合应用。为了将不同模态的图像信息应用于放射治疗计划设计、放射治疗照射中，解决因为每种成像方式的坐标和摆位不同等问题，对这些影像信息分析时需要他们处于同一个坐标系统中，例如利用 MRI 勾画肿瘤的范围时需要先与 CT 模拟图像进行准确定位，这种合成技术过程即为图像配准（下图）。

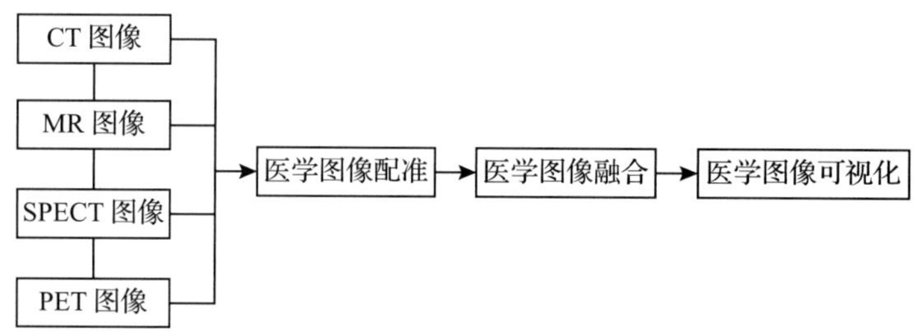

医学图像在放射治疗中的工作流程

图像配准是指从一个空间对另外一个空间点对点的映射，将一位患者一个系列图像配准到另外一个系列，是从定义两个图像空间相应特征点到建立空间转换坐标的过程，即建立两组不同图像之间的位置关系的过程。图像配准过程有以下步骤：①配准方法的选择，一般依据图像特征或灰度值；②针对浮动图像，选择适合它的空间变换模型；③对变换后的浮动图像用插值算法进行计算，得到一幅新的浮动图像；④相似性测度函数的确定；⑤将相似性测度函数作为目标函数，在选择优化算法的基础上，确定模型中的各类参数；⑥将优化出的参数作用于浮动图像，完成配准，获得配准图像。

当两组图像输入时，只有通过图像匹配才能确定它们的空间位置关系，才能在统一的患者坐标系中定义解剖结构、建立患者的 3D 假体。匹配可能在同机或异机两种模式下进行。同机模式是指两组图像是在一个机器上采集的，两次采集之间患者没有发生体位变化。例如，在 CT 机上采集增强和未增强的两组图像，在 PET/CT 机采集 CT 图像和 PET 图像。由于采集过程中患者的体位没有发生变化，匹配的准确度高，匹配可以不需要人工干预，自动完成。异机模式是指需匹配的两组图像是在不同机器上采集的，如 CT 图像和 MRI 图像。由于在不同的机器上采集图像，患者需要两次摆位，体位变化可能比较大，匹配的准确度可能受影响。匹配只能人工或半自动完成。

Eclipse Registration 可以将不同的图像定义为源图像（次要图像）和目标图像（主图像），将相应解剖位置点从一个图像空间映射到另外一个图像空间。在两个空间中的两个点，如果相对于同一个解剖点具有相关性，则它们可以实现点对点的映射。其图像配准技术不仅可以用于不同模态影像之间的配准，也可以用于同一成像方式下不同序列图像之间的配准，例如，计划 CT 和每日摆位时扫描的 CT。

4.1.2.1 刚性配准

20 世纪 80 年代，医学图像配准主要以刚性配准为主，通过检测图像灰度差异和相关性来估计刚性变换系数。刚性配准以旋转角度和移位值为变换参数，并通过优化方法来估计旋转角度和位移这两个参数，从而达到在全局意义上的图像对齐。但是刚性配准的自由度少，只能实现图像整体上的刚性变换和匹配，对于实际应用中大部分高度非线性和复杂形变的人体组织来说，刚性配准远远不能满足实际需求。

4.1.2.2 非刚性（形变）配准

最佳的图像配准对放射治疗计划设计、剂量实施和放疗结果评价是至关重要的，图像配准的目标是找到一个几何变换，使两幅图像达到空间上的一致性。然而，解剖结构的位置和形态通常是非刚性的实时变化，因此具有更多自由度，能实现非线性自由形变，并以优化方式得到非线性变换参数或者位移场的非刚性医学图像配准算法就成为实际应用需要。

人体内脏组织器官的形状、尺寸和位置等由于体位变换或者病理发展等因素产生复杂的变化，这些形变大多不能用简单的全局刚性配准模型来描述，因而非刚性医学图像的配准成为了研究的重点。进入 21 世纪，医学图像的非刚性配准技术发展迅速，学者们陆续研究出了许多非线性处理的方法。例如，基于 B 样条函数的自由形变模型（free-form deformation，FFD）、局部放射变换模型和由弹性力学、黏性流体力学以及光流扩散来构造的物理学形变模型。基于 FFD 的非刚性配准算法通常采用均匀控制点产生网格，覆盖于整个图像上，通过控制网格的大小来改变形变的估计精度和决定运算量的大小。基于物理学形变模型的非刚性配准的难点在于目标函数的构造以及相似度准则的确定，对目标函数优化得到的驱动方程可采用有限元法、微分松弛法、有限差分法和多网格法等求解。

近年来，混合算法的研究也取得较大进展。在混合算法中，研究者针对不同部位结合不同的配准变换方法（全局与局部）以及不同的图像结构信息，进一步提高了非刚性配准算法的准确度和运算速度，例如，将基于灰度和特征点的配准方法结合用于较大形变的肺部图像的非刚性配准，以及采用全局的刚性配准与局部的非刚性配准的分级策略进行图像引导的放疗中等。

非刚性配准的分类：①根据配准算法研究对象可分为基于图像特征的配准和基于图像灰度信息的配准；②根据配准模型所采用的变换式不同可分为基于物理学定律的配准和基于函数参数表达的配准；③根据配准图像是否来自不同成像模态可分为单模态配准和多模态配准；④根据配准变换式作用的范围不同可分为局部配准和全局配准。

对于含肿瘤的人体软组织的医学图像来说，肿瘤与软组织的形变特点存在明显的差异，基于单一信息的非刚性图像配准方法很难满足这种情况，造成配准结果不稳定。为了提高配准的精度，需要综合使用几种配准方法或者综合使用几种图像信息。形变配准（deformable image registration，DIR）可以用来追踪患者在放疗中解剖学和生物学的变化（右图）。DIR 的目的是在两幅图像中寻找一种变换，而此变换能够减少两幅图像之间的差别，并且可以进一步应用于器官和靶区轮廓的形变以及剂量分布的计算。

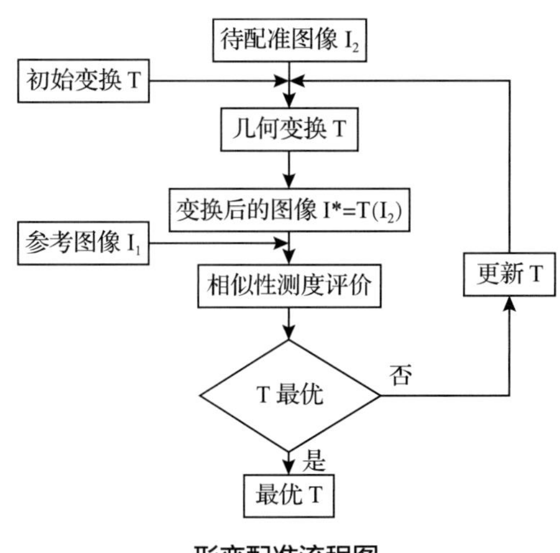

形变配准流程图

4.1.2.3 医学图像配准技术的发展阶段

医学图像配准的研究大概经历了三个阶段：

医学图像配准发展的第一个阶段为基于外部特征的配准算法，此算法主要分为侵入式和非侵入式两种。侵入式主要是采用立体标架和基准物来定义标记点，而非侵入式则主要采用面膜法和皮肤标记法。此方法主要用于配准单模态的二维图像，并且具有配准算法简单，可靠性高的优点。但是这种方法的缺点在于配准前设置标记点大大增加了总体的诊断时间，而且会给患者带来痛苦和不便。再者，此方法不适用于患者之间的图像的配准及患者图像与图谱图像之间的配准，并且不适合做回溯性配准的研究。伴随着第一阶段出现的另外一种配准算法是基于像素灰度的方法，该方法通过检测两幅图像的相关性及图像灰度之间的差值来确定变换的参数，而图像之间的变换是刚性变换。常用的基于像素灰度的算法主要有灰度方差最小化算法、最小划分灰度一致性和互相关法等，这些算法的优点是配准过程中不需要对参加变换的图像进行预处理及特征提取，缺点是该算法对图像数据的缺失敏感，并且对最佳配准参数的搜索过程复杂，计算量大。

医学图像配准发展的第二个阶段主要是采用基于内部特征的方法，该阶段仍然是以刚性的变换处理二维图像为主。例如基于图像几何学结构的配准方法，该方法就是通过分割的方法提取图像中的点、线及曲面等几何结构作为参考特征，然后通过这些特征的位置变化来确定图像变换的参数。这种配准算法的优点是降低了数据量，减少了计算量，加快了配准过程；但是配准的精度取决于特征提取的准确性，并且特征提取也是一个非常复杂的过程。

医学图像配准发展的第三个阶段主要把目标投向了非线性配准研究。配准图像的变形特别是局部变形多数是非线性的，因此描述这种形变过程需要用到非线性的变换模型。一种常用的方法是采用径向基函数（如多项式、薄板样条 TPS、B 样条或者小波基函数等）来描述形变域；另一种方法是采用力学模型，用 Navier 偏微分方程来描述如弹性形变方程、流体力学模型、光流学模型等。与此同时，基于像素灰度的配准算法也得到了发展，最具代表性的是基于最大互信息的配准方法。这种算法的缺点是运算量大，但是它可以用于多模态图像之间的配准，并且具有较高的精度。

4.1.2.4 医学配准技术的分类

根据不同的标准，医学图像配准可以有不同的分类方式。

（1）根据图像数据空间维度，可以分为二维图像与二维图像（2D/2D）、二维图像与三维图像（2D/3D）、三维图像与三维图像（3D/3D）的配准。图像维度的提高有利于更加全面直观地对人体解剖结构进行深入的研究与分析，但也极大地提高了配准算法的复杂度，增加了算法在优化过程中的不确定性。

（2）根据配准图像模态数量，可以分为单一模态（mono-modal）图像配准和多模态（multi-modal）图像配准。单一模态配准是指待配准图像是从同一类成像设备获取的，如 MRI 图像之间的配准，CT 图像之间的配准。多模态图像配准是指待配准的两幅图像来自不同模态，如 CT 与 MRI 的配准，CT 与 PET 的配准等。由于不同模态图像的成像原理不同，反映在图像上的灰度关系通常具有复杂的非线性性，对应解剖结构的一致性很难精确鲁棒地建立起来，因此多模态图像的配准是图像配准领域中的难点之一。

（3）根据待配准个体异同，可以分为同一个体（intra-subject）图像配准和不同个体（inter-subject）之间的图像配准。同一个体的配准要求待配准图像来自同一病患或受试者。不同个体配准较为复杂，需要将不同个体之间相同的解剖结构进行匹配。由于不同的人在生理结构上存在个体差异以及对同样疾病呈现出的多样化病变信息，同一解剖结构或器官的形态、位置都会有显著差异。因此，不同个体间的精确配准是图像配准领域的又一个难点。

（4）根据待配准图像规模，可以分为成对图像（pair-wise）配准和成组（group-wise）图像配准。成对图像的配准应用于两幅图像之间，其中一幅图像固定当作参考空间，另一幅图像作为浮动图像，经过空间变换匹配到参考空间。成组图像配准通常作用于某一数据集或某一病种群体（大于两个个体），目的是要将数据集中的每一个个体同步且无偏地匹配到数据中心或组中心图像空间中。由于组间图像配准需要同步处理大量数据，数据间关系多样复杂，因此相较于成对图像配准更难实现。现有的成组数据配准通常基于成对图像配准算法实现，在准确的成对图像配准的基础上，通过更为严格有效的优化策略，近似实现全组数据的无偏配准。

（5）根据配准的基本空间变换，可以分为线性（linear）配准和非线性（non-linear）配准。线性配准修正待配准图像间的整体差异，包含刚性变换与仿射变换。非线性配准通常建立在线性配准的基础上，在消除图像间整体差异后，通过优化形变场修正两幅图像解剖结构的局部形变。非线性配准的目的是建立具有局部形变的解剖结构的一致性，这需要对图像上的每一局部区域甚至每个体素进行分析，因而配准优化结果不唯一，极易受到局部极值和误匹配的影响。准确鲁棒的非线性配准算法一直是图像配准领域的热门研究方向。

4.2　本章使用的工具或功能介绍

Eclipse 图像配准方式分为两种，Rigid Registration（刚性配准）和 Automatic Deformable Registration（自动形变配准，出现在 Eclipse V15.5 版本以后）。刚性配准支持多种图像格式（包括 CT / CBCT / MR / PET ）之间两两配准，同时支持在 PET 图像上利用 SUV 工具进行靶区半自动勾画。

形变配准是在刚性配准基础上建立的，因此先要保证两套图像刚性配准的精度。形变配准通过允许第二次扫描图像发生适当形变与第一次的扫描图像进行最佳的配准，主要用于疗程中的影像配准，例如多组 CBCT 图像之间的配准，观察患者在一定治疗时间后身体出现的解剖结构变化；通过 CBCT 与计划图像配准决定是否修改正在治疗中的治疗计划，或结束第一阶段放射治疗后是否需要进行重新定位和重新计划设计。

配准可以在计划之前或计划之后进行。配准时需要先指定 Primary（主图像，通常为用于计划设计的 CT 图像），其他图像均与主图像进行配准。配准后可以在任意单独的影像上进行轮廓勾画，也可以在叠加混合显示的图像上进行轮廓勾画。配准后可以实现 Plan Sum（剂量叠加）功能（右图）。

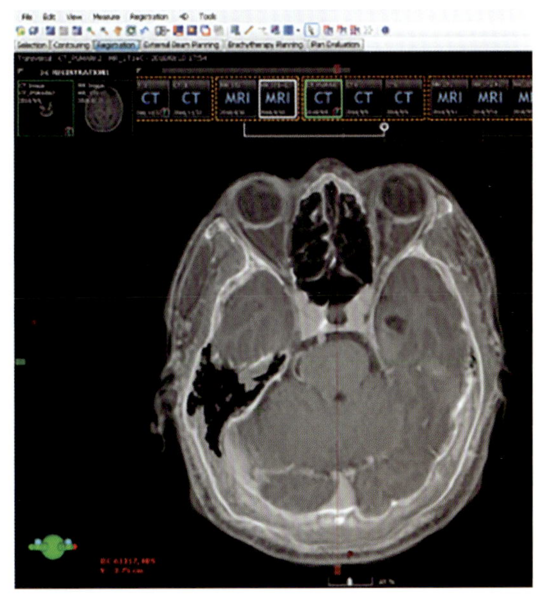

如果有多组图像含有相同的 DICOM 坐标系（如同一患者的非强化 / 强化 CT 图像、不同时相的 4DCT 图像、CT/PET 图像等），导入后会自动配准，不需要做额外的操作，拥有相同 DICOM 坐标系的图像在 Registration 中显示为黄色虚线所包绕。左键双击任意一个图像就可以加载对应图像。双击黄色边框，可以同时加载前两次加载的图像，进行重叠显示（下图）。

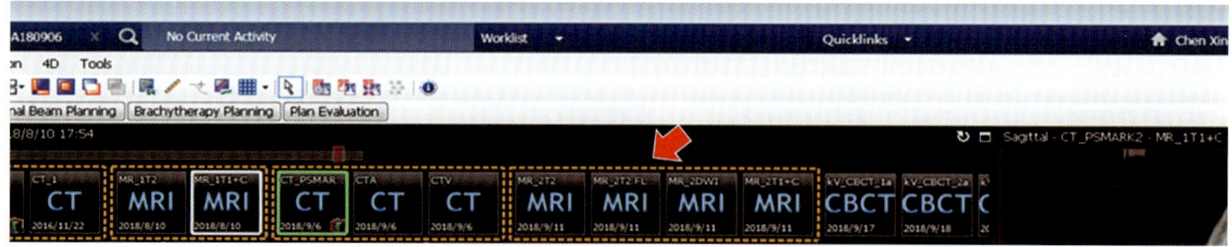

配准方法：

1. Auto Matching（自动配准）：利用内置的数学算法，使用图像的像素点数据进行自动配准，是应用最为广泛的一种方法。

2. Manual Matching（手动配准）：手动在三个断面上平移或旋转图像，使之与参考图像匹配。多用在 Auto Matching 之前将两组图像大致对齐，也可在 Auto Matching 之后微调配准结果。

3. Point Matching（点配准）：利用放置的标记点来匹配两组图像，多用于其他配准方法不适用时才采用。

4. Dicom Origin：Eclipse 会对导入的含有相同 Dicom 坐标的不同图像进行自动匹配，用户不需要额外操作。

4.3 操作步骤

4.3.1 自动刚性配准

刚性配准可以通过自动配准（Auto Matching）、手动配准（Manual Matching）、点配准（Point Matching）的方式完成。本节以自动配准方式进行讲解。

4.3.1.1 单击［Quicklinks］，在下拉菜单中单击［Imaging］，在弹出菜单中单击［Registration］，进入图像配准界面。

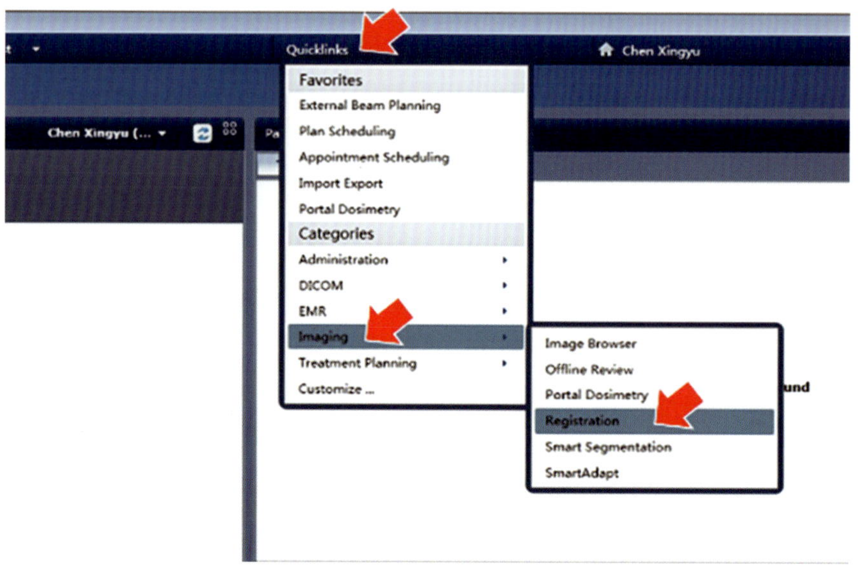

4.3.1.2　单击［Registration］，在下拉菜单中单击［Auto Matching］。

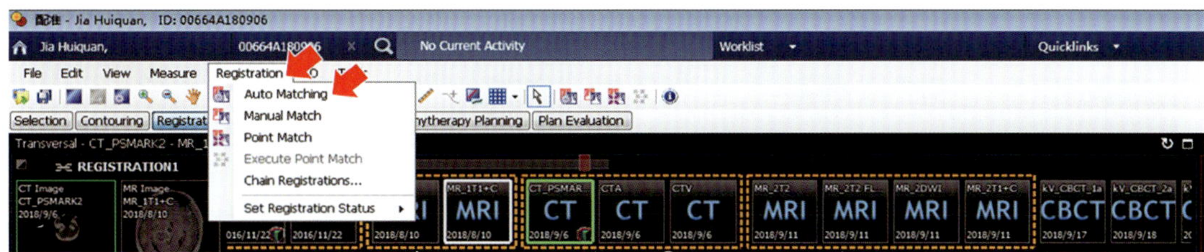

4.3.1.3　在弹出的“New Rigid Registration”对话框中选择 Source Image（源图像，即次要图像），选择 Target Image（目标图像，即主图像，通常为用于计划设计的 CT 图像），单击［OK］。

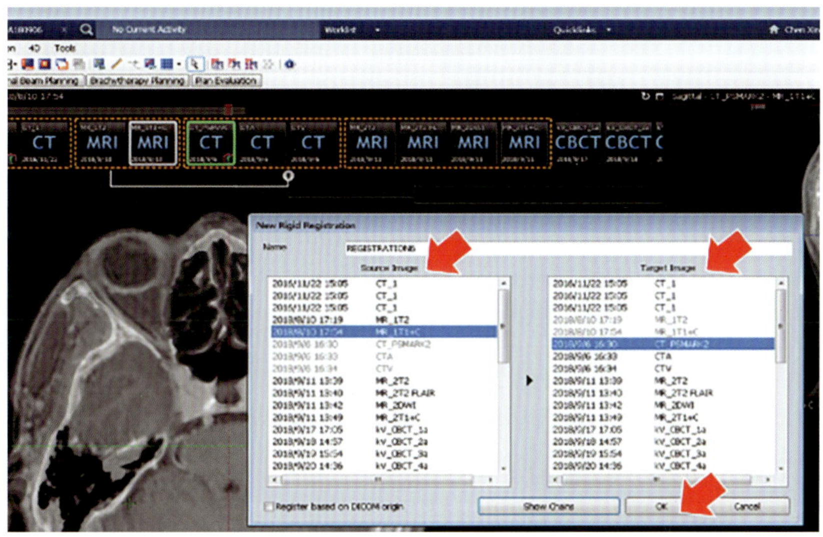

4.3.1.4　感兴趣的体积 VOI 和平移 / 旋转圆圈会出现在待配准的图像上，在横断位图像、冠状位图像、矢状位图像上调整红色边框区域（红色边框内区域为感兴趣的体积 VOI）。在弹出的 Auto Matching 对话框中选择对应的参数，然后单击［Start］开始配准。

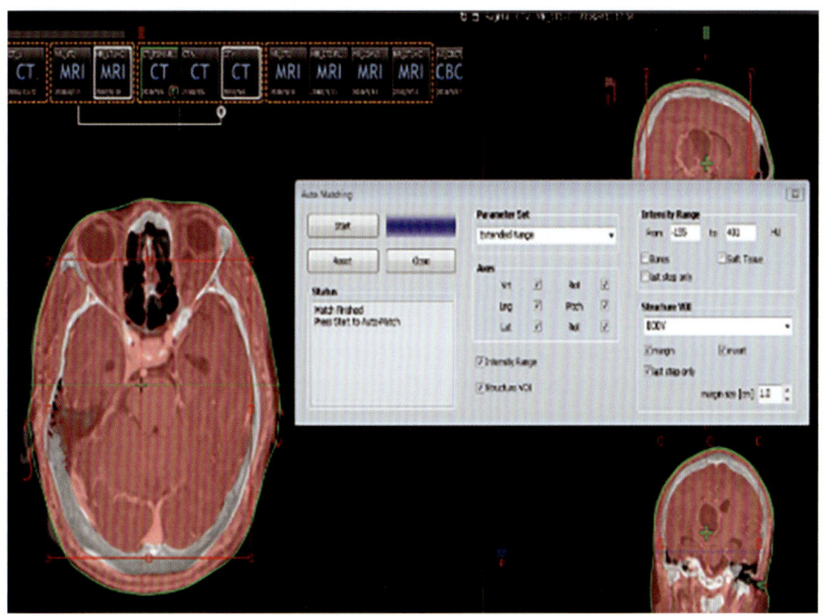

注释：

在“Axes”区域选择配准时，各个方向平移和旋转功能是否启用，勾选表示启用。

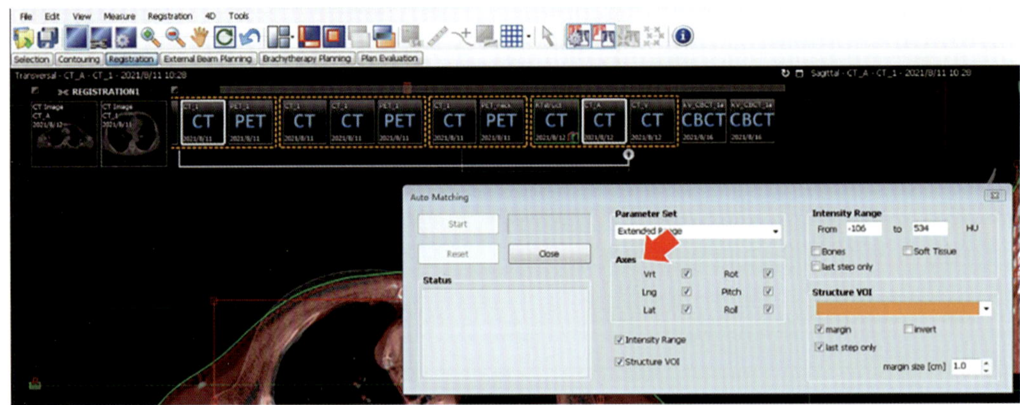

勾选［Intensity Range］，表示使用 CT 值的范围定义感兴趣的体积 VOI。用户可以自定义 HU 的范围或勾选［Bones］［Soft tissue］载入预设的 HU 值。如果勾选［last step only］，则 VOI 区域仅在 Auto Matching 计算的最后一步进行微调。

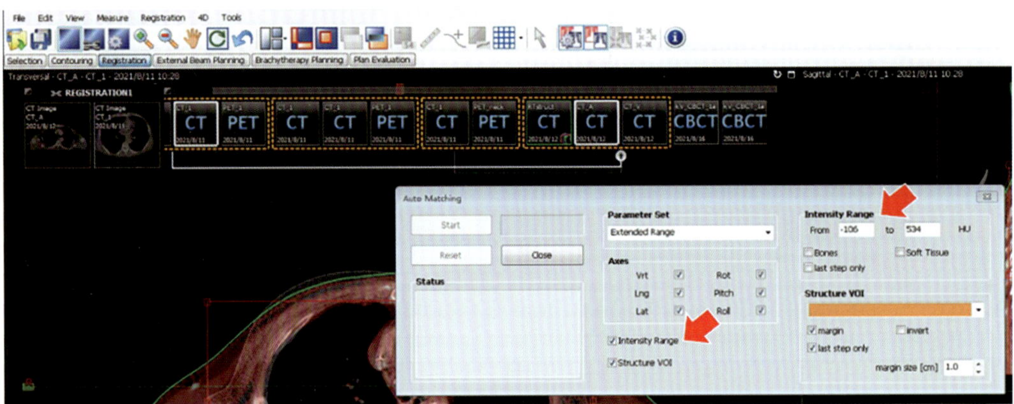

可以在“Structure VOI”区域选择事先勾画的结构来定义感兴趣的体积 VOI，如果所选结构体积较小，可以勾选“margin”将其放大。

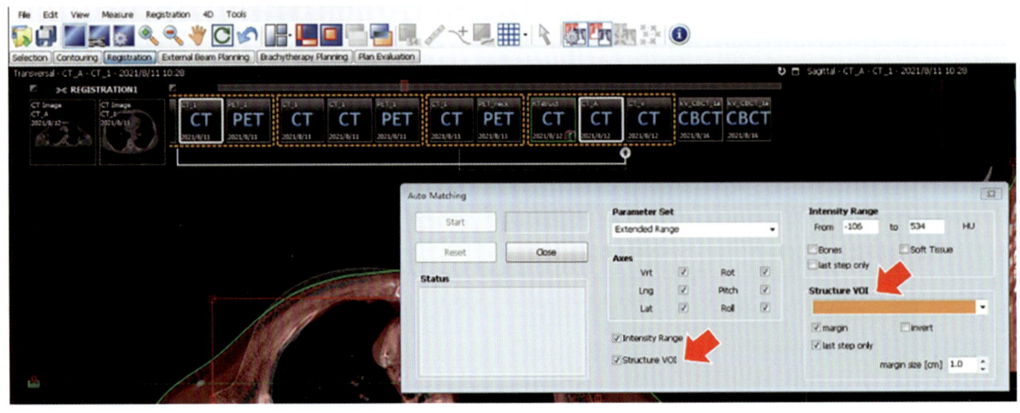

4.3.1.5　刚性配准完成后，图像间会有表明方向的箭头相连，说明两个图像之间的关系，箭头方向为从源图像（次要图像）指向目标图像（主要图像），直线代表刚性配准。另外，单击右键可以选择转换方向或删除关系。

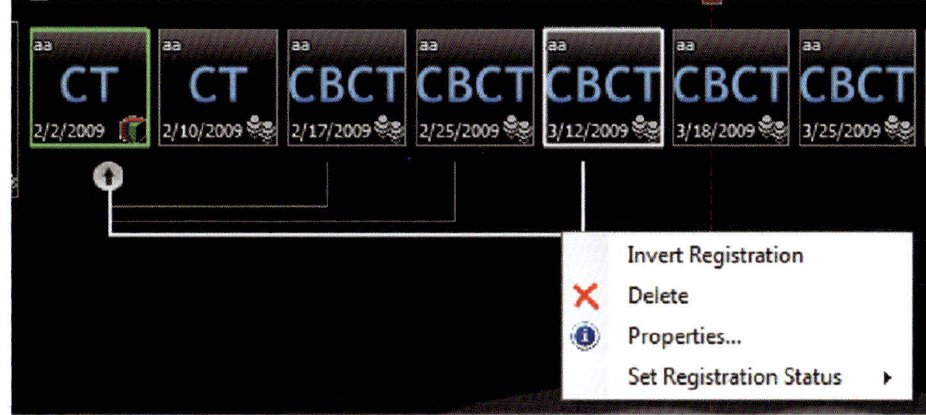

4.3.1.6　如果需要打开已有的配准结果，使用鼠标左键双击配准线即可。

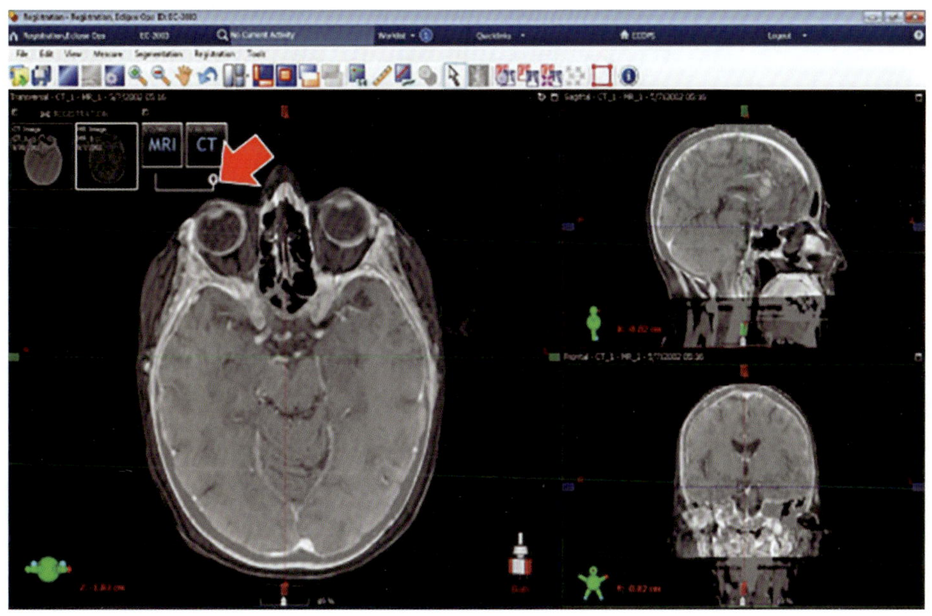

4.3.1.7　使用检查工具检查配准效果。检查工具分为下列三种：① Color Blending：为主图像和次要图像添加伪彩色显示（下图 1）。② Split Windows：可显示拆分窗，移动红色“十”字可调节拆分的窗（下图 2）。③ Moving Windows：可叠加一个小的矩形窗到次要图像上，鼠标单击小窗的红色角落可以调节窗大小，在小窗内部按住鼠标左键不放，可以移动小窗位置（下图 3）。

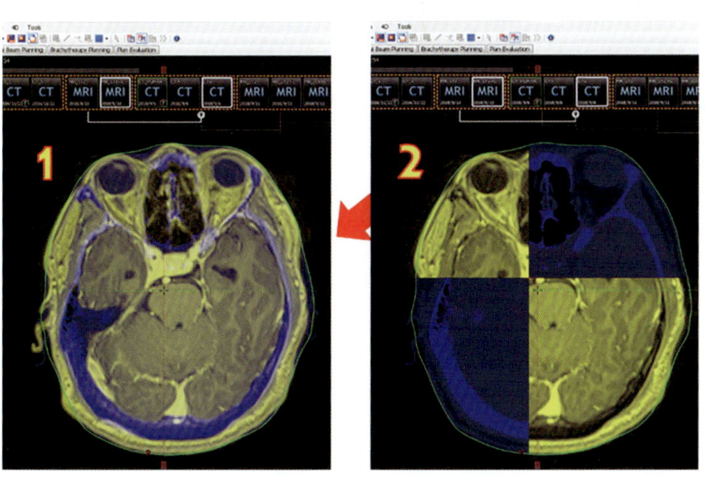

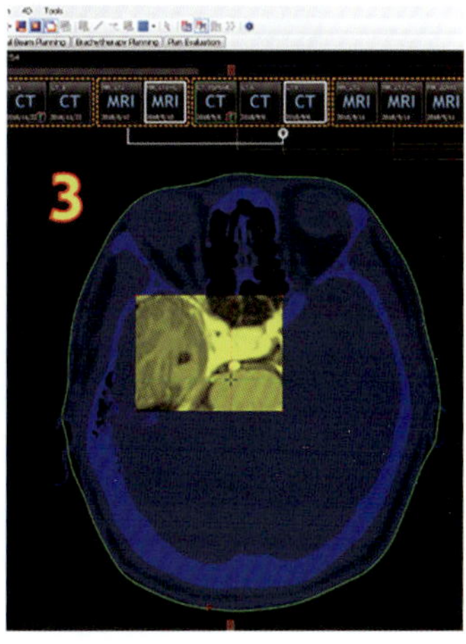

4.3.2 自动形变配准

自动形变配准是建立在刚性配准的基础上的，先对两组图像进行刚性配准，刚性配准可以通过自动配准（Auto Matching）、手动配准（Manual Matching）、点配准（Point Matching）的方式完成。本节以自动配准方式进行讲解。

4.3.2.1 单击［Quicklinks］，在下拉菜单中单击［Imaging］，在弹出菜单中单击［Registration］，进入图像配准界面。

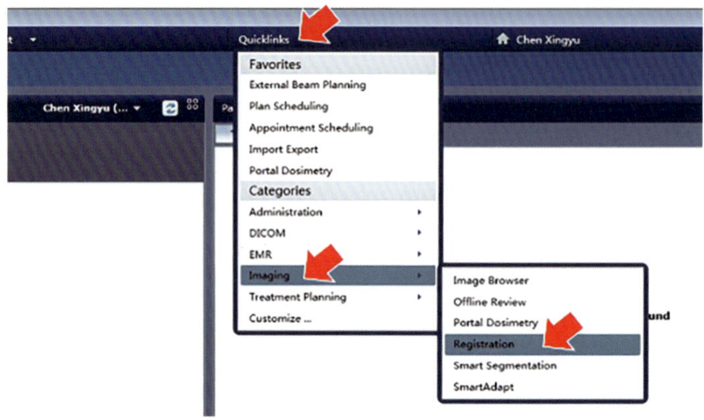

4.3.2.2 单击［Registration］，在下拉菜单中单击［Auto Matching］。

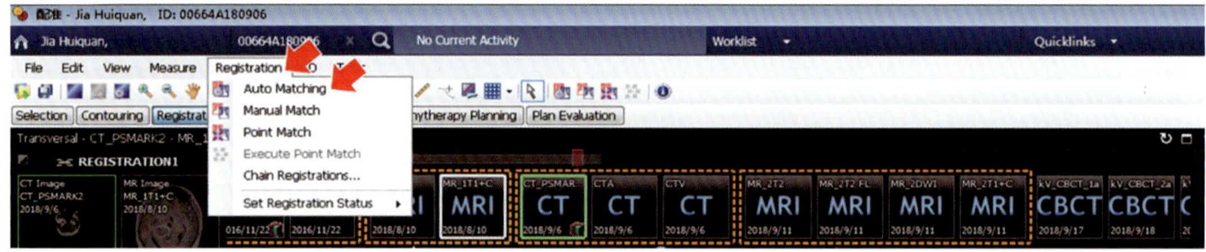

4.3.2.3 在弹出的“New Rigid Registration”对话框中选择 Source Image（源图像，即次要图像），选择 Target Image（目标图像，即主图像，通常为用于计划设计的 CT 图像），单击［OK］。

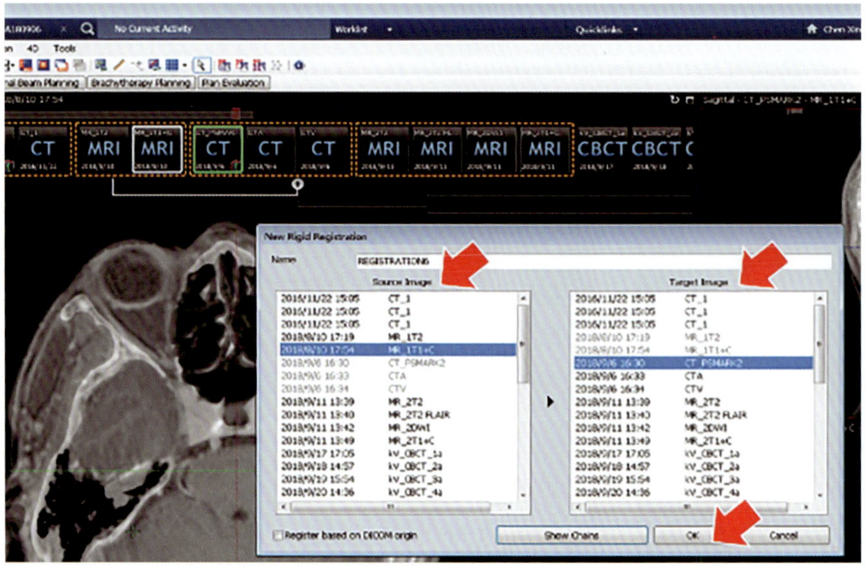

4.3.2.4 感兴趣的体积 VOI 和平移 / 旋转圆圈会出现在待配准的图像上，在横断位图像、冠状位图像、矢状位图像上调整红色边框区域（红色边框内区域为感兴趣的体积 VOI）。在弹出的 Auto Matching 对话框中选择对应的参数，然后单击［Start］开始配准。

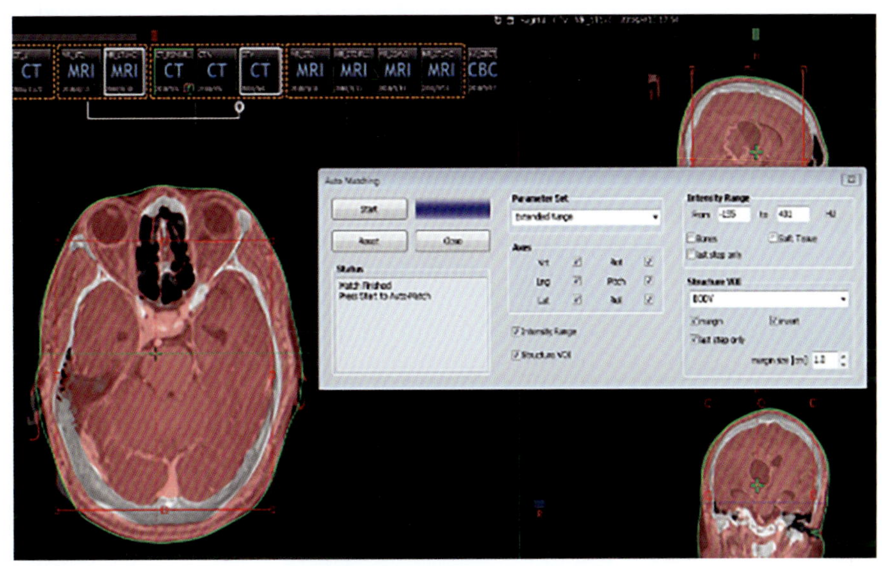

4.3.2.5 刚性配准完成后，自动形变配准功能被激活。单击［Registration］，在下拉菜单中单击［Automatic Deformable Registration］，进入自动形变配准。

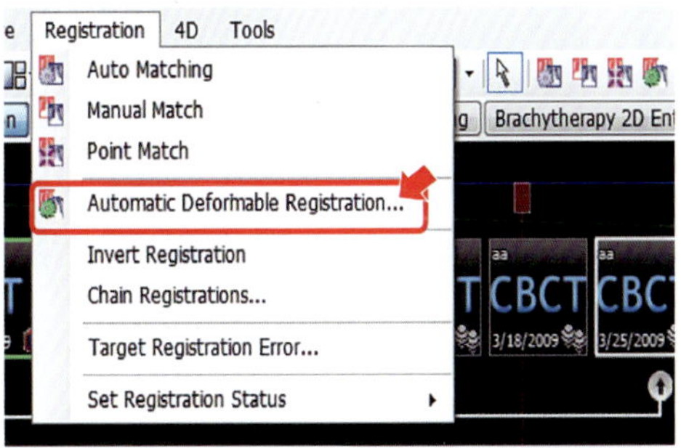

4.3.2.6 调整需要形变配准的 ROI（感兴趣区），由于 CBCT 是一个范围较小的图像，尽可能保证 ROI 包含整个 CBCT 图像区域，ROI 调整完成后，在“Deformable Registration”对话框的“Name”输入定义图像的名称，单击［Start］，开始形变配准。

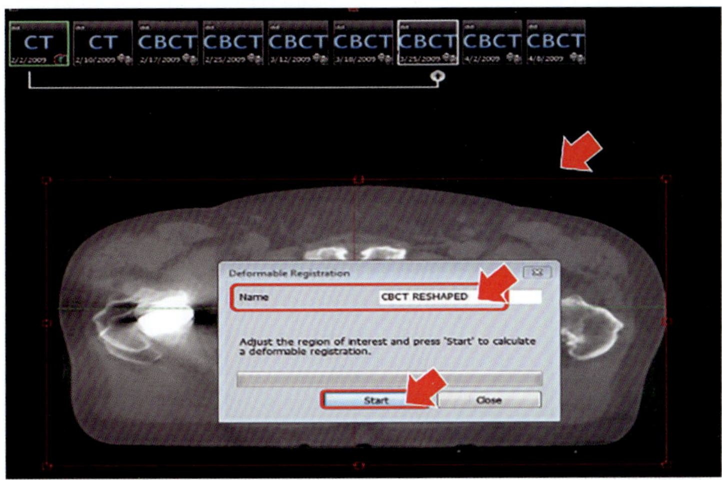

4.3.2.7 自动形变配准完成后，图像间会有表明方向的箭头相连，说明两个图像之间的关系，箭头方向为从源图像（次要图像）指向目标图像（主要图像），虚线代表形变（柔性）配准。

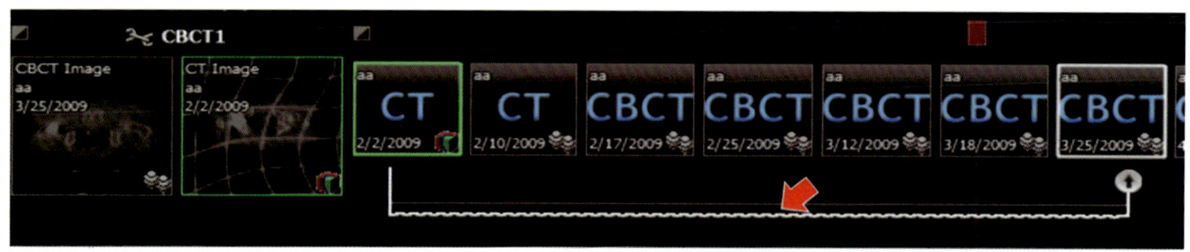

4.3.2.8 使用检查工具检查配准效果。检查工具分下下列三种：① Color Blending：为主图像和次要图像添加伪彩色显示（下图 1）。② Split Windows：可显示拆分窗 ，移动红色“十”字可调节拆分的窗（下图 2）。③ Moving Windows：可叠加一个小的矩形窗到次要图像上，鼠标单击小窗的红色角落可以调节窗大小，在小窗内部按住鼠标左键不放，可以移动小窗位置（下图 3）。

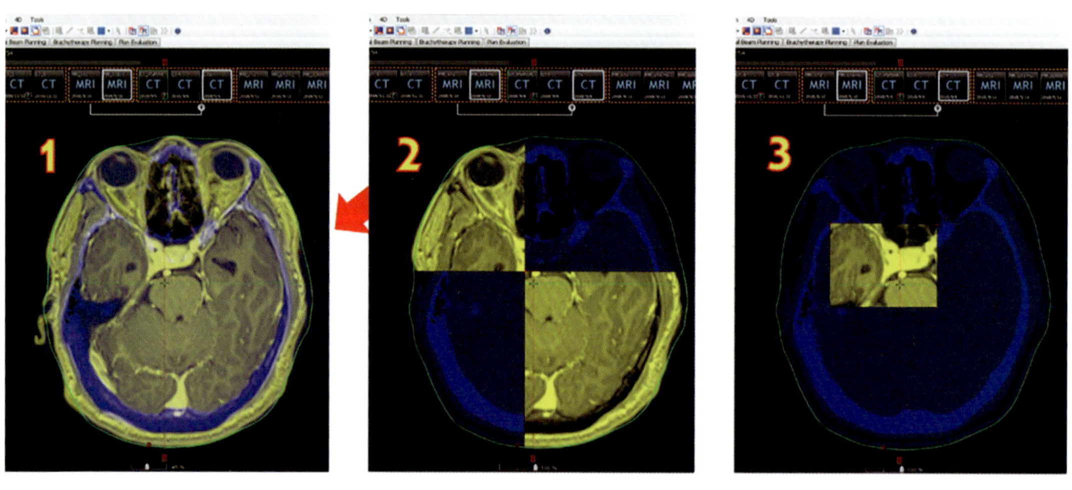

4.3.3 手动配准

手动配准允许放射治疗医师、物理师主观调整三维笛卡尔坐标系，从而完成从一个容积图像到另一个容积图像的刚性配准。

手动配准通过在三个断面上平移或旋转图像，使源图像（次要图像）和目标图像（主图像）的解剖结构重叠对齐，以实现两幅图像配准的目的。平移或旋转可以使用鼠标拖拽（使用鼠标在红色圆圈内拖拽可以平移图像，使用鼠标在红色圆圈外拖拽，可以旋转图像）或用键盘的方向键调节实现。通常手动配准只是用来在 Auto Mathcing 开始之前粗略调节初始位置，或者在 Auto Matching 之后做微调。

4.3.4 点配准

利用用户放置的标记点来匹配两组图像，这种方法通常只在其他方法均不适用时才会使用。要实现配准，至少需要 3 对点，使用鼠标右键可以添加配准点，最多可添加 20 对点。所有配准点都拖拽到合适位置后，单击［Calculate Match］，并在“Point Match Quality”对话框中进行确认。

4.3.5 在配准后的图像上复制结构

4.3.5.1 单击［Quicklinks］，在下拉菜单中单击［Treatment Planning］，在弹出菜单中单击［Contouring］，进入图像配准界面。

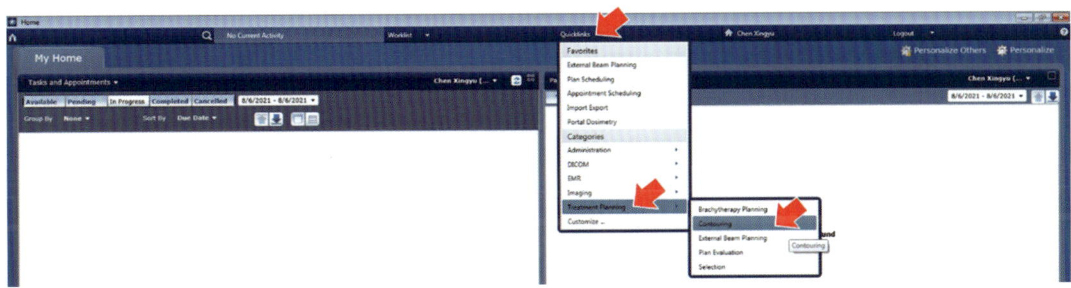

4.3.5.2 打开患者后，“Contouring”界面上方可以看到患者图像信息，双击配准信息链接线打开图像。

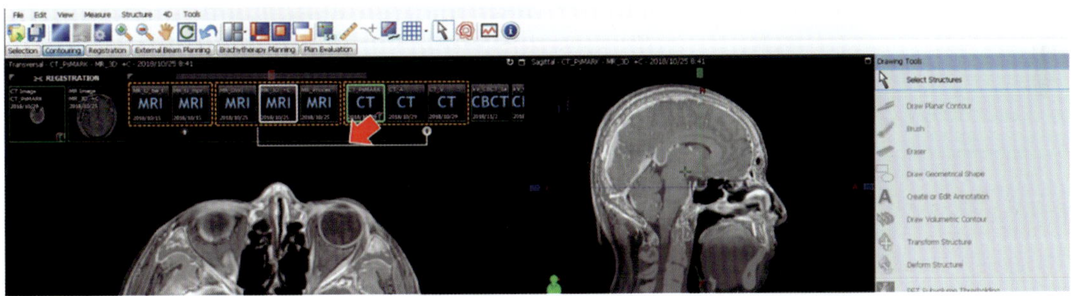

4.3.5.3 主显示界面下方的指针可调节 MR 与 CT 两幅图像的显示权重。

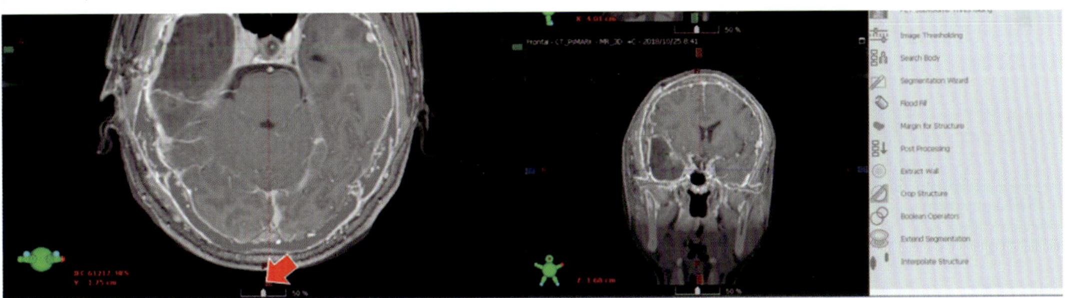

4.3.5.4 可以将 MR 显示权重调整为 100%，并进行勾画靶区。

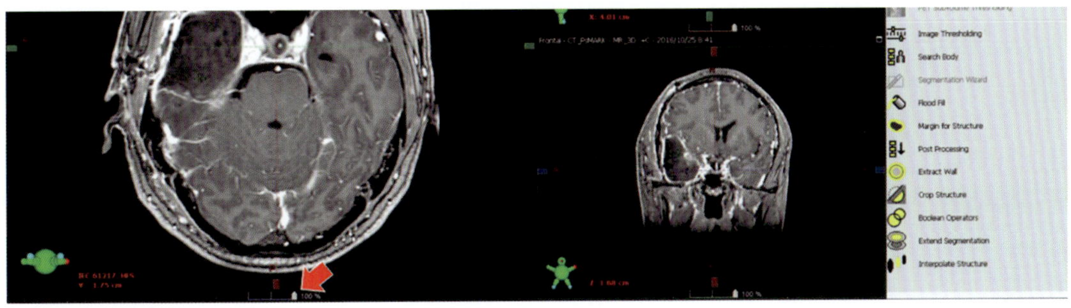

4.3.5.5　轮廓勾画完成后，在 MR 图像下方的轮廓组名称上单击【鼠标右键】，在弹出的右键菜单中单击［Copy Structure to Registered Image］，将勾画好的靶区复制到 CT 图像上。

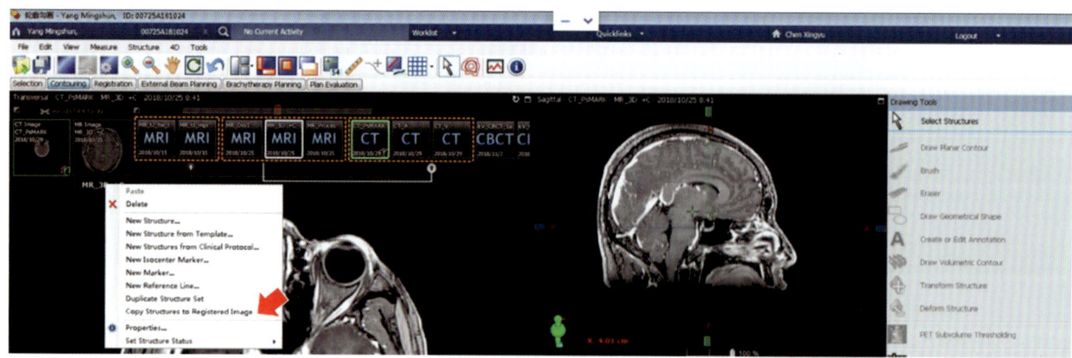

4.3.5.6　等待轮廓复制完成

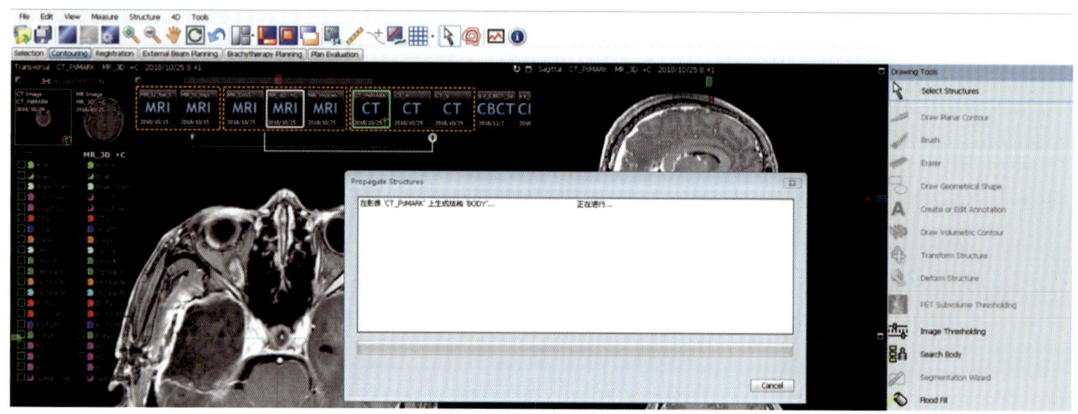

参考文献

［1］Case RB，Moseley DJ，Sonke JJ，et al. Interfraction and intrafraction changes in amplitude of breathing motion in stereotactic liver radiotherapy. In journal radiat oncol，biol，phys，2010；77（3）：918-925.

［2］罗述谦 . 医学图像配准技术 . 国外医学：生物医学工程分册，1999，22（1）：1-8.

［3］A.Sotiras，C.Davatzikos，N. Paragios. Deformable medical image registration：a survey，IEEE Transactions on Medical Imaging，2013，32（7）：1153-1190.

［4］W. R. Crum，T. Hartkens，D.L.G. Hill. Non-rigid image registration：theory and practice，The British Journal of Radiology，2004，77（2）：140-153.

［5］胡逸民 . 肿瘤放射物理学 . 北京：中国原子能出版社，1999.

［6］A. Sotiras，C. Davatzikos，N. Paragios. Deformable medical image registration：a survey，IEEE Transactions on Medical Imaging，2013，32（7）：1153-1190.

［7］田捷，包尚联，周明全 . 医学影像处理与分析，北京：电子工业出版社，2003.

［8］M.H. Deverell，W.F. Whimster. A method of image registration for 3-dimensional reconstruction of microscopic structures using an IBAS-2000 image-analysis system. pathology research and practice，1989，185

（5）：602-605.

[9] E. Decastro，C. Morandi. Registration of translated and rotated images using finite fourier-tranforms. IEEE Transactions on Pattern Analysis And Machine Intelligence，1987，9（5）：700-703.

[10] 王若峥，尹勇. 肿瘤精确放射治疗计划设计学. 北京：科学出版社，2014.

[11] R. Werner，A. Schmidt-Richberg，H. Handels，J. Ehrhardt. Estimation of lung motion fields in 4DCT data by variational non-linear intensity-based registration：A comparison and evaluation study，Physics In Medicine And Biology，2014，59（15）：4247-4260.

[12] 姜炜，崔世民. 临床调强放射治疗学. 北京：人民卫生出版社，2011.

[13] 郑小康，陈龙华. 三维适形放疗临床实践（CT 模拟与三维计划）. 北京：人民卫生出版社，2001.

[14] 李晔雄. 肿瘤放射治疗学. 5 版. 北京：中国协和医科大学出版社，2018.

[15] 王鹏程. 放射治疗剂量学. 北京：人民军医出版社，2007.

[16] J. Woo，M. Stone，& J. L. Prince. Multimodal Registration via Mutual Information Incorporating Geometric and Spatial Context. Ieee Transactions on Image Processing，2015，24（2），757-769.

[17] 于金明，殷蔚伯，李宝生. 肿瘤精确放射治疗学. 济南：山东科学技术出版社，2004.

[18] 徐慧军，段学章. 现代肿瘤放射物理与技术. 北京：中国原子能出版社，2018.

[19] 冯宁远. 实用放射治疗物理学. 北京. 北京医科大学、中国协和医科大学联合出版社，1998.

[20] P. C. Pearlman，A. Adams，S. G. Elias，W. P. T. M. Mali，M. A. Viergever，J. P. W. Pluim. Mono-and multimodal registration of optical breast images，Journal Of Biomedical Optics，2012，17（8）.

[21] Lambin P，Rios-Velazquez E，Leijenaar R，et al. Radiomics：Extracting more information from medical images using advanced feature analysis. European journal of cancer（Oxford，England：1990），2012，48（4）：441-446.

第五章　靶区勾画

5.1　概述

用于治疗计划设计的图像经过输入和登记后，必须变成包括体表在内的体表外轮廓、靶区外轮廓、重要组织和器官轮廓、某些解剖结构的轮廓等。轮廓勾画方式既可以是手动交互方式、半自动方式，也可以是全自动方式。这些轮廓在剂量分布计算中的作用是求得体内任意剂量计算点到各轮廓线与原射线交点间的距离，这些距离的计算精度直接影响剂量分布的准确性。目前，常用的勾画轮廓的算法有多边形近似法勾画法、X（t）Y（t）参数多项式曲线拟合法、样条函数曲线拟合法等。放射治疗中需要三维解剖结构，实际上多数治疗计划系统中，将三维结构变成系列两维横断面形式。按上述的方法之一进行勾画的轮廓，按平行直接叠放或用三角连线形成解剖结构的三维表面。

放射治疗技术的进步对准确勾画大体肿瘤区（GTV）、临床靶区（CTV）和危及器官（OAR）提出了更高的要求，对靶区和危及器官准确定义是现代放射治疗实践的必要环节，在放射治疗实践中扮演着举足轻重的角色。

组织的勾画可以影响治疗计划设计和评估，所以靶区勾画必须倍加细心，而且对 IMRT 中勾画的错误要格外重视。GTV 和 CTV（包括显微镜下病灶）的勾画非常重要。病变周围正常组织需要尽量减少治疗对其造成的影响。精确的组织勾画可生成更优的 IMRT 治疗计划，并可降低发生错误的风险。

大量文献报道了大体肿瘤区勾画的不确定性问题，即便对专家来说，靶区定义的重复性都是一个挑战。无论是一个观察者多次观察的不同结论还是多个观察者的不同结论，都会导致对靶区位置的多种解释，而且现有的靶区勾画指导准则主要基于定性的判断。此外，CT 和 MR 已经成为 3D 计划设计的标准，功能影像技术特别是 PET，已经越来越多的引入到治疗计划中，以帮助界定肿瘤边界和特征化具有不同生理特征的靶区的亚区域。定量的影像能够帮助提高靶区勾画的一致性，而且自动分割和图像形变配准软件增加了辅助和标准化治疗计划的可能性。

目前，国内外对大体肿瘤区和危及器官的勾画标准大部分以 ICRU 83 号（2010 年）报告为准，报告中定义的肿瘤放疗相关区域主要包含以下几个方面：大体肿瘤区（gross tumor volume，GTV）、临床靶区（clinical tumor volume，CTV）、内靶区（internal target volume，ITV）、计划靶区（planning target volume，PTV）、危及器官（organ at risk，OAR）、计划危及器官（planning organ at risk volume，PRV）、剩余危及器官（remaining volume at risk，RVR）。GTV、CTV 和 OAR 概念分别代表已知肿瘤区域、怀疑有肿瘤浸润的区域和可能接受照射而影响治疗处方剂量制定的正常组织。ITV、PTV 和 PRV 概念的引入是为了保证 CTV 获得足够的吸收剂量，同时 OAR 受量没有超过限值；GTV 勾画可通过多种诊断学方法来完成；CTV 和 OAR 勾画是出于一个多因素考虑的医学决定。与 ITV、PTV、PRV 不同的是，GTV 和 CTV 获得是出于肿瘤学考虑，与放疗技术无关。GTV、CTV 和 OAR 是纯粹肿瘤学和解剖学上的概念，在整个治疗计划设计的流程中都会将这些区域在计划 CT 图像上进行勾画。

5.1.1 大体肿瘤区

大体肿瘤区（gross tumor volume，GTV）是指通过临床检查和影像设备（如 CT、MR、超声等）的诊断，可见的具有一定形状和大小的恶性病变范围，包括转移的淋巴结和其他的转移病变。当存在多个原发灶（GTV-T）、区域转移淋巴结（GTV-N）及远处转移区（GTV-M）时应定义多个 GTV。在特殊情况下，若转移淋巴结无法与原发灶分离，例如鼻咽未分化癌侵犯咽后间隙时，原发灶包含了可能受侵犯的淋巴结，在这种情况下，原发灶和淋巴结都应该定义为 GTV。每个 GTV 定位相应的 CTV 和 PTV。肿瘤根治术后可以不定义肿瘤区。

GTV 是基于解剖学、生理学和病史，由放射肿瘤学医师根据临床经验以及临床检查进行定义。GTV 定义依赖于放射肿瘤学医师的经验和判断，例如对同一患者，不同医师常常会勾画出不同的靶区；依赖于使用的影像装置，例如分别使用 CT、MRI 或超声，会勾画出不同的组织体积（如前列腺等）；依赖于影像显示参数的设置，例如，CT 窗位设置会明显影响对靶体积的定义；不依赖于照射技术（注：ITV、PTV、PRV 等概念与治疗技术相关）。GTV 定义时应标明影像手段和放疗剂量，例如，GTV-T（CT，0 Gy）表示治疗前的 CT 肿瘤靶区；GTV-T（MRI-T2，30 Gy）表示治疗 30 Gy 后，由 MRI/T2 影像确定的肿瘤靶区。

完整和准确的定义 GTV（肿瘤区），首先是按照 TNM 系统对肿瘤分期的需要；其次，对根治性放射治疗，为达到肿瘤局部控制的目的，整个肿瘤区必须得到足够剂量的需要，实现肿瘤的局部控制率；再者，治疗过程中肿瘤区的变化可预测肿瘤的剂量响应特性；最后，根据治疗中肿瘤退缩情况进行准确的评估和及时进行 CTV 及 PTV 的修改。

临床实践和研究显示，不同的临床肿瘤医师对同一肿瘤靶区勾画可能差异很大，即使是同一个人在不同的时间或条件下对肿瘤靶区的勾画可能也存在差异。例如，对于肺癌患者来说，无论是确定原始大体肿瘤靶区范围，还是确定纵隔内潜在的镜下病灶涉及范围，精确确定都是非常难的。正电子放射断层扫描技术 / 计算机断层扫描技术（PET/CT）为肺癌的分期和靶区的勾画提供了更加准确的影像资料。据报道，PET/CT 的应用可以提高 25% ～ 50% 患者靶区勾画的准确性，从而可能导致治疗方案的改变。靶区勾画过小或过大可分别导致肿瘤遗漏及危及器官辐射毒性增加，对治疗的成败至关重要。靶区勾画的不确定性也增加了保护危及器官的难度。

5.1.2 临床靶区

临床靶区（clinical target volume，CTV）是指为达到治疗或姑息目的，按照特定的时间 - 剂量模式，给予一定剂量的 GTV 和（或）存在一定转移风险概率、需要接受治疗的亚临床病灶的范围。其定义为 GTV 加潜在的肿瘤浸润组织或亚临床病灶（注：目前影像学检查无法发现亚临床病灶，其范围的确定来源于临床资料和随访。亚临床转移的病灶在临床和影像学检查中表现为正常，但其应包括显微镜下发现的原发肿瘤 GTV 边缘浸润区域，即在肉眼观察到、触摸到或者特殊影像技术下可见的边缘、可能受浸的淋巴结和可能有转移的其他器官）。良性肿瘤无 CTV，手术后肿瘤被完全切除的无 GTV，而只有 CTV。CTV-T 表示原发灶周围的亚临床病灶，CTV-N 表示预防性照射的区域淋巴结引流区。CTV 定义时应标明影像手段和放疗剂量，例如，CTV-T（CT，0 Gy）表示根据 CT 图像确定的治疗前原发肿瘤病灶的临床靶区；CTV-T（MRI-T2，30 Gy）表示治疗 30 Gy 后，由 MRI/T2 影像确定的包括原发肿瘤于区域淋巴结转移病灶的临床靶区。

CTV 和 GTV 是一对临床解剖学概念，是由放射肿瘤学医师参照影像学或病理学医师的诊断而确定的，与采用的照射技术无关。

当前 CTV 的勾画主要依赖于临床经验，通常 CTV 由 GTV 外放一固定（如 1 cm）的或变化的边界来定义。需要注意是，CTV 的描述中没有包含内部解剖结构的运动，关于 CTV 的运动可以通过 PTV 概念的引入和勾画给予补偿。GTV 确定后，可能会有几个 CTV，如 GTV 周边的亚临床病灶及可能浸润的淋巴引流区。其要求不同的剂量水平。

勾画 CTV 时应注意，除非确实需要，否则避免将皮肤勾画为 CTV 的一部分。靶区中包含皮肤会导致皮肤上出现难以接受的高剂量区，特别当固定材料产生类似“填充物”时更是如此。最佳的办法是将靶区的勾画限制在皮肤之内，而且在必要的情况下应通过“填充物”来增加皮肤的剂量。

5.1.3 内靶区

CTV 加上内边界（IM）定义为内部靶体积，而大体肿瘤区（GTV）和临床靶区（CTV）都是根据肿瘤的分布特点和形态在 CT、MRI、DSA、PET 等的静态影像上确定的，没有考虑器官的运动。但在患者坐标系中，CTV（GTV）的位置是在不断变化的。在患者坐标系中，由于呼吸或器官运动或照射中 CTV 体积和形状的变化所引起的 CTV 外边界运动的范围，称为内边界（internal margin，IM）。

内边界（IM）的范围，定义为内靶区（internal target volume，ITV），由 CTV 外扩而成。确定时需要考虑相对于制订治疗计划时的器官几何形状，由于预期的生理变化而引起器官的大小、形状和位置的变化，这些变化可能源于呼吸运动、直肠和膀胱的不同充盈状态、心跳、吞咽动作甚至胃肠的蠕动。这些位置变化很难控制，依赖患者的体位（如仰卧位或俯卧位）可能会有所改善。基于这些生理变化的特征，CTV 周围的内边界往往并非对称。

ITV 范围的确定应使 CTV 在其内出现的概率最高，以保证 CTV 在分次照射中得到最大可能的处方剂量的照射。ITV 是一个几何定义的范围，虽与肿瘤本身的特性无关，但随着 CTV 在体内的位置不同而有差别。ITV 应在模拟机下或根据 CT、MRI、DSA、PET 的时序影像恰当确定。ITV 概念适用于患者 CTV 运动能准确测定的情况。ITV 的确定方法包括：①在采用 4D 影像技术获取的不同时相的多套 3D 影像序列中分别勾画 CTV，再叠加得到 ITV；②在一个时相上手工勾画，在通过变形配准方法自动映射到其他时相；③采用最大密度法将不同时相的 3D 影像序列合成一套 3D 影像序列，再勾画 ITV。ITV 一旦确定，它与患者坐标系的参照物内、外标记应保持不变。ITV 确定在适形治疗和 X（γ）立体定向治疗中具有特殊的意义和地位。

5.1.4 计划靶区

在布置照射野时，不仅要考虑靶区和照射野间的相对空间关系，以及照射中由于呼吸及器官的运动引起临床靶区位置的变化、疗程中肿瘤的缩小等，还要考虑每天治疗摆位过程中患者体位的重复性的误差对剂量分布的影响。因此，有必要提出计划靶区的概念。

计划靶区（planning target volume，PTV）由 CTV 做几何外延生成，包括将摆位不确定性和器官运动考虑在内的边缘。ICRU 62 号报告中，将这些因素划分为内边界（IM）和摆位边界（setup margin，SM）。IM 是 CTV 外延时需要预先考虑的器官大小和形状的生理变化，以及相对于定位时的几何位置变化。这些变化可能来源于呼吸、直肠或膀胱不同的充盈状态、心跳、吞咽和胃肠蠕动。CTV 加上 IM 定义内靶区体积，这些边缘定义基于定位时的相对几何位置变化。由患者坐标系统通过治疗摆位转换到治疗机坐标系中，以及治疗机照射野位置的变化等因素引起的ITV的变化范围称为摆位边界（SM）。SM的范围称为计划靶区（PTV）。因此，计划靶区应是包括临床靶区（CTV）本身，照射中患者器官运动（ITV），和由于日常摆位、治疗中靶位置和靶体积变化等因素引起的扩大照射的组织范围，以确保临床靶区（CTV）得到规定的治疗剂量。显然，计划靶区将决定照射野的大小。

PTV是一个联系着患者坐标系和机器坐标系，对治疗计划进行制订和评估的几何学概念。因此，医师和计划设计者在确定PTV范围时，一定要考虑CTV的解剖部位的运动（ITV）和照射技术。如治疗头颅及颅内病变，如果采用很好的体位固定技术（如立体定向固定技术等），PTV几乎与CTV相同，或扩大的范围较小；但对胸腹部位的病变，即使采用立体定向固定技术，由于呼吸及器官的运动，PTV亦应比CTV大，应与ITV一致。对同一部位的病变，采用常规治疗技术和采用适形治疗技术时，计划靶区的大小也是不同的，前者PTV大，后者PTV小。另外，临床上由于某种原因，CTV或许不能明确确定时，绝对不能靠扩大PTV的办法解决临床不明确因素。如果只是简单地将CTV外扩（例如外扩1 cm）形成PTV，可能在一些部位，1 cm太大，而在另一些部位1 cm又太小。必须牢记，越大的PTV必将会有更多的正常组织接受处方剂量的照射，产生毒性作用的可能性也就越高。相反，越小的PTV，CTV（和GTV）剂量不足的可能性越大，因此肿瘤复发可能性也就越大。PTV可通过约束吸收剂量的分布形状保证在可接受的概率范围内，将吸收剂量传递到CTV的每个一部分，而不用去考虑器官运动和摆位误差，PTV也可以应用于处方剂量的设定和计划报告的输出。需要牢记的是，PTV是IMRT计划中所用的靶区，如果PTV不能为处方剂量覆盖，CTV也不能覆盖。

PTV定义为CTV加由于摆位误差和GTV/CTV生理运动所增加的外放边界。定义PTV是为了选择合适的照射尺寸和布野方式，引入摆位误差的边界是考虑治疗计划设计中与整个治疗过程中患者摆位和射束位置等的不确定性，以确保CTV实际得到处方剂量的照射。ICRU 83号报告中PTV外放间距的确定方法是在外放PTV间距时不考虑与危及器官的邻近关系。PTV外放间距的方法有两种，一种是二维外放，另一种是三维外放。有研究显示，三维的CTV-PTV外放可能会出现PTV轮廓的变形，三维外放的计划靶区体积较二维外放体积大。

治疗的不同阶段，可以定义不同的PTV，根据敏感器官的剂量限值，往往需要修改PTV。对于重叠区，建议采取两种方法处理：一是将重叠区设立一个计划靶区子区（PTV Subvolume），单独开处方；二是如果计划系统在优化时支持设立靶区和危及器官的优先权，可通过优先权明确重叠区的归属。

PTV的勾画应综合考虑肿瘤位置和治疗机机械参数存在的不确定因素，以及可能造成的后果。当PTV和OAR有部分重叠时，减少CTV到PTV外放距离的方法可以获得令人鼓舞的剂量学结果，例如，在前列腺和直肠之间的外放距离一般选定为直线距离1 cm，有时为了保护直肠适当地减少这个距离。有学者发现，将三维方向的PTV外放距离由1 cm减少到0.5 cm时，在保持直肠受量不变的情况下，处方剂量可以从70 Gy提升至78 Gy（每次2 Gy）。

PTV应包括ITV和考虑由摆位误差、体位重复性、治疗机的限值等而外放的范围。PTV依赖于摆位附属装置，如固定器、激光灯的准直精度。PTV不包括射线束的剂量学特性，如半影、剂量建成效应等。

在治疗计划的设计和治疗过程中不可避免地存在不确定性。不确定性从广义上可以分为两类：第一是剂量类不确定性，包括射线的不均匀性、剂量计算的相关问题、治疗机的输出变化、射线监测技术的不稳定性，以及其他与射线平坦度相关的问题；第二是空间的不确定性，包括设备方面的不确定性和与患者相关的不确定问题。

5.1.4.1 设备不确定性

射野大小设置：无论机械或数字设定的射野，显示的射野大小和实际大小并不完全一致。

旋转角度设置：无论机械或数字设定，机架和准直器显示的旋转角度和实际角度之间存在误差。

十字线：直线加速器上用来显示射野中心轴或射野边缘的细线可能移动。

等中心点：机头下垂可能导致等中心点移位。

光野一致性：直线加速器的光野显示与实际射野之间可能误差。这种误差可由机头内的灯泡或反光镜的细小移位引起。

定位系统：激光定位系统可能存在误差，如三束光不能准确地在等中心点交叉，可能不垂直，光线可能太粗引起误读。

床面：每次照射时，床面的下垂幅度不完全一致。另外，用于 3D 和 IMRT 计划制订的模拟机、CT 模拟机和加速器治疗床的下垂也不一样。有时，在治疗室应用网球拍型的插入物。应用时间过长，加速器床面两侧或两端会倾斜。

射野挡块或准直器：如果应用射野挡块而非多叶准直器进行遮挡，射野挡块制作中可能因操作误差、切割丝太热或转弯时移动过快引起误差。若应用多叶准直器，则可能在校准时出现误差。

5.1.4.2 与患者相关的不确定性

靶区勾画：如果医师无法确定肿瘤的位置，无论治疗计划系统如何精密都是无效的。PET、MR、CT 本身存在的瑕疵，以及将解剖和功能影像对应的能力、肿瘤位置都影响准确确定肿瘤侵犯范围，同时也难以将影像学中的解剖结构应用于 3D 或 IMRT 放射治疗计划中。

器官运动：可以由呼吸运动或者心脏搏动产生，此外，排泄或消化器官的大小或形状变化也可引起器官运动（即胃、小肠、膀胱或直肠的大小和位置的改变，以及直肠对前列腺位置的影响）。

皮肤标记：相对于深部组织，皮肤标记是可移动的，这可能由患者体重、体位甚至治疗过程中激素的使用而引起。一个特别的问题就是治疗师在患者皮肤上描画的定位标记线的宽度，该线宽度的变化以及光野相对于该线的位置变化都会引起治疗的不确定性。

重复摆位：每天的重复摆位都会有一定的误差。

患者运动：在治疗过程中，患者无法保持完全静止。无论是由患者焦虑、疼痛、痴呆还是神经系统疾病导致患者运动，都可以引起放射治疗过程中的不确定性。

5.1.5 靶区外放

调强放疗技术可以产生高度适合靶区形状的剂量分布，达到剂量绘画或剂量雕刻的效果，基本解决了静止、刚性靶区的剂量适形问题。但实际情况为，在患者接受分次治疗的过程中，身体治疗部位的位置和形状都可能发生变化，位于体内的靶区形状，以及它与周围危及器官的位置关系也会发生变化。

根据变化引起的原因可以分为以下三类：

（1）分次治疗的摆位误差：治疗摆位的目的在于重复模拟定位时的体位，并加以固定，以期达到重复计划设计时确定的靶区、危及器官和射野的空间位置关系，保证射线束对准靶区照射。但实际情况是尽管采用各种辅助摆位装置，并严格按照操作规程摆位，摆位误差仍可能有数毫米，甚至更大。原因是多方面的。第一，人体是非刚性的，它的每一个布局都有一定的相对独立运动的能力，因此严格讲体表标记对准了，只能说明标记所处的局部皮肤位置重复到模拟定位时的位置，而皮下脂肪、肌肉，更深处的靶区位置则可能重复不准。第二，摆位所依据的光距尺和激光灯有 1 ～ 2 mm 的定位误差。第三，治疗床和模拟定位机床的差别、体表标记线的宽度和清晰程度等因素均会影响摆位的准确度。另外，技师操作不当也会引起误差。

（2）不同分次间（interfraction）的靶区移位和形变：消化系统和泌尿系统器官的充盈程度显著影响靶区位置，例如，膀胱充盈程度会改变前列腺靶区的位置。另外，随着疗程的行进，患者很可能消瘦、体重减轻，这会进行性地改变靶区和体表标记的相对位置。再者，随着疗程的进行，肿瘤可能逐渐缩小、变形，靶区和危及器官的相对位置发生变化，计划设计时没有卷入照射野的危及器官可能卷入。

（3）同一分次中（intrafraction）的靶区运动：呼吸运动会影响胸部器官（肺、乳腺等）和上腹部器官（肝、胃、胰、肾等）的位置和形状，会使它们按照呼吸的频率做周期性运动。心脏搏动也有类似呼吸的作用，只是影响的范围更小、程度更轻。另外，胃肠蠕动和血管搏动也会带动紧邻靶区。

针对上述器官运动和摆位误差，提高放射治疗的准确度和精确度一直是精确放射治疗的目标之一。不准确度是指系统误差，相对于真实的靶区位置，它会造成治疗剂量传输出现偏差。系统误差主要源于诸如不正确的靶区勾画、缺乏代表性的模拟、皮肤标记点和内部结构的分离、可预见的器官运动（例如肺部肿瘤的周期性运动）等。不精确度是指随机误差，它会在真实靶区周围的治疗空间引入变化。随机误差的主要来源有日常摆位时不可避免的波动和不可预见的靶区移动（例如子宫的前倾或后倾）等。对这些不确定性因素的补偿不足会导致靶区欠量和附近危及器官过量照射，而过度补偿则会导致正常组织不必要的照射和治疗计划的限制。这就导致需要在肿瘤控制率（TCP）和正常组织并发症概率（NTCP）之间进行权衡考量，并突出减小不确定因素的作用，以提高放射治疗的治疗率。

PTV 由 CTV 外扩形成，它还包括摆位和器官运动所造成的位置偏移。在 ICRU 62 号报告中，将这些因素分为内部边界（IM）和摆位边界（SM）。摆位边界是充分考虑摆位误差所预留的足够边界。对患者进行仔细摆位和固定，再加上成像技术，可以将摆位边界最小化，但不能将其完全消除。对于各个机构来说，如何设置一个合适的摆位边界（但不能太大）均是一个值得研究的课题。内部边界加上摆位边界，然后将其叠加到 CTV 之中形成 PTV。如何将内部边界和摆位边界进行叠加并不简单，简单的线性扩大会造成 PTV 过大。也就是可能会导致更多的并发症或减少必需的治疗剂量。考虑到随机性和系统的不确定性，通常用求积法来增加边界。这种方法已被证明既现实又可接受。边界叠加的方法仅可用于可识别和量化的位置。生成合理的边界同样要基于临床经验。

系统误差对 PTV 边界的影响较大，差不多是随机误差的 3 倍。例如，一个直径为 4 cm 的球形肿瘤，在标准误差为 3 mm 的情况下，需要照射直径为 6 cm 的范围才能够完全包括整个肿瘤。如果换算成体积计算，实际受照体积大概是原本肿瘤体积的 3 倍（从 33.5 cm^3 到 108.6 cm^3）。此外，如果是为了获得较高的肿瘤控制概率，而要求肿瘤的任何部位都接受相同的最低剂量照射，那么整个照射体积内中位吸收剂量将随着 PTV 边界的扩大而增加。总的来说，如果能够缩减 PTV 边界，将意味着极大程度地减少 OAR 照射体积，从而达到保护 OAR 的目的。

5.1.5.1　仅考虑随机误差时的外放

根据 van Herk 介绍的方法，PTV 外放 $=2.5\Sigma+0.7\sigma$，Σ 表示系统误差的标准差，系统误差是患者在整个治疗过程中误差的均值，系统误差在每次治疗时的大小几乎是不变的，具体可来自激光灯、等中心、光野重合度、机器剂量输出、图像引导系统和加速器等中心重合度以及叶片位置或剂量计算等偏差。σ 代表随机误差的标准差，患者每次治疗时的总误差减去系统误差即为随机误差。这些误差包括由呼吸等运动产生的，以及由摆位误差而产生的。理论上在治疗阶段通过多种质控技术可消除系统误差影响。为简化问题，此处假定所有病例的系统误差为 0，仅考虑治疗过程中体位、肿瘤形状变化及摆位引起的随机误差。取 σ=4 mm，则外放 =2.8 mm。

5.1.5.2　仅考虑系统误差时的外放

根据系统误差在整个治疗过程中的特征，它的大小几乎是不变的。为简化问题，假设随机误差为 0，假设系统误差的标准差 Σ 为 2 mm，则将 PTV 外放各方向统一设置为 5 mm。

5.1.6　其他相关概念

5.1.6.1　治疗区

治疗区（TV）是由放射肿瘤学医师为达到治疗目的，选择和确定的至少应达到的剂量水平所包括的范围。该剂量水平原则上要由主管医师选定，但通常选择 90% 等剂量线为代表的靶区最小剂量 Dmin 作为治疗区范围的下限。例如，处方剂量为 60 Gy，PTV 的剂量均匀性应为 +7% 至 −5% 之间，则治疗区应是 57 Gy 所包括的范围。

治疗区的提出，是由于治疗区和比较其相对于 PTV 的形状、尺寸和位置甚为重要，一方面是可评估和解析局部复发的原因（野内或边缘），另一方面是可评估和解析正常组织的并发症（位于 PTV 之外而在治疗区之内）。

一个好的治疗计划，应该使其剂量分布的形状与计划靶区的形状一致。由于目前照射技术的限制，尚不能达到这一点，这是定义治疗区的原因之一；另外，治疗区的形状和大小与计划靶区的符合程度，也可提供医师一个很好的评价治疗计划的标准。

5.1.6.2　照射区

照射区（IV）是指相对于正组织的耐受量，接受认为有意义剂量照射的正常组织范围。照射区依赖所应用的照射技术。照射野数目的增加会使照射区的大小增加；应用适形照射技术，照射区的范围会减小。

5.1.7　生物靶区

生物靶区（biological target volume，BTV）指由一系列肿瘤生物学因素决定的靶区内放射敏感性不同的区域，这些因素包括乏氧及血供、增殖、凋亡及细胞周期调控、癌基因和抑癌基因改变、浸润及转移特性等。它既包括肿瘤区内的敏感性差异，也应考虑正常组织的敏感性差异，而且均可通过分子影像学技术进行显示。

传统的影像学方法在肿瘤放射治疗的靶区确定中发挥了重要作用。X 线、CT、MRI 等影像主要反映解剖结构的形态和位置以及这些结构之间的几何关系和变化，属解剖学影像范畴。近年发展起来的磁共振波谱分析影像（magnetic resonance spectroscopy image，MRSI）、单光子发射计算机断层影像（single photon emission computed tomography，SPECT）、正电子发射断层影像（Positron emission tomography，PET）等可以提供组织和细胞的代谢与生化变化、肿瘤细胞的增殖、乏氧状态乃至基因表型等生物学信息，被称为功能影像或生物学影像。由此，解剖学概念上的靶区上升为生物靶区。

将功能影像和生物学影像应用于放射治疗计划设计，可以帮助设计界定靶区的范围、确定靶区内癌细胞的密度分布、靶区内不同区域的放射敏感性差异，区分靶区内不同部分的治疗剂量需求等。

5.2　本章使用的工具或功能介绍

5.2.1　结构图标介绍

所有已创建的结构 ID 会显示在左侧“Focus”窗口中。其中 ID 左侧的图标颜色代表该结构图像上所显示的颜色，若为半空心，代表尚未勾画，若为实心，代表至少勾画了一层（下图）。

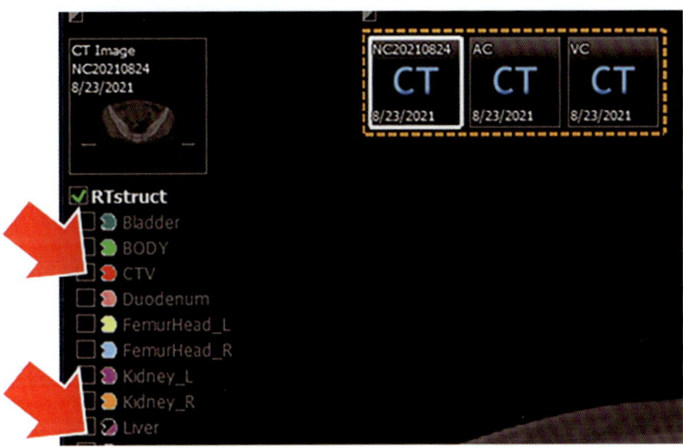

5.2.2　Draw Planar Contour（画笔）

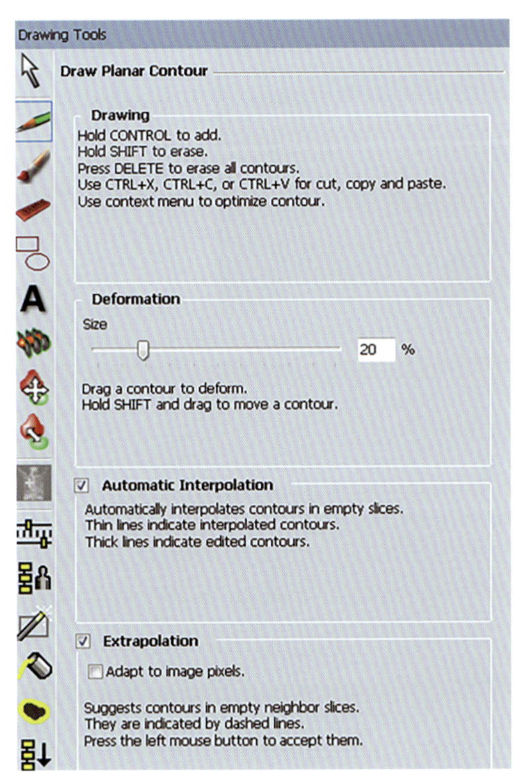

为纯手工勾画工具，可用于勾画、修改、复制、粘贴等（左图）。

Drawing 功能：

- 鼠标左键 + Control 键用于增加轮廓勾画。
- 鼠标左键 + Shift 键用于删除轮廓勾画。
- 按 Delete 键可以清除所有轮廓。
- 使用 Ctrl+X、Ctrl+C、Ctrl+V 可以完成轮廓剪切、复制、粘贴。

Deformation 功能：对轮廓做拉拽修改时，用于调整拉拽的范围。将画笔放置在轮廓边缘，画笔变成白色线条后，即可按住【鼠标左键】像拉伸橡皮筋一样拖拽改变轮廓边缘形状。可以通过【鼠标右键】调整白色线条的长度，或者使用【鼠标右键】快速切换手动勾画工具（右图）。

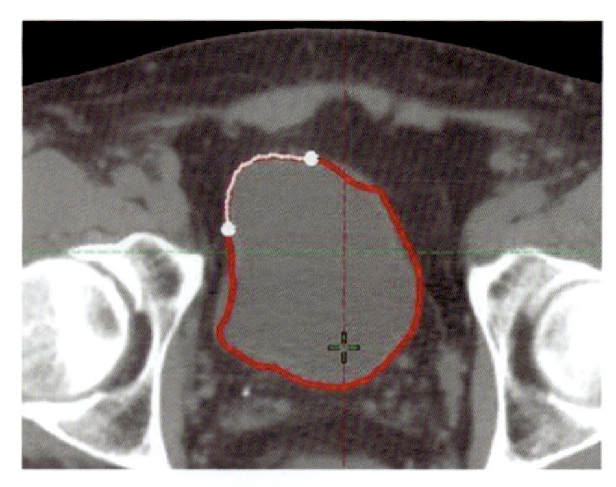

如果需要扩大某处轮廓，也可按住【鼠标左键】从轮廓内部触发，将所需区域勾画进来，然后再返回轮廓内部，最后单击【鼠标右键】结束（下图）。

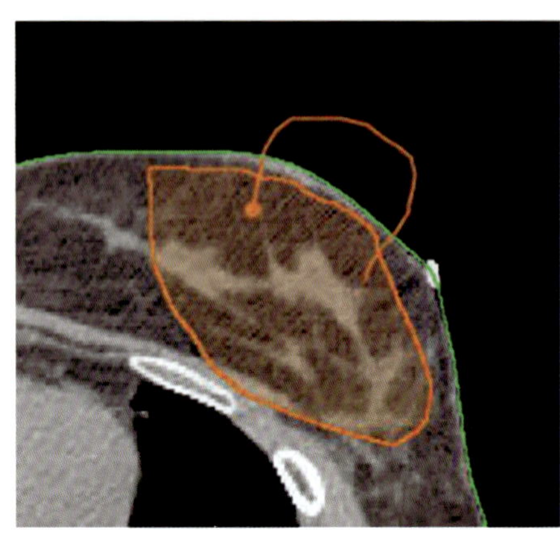

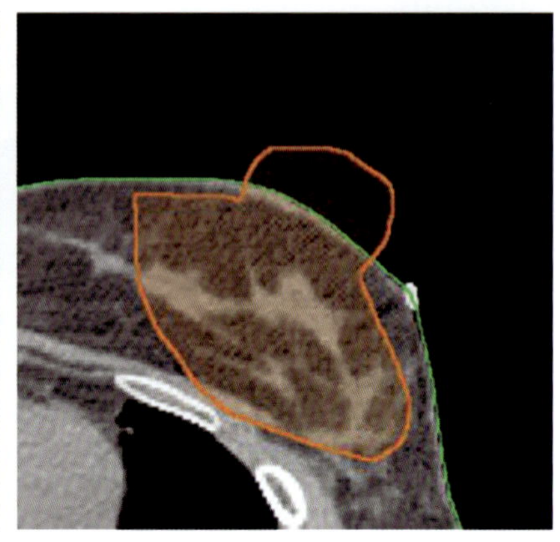

如果要移除某处轮廓，则可按住【鼠标左键】，从轮廓外部出发，将所需移除部分勾画后再回到轮廓外部，然后单击【鼠标右键】结束（下图）。

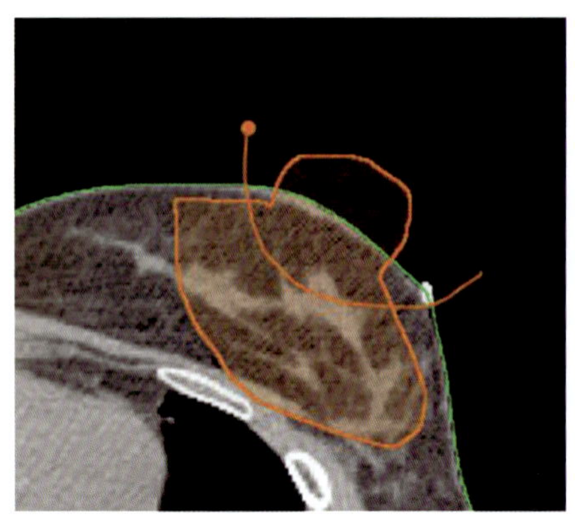

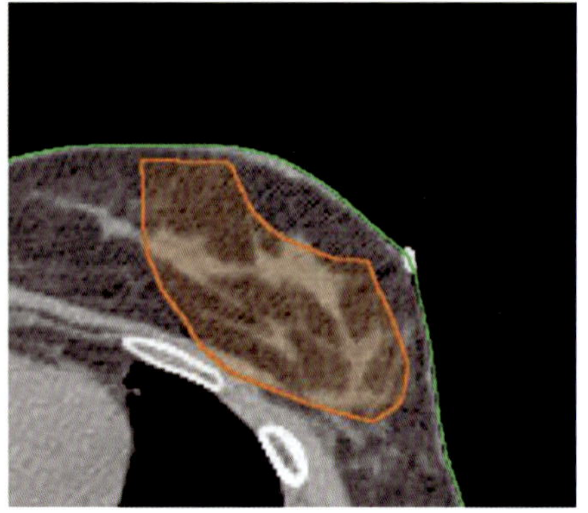

Automatic Interpolation 功能：勾选后，在自动勾画时，可以在空白层面自动插值一层。

Extrapolation + Adapt to image pixels 功能：勾选后，可以根据邻近一层轮廓形状和当前层的密度，自动形变后在当前层成轮廓。

5.2.3 Brush（画刷）

用于勾画靶区或正常器官（注：使用该工具勾画正常器官时多用于涂肺、脊髓、骨骼或其他与周围组织有明显密度差异的器官）（右图）。

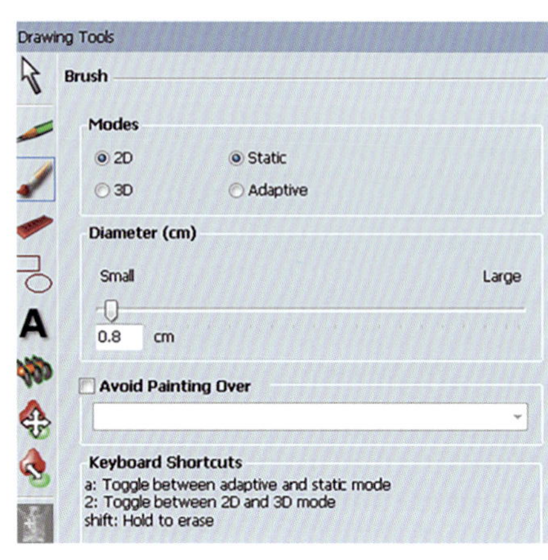

Modes 功能：选择使用 2D 或 3D 模式，以及选择刷子的形状是否根据组织密度变化而改变。默认为 2D 自适应画刷，画刷的直径可按需调整，其大小会根据十字所处位置自动调节。如果选择 3D 模式，可在 3D 范围内进行勾画，如冠状面、矢状面。

Diameter 功能：调节刷子直径的大小。

Avoid Painting Over 功能：使刷子避免画到某个选定的轮廓上。

Keyboard Shortcut 功能：按下字母“a”，刷子在自适应和静态模式间切换；按下数字“1”，刷子在 2D 和 3D 模式间切换。

按住键盘【Shift】键，可以对轮廓进行清除。按住键盘【Ctrl】键，可以使勾画的环形自动填充（下图）。

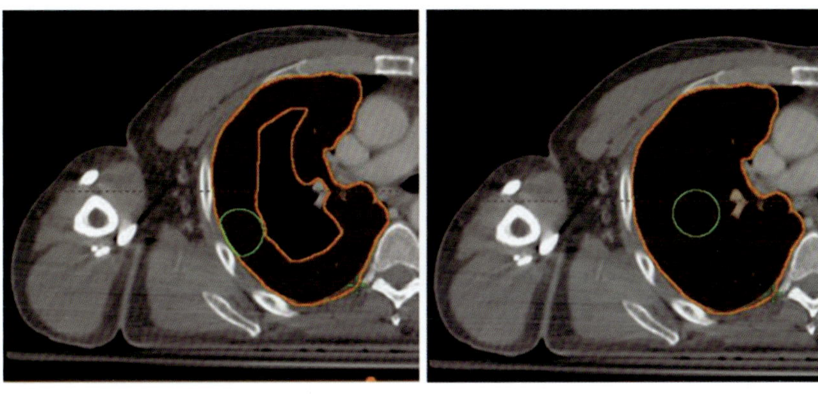

5.2.4 Margin for Structure

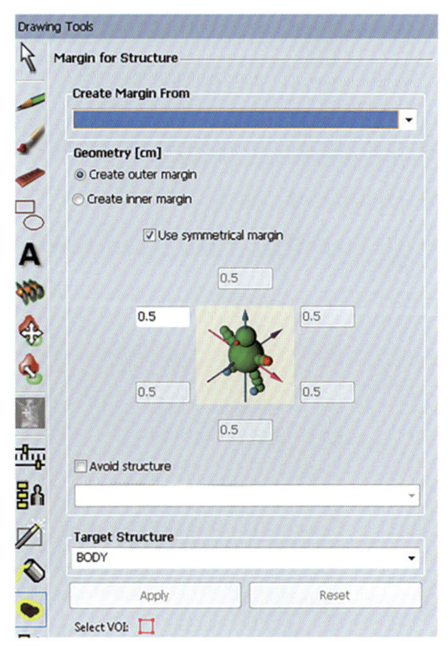

Margin for Structure 用于将已勾画的结构外扩、内收以得到新的结构（右图）。

Geometry 功能：选择 Create outer margin 为外扩边界，选择 Create inner margin 为内缩边界。

Use symmetrical margin 功能：勾选为均匀外扩或内缩，不勾选为非均匀外扩或内缩。

Avoid Structure 功能：在外扩或内缩时避让选定的结构。

如果使用 Use symmetrical margin（均匀外扩），由于考虑了头脚方向的轮廓延续性，生成的 PTV 在单独层面上看起来不像均匀外扩，如果需要每层都均匀外扩，请不勾选 Use symmetrical margin（均匀外扩），实现非对称性外扩，并且头脚方向的外扩距离用“0”。

5.3 操作步骤

5.3.1 创建新结构演示

5.3.1.1 单击［Contouring］标签，在激活的 CT 影像或影像下方的结构组名称上单击【鼠标右键】，在弹出的右键菜单中单击［New Structure…］。

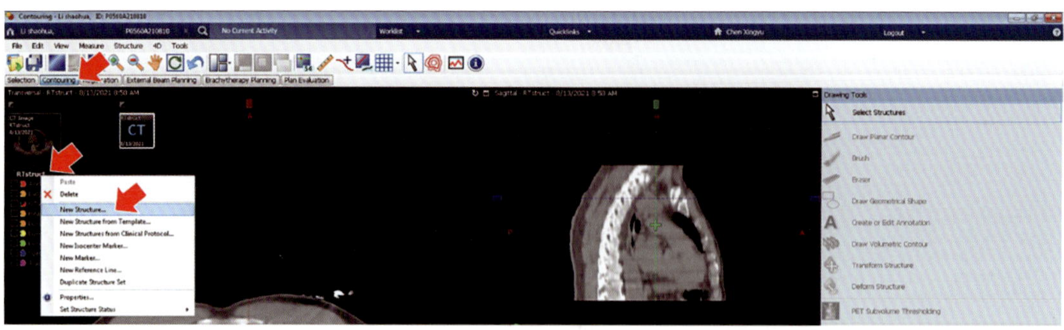

5.3.1.2 在弹出“Create New Structure”对话框“Label”下拉菜单中选择对应的结构标签。

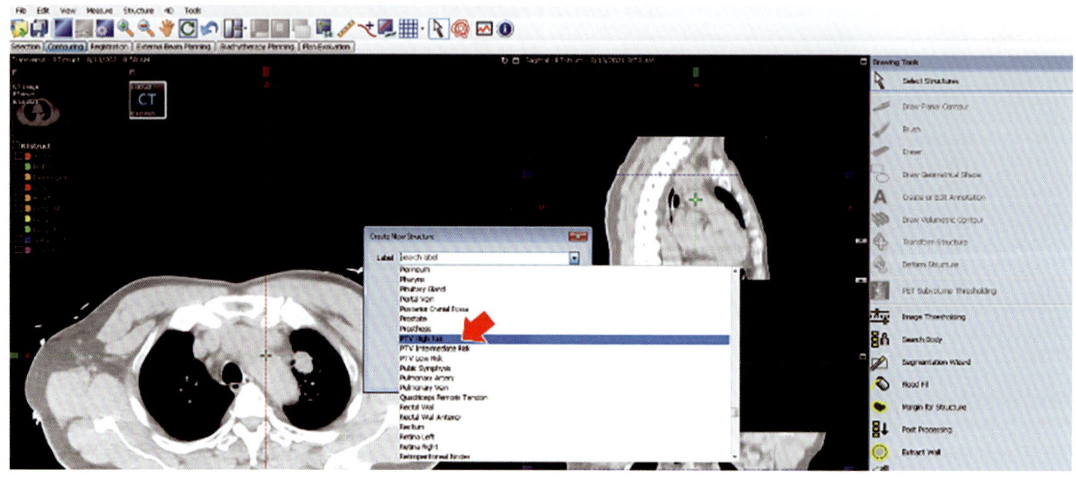

5.3.1.3 在弹出“Create New Structure”对话框“ID”中输入创建结构的名称，本例为创建 PTV，则在“ID”中输入“PTV”；在“Type”下拉菜单中选择对应的结构类型；在“Color”下拉菜单中选择感兴趣的颜色，然后单击［Create］。

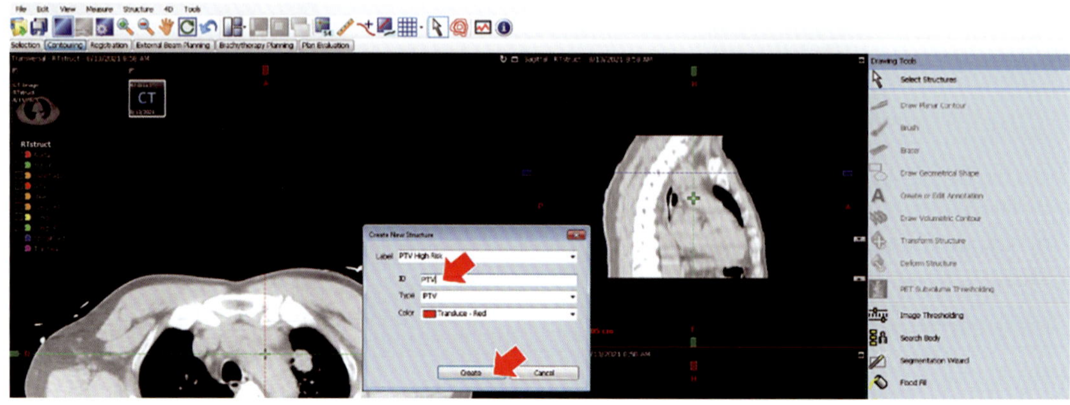

5.3.2 靶区外扩演示

GTV、ITV 等靶区勾画完成后，需要根据实际情况对靶区进行外扩生成相应的 PGTV、CTV、PCTV、PTV 等。本文以 CTV 均匀外扩 0.5 生成 PTV 为例讲解。

首先创建新结构 PTV，然后单击［Margin for Structure］，在“Margin for Structure”对话框“Create Margin From”下拉菜单中选择“CTV”，在“Geometry”选择“Create outer margin（外扩边界）”，勾选“Use symmetrical margin（均匀外扩）”，输入外扩距离 0.5，在“Target Structure”下拉菜单中选择 PTV，单击［Apply］，生成 PTV。

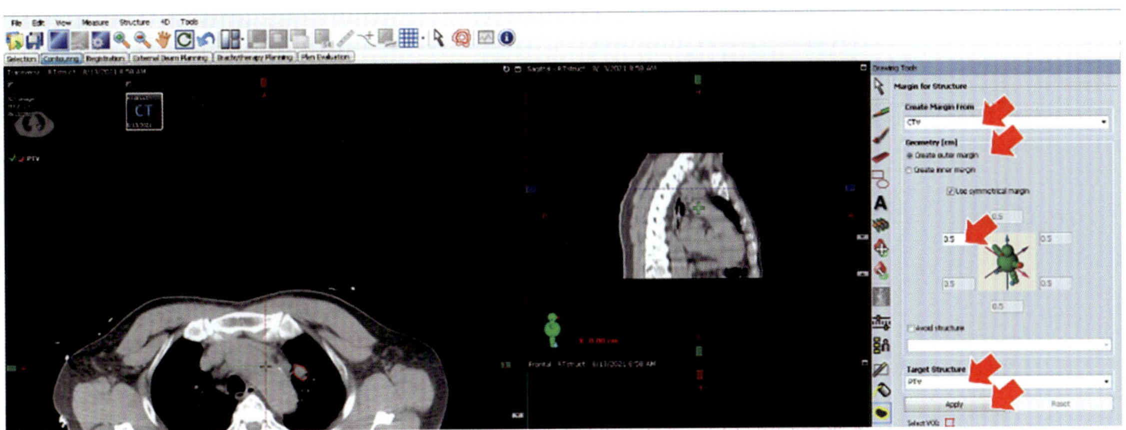

参考文献

［1］胡逸民．肿瘤放射物理学．北京：中国原子能出版社，1999.

［2］van Herk M，Remeijer P，Rasch C，et al. The probability of correct target dosage：Dose population histograms for deriving treatment margins in radiotherapy. International Journal of Radiation Oncology Biology Physics，2000，47（4）：1121-1135.

［3］王若峥，尹勇．肿瘤精确放射治疗计划设计学．北京：科学出版社，2014.

［4］姜炜，崔世民．临床调强放射治疗学．北京：人民卫生出版社，2011.

［5］郑小康，陈龙华．三维适形放疗临床实践（CT 模拟与三维计划）．北京：人民卫生出版社，2001.

［6］Das IJ，Cheng CW，Chopra KL，et al. Intensity-modulated radiation therapy dose prescription，recording，and delivery：patterns of variability among institutions and treatment planning systems. J Natl Cancer Inst，2008，100（17）：1265-1267.

［7］Jaffray DA. Image-guided radiotherapy：from current concept to future perspectives. Nat Rev Clin Oncol，2012，9（12）：688-699.

［8］李晔雄．肿瘤放射治疗学．5 版．北京：中国协和医科大学出版社，2018.

［9］王鹏程．放射治疗剂量学．北京：人民军医出版社，2007.

［10］于金明，殷蔚伯，李宝生．肿瘤精确放射治疗学．济南：山东科学技术出版社，2004.

［11］徐慧军，段学章．现代肿瘤放射物理与技术．北京：中国原子能出版社，2018.

［12］冯宁远．实用放射治疗物理学．北京：北京医科大学、中国协和医科大学联合出版社，1998.

［13］ICRU. International Commission on Radiation Units and Measurements. Prescribing，recording and reporting photon beam therapy. ICRU Report 50. Oxford，United Kingdom：Oxford University Press；1993.

［14］ICRU. International Commission on Radiation Units and Measurements. Prescribing，recording and reporting photon beam therapy（Supplement to ICRU Report 50）. ICRU Report 62. Oxford，United Kingdom：

Oxford University Press；1999.

[15] ICRU. International Commission on Radiation Units and Measurements. Prescribing，recording，and reporting photon-beam intensity-modulated radiation therapy（IMRT）. ICRU Report 83. J ICRU 2010；10：1-106.

第六章　正常器官勾画

6.1　概述

放射治疗要求在控制肿瘤的同时不能给患者造成不可接受的放射损伤，对危及器官的保护至关重要。照射肿瘤的总剂量需要在危及器官的耐受剂量及肿瘤控制剂量之间进行平衡，而且通常主要考虑危及器官的耐受剂量。

随着放射治疗技术的飞速发展，放射治疗在肿瘤治疗地位的日益提升，使肿瘤治疗迈入了一个保留器官治疗的时代，一个有更多老龄患者的时代。为防止急性及慢性治疗毒性的发生已经成为治疗抉择的一个重要考量。靶区勾画的不确定性增加了保护危及器官的难度，在精准放射治疗中，除了 GTV 的准确勾画对危及器官的剂量分布有重要影响外，几何不确定性因素的影响也是不可忽视的。目前为弥补肿瘤形状和位置变化等对肿瘤剂量分布造成的影响，通常通过外放临床靶体积，形成计划靶体积（planning target volume，PTV），来保证临床靶区获得足够的照射剂量。从临床实践来说，靶区几何外放是不可避免的，外放范围的选择需要在危及器官受照剂量增加和肿瘤局部控制失败风险两者之间权衡，围绕临床靶区的几何外放增加了保护危及器官的难度。

危及器官的勾画不精确、不一致严重损害调强放射治疗的精确度，也被广泛认为是放射治疗最大以及最不可预测的不确定来源。

6.1.1　正常组织

危及器官（organ at risk，OAR）是指正常组织，它的耐受量（放射敏感性）会显著影响治疗计划和（或）处方剂量。

临床上按细胞组织更新速度不同将正常组织分为早反应组织和晚反应组织两类。两者对辐射损伤的表现具有明显的差异，前者主要表现为急性反应，其细胞更新较快，放射损伤出现时间较早，通过活跃增殖来保持细胞数量并使受损伤组织得到恢复，如骨髓组织；后者则主要表现为放射晚期反应，其细胞更新较慢，通过损伤细胞的修复以及细胞周期时相的再分布得到恢复，如肺、心脏和脊髓。有些正常组织兼有早反应和晚反应的特点，如皮肤。

根据功能亚单位（fractional sub unit）的概念将危及器官分为“串联型”“并联型”“串 - 并联型”。串联型器官链（例如脊髓）上任何一个功能单元的破坏将影响整个器官的功能，它的放射并发症具有较小的体积效应。并联型器官（如肺、肝、肾等）的功能单元则以并列方式构成整个器官的功能，它具有较大的体积效应，只有足够多的功能单位同时受损才会造成整个器官功能的损害。

6.1.2 计划敏感器官体积

计划敏感器官体积（planning organs at risk volume，PRV）是指计划敏感器官体积。PRV 定义为敏感器官加优化治疗计划所引用的安全边界。和 PTV 一样，为避免严重的放疗并发症，治疗过程中危及器官位置的不确定性必须给予考虑，考虑敏感器官不确定性因素的影响后扩大的范围称为 PRV。PRV 是一个几何学概念，相对于并联型器官（肺、肝、腮腺），对串联型器官进行外放获得 PRV 更具有临床意义，需要注意的是，PTV 和 PRV 勾画时可能会有重叠的部分，为了保证足够的正常组织得以保护，计划系统中权重规则可以将 PTV 和 PRV 分割为多个小的部分，然后给予不同吸收剂量的限值。

6.1.3 其他敏感区域

其他敏感区域（remaining volume at risk，RVR）是指患者除 OAR 和 CTV 以外的影像区。RVR 应通过剂量优化以避免出现可能的高剂量区，也可能用于评估晚期效应或癌症的并发症，预期寿命较长的患者在计划设计时应给予考虑。

6.2 本章使用的工具或功能介绍

轮廓勾画的方式既可以是手动交互方式、半自动方式，也可以是全自动方式。放射治疗中需要三维解剖结构，实际上，多数治疗计划系统中，将三维结构变成一系列二维横断面形式进行轮廓勾画，然后利用三维重建技术得到每个解剖结构的体积（表 6-1）。

表 6-1　常用 OAR 勾画工具推荐表

工具名称	工具图标	适用器官
Draw Planar Contour（画笔）		所有正常器官
Brush（画刷）		所有正常器官。在肺、脊髓、骨骼或其他与周边组织有明显密度差异的器官
Draw Volumetric Contour（体积勾画）		膀胱、眼球、心脏、股骨头等
Search Body		皮肤
Segmentation Wizard		全脑、肺、眼球、脊髓、骨等
Extended Segmentation		脊髓
Flood Fill		多用于充盈的膀胱。也可用于肺、脑等密度相对均匀又边界清晰的器官

6.2.1 Draw Planar Contour（画笔）

使用方法参见第五章 2.2。

6.2.2 Brush（画刷）

使用方法参见第五章 2.3。

6.2.3 Draw Volumetric Contour（体积勾画）

可以用于勾画一个比较规则的体积轮廓，如膀胱、眼球、心脏、股骨头等。使用时，分别在横断面、冠状面、矢状面上勾画一层或多层。

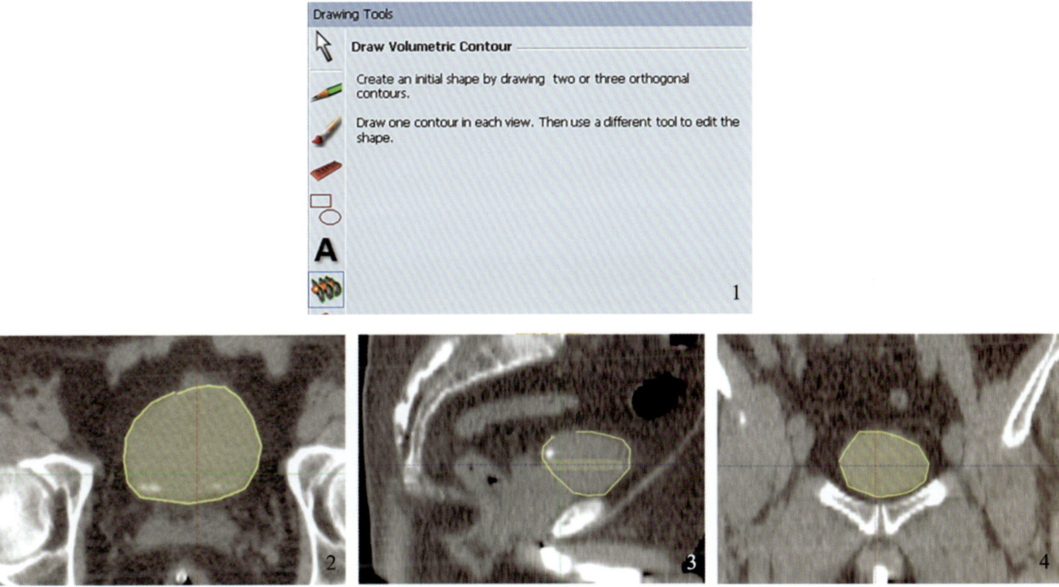

6.2.4 Transform Structure

可以用来对选中的轮廓做比例的放大、缩小以及旋转等操作。

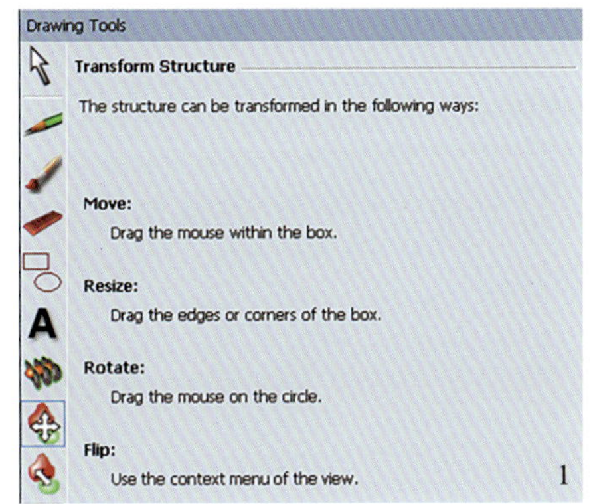

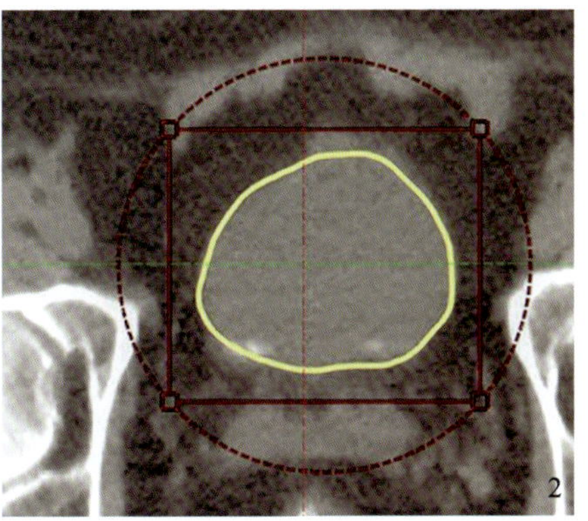

6.2.5 Deform Structure

可以对选中的轮廓做形变的拉拽，可以右键调整滑条改变形变区域的大小。

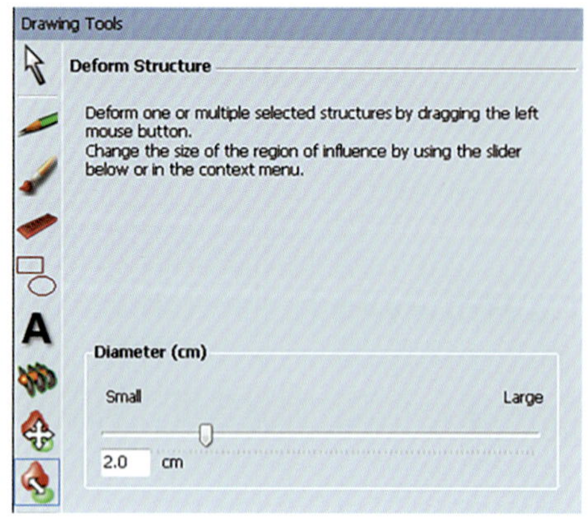

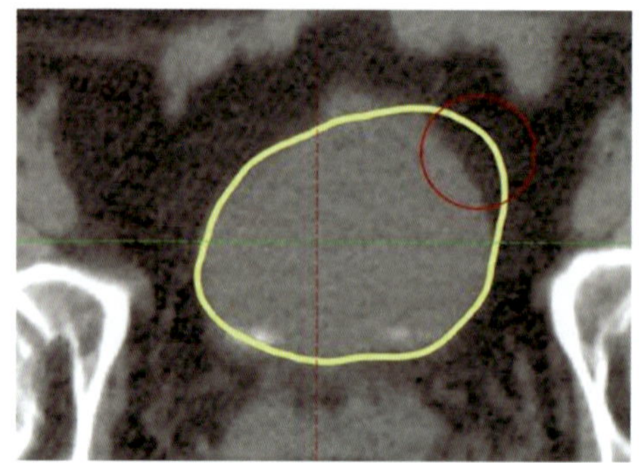

6.2.6 Segmentation Wizard（分割向导）

常用于肺组织、脊髓、脑、眼球、骨骼的勾画。

6.2.7 Post Processing（图像后处理工具）

在自动勾画完成后，用于批量处理勾画不合适的区域，如使用 Segmentation Wizard 勾画肺组织时生成的气管，或肺里未被勾画进来的血管等（右图）可用 Post Processing 图像后处理工具进行批量处理（下图）。

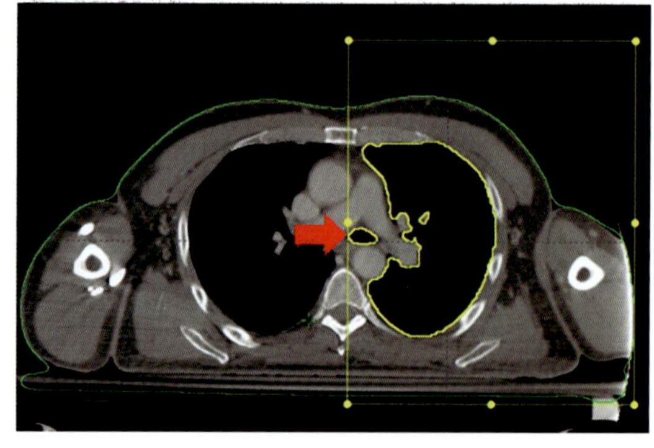

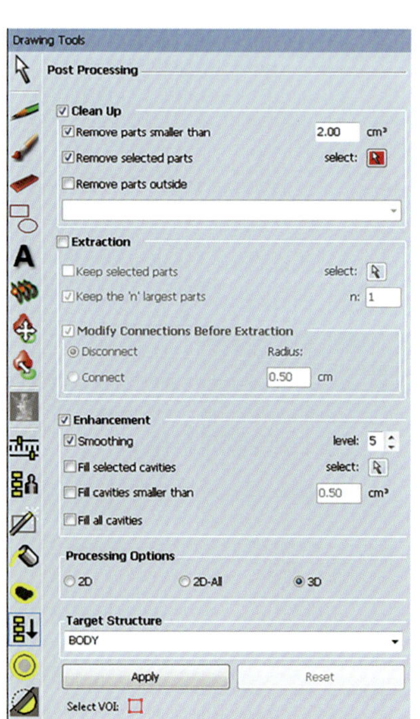

Clean Up 功能：用于清除面积 / 体积小于指定数值或指定区域的不想保留的部分。

Extraction 功能：用于保留所需保留的部分，移除多余部分。

Enhancement 功能：用于对当前结构平滑处理或填充结构中的空腔。

Processing Options 功能：用于在 2D 单层 / 2D 全部层面 / 3D 范围内选择批量处理的范围。

6.2.8 Extended Segmentation（分割延伸）

常用于脊髓的勾画。

6.2.9 Flood Fill（填充工具）

如果膀胱边界比较清晰，常用此工具勾画充盈的膀胱。

6.2.10 Convert to High Resolution Segment

在勾画如晶体、视神经、视交叉等一些体积特别小的结构时，系统默认的体素相对较大，使小结构的形状、体积不太精确，为此可将小结构转化为高分辨的结构，以缩小单个体素体积，提升勾画的精度。

6.2.11 Clear Structure（清除轮廓）

用于删除或者清除已勾画的轮廓。

Clear from current plane 功能：仅清除当前层面的轮廓。

Clear from all plane 功能：清除所有层面的轮廓。

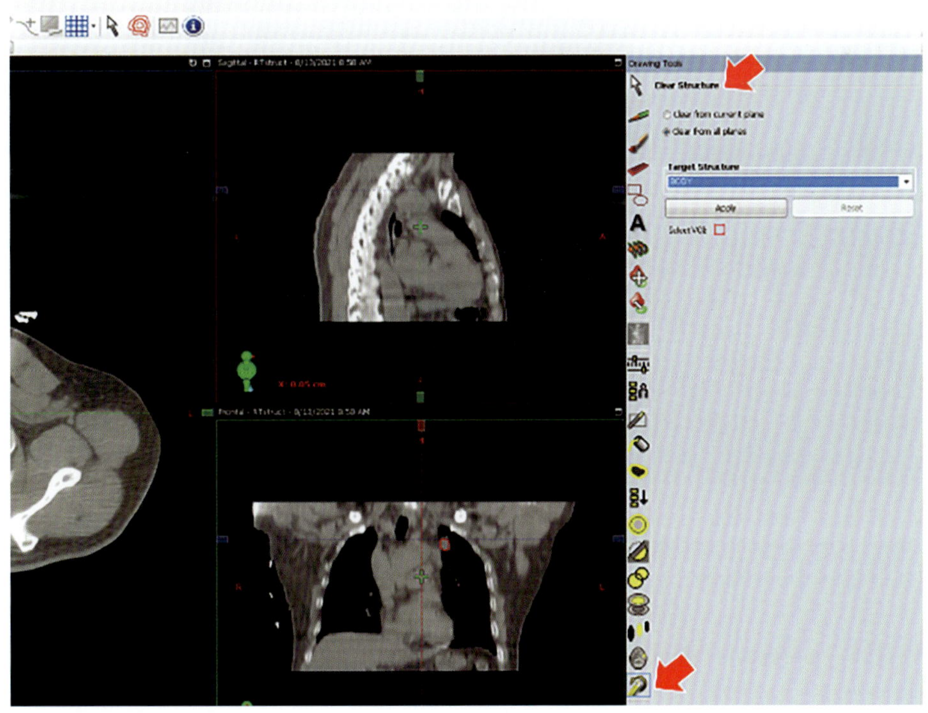

也可以使用鼠标右键单击所需要删除或者清除的结构，然后在右键菜单中选择“Clear Structure”。

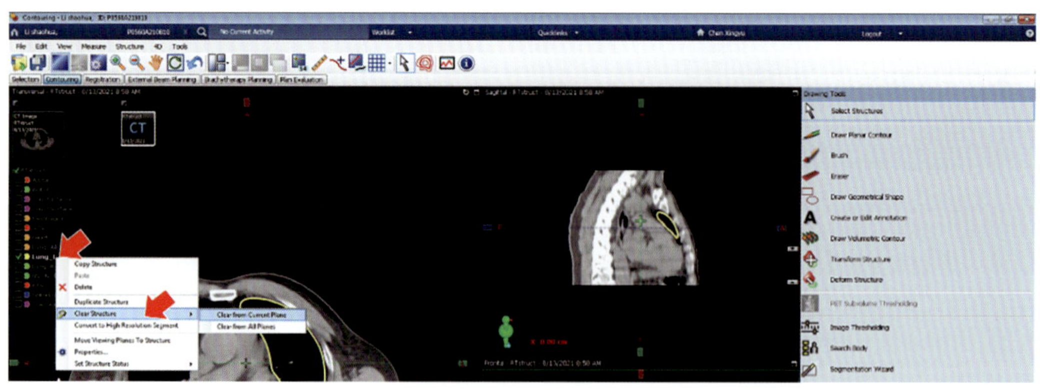

6.3 操作步骤

6.3.1 肺组织勾画演示

单击[Segmentation Wizard]，在“Segmentation Wizard”对话框的“Select the organ to be segmented”区域选择“Lungs”，在“Target Structure”下拉菜单中选择需要勾画的左肺、右肺或全肺结构的名称，图示以左肺为例，单击[Select VOI]，在横断位、冠状位、矢状位图像上调整红色边框的大小，使VOI可以包括整个左肺，然后单击[Apply]，完成左肺勾画。

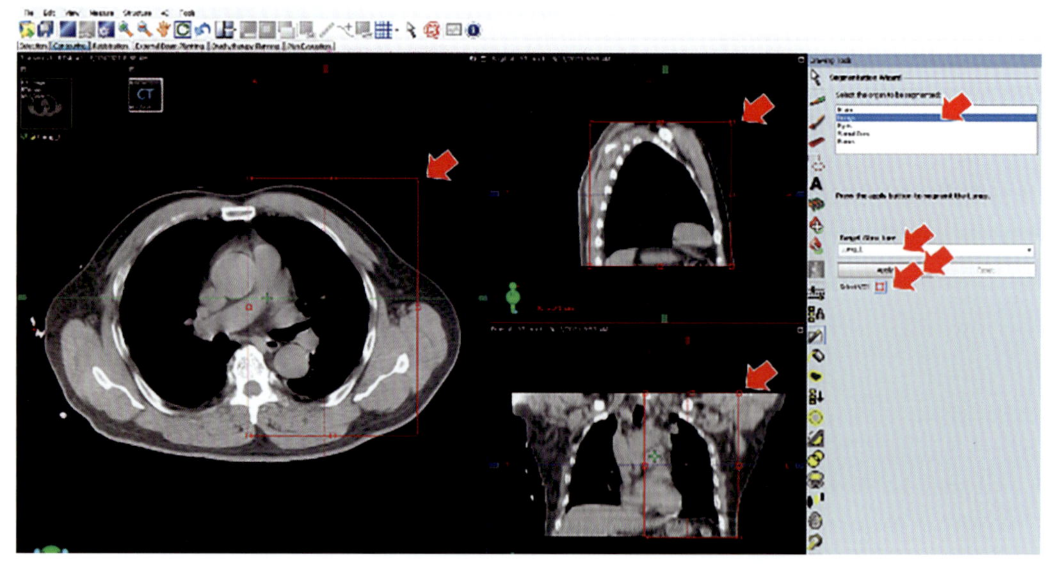

6.3.2 脊髓勾画演示

方法一：使用 Segmentation Wizard 工具

必须有皮肤结构后才能使用此功能。单击[Segmentation Wizard]，在“Segmentation Wizard”对话框的“Select the organ to be segmented”区域选择“Spine Cord”，在“Target Structure”下拉菜单中选择Spine Cord 名称，单击[Select VOI]，在横断位、冠状位、矢状位图像上调整红色边框的大小，使VOI可以包括整个脊髓，然后在任意层面勾画一层脊髓，然后单击[Apply]，完成脊髓勾画。

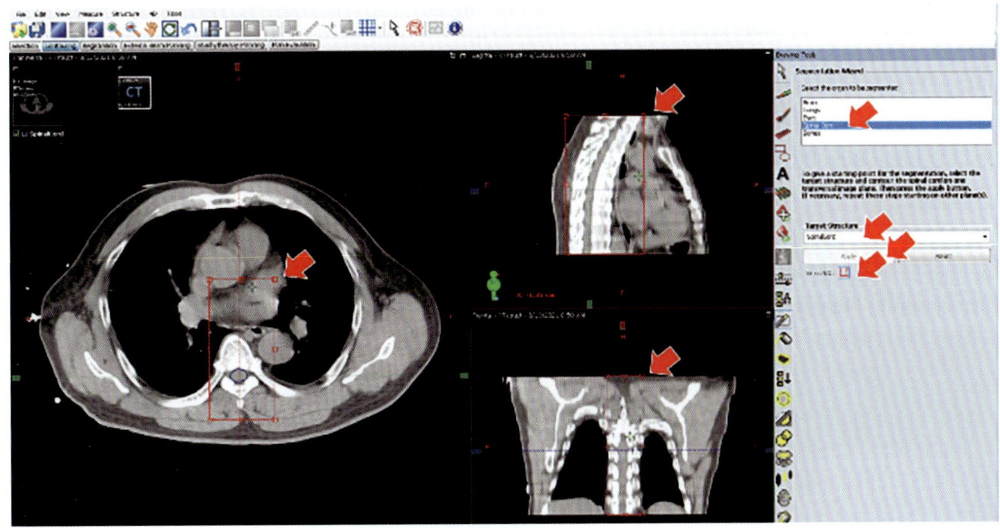

方法二：使用 Extended Segmentation 工具

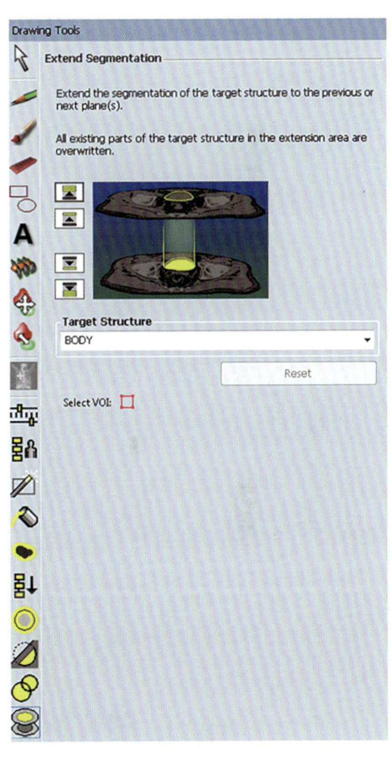

建议由最上一层向下勾画。使用画刷或画笔工具勾画任意一层脊髓，然后单击［Extended Segmentation］工具（右图），在“Extended Segmentation”对话框“Target Structure”的下拉菜单中选择“Spine Cord”，单击［Select VOI］，在横断位、冠状位、矢状位图像上调整红色边框的大小，使 VOI 可以包括整个脊髓，然后选择向上扩展单层或扩展多层的按钮，以向上扩展单层或多层脊髓。向下扩展脊髓方式同上。

6.3.3　膀胱勾画演示

单击［Flood Fill］工具，在“Flood Fill”对话框调整“Volume Growing Intensity”数值（数值越大，勾画出来的范围会越大），选择 3D 模式，在“Target Structure”的下拉菜单中选择“Bladder”，单击［Select VOI］，在横断位、冠状位、矢状位图像上调整红色边框的大小，使 VOI 可以包括整个膀胱，然后单击［Apply］，完成膀胱填充。如果勾画的膀胱范围不合适，调整“Volume Growing Intensity”数值重复上述步骤。

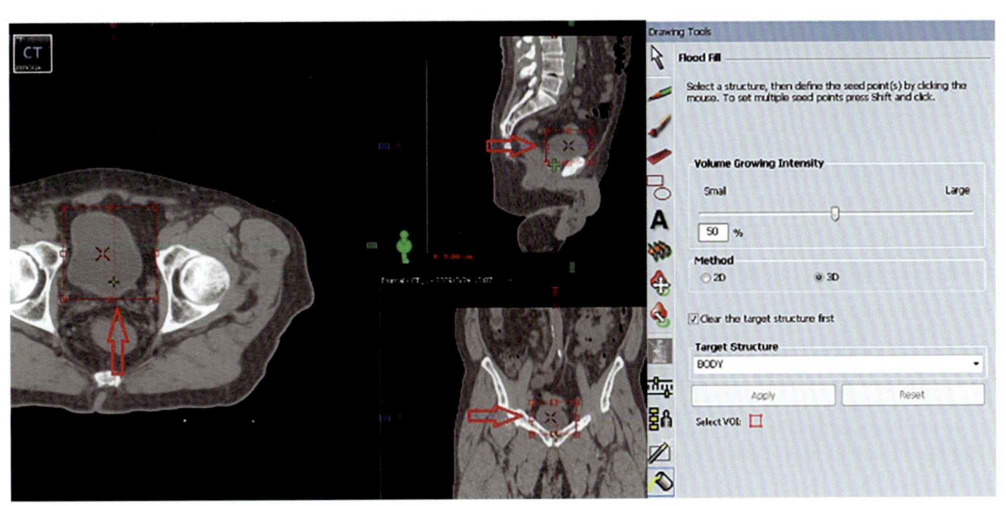

6.3.4 晶体勾画前分辨率转换演示

必须有皮肤结构后才能使用此功能。在所需转换的结构勾画前，使用【鼠标右键】单击所需结构，例如晶体，然后在弹出的右键菜单中单击［Convert to High Resolution Segment］，即可完成转换。

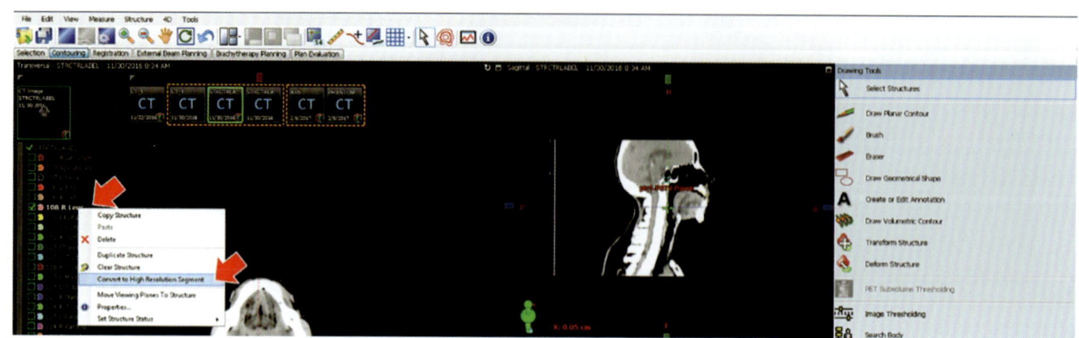

注释：

该操作为单向转换，为不可逆的操作。

参考文献

［1］胡逸民．肿瘤放射物理学．北京：中国原子能出版社，1999.

［2］王若峥，尹勇．肿瘤精确放射治疗计划设计学．北京：科学出版社，2014.

［3］Men C，Gu X，Choi D，et al. Gpu-based ultrafast IMRT plan optimization. Physics in Medicine and Biology，2009，54：6565-6573.

［4］ICRU. International Commission on Radiation Units and Measurements. Prescribing，recording and reporting photon beam therapy. ICRU Report 50. Oxford，United Kingdom：Oxford University Press；1993.

［5］ICRU. International Commission on Radiation Units and Measurements. Prescribing，recording and reporting photon beam therapy（Supplement to ICRU Report 50）. ICRU Report 62. Oxford，United Kingdom：Oxford University Press；1999.

［6］ICRU. International Commission on Radiation Units and Measurements. Prescribing，recording，and reporting photon-beam intensity-modulated radiation therapy（IMRT）. ICRU Report 83. J ICRU 2010；10：1-106.

［7］姜炜，崔世民．临床调强放射治疗学．北京：人民卫生出版社，2011.

［8］郑小康，陈龙华．三维适形放疗临床实践（CT 模拟与三维计划）．北京：人民卫生出版社，2001.

［9］李晔雄．肿瘤放射治疗学．5 版．北京：中国协和医科大学出版社，2018.

［10］王鹏程．放射治疗剂量学．北京：人民军医出版社，2007.

［11］于金明，殷蔚伯，李宝生．肿瘤精确放射治疗学．济南：山东科学技术出版社，2004.

［12］徐慧军，段学章．现代肿瘤放射物理与技术．北京：中国原子能出版社，2018.

［13］冯宁远．实用放射治疗物理学．北京：北京医科大学、中国协和医科大学联合出版社，1998.

第七章 皮肤勾画与处理

7.1 概述

当射线入射人体时，人体内吸收剂量将随深度变化，完整、正确的皮肤轮廓是进行剂量精确计算的前提，其可以减少因患者皮肤轮廓不正确对体内靶区或重要器官剂量分布的影响。包括体表在内的体表外轮廓、靶区轮廓、重要组织和器官轮廓、某些解剖结构的轮廓在剂量分布计算中的作用是求得体内任意剂量计算点到各轮廓线与原射线交点间的距离，这些距离的计算精度直接影响形成剂量分布的准确性。

体位固定是精确定位的重要一环，也是精确定位的基础。随着调强放射治疗技术的广泛开展，以及新型体位固定装置（例如热塑膜、发泡胶、双面膜固定系统等）在临床上投入使用，新型固定装置是否带来 TPS 中生成的外轮廓体积变化问题逐渐受到关注。使用不同的固定装置，在治疗计划系统中选择外轮廓搜索策略的不同，会导致生成的外轮廓体积发生变化。计划系统自动生成的外轮廓体积则取决于搜索条件的相关参数设置，例如，平滑度（Smoothing Level）、CT 值阈值（Ranger）、后处理方法（Post Processing）都会对外轮廓的大小起到影响，临床常采用默认设置或根据需要加以修改。有研究显示，常规热塑膜体积小、厚度薄，采用常规搜索参数设置，其对剂量计算的影响可忽略不计。使用双面膜固定方式，在 Eclipse 系统中，搜索策略的平滑度参数对各评价指标的影响呈负相关，表明平滑度较低的情况下生成的外轮廓更接近结构较为复杂的双面膜固定方式的实际结构情况。HU 阈值的绝对值与上述差异呈正相关趋势，提示宜选取绝对值较大的阈值设置。后重建参数产生的影响较小。研究建议考虑双面膜的体积较大且对剂量有一定影响，在外轮廓搜索时应适当包含双面膜的各部分结构。

建成效应

当高能 X（γ）射线入射到人体或模体时，在体表或皮下组织中产生高能次级电子；这些高能次级电子要穿过一定的组织深度直至其能量耗尽后才停止；由于上述两个原因，造成在最大电子射程范围内，由高能次级电子产生的吸收剂量随组织深度增加而增加，并约在电子最大射程附近达到最大；但是由于高能 X（γ）射线的强度随深度增加而按指数及平方反比定律减少，造成产生的高能次级电子数随深度增加而减少，其总效果在一定深度（剂量建成深度）以内，总吸收剂量随深度而增加（右图）。

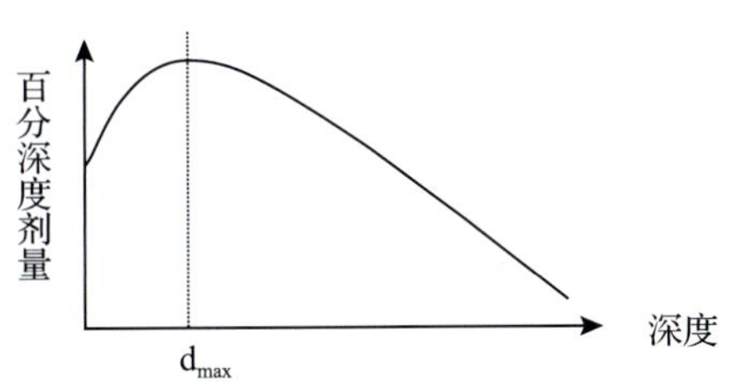

7.2 本章使用的工具或功能介绍

Eclipse 计划系统自动生成的外轮廓体积取决于相关参数的设置，包括搜索范围、搜索 CT 值阈值、平滑度等，临床常采用默认设置或根据需要加以修改。

未勾画皮肤的影像需要使用“Search Body”工具勾画皮肤，并对生成后的 Body 使用 Brush（画笔）和 Eraser（橡皮擦）进行修改。

7.3 操作步骤

7.3.1 皮肤勾画演示

使用 Search Body（皮肤勾画）工具对患者计划影像中的皮肤进行勾画。

单击［Search Body］，在“Search Body”对话框的“Ranger”项目中设定预设值“-350”；在“Target Structure”下拉菜单中选择“Body”，单击［Select VOI］，在横断位、冠状位、矢状位图像上调整红色边框的大小，使 VOI 可以包括整个身体外轮廓，然后单击［Apply］，完成皮肤勾画。

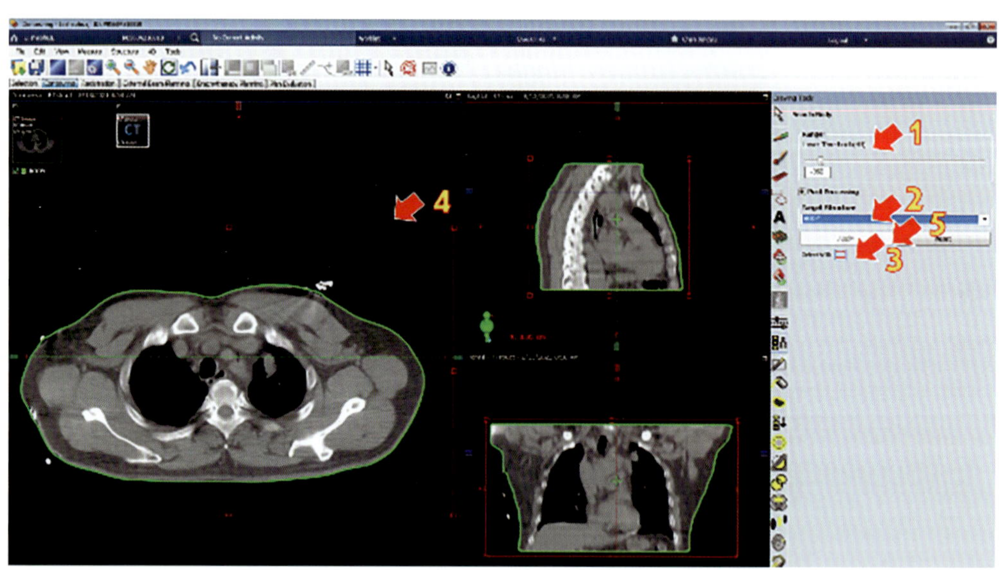

7.3.2 皮肤处理演示

需要对皮肤勾画中不合理的部分进行修改。

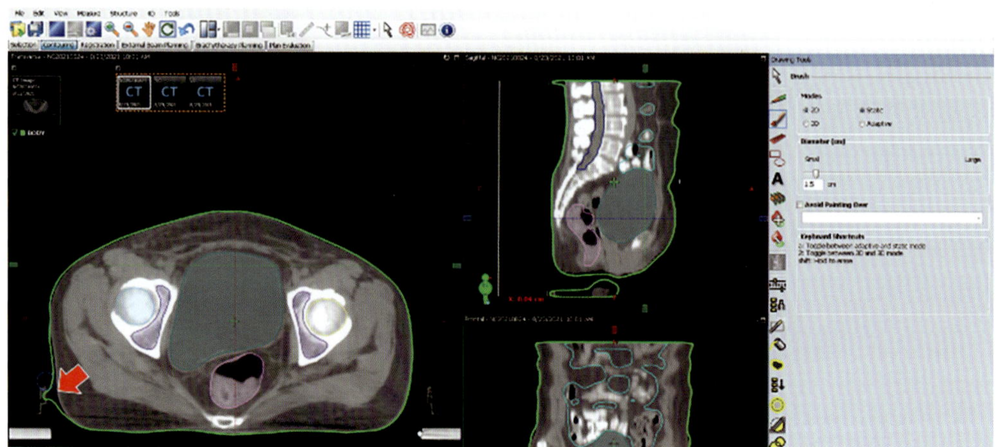

由于头部解剖结构的特殊性，内部有许多空腔且与外界相通，在搜索外轮廓时会出现外轮廓从鼻孔和外耳道位置深入人体内部的情况，这与搜索条件平滑度密切相关。在临床中通常采取将其修回鼻尖和外耳道的外侧。方法如下：在头部、头颈部患者计划影像中，使用“Search Body”工具勾画完皮肤后，对患者外耳道、鼻腔部位轮廓进行修改。

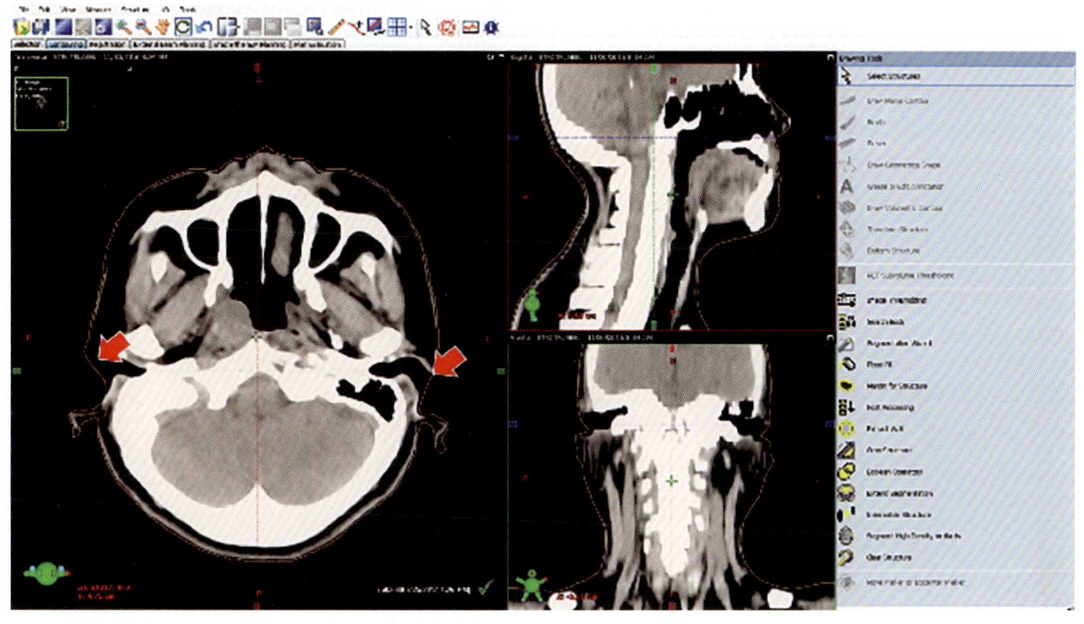

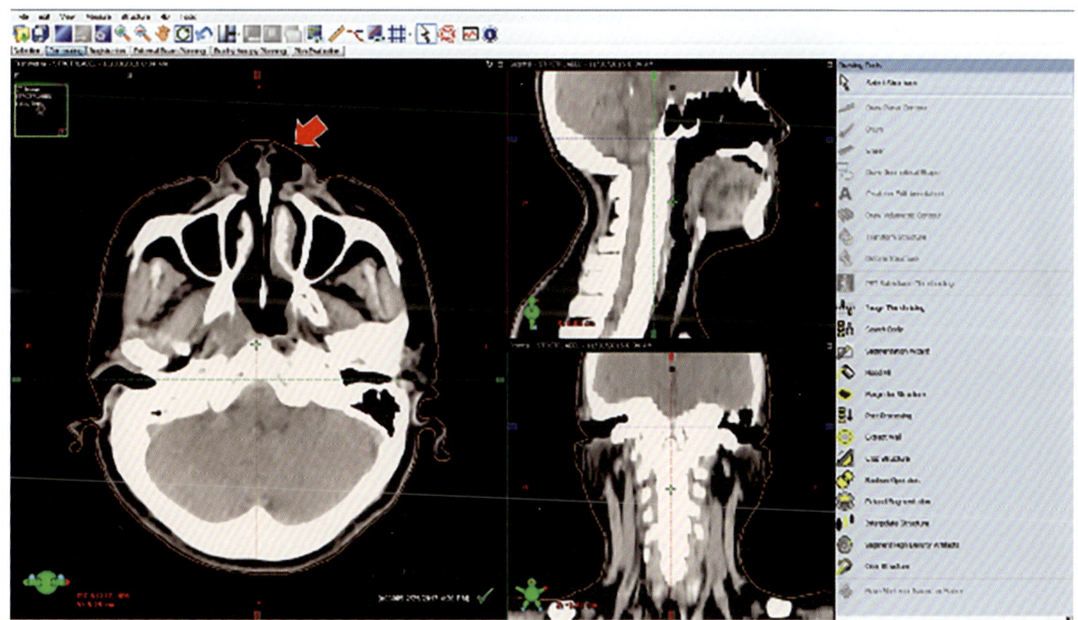

参考文献

[1] 胡逸民. 肿瘤放射物理学. 北京：中国原子能出版社，1999.

[2] 姚凯宁，王若曦，岳海振，等. 外轮廓边界搜索参数对放疗靶区和危及器官的剂量学影响. 中国医学物

理学杂志，2020，37（07）：822-827.

[3] Olson A，Phillips K，Eng T，et al. Assessing dose variance from immobilization devices in VMAT head and neck treatment planning：a retrospective case study analysis. Med Dosim，2018，43（1）：39-45.

[4] 王若峥，尹勇．肿瘤精确放射治疗计划设计学．北京：科学出版社，2014.

[5] 姜炜，崔世民．临床调强放射治疗学．北京：人民卫生出版社，2011.

[6] 郑小康，陈龙华．三维适形放疗临床实践（CT 模拟与三维计划）．北京：人民卫生出版社，2001.

[7] 李晔雄．肿瘤放射治疗学．5 版．北京：中国协和医科大学出版社，2018.

[8] 王鹏程．放射治疗剂量学．北京：人民军医出版社，2007.

[9] 于金明，殷蔚伯，李宝生．肿瘤精确放射治疗学．济南：山东科学技术出版社，2004.

[10] 徐慧军，段学章．现代肿瘤放射物理与技术．北京：中国原子能出版社，2018.

[11] 冯宁远．实用放射治疗物理学．北京：北京医科大学、中国协和医科大学联合出版社，1998.

第八章　正常器官处理

8.1　概述

本节讲述三部分内容，一是对 OAR 结构进行处理，二是分割高密度物质，三是添加 Bolus。

OAR 结构处理包括结构外扩、合并等。OAR 外扩多用于危及程度较高的串联型器官，例如脑干、脊髓、小肠等，这样做是为了在特定的危及器官周围创建一个“安全边界”，使 IMRT 技术在靠近临床靶区周围生成陡峭的剂量跌落分布远离临床结构，避免或降低对于像脊髓等危及程度比较高的串联型器官发生副作用的概率。安全边界的范围需要根据实际摆位重复性和结构与靶区的相对位置来确定。OAR 的合并多用于肺结构，例如，对左肺、右肺结构进行合并用于评估全肺的受照情况。

放疗计划系统中患者各组织器官的受照射剂量是利用定位 CT 图像，通过 CT 值 - 电子密度（CT-ED）转换曲线获得对应的电子密度信息来计算的。临床放疗中使用常规 12-bit CT 模拟定位机的图像 CT 值显示范围为 –1024 到 3071 HU，超过该范围的高密度材料都显示为最大值。Eclipse 的 CT 值 - 电子密度转换曲线的上限是 2999 HU，超过该范围的高密度材料都需要通过 Segment High Density Artifacts 工具被拾取，并赋予上限值 2999 HU。

8.1.1　填充物

直接置于患者皮肤表面以减少兆伏光子射线的具有皮肤保护效应的组织等效材料被称为填充物。

组织等效填充物应具有与组织或水相近的电子密度、物理密度和原子序数，还要柔软以紧贴皮肤表面轮廓。廉价的、接近组织等效的材料，如石蜡块、填满苏打的米袋、涂凡士林的纱布和合成物质如 Super-Flab 或 Super-Stuff 被用作放射治疗中的填充物。

沿皮肤表面的填充物薄层增加了填充物下皮肤的剂量，当填充物厚度接近光子射线的 dmax 深度时会得到最大的效果。另外，增加填充物来填补组织缺失可以使不规则表面变平滑。填充物也可被塑形以改善兆伏光子射线的剂量分布以保留皮肤保护作用。

8.1.2　组织补偿物

在某些临床情形中，并不需要对皮肤进行保护，如表浅的肿瘤或侵入皮肤的肿瘤。在这些情形下，需要增加表面剂量。可以使用低能量射束，但也必须使深层的剂量足够高，那么低能量射束就不合适。使表面剂量提高而又不明显降低射束的穿透力，其中一个办法就是在皮肤表面增加一层物质，这个物质就是组织填充物。使用组织填充物后，使 dmax 离皮肤表面更近，即使厚度非常小的组织填充物，也能大幅提高表面剂量。组织填充物材料应与组织近似等效，材料应柔软并有弹性，这样才能与皮肤表面很好地贴合而最大限度地减小材料与皮肤之间的空隙。如果组织填充物与皮肤表面的空隙过大，可能会使组织填充物无效。

8.2 本章使用的工具或功能介绍

Boolean Operator（布尔运算）

布尔运算可以用于勾画的结构组来生成新的辅助结构，如靶区或 OAR 的合并和拆分、通过左右肺生成全肺、靶区与 OAR 有交叉时等。可用的运算符有交集（AND）、合集（OR）、差集（SUB）等。同一表达式中可同时调用多种运算符，使用括号进行分隔（右图）。

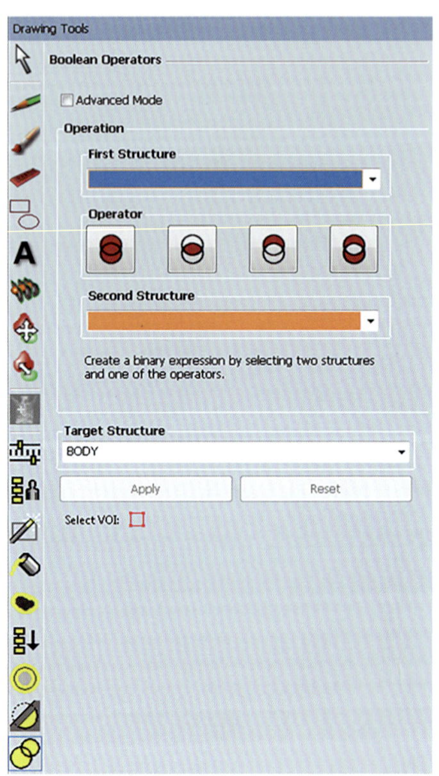

Advanced Mode 功能：可以在同一表达式中可同时调用多种运算符。

Union 功能：对两个重叠结构相加。

Overlapping 功能：保留两个结构的重叠部分。

Subtract 功能：第一个结构减去与第二结构重叠部分后的剩余部分。

Non Overlapping 功能：两个结构减去重叠部分的剩余部分。

8.3 操作步骤

8.3.1 OAR（危及器官）外扩生成 PRV 演示

使用“Margin for Structure”工具，具体方法参见第五章 2.4。

8.3.2 OAR 合并演示

通常使用 Boolean Operator 工具进行 OAR 合并，本文通过左肺和右肺生成新结构全肺为例，创建新的全肺结构 Lung_All，单击［Boolean Opreator］，在“Boolean Opreator”对话框“First Structure”下拉菜单中选择“Lung_L”，在 Operator 中选择算法“Create a union of the first and the second structure”，在“Second Structure”下拉菜单中选择“Lung_R”，在“Target Structure”下拉菜单中选择“Lung_All”，单击［Apply］，完成生成全肺。

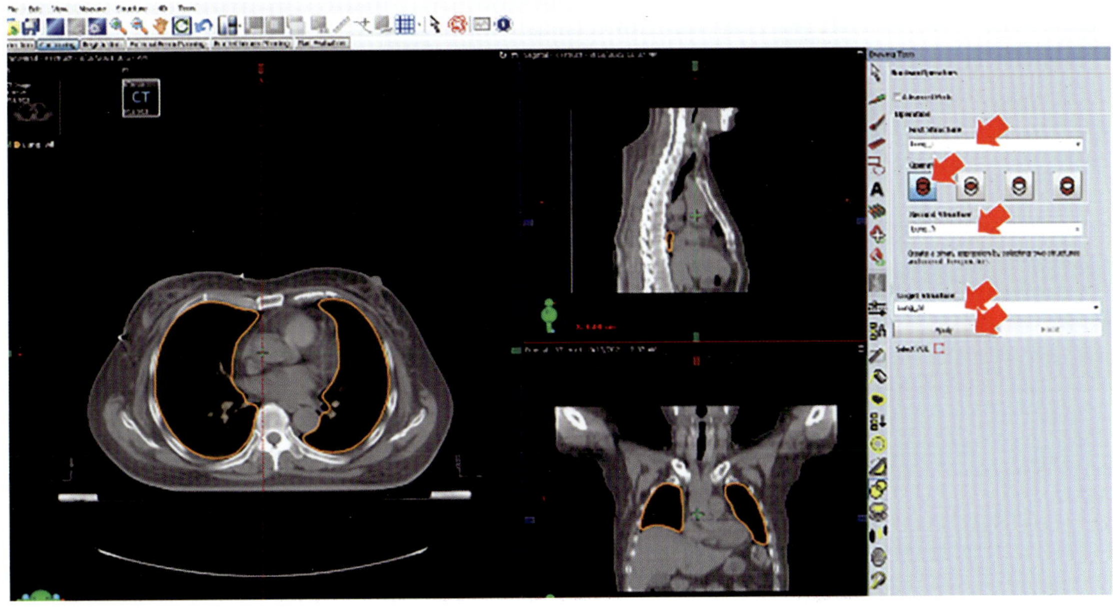

8.3.3 分割高密度物质演示

创建一个新的结构 NS_Artifact，单击［Contouring］标签，双击打开勾画靶区的图像，在左侧图像下方结构组名称处单击【鼠标右键】，在右键菜单中单击［New Structure…］。

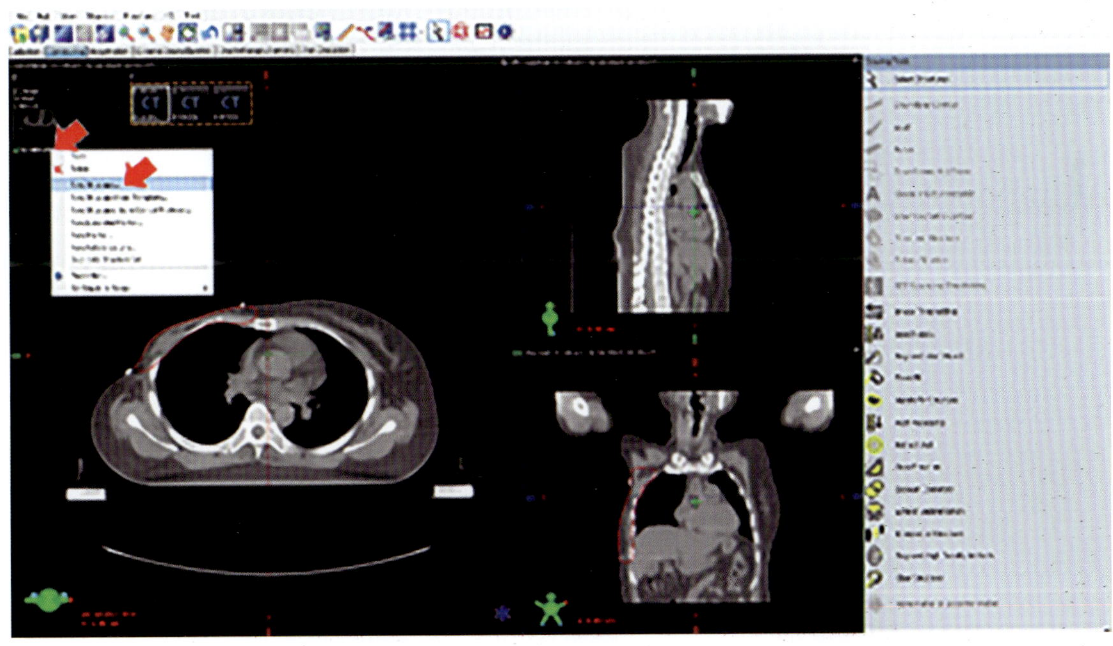

在“Create New Structure”对话框“Label”中选择“Artifact”，在“ID”中输入“NS_Artifact”。单击［Create］创建 NS_Artifact 结构。

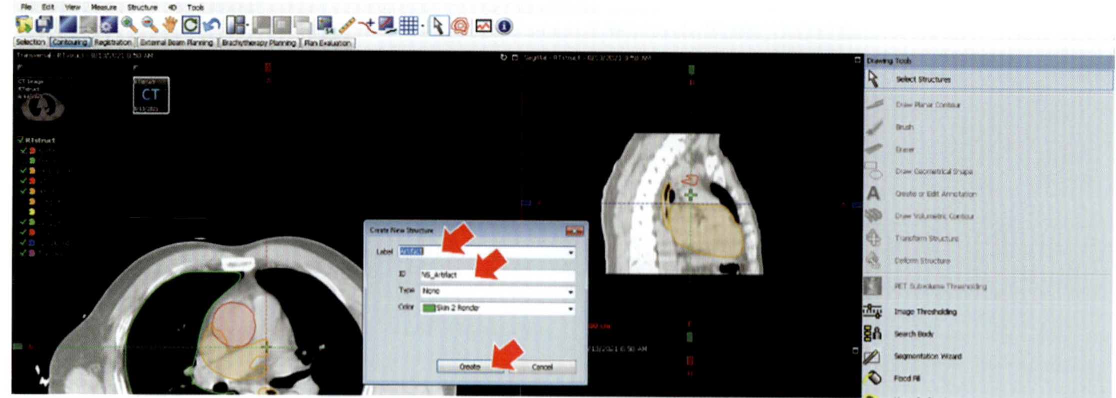

单击［Segment High Density Artifacts］，在“Segment High Density Artifacts”对话框“Target Structure”下拉菜单中选择”NS_Artifact”，单击［Apply］，生成NS_Artifact。

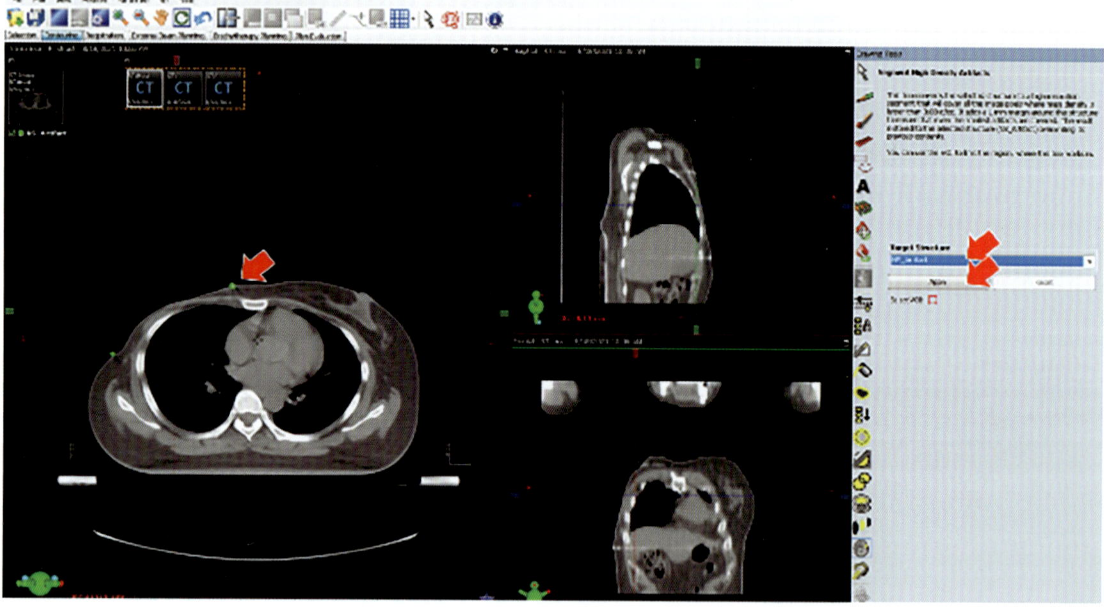

使用鼠标右键单击NS_Artifact，在弹出的右键菜单中选择“Properties”。

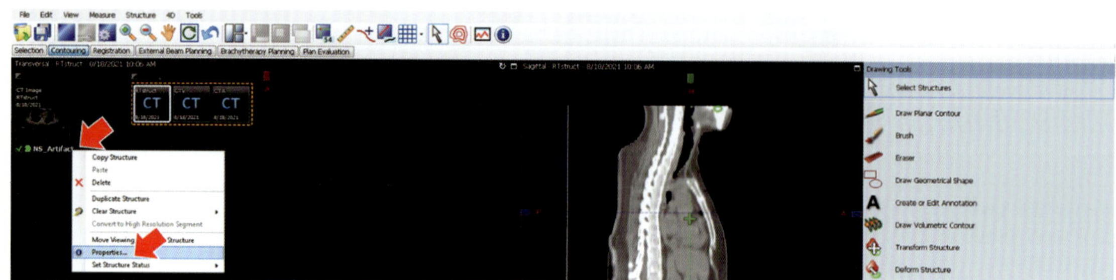

在弹出的“Properties”对话框中单击“CT Value and Material”，在“Structure”区域勾选“Assign CT Value”，在“CT Value”中输入“2999”，为高密度物质指定CT值，单击［OK］。

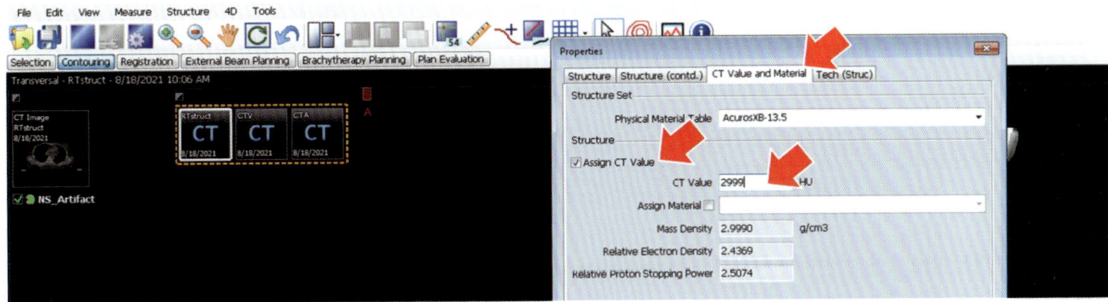

8.3.4　添加 Bolus 演示

单击［Insert］，在下拉菜单中单击［New Bolus］。

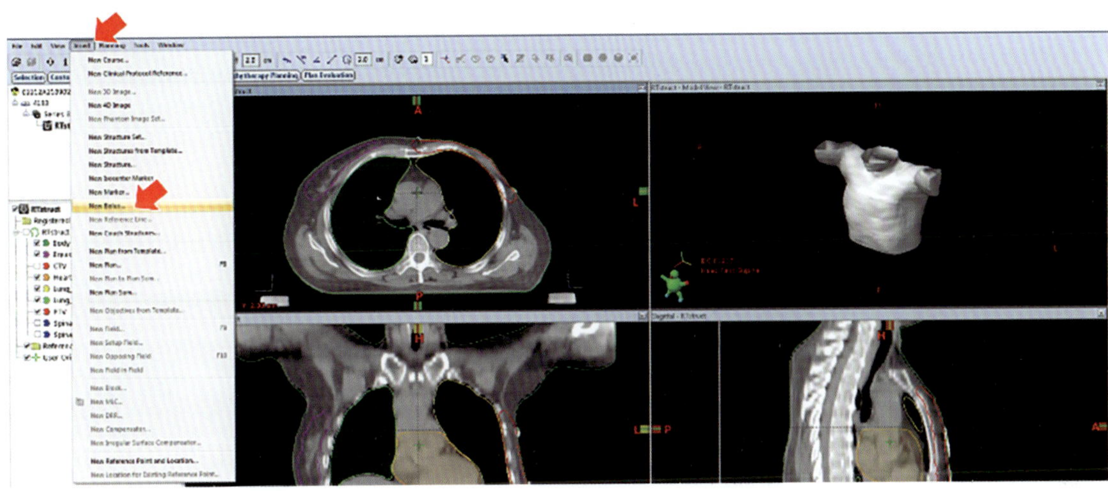

在弹出的“Bolus Properties”对话框“Bolus”标签“ID”中进行命名，然后单击［OK］。

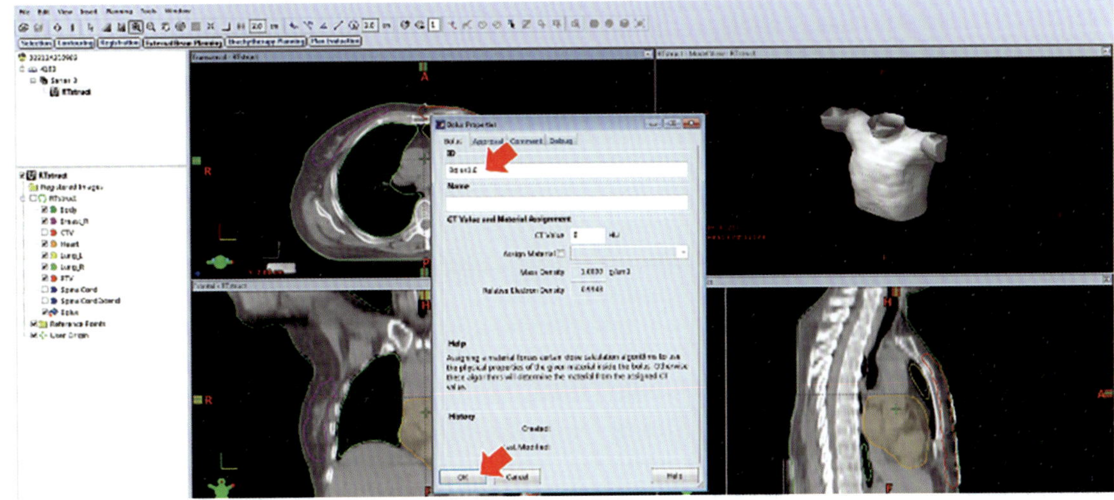

在弹出的“Edit Bolus”对话框“Bolus Size Thickness”中输入补偿膜厚度，例如 1 cm，然后在横断位、矢状位、冠状位图像上调整补偿膜生成的范围，然后单击［OK］。

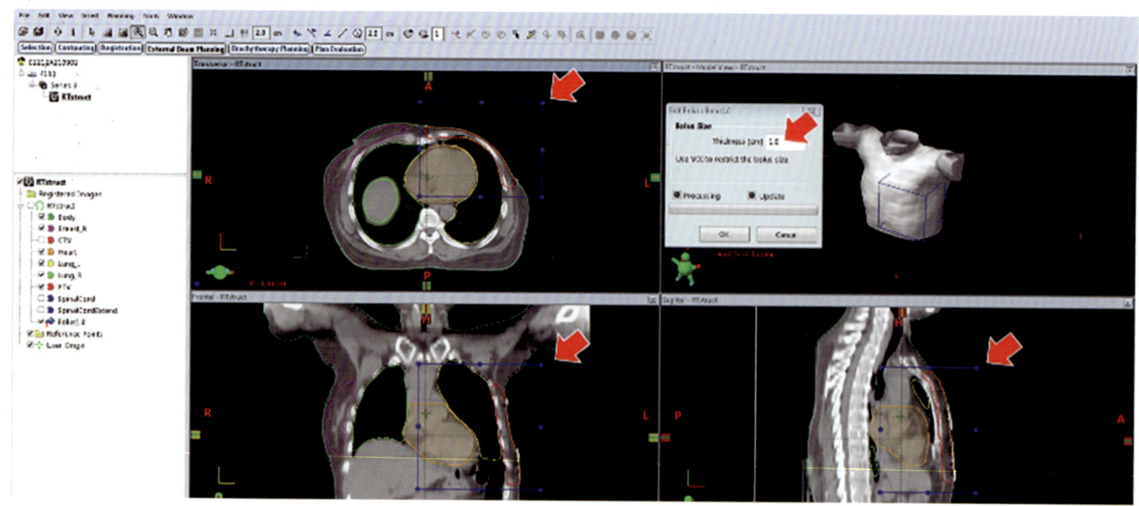

生成的 Bolus 如下图所示。

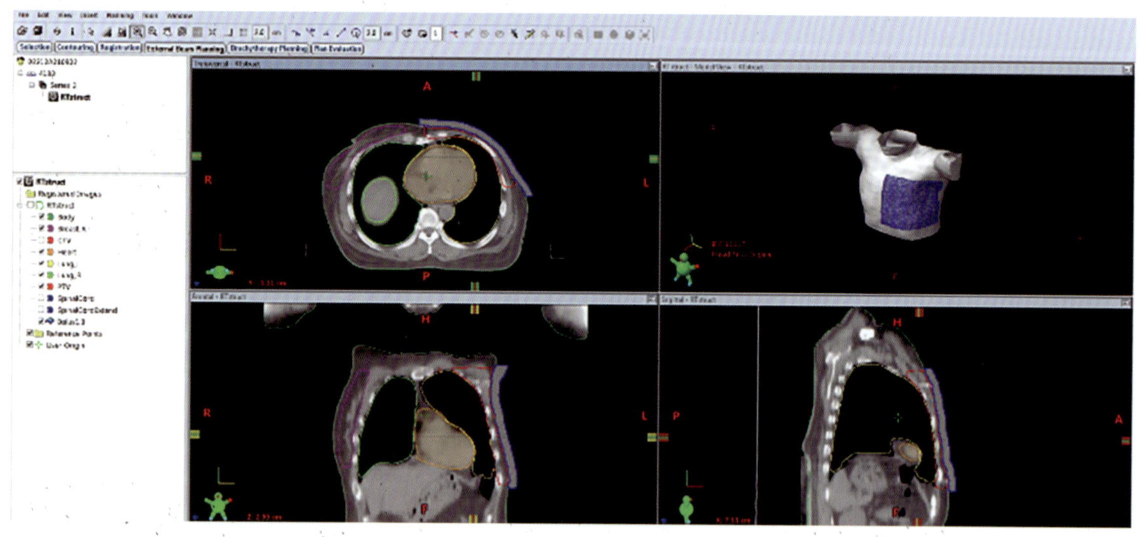

参考文献

［1］胡逸民．肿瘤放射物理学．北京：中国原子能出版社，1999.

［2］王若峥，尹勇．肿瘤精确放射治疗计划设计学．北京：科学出版社，2014.

［3］姜炜，崔世民．临床调强放射治疗学．北京：人民卫生出版社，2011.

［4］郑小康，陈龙华．三维适形放疗临床实践（CT 模拟与三维计划）．北京：人民卫生出版社，2001.

［5］李晔雄．肿瘤放射治疗学．5 版．北京：中国协和医科大学出版社，2018.

［6］王鹏程．放射治疗剂量学．北京：人民军医出版社，2007.
［7］于金明，殷蔚伯，李宝生．肿瘤精确放射治疗学．济南：山东科学技术出版社，2004.
［8］徐慧军，段学章．现代肿瘤放射物理与技术．北京：中国原子能出版社，2018.
［9］冯宁远．实用放射治疗物理学．北京：北京医科大学、中国协和医科大学联合出版社，1998.

第九章 靶区处理

9.1 概述

9.1.1 需要进行靶区处理的情况

调强计划设计前需要先检查靶区，并对靶区做必要的处理。需要处理的靶区一般有以下几种情况。

9.1.1.1 靶区边缘接近或超出患者的皮肤

PTV 边缘接近或超出患者的皮肤，大部分剂量计算方法不能准确计算剂量建成区的吸收剂量，将导致应用此算法进行计划优化和计算时存在很大误差，需要对靠近皮肤的靶区进行修回，例如头颈部、乳腺部位靶区需要将位于皮肤边缘外的靶区回缩到皮肤内，并距离皮肤内缘 0.3 cm（下图）。

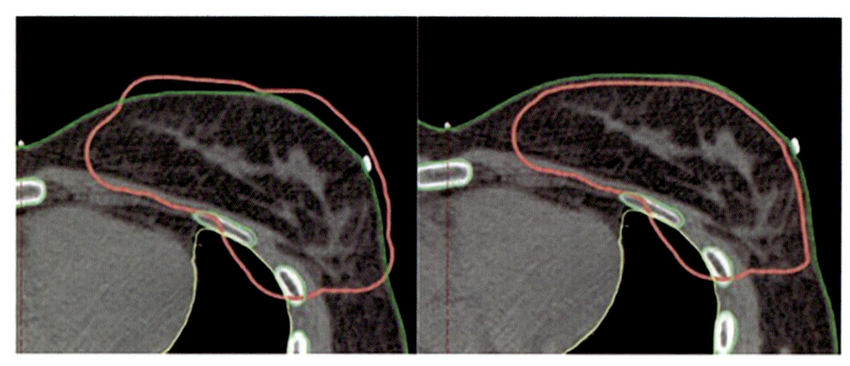

9.1.1.2 多个靶区同步推量

同步推量计划中会有两个或多个靶区参与计划优化，每个靶区接受不同的处方剂量，参与优化的靶区常有重叠部分，不同的靶区给予的剂量不同，给予较高剂量的靶区通常被给予较低剂量的靶区包绕，射线从高剂量区域到低剂量区域是一个逐渐缩减的过程，高低剂量之间应留出一定宽度的剂量递减区域，需要对靶区重叠部分进行处理，满足靶区之间的剂量跌落递减的需求。通常在闭环包绕情况下，剂量每减少 10 Gy 的距离为 1 cm 左右，非闭环包绕情况下，剂量每减少 10 Gy 的距离会小于 1 cm 的距离。例如，需要对 GTV、CTV 单独给予剂量时，需要对 GTV 和 CTV 重叠部分进行处理。

9.1.1.3 靶区与正常组织的重叠部分

在靶区与正常组织有重叠时，实现一个完美的 IMRT 计划较为困难，原因是重叠区域不可能同时满足两种剂量要求，需要根据治疗的目的，使其满足其中一种剂量要求。此时相对比较简单的解决方法是修改靶区轮廓，使之与等剂量线相适形。但是，这种方法会限制 IMRT 的治疗效果，而且可能会增加治疗失败的风险。所以解决方案更倾向于放宽剂量限制要求，并允许靶区内剂量不均匀性的增加。

也可以针对计划系统的不同采用更合理的解决方法。例如，前列腺癌 IMRT 治疗中的 PTV 会与直肠重叠，在 IMRT 计划制订的过程中，针对 PTV 和直肠制订一个相互制约的剂量约束条件、限制每一个重叠结构的剂量，或者让计划系统决定取舍都不是最佳的选择，取而代之的是计划设计者可以建立一个兴趣结构，其中只包含直肠而不包括 PTV，并在兴趣结构和 PTV 之间设置边界以形成剂量梯度。这样就可以使目标的选择以及剂量的限制变得简单易行。也有的计划系统则是在靶区与正常组织结构出现重叠时，为重叠区域设定特殊的优先权。实践中通常为 GTV 设定以一个高于周围正常组织的优先权，同样也为高危的神经组织（如视神经、脑干和脊髓）设定一个高于 PTV 的优先权。

9.1.1.4 靶区的合并和拆分处理

一个调强计划可能会定义多个 PTV，例如乳腺癌会分别定义锁骨上靶区、胸壁靶区、内乳淋巴结靶区。进行计划设计时需要对上述区域统一适形，需要将上述分别定义的靶区合并成一个靶区。

靶区处理完成后，需要在靶区外部生成多个剂量控制环，其作用是控制 PTV 外剂量跌落，形成靶区外陡峭的剂量分布。

9.1.2 靶区剂量控制环

在精确放射治疗中，肿瘤病灶通常与危及器官紧邻且解剖位置关系复杂，靶区和 OAR 的剂量跌落和分布要求高、彼此间的剂量限值冲突较大等，如果不能对剂量跌落和分布进行合理有效控制，将导致紧邻的正常组织器官不可避免地暴露在照射野内，进而造成一定程度的放疗并发症。为了保护危及器官和正常组织、保证处方剂量于靶区高度适形，达到较好的优化结果和提高工作效率，设置剂量控制结构是设计 IMRT 计划时常用的剂量限值方法。

通过在 PTV 周围勾画“兴趣结构（Planning structure）”的策略使 PTV 外获得陡峭的剂量梯度下降。具体方法是将兴趣结构的目标剂量限制为低于 PTV 的剂量，以此引导计划系统对治疗计划进行优化，最终形成剂量锐利的陡降。治疗计划系统可以使组织结构内部出现剂量“空洞”，样子就像面包圈，也可以是马蹄形或者其他形状。勾画的兴趣结构除了可以增加 PTV 外的剂量梯度外还有很多用途，例如，可以通过其减少位于 PTV 内特定部位的剂量热点（如前列腺治疗中的尿道），或者消除远离 PTV 或其他重要结构的高剂量区。

设计者会根据计划设计经验增加一些辅助结构提高计划的质量。有研究证明，设置 2～3 个剂量控制环可以较好的降低受照体积和受照剂量，进一步改善和提高靶区内剂量分布均匀性。当设置 2～3 个剂量控制环时，保护作用趋于稳定，增加更多的剂量控制环，虽然可以在一定程度上增强保护危及器官和正常组织的作用，但是会增加治疗时间、降低治疗效率。根据对射线能量跌落特定和计划系统的算法特性分析可知，剂量控制环与靶区的距离对剂量分布也有影响。剂量控制环的定义多取决于计划设计者的经验，可以根据病种和科室要求将其模式化，模块化处理可以将计划设计的经验固化，提高工作效率，也应根据具体情况，针对特殊病例进行个性化的修改，以满足不同的需求。

剂量控制环生成流程：①将 PGTV 按指定的宽度进行体积外扩；② PCTV 的体积减去 PGTV 外扩后的体积，生成名为 PTV-Low 的结构［（b）浅灰色空心圆结构］；③使用 PGTV 外扩后的体积减去 PGTV 的体积，生成剂量缓冲区 Dose Buffer［（b）中深灰色空心圆结构］（下图）。剂量缓冲区生成后，PGTV 优化目标不变，放疗物理师按原 PCTV 的优化目标优化 PTV-Low 结构，同时给予剂量缓冲区适当的优化目标，使剂量缓冲区的受照剂量由 6000 cGy 平滑过渡至 5000 cGy，从而避免了优化目标相互矛盾，使 2 个 PTV 均达到处方要求。

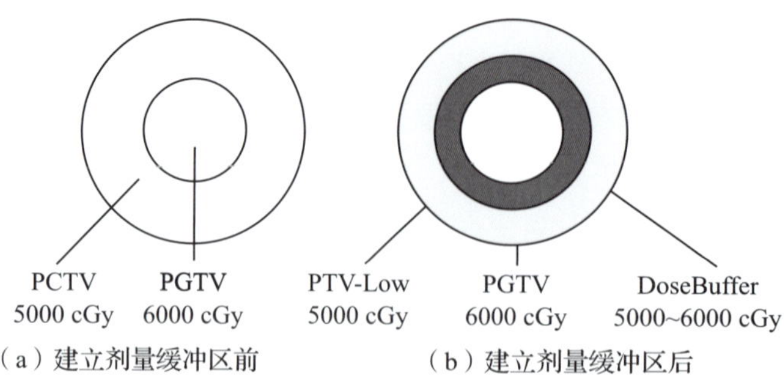

（a）建立剂量缓冲区前　　（b）建立剂量缓冲区后

9.2　本章使用的工具或功能介绍

9.2.1　Crop Structure（裁切轮廓）

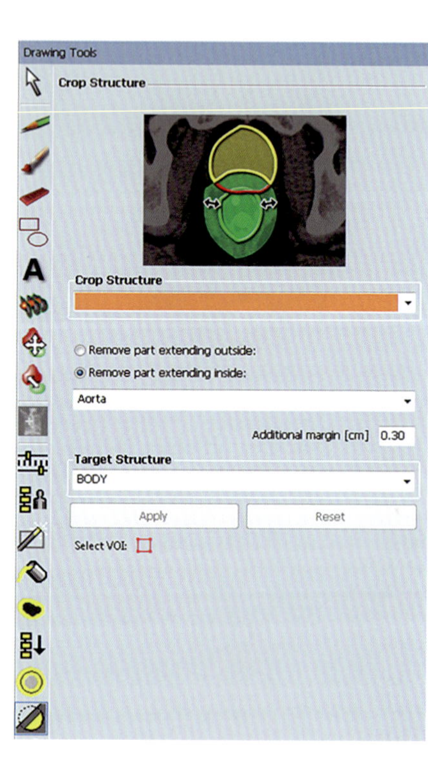

该工具可以用来处理两个轮廓重叠的部分，或者常用来制作剂量控制环。其可以分别对内部或外部轮廓进行处理（右图）。

Remove part extending outside 功能：对外部结构进行清除，例如用于清除皮肤以外的靶区，将所有靶区修回至皮肤以内。

Remove part extending outside 功能：对内部结构进行清除，用于确定两个结构重叠部分的归属，例如靶区与 OAR 有重叠时，确定重叠区归属于靶区还是归属于 OAR。

使用方法：选中需要处理的结构，选择处理方法，清除内部或外部，选中以哪个结构为基础清除，确定基础结构的外放尺寸，选择需要生成的目标结构。

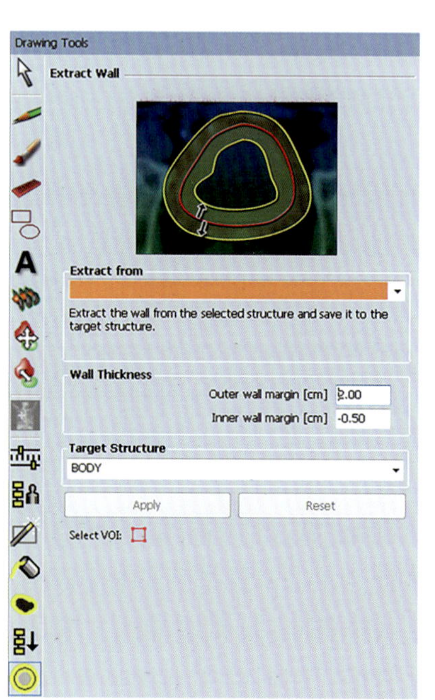

9.2.2　Wall Extraction

该工具可以用于快速生成器官壁，也可以用于创建剂量控制环等辅助结构，Extract Wall 可以像 Margin for Structure 工具一样，实现对结构的外扩或内缩，Extract Wall 的优势在于可以同时实现外扩和内缩，margin 值可以为负值，因此 Extract Wall 多用于剂量控制环的制作（左图）。

Outer wall margin 功能：环的外缘距离某个结构的距离。有效数值 -5 到 +5。

Inner wall margin 功能：环的内缘距离某个结构的距离。有效数值 -5 到 +5。

9.3　操作步骤

9.3.1　靠近皮肤的靶区处理演示

使用 Crop Structure 工具，单击［Crop Structure］，在“Crop Structure”对话框“Crop Structure”下拉菜单中选择“Body”，选择 Remove part extending outside，在其下方下拉菜单中选择“PTV”，在 Additional margin 中输入 PTV 与皮肤之间的间隔距离，例如 0.3 cm，在“Target Structure”下拉菜单中选择“PTV”，单击［Apply］，完成生成 PTV。

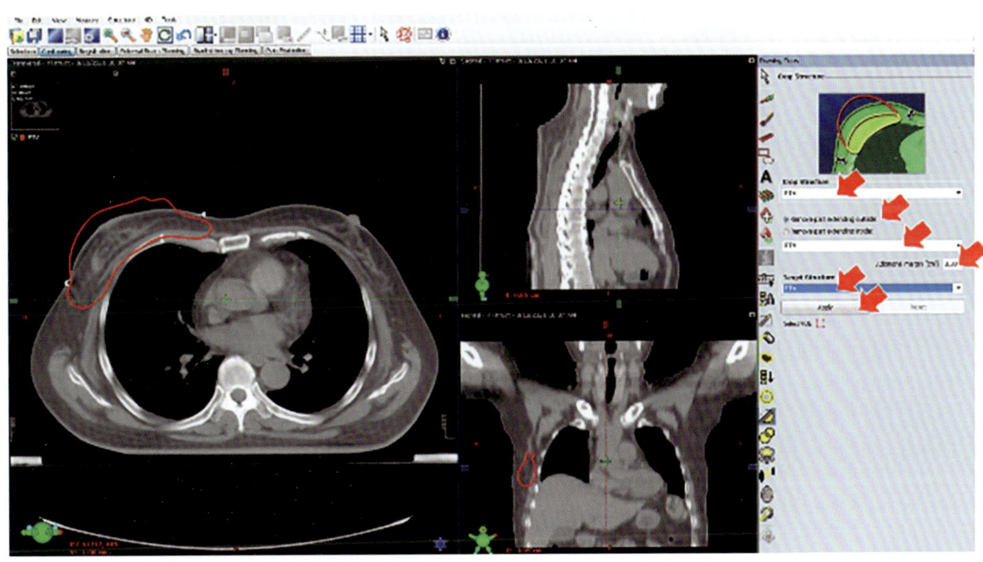

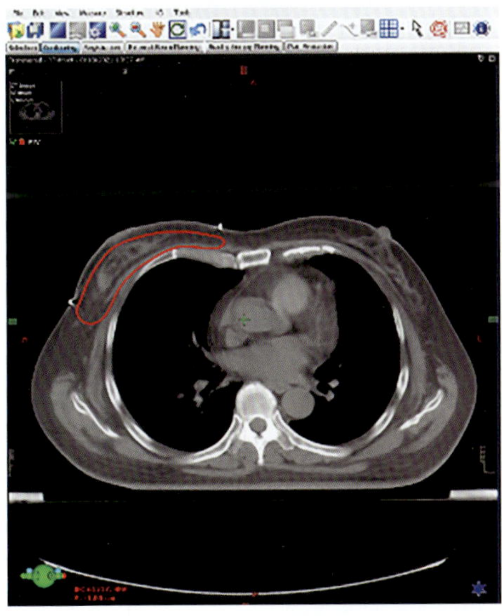

9.3.2　同步推量计划的靶区处理演示

本文以 GTV 给予 60 Gy，CTV 给予 54 Gy 为例讲解。先创建新的结构 CTV-GTV，然后使用 Crop Structure 工具，单击［Crop Structure］，在“Crop Structure”对话框“Crop Structure”下拉菜单中选择

“CTV”，勾选 Remove part extending inside，在其下方下拉菜单中选择“GTV”，在 Additional margin 中输入 CTV 内部与 GTV 的间隔距离，例如 0.5 cm，在“Target Structure”下拉菜单中选择“CTV-GTV”，单击［Apply］，完成生成 CTV-GTV。

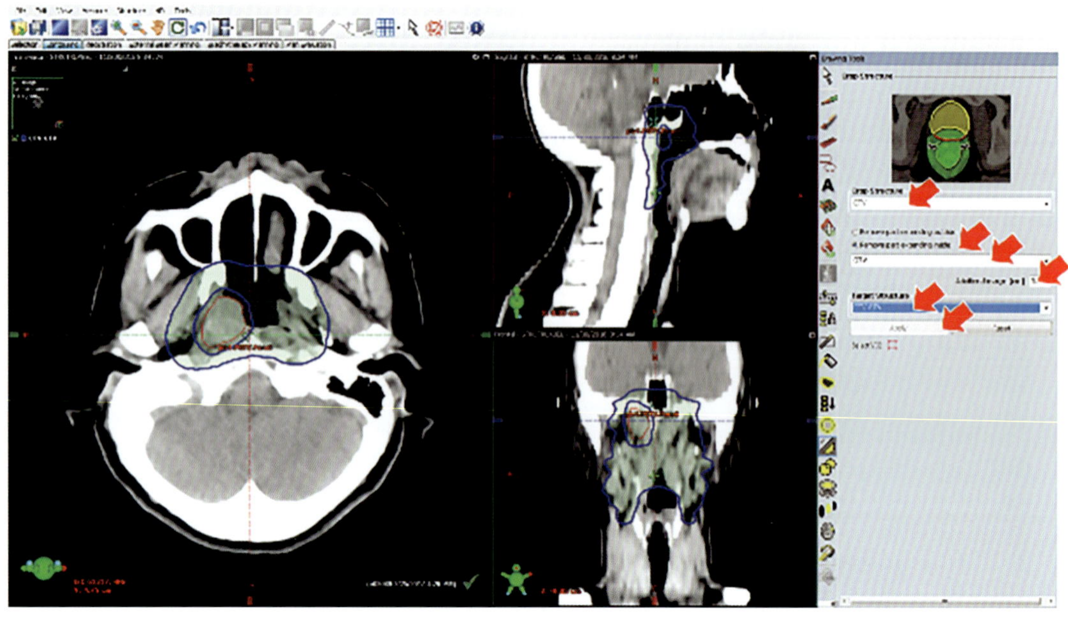

9.3.3 靶区与正常组织的重叠部分处理演示

处理思路：将小肠与 PTV 重叠部分从小肠体积中去除，同时使小肠剩余部分与 PTV 保持 0.5 cm 的间距。

先创建一个新的结构 PTV-SI，然后使用 Crop Structure 工具，单击［Crop Structure］，在“Crop Structure”对话框“Crop Structure”下拉菜单中选择“Small Intestine”，勾选 Remove part extending inside，在其下方下拉菜单中选择“PTV”，在 Additional margin 中输入 PTV 与小肠剩余部分的间隔距离，例如 0.5 cm，在“Target Structure”下拉菜单中选择“PTV-SI”，单击［Apply］，完成生成 PTV-SI。

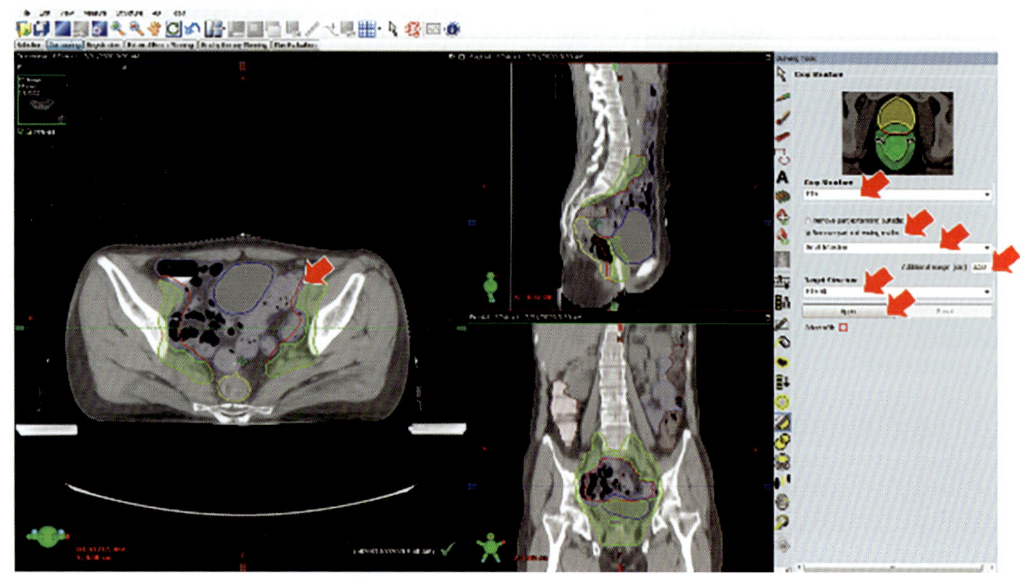

9.3.4 靶区的合并和拆分处理演示

先创建一个新结构 PTV_ALL，然后［Boolean operator］工具，因为需要同时对三个结构进行布尔运算，需要在"Boolean operator"对话框勾选"Advanced Mode"，打开高级模式，在"Structure"中先选择一个结构，在"Operator"区域单击"union"运算符，再单击"左括号"运算符，在"Structure"中先选择第二个结构，在"Operator"区域单击"union"运算符，再单击"右括号"运算符，在"Operator"中呈现上述运算公式，在"Target Structure"中选择"PTV_ALL"，单击［Apply］，生成 PTV_ALL 结构。

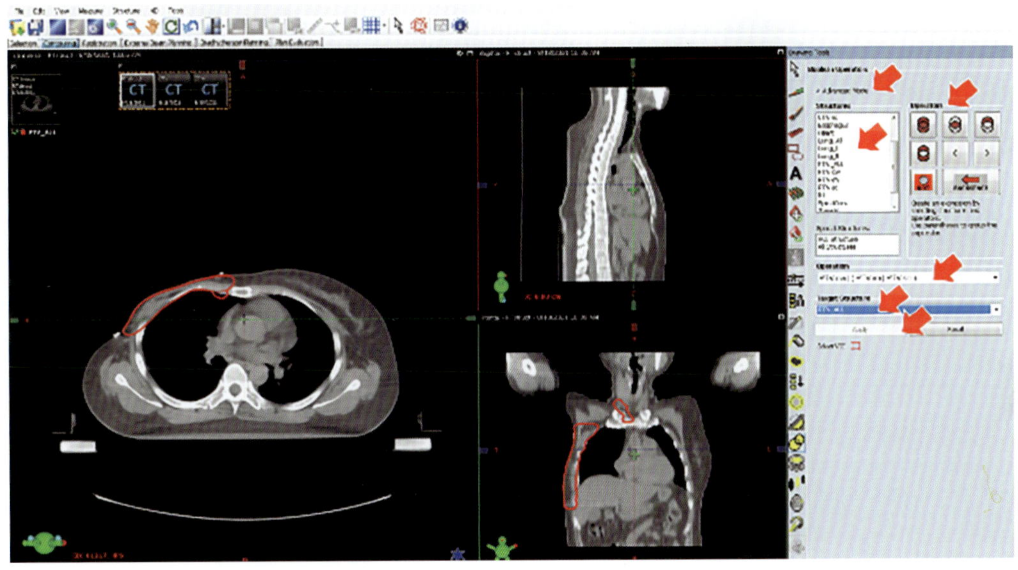

9.3.5 靶区剂量控制环制作方法演示

先创建一个新的结构 R1，单击［Contouring］标签，双击打开勾画靶区的图像，在左侧图像下方结构组名称处单击【鼠标右键】，在右键菜单中单击［New Structure…］。

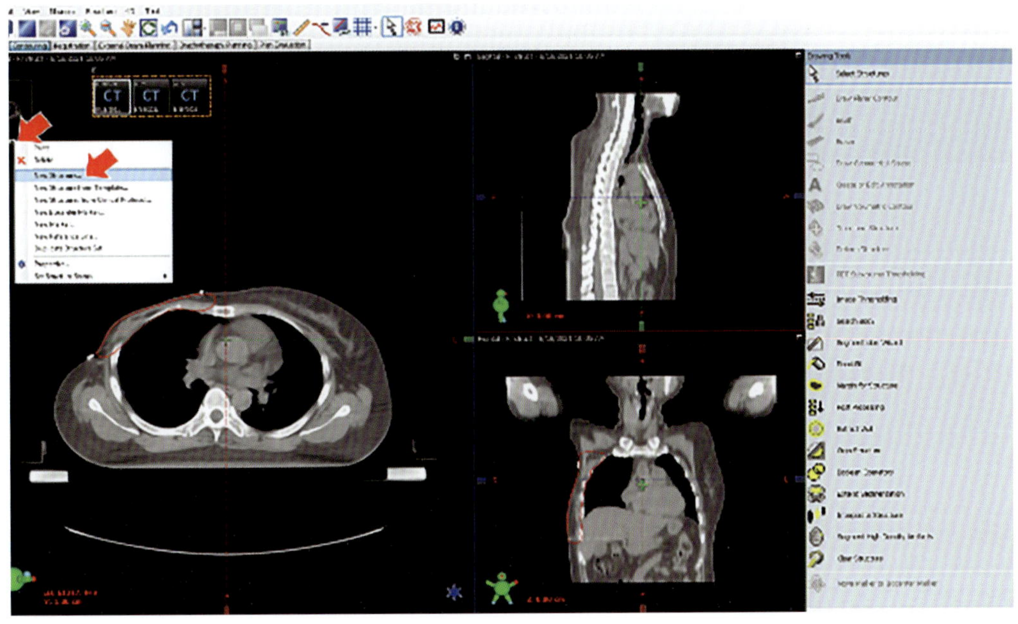

在“Create New Structure”对话框“Label”中选择“Ring”，在“ID”中输入“R1”。单击［Create］创建 R1 结构。

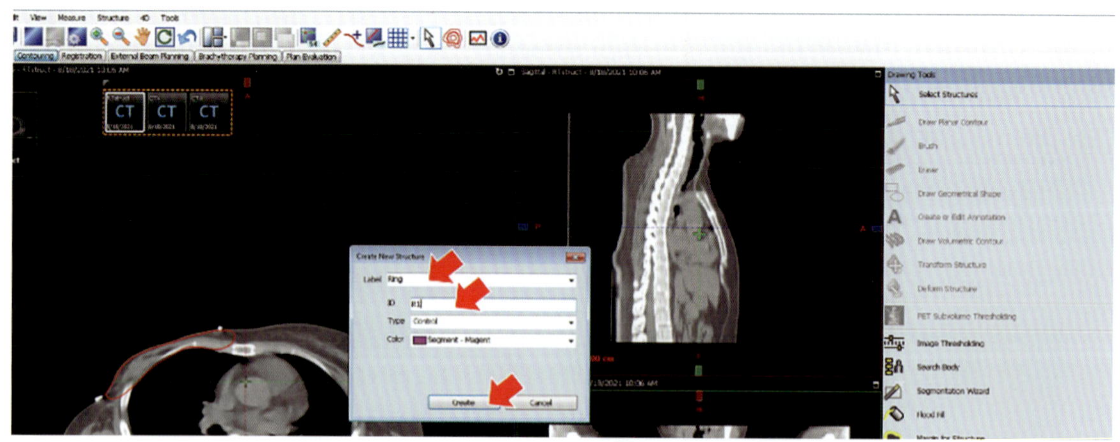

单击［Extract Wall］，在“Extract Wall”对话框“Extract From”下拉菜单中选择“PTV”，在“Wall Thickness”的“Outer wall margin”中输入 1，在“Inner” wall margin”中输入 -0.5，在“Target Structure”下拉菜单中选择 R1，单击［Apply］，生成 R1。

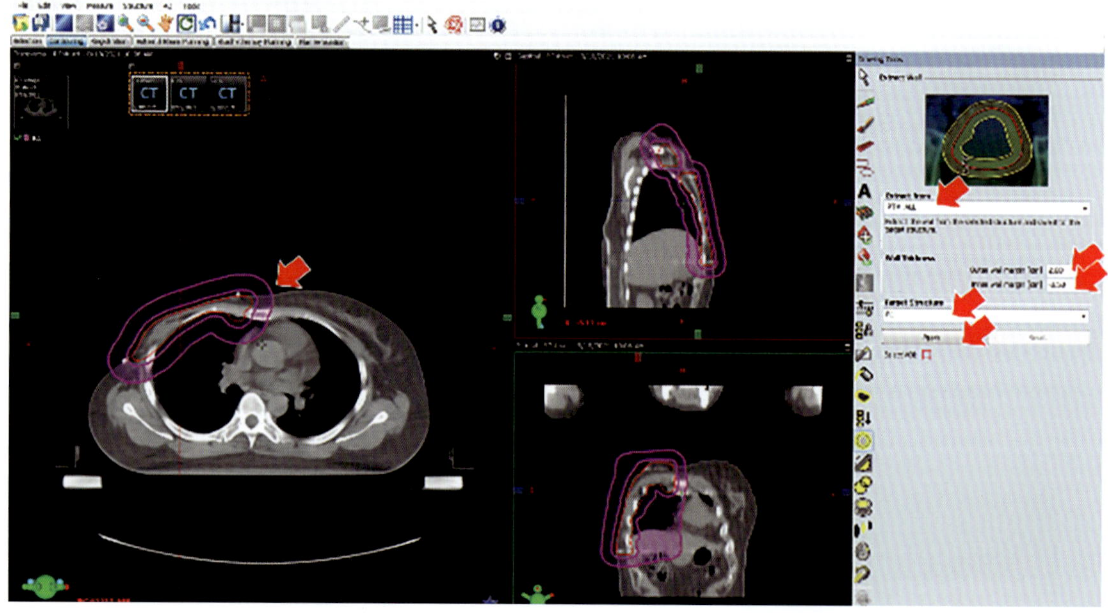

靠近皮肤的剂量环还需要将位于皮肤外的剂量限值环修回到皮肤以下，方法如下：使用 Crop Structure 工具，单击［Crop Structure］，在“Crop Structure”对话框“Crop Structure”下拉菜单中选择“R1”，勾选 Remove part extending outside，在其下方下拉菜单中选择“Body”，在 Additional margin 中输入 R1 与皮肤之间的间隔距离，例如 0.3 cm，在“Target Structure”下拉菜单中选择“R1”，单击［Apply］，完成生成 R1。

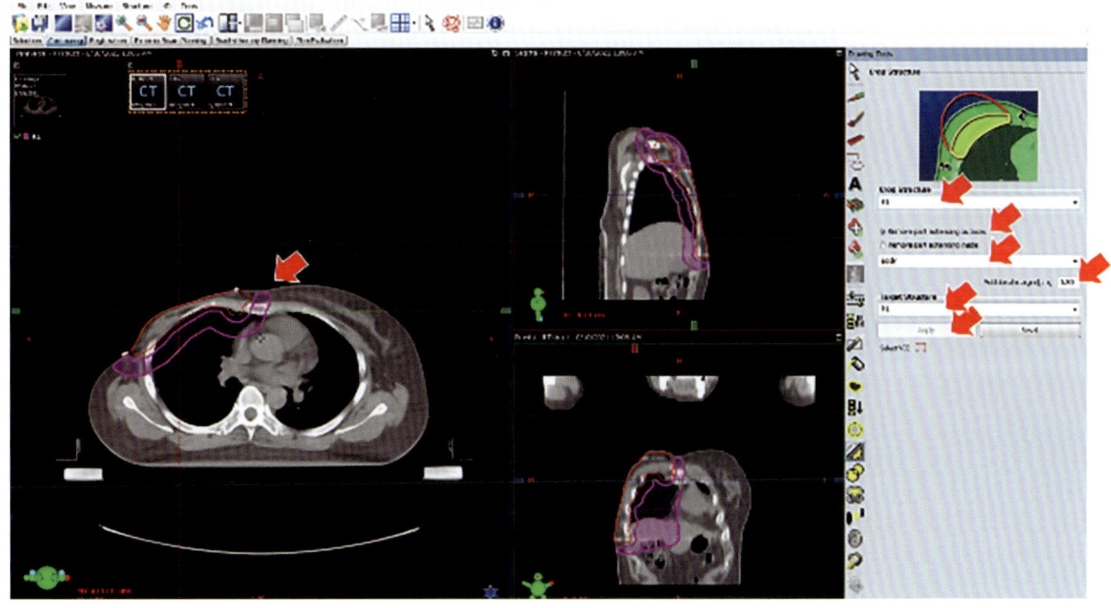

参考文献

[1] 莫文杰，黄金汉，徐升，等．基于 Eclipse Scripting API 的剂量限制结构生成系统的设计与实现．医疗卫生装备，2019，40（10）：44-48.

[2] 徐慧军，段学章．现代肿瘤放射物理与技术．北京：中国原子能出版社，2018：530.

[3] 顾科，李成，吴锦昌，等．鼻咽癌调强放疗计划设计中自动勾画剂量限制结构的初步应用．国际生物医学工程杂志，2016，39（5）：299-302.

[4] 陈颖，钟志鹏，焦杨，等．限量环个数对宫颈癌固定野调强放疗计划的影响研究．医疗卫生装备，2019，40（11）：33-37.

[5] 胡逸民．肿瘤放射物理学．北京：中国原子能出版社，1999.

[6] 王若峥，尹勇．肿瘤精确放射治疗计划设计学．北京：科学出版社，2014.

[7] 姜炜，崔世民．临床调强放射治疗学．北京：人民卫生出版社，2011.

[8] 郑小康，陈龙华．三维适形放疗临床实践（CT 模拟与三维计划）．北京：人民卫生出版社，2001.

[9] 李晔雄．肿瘤放射治疗学．5 版．北京：中国协和医科大学出版社，2018.

[10] 王鹏程．放射治疗剂量学．北京：人民军医出版社，2007.

[11] 于金明，殷蔚伯，李宝生．肿瘤精确放射治疗学．济南：山东科学技术出版社，2004.

[12] 徐慧军，段学章．现代肿瘤放射物理与技术．北京：中国原子能出版社，2018.

[13] 冯宁远．实用放射治疗物理学．北京：北京医科大学、中国协和医科大学联合出版社，1998.

第十章 定义原点

10.1 概述

10.1.1 患者定位相关的坐标系统

第一个坐标系是治疗室坐标系，该坐标系由加速器大臂和准直器旋转的坐标决定。这个坐标系是最精准的，通常在 2 mm 之内或更佳（通过激光灯定位）。

第二个坐标系是患者坐标系，该坐标系决定了解剖部位的大体位置。这个坐标系通常由放置在患者皮肤和（或）固定设备上的标志来确定。根据室内激光灯对标志物进行调节是大多数适形放疗和 IMRT 治疗中心对患者摆位的标准方法。患者坐标系也可由影像胶片、电子图像和诊断图像中可见的骨性结构决定。骨性标志的位置通常在治疗开始时例行校验，随后在整个治疗过程中进行间断校验（通常每周 1 次）。某些靶区（如脑肿瘤和上颈部病变）相对于局部骨性结构保持一个固定的位置是可能的，但在胸部、腹部和盆腔的靶区相对骨性结构往往会有明显的位置变化。

第三个坐标系是靶区调节系统。将 CTV 作为靶区去定位是合理的。这个坐标系在治疗过程中是最难建立的，但是固定及定位的主要目的就是确定靶区的位置。确定靶区位置的技术主要包括超声、带有人工标记物的影像和治疗室内的影像扫描。

靶区定位的主要目的是将靶区坐标系统和治疗室坐标系统之间进行配准。虽然建立患者坐标系非常方便，但其与靶区坐标系之间的关系变化却很大。如果使用皮肤标志或骨性标志去确定患者的位置，则需要设定一定的区间以便包含其他的不确定因素，以确保靶区在治疗过程中可以获得足够的剂量。

10.1.2 体位参考标记

体位及体位固定之后，表示患者的治疗部位与体位固定器形成一个类似刚性结构。通过模拟定位机及 CT/MRI 等影像设备，利用治疗计划系统确定患者的靶区中心和患者治疗部位的坐标系。患者坐标系一旦确立，靶区的相对范围、靶区与周围重要组织和器官的关系、靶区与体位固定器的关系等都被确定。对于头颈部，因器官和组织运动相对较小，患者坐标系中确定的上述关系一般不会改变；对于胸、腹部位，由于呼吸、器官运动等引起的靶区、器官和组织的相对位移扩大，患者坐标系中确定的上述关系会随时间变化；加上前述的皮肤、皮下脂肪，以及肌肉的张力及拉紧状态每次不同，造成治疗部位的整体与体位固定器发生位移。

为了评估上述各种因素引起的相对位移量，必须在患者坐标系中设置参考标记点。参考标记点的位置的选择应遵从下述原则：①参考标记点可以是某一解剖位置，它们不会因呼吸和器官及组织的运动而变化太大，而且在模拟机、CT 机图像上能显像，并希望它们能在使用的射野之内，以使拍摄射野模拟和射野证实片时，可以显示它们与射野的相互关系。位于体表位置的标记称皮肤标记；位于体内的称内标记。②对皮下脂肪层较薄的部位，体位固定器与身形形成的刚性较好，如头颈部肿瘤的照射，皮肤标记可设在体位固定器的面罩上。③对皮下脂肪层较厚的部位，如腹部肿瘤的照射，设立皮肤标记时，一定要选择好体罩固定方法，患者每次躺上时，使皮肤标记的位移最小。④标记点应该距离靶中心位置越近越好，内标记比体表标记引起的误差小得多。

设置内、外标记点的另一目的，是通过标记点将患者坐标系和治疗机（或模拟机、CT 机）射野坐标系联系起来。当患者连同体位固定器躺在治疗机（或模拟机、CT 机）床上后，利用其两侧墙和天顶激光灯，将治疗机和模拟机的机械等中心通过体表标记置于靶区中心位置，这个过程也称为体位设定或治疗摆位。

10.1.3 治疗等中心的确定

在靶区勾画完成后，可以手动或自动确定治疗等中心。自动创建的等中心是由软件计算出的靶区的中心。等中心确定后，其坐标要与激光定位系统所确定的患者体表标记建立联系。这些标记用于确保在同一治疗机上实施治疗的可重复性。对患者进行标记的方法有两个，一个是直接法，以最终的等中心点进行标记；另一个则是间接法，以参考点进行标记。

直接法（最终的等中心点进行标记）是患者在进行 CT 扫描时确定等中心位置。先通过扫描获得图像信息，医生或物理师按照这些图像信息确定图像上的等中心位置，此时患者仍在 CT 床上。这就要求医师要在此时立即勾画出靶区范围。此处常用的靶区勾画方法有两种：① Border 法，先找到靶区的上界和下界以确定等中心的 Z 坐标，再在靶区中间层面 CT 图像上定出 X、Y 坐标的方法，此方法适用于不使用 CT Sim 软件的情况；② CTV 法，通过 CT Sim 软件先画出上、中、下三个 CT 层面上 CTV 的范围，再通过插值法快速确定出粗略的 CTV，将这个粗略的 CTV 中心作为治疗等中心。通过以上两种方法确定的治疗等中心常常不是真实 PTV 的中心，但应距离 PTV 的中心不远。如果因为某种原因，用上述方法确定的治疗等中心离真实的 PTV 中心太远，影响了计划的设计，可在计划设计时改变治疗等中心，即将患者体表的等中心标记作为参考标记。一旦等中心确定，其坐标立即传输到外部的激光定位系统。根据激光定位系统在患者体表设置标记，这些标记用于患者在加速器室的首日治疗摆位。

当放射肿瘤医师无法跟随患者完成 CT 模拟定位时，通常会使用间接法（以参考点进行标记）。在 CT 模拟扫描之前，医生需指示放射治疗师在患者身体的何处放置标记物。这些放置与皮肤上的标记物是不透 X 射线的。扫描之后，患者可以离开，图像则传输到计划系统工作站上。然后医生再仔细勾画 GTV、CTV、PTV，将 PTV 的重心作为治疗等中心。计划系统计算出在三维方向上初始的参考标记点与治疗等中心之间的距离，并生成移床数据。根据移床数据在模拟机或治疗机上完成复位。由于等中心多由治疗计划系统确定，所以这个过程已经成为 IMRT 计划的一部分。间接法应遵循体位参考标记设定原则，尽可能接近治疗等中心，因为移动治疗床寻找治疗等中心的过程是有机械误差的。正因为间接法从参考点到治疗等中心的转换过程中存在误差，故作者认为能用直接法者尽量不用间接法。

10.1.4 复位

CT 扫描前，根据外置激光定位系统的激光线在患者体表或固定模具上的投影，放疗技师在患者体表或固定模具上画上 3 个“十”字并贴上铅粒，作为参考坐标系中心点，然后进行 CT 扫描，这一过程称为定位。

放疗医师在 CT 定位图像上勾画完肿瘤靶区和周围正常器官后，由物理师进行计划设计。物理师通常以靶区（PTV）的质心作为治疗等中心，定义的治疗计划中心往往与定位中心不一致，为此治疗前需要在加速器或模拟机上进行复位。

复位是根据计划的等中心位置与 CT 扫描前所作的原始标记的几何关系，在患者体表重新标记，确定治疗等中心。复位中所用的外置激光灯或者治疗床移动的数值是由计划中心到坐标系原点的距离计算得来的，而默认的坐标系原点为 CT 扫描时的 DICOM 原点，所以用户需要将三个标记点确定的中心设定为新的坐标系原点，以确保复位数值的准确。

在加速器上复位流程如下：首次治疗时，使用加速器的激光灯按照患者初始的参考标记点进行定位，然后按照计算出的初始参考标记点与治疗等中心之间的距离移动治疗床位置，将患者从初始的参考标记位置转移到 CT 模拟机计算出的治疗等中心处。

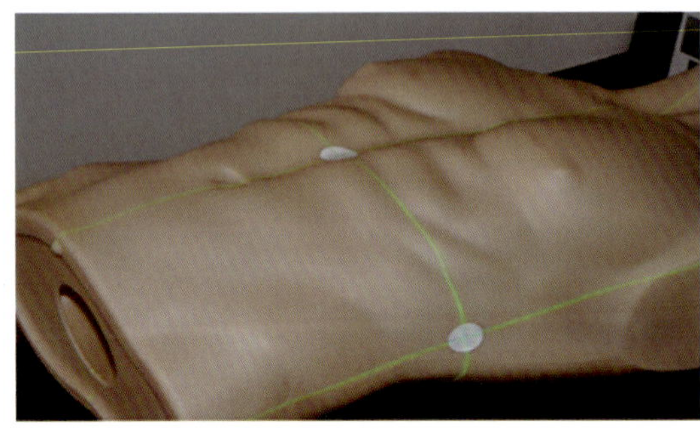

定位

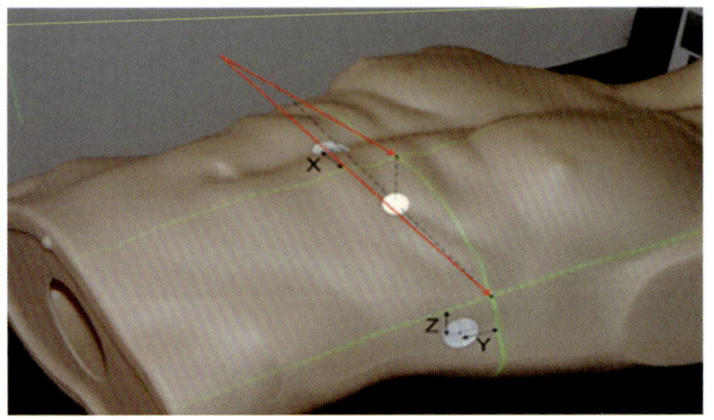

复位

10.2 本章使用的工具或功能介绍

无。

10.3 操作步骤

将横断面图像放大，仔细寻找定位时的 3 个标记点。

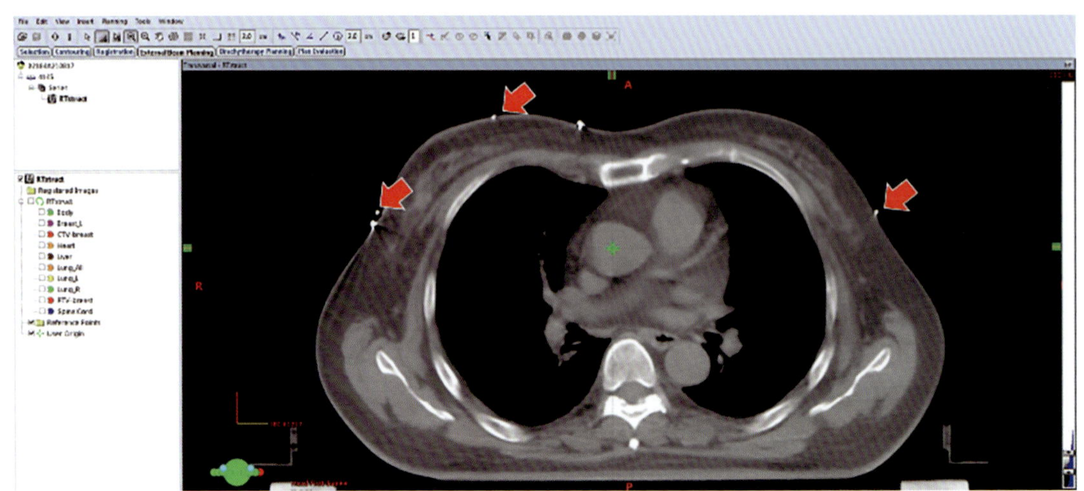

注释：

薄层扫描时可能会在多层图像上有标记点，需要找到最清晰的一层。在乳腺癌患者定位时，需要对定位铅点与标记铅丝进行区别，避免将标记铅丝误认为定位铅点，区别方法为：标记铅丝在横断位图像上具有连续性，而定位铅点只在一个或几个层面出现。

移动图中的定位线（也称为滑杆）使其对齐标记点中心。

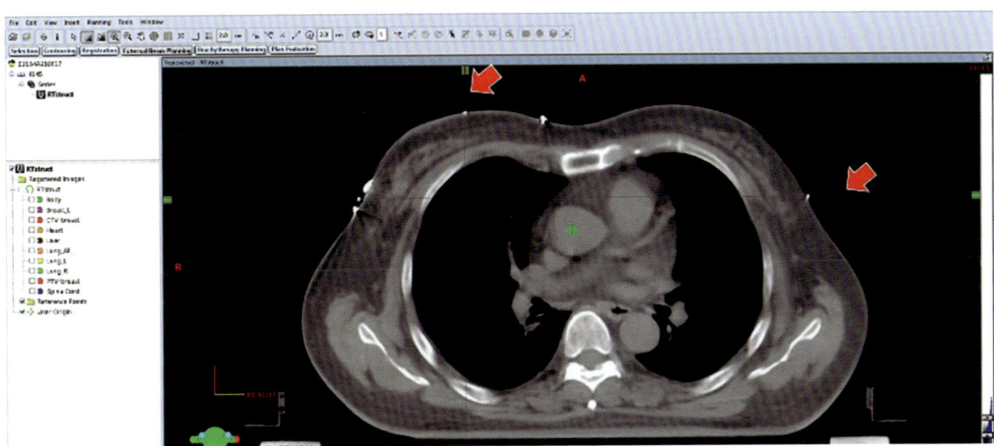

在“Focus”窗口中，使用鼠标左键单击［User Origin］，然后单击【鼠标右键】，在弹出的右键菜单中单击［Set User Origin…］。

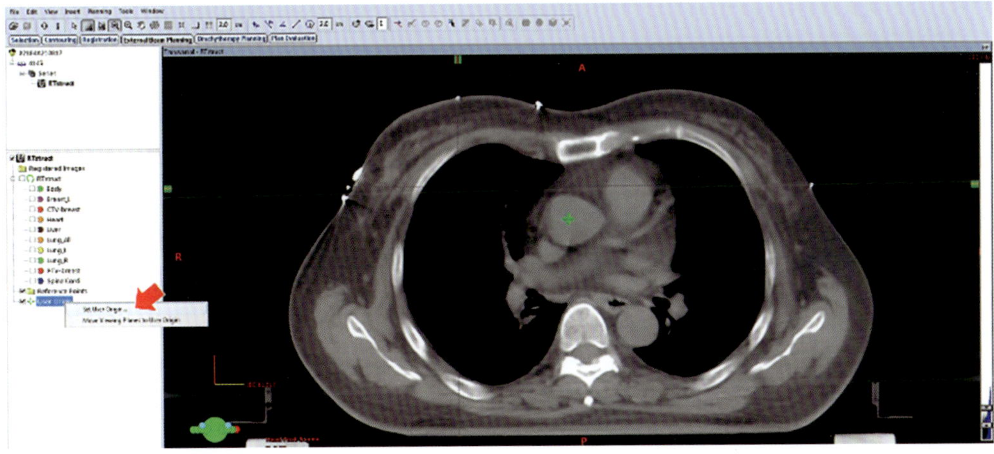

在“Set User Origin”对话框“Set to predefined”的下拉菜单中选择“Viewing plane intersection”，然后单击［OK］。

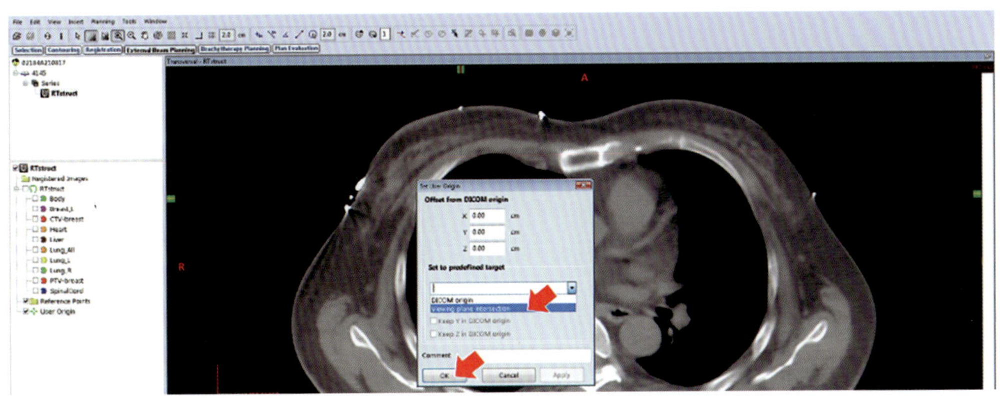

参考文献

[1] 胡逸民. 肿瘤放射物理学. 北京：中国原子能出版社，1999.
[2] 王若峥，尹勇. 肿瘤精确放射治疗计划设计学. 北京：科学出版社，2014.
[3] 姜炜，崔世民. 临床调强放射治疗学. 北京：人民卫生出版社，2011.
[4] 郑小康，陈龙华. 三维适形放疗临床实践（CT 模拟与三维计划）. 北京：人民卫生出版社，2001.
[5] 李晔雄. 肿瘤放射治疗学. 5 版. 北京：中国协和医科大学出版社，2018.
[6] 王鹏程. 放射治疗剂量学. 北京：人民军医出版社，2007.
[7] 于金明，殷蔚伯，李宝生. 肿瘤精确放射治疗学. 济南：山东科学技术出版社，2004.
[8] 徐慧军，段学章. 现代肿瘤放射物理与技术. 北京：中国原子能出版社，2018.
[9] 冯宁远. 实用放射治疗物理学. 北京：北京医科大学、中国协和医科大学联合出版社，1998.

第十一章　添加治疗床

11.1　概述

随着肿瘤放射治疗技术的发展，特别是调强放射治疗的广泛应用，对放疗剂量精度的要求也越来越严格。根据 ICRU 24 号报告的要求，肿瘤原发灶根治剂量的误差应小于 5%，否则将出现复发或并发症。AAPM TG 53 号报告指出，放疗计划系统的剂量计算精度应控制在 3% 左右。由于碳纤维材料具有高强度，对千伏级和兆伏级 X 射线吸收小的特点，目前，越来越多的医用直线加速器配置了全碳素纤维材料的治疗床，特别是配备了图像引导放射治疗（IGRT）和容积旋转调强治疗（VMAT）功能的机型，均装配了全碳素纤维治疗床。

11.1.1　碳纤维材料

碳纤维（carbon fiber，CF）是一种含碳量在 95% 以上的高强度、高模量纤维的新型纤维材料。它是由片状石墨微晶等有机纤维沿纤维轴向方向堆砌而成，经碳化及石墨化处理而得到的微晶石墨材料。碳纤维质量比金属铝轻，但强度却高于钢铁，并且具有耐腐蚀、高模量的特性，在国防军工和民用方面都是重要材料。它不仅具有碳材料的固有本征特性，还兼备纺织纤维的柔软可加工性，是新一代增强纤维。碳纤维有许多优良性能，碳纤维的轴向强度和模量高，密度低、比性能高，无蠕变，非氧化环境下耐超高温，耐疲劳性好，比热及导电性介于非金属和金属之间，热膨胀系数小且具有各向异性，耐腐蚀性好，X 射线透过性好，在考虑无变形和大承载力的同时最大限度地接近空气电子密度，因此在放疗领域有着广泛的应用。

11.1.2　碳纤维床结构

Elekta 直线加速器采用德国 Medical Intelligence 公司生产的 iBEAMevo Couch 碳纤维治疗床和 iBEAMevo Extension 415 延长板，尺寸分别为：（$200 \times 53 \times 5$）cm^3 和（$41.5 \times 53 \times 2$）cm^3，该类型治疗床板采用三明治夹层结构，外层材料为碳纤维，内层材料为填充泡沫。

VARIAN IGRT 全碳纤维治疗床的结构是根据患者治疗部位的不同，针对头颈部、胸腹部、盆腔部的组织结构及身体厚度的不同分别对应 IGRT 治疗床的薄、中、厚 3 个部分。

由于联影加速器是 CT- 加速器一体化治疗机架结构，在 CT 扫描和加速器放射治疗过程中使用同一碳纤维治疗床，因此该治疗床（床长 215 cm，宽 53 cm，厚 5.0 cm）相比其他碳纤维素治疗床更长。治疗床从治疗位置到 CT 扫描位置运行路径过长，为修正治疗床在运行过程中的沉降，在碳素床板内嵌有 Z 形状的铝丝。

11.1.3 碳纤维床对吸收剂量的影响

以前，人们普遍认为碳素纤维治疗床对穿过的 X 射线吸收剂量的影响可以忽略不计。随着越来越多的研究显示，在后斜野机架角度时，碳素纤维治疗床对放射线的衰减明显。在用模体做实验研究时，当机架角度在碳纤维治疗床以下时（后斜射野），射线会部分或全部先透过碳纤维治疗床再到达模体。一方面 IGRT 全碳纤维治疗床会对 X 射线产生衰减，导致模体内的剂量欠量；另一方面由于建成效应的存在会加大模体的表面剂量，并且 X 射线与全碳纤维治疗床作用也会产生电子散射并对模体造成电子污染，这也会增加模体的表面剂量。

治疗床对后斜野剂量的影响因素主要是以下几个方面：①射野入射角度的影响。机架角度越小，在射束方向上，碳纤维治疗床的衰减距离越大，穿透因子越小，当机架角度进一步减小时，由于只有部分 X 射线穿透碳纤维治疗床，所以穿透因子有所增加。有研究显示 Truebeam 医用电子直线加速器治疗床薄段和中间段穿透因子 180° ～120° 区间时，穿透因子均逐渐降低，在 120° ～100° 区间穿透因子均逐渐增加，在 120° 时最低。这是因为随着角度减小，射线在治疗床中穿透的距离变长，但路径增加的幅度较小，所以穿透因子是逐渐减小且相互间差别较小。但是，在 120° ～100° 区间时，角度越小，射线越早脱离治疗床边缘，使射线在治疗床中穿透距离变短，衰减更少，穿透因子越大。②碳纤维治疗床厚度的影响。碳纤维治疗床的厚度越薄，则衰减距离越小，穿透因子越大；在治疗床厚段透射因子随着角度变化有着同样规律，但是在 130° 时最小。这是加速器治疗床结构导致的，厚段床板的厚度增加和边缘弧度变大。TrueBeam 治疗床 3 个位置在同一角度时，治疗床越厚，射线在治疗床穿透距离变长，穿透因子越小，即 TrueBeam-thin 位置透射因子最大，其次是 TrueBeam-medium，最后是 TrueBeam-thick。③ X 射线能量的影响。X 射线能量越大，其穿透因子也越大，这是因为 X 射线能量越高，其速度越快，射线质越“硬”，射线穿透时间少，能量损失越少，同时 X 射线的散射也会相对较少。

治疗床的存在提高了患者的表面剂量，其原因是治疗床相当于一层组织等效材料，使建成区域向皮肤方向移动。有研究显示，治疗床相当于 4～6 mm 等效水厚度，相当于建成区向皮肤表面移动了 4～6 mm。另有报道显示，在立体定向放射计划设计时未考虑治疗床和定位设备，使计划设计者认为皮肤只有 50% 处方剂量，但是在后来的模拟发现实际剂量高达 90% 处方剂量，最终导致患者皮肤出现 4 级毒副作用。

直线加速器的治疗床是患者接受放射治疗的载体，在放射治疗计划设计时应考虑治疗床对患者吸收剂量的影响。例如，在容积弧形旋转调强放射治疗（VMAT）过程中，一个 360° 的射野在旋转过程中接近一半的角度在照射时射线会穿过碳素纤维床，因此明确碳素纤维床对调强放疗剂量的影响及如何修正其影响是极有意义的。美国医学物理师协会（AAPM）就治疗床对剂量的影响做了报告，即 176 号报告。文中收录已发表的关于治疗床对剂量影响的各类文章，并对设备销售商和物理师提出建议，在放射治疗过程中应准确考虑治疗床对剂量的影响。

射线经过加速器治疗床后产生的衰减，将会对靶区和危及器官的吸收剂量有一定影响，需要在计划中加入治疗床模型并在进行剂量计算时给予考虑。研究发现，若 TPS 在剂量计算时未考虑碳纤维治疗床，将引入后斜入射野在模体内的剂量计算误差，最高可达 10% 以上。这个误差的大小跟后斜野的机架角度、模体内剂量计算点的深度有关。另外，不同厚度的床模型、床模型位置（即床模型对模体距床面不同空气间隙或横向位移时）、射线能量、射野尺寸都会对剂量计算产生影响。在 TPS 中正确的加入床模型，可使该误差减小到 1% 之内。利用 TPS 设计放射治疗计划加虚拟床后，实测剂量更接近计划中的计算值。因此，在设计 IMRT 计划时，有必要加入治疗床板，使计算结果与实际剂量分布更加吻合，提高剂量计算精度。随着床板厚度的增加，穿透因子减小；主床板和延长板对剂量的衰减接近，衔接处衰减最大，摆位时应避免射野穿过；能量越高，穿透因子越大。

对于临床放射物理师而言，在放射计划设计时，应在计划中插入加速器厂家提供的虚拟床（验收时应根据 AAPM TG176 号报告中建议完成对虚拟治疗床模型的准确性进行测试）或创建正确的治疗床模型，对治疗床进行剂量修正，提高剂量计算的精度，达到靶区和危及器官的剂量要求，减少并发症的发生和提高肿瘤治愈率。如果在计划设计时不考虑加速器治疗床，则靶区的剂量被高估，靶区 HI、CI 均被理想化，近床侧的皮肤剂量被低估，这样既会影响肿瘤放疗的疗效，也可能引起皮肤的并发症反应。对放疗技师而言，由于 IGRT 全碳纤维治疗床分为薄、中、厚三个部分，常规分别对应人体的头颈部、胸腹部、盆腔部的不同治疗部位，因此放疗技师在摆位时，必须严格按照治疗计划中所加的虚拟治疗床对应不同患者在治疗床上的相应治疗体位，以减少人为误差，达到精确放疗的目的。

在现有的商业 TPS 中，一般配有常用的治疗床标准模型，用于修正治疗床剂量衰减影响。然而，有部分医院使用的治疗床并未在 TPS 治疗床目录中，需要用户自己建立治疗床模型。Aldosary 等提出利用扇形束 CT 和锥形束 CT（CBCT）扫描 Catphan 504 cylindrical phantom，先进行 CT 值（HU）比对，然后再利用 CBCT 扫描治疗床，经修正 HU 值之后，在 TPS 中建立治疗床模型，修正剂量衰减影响。其结果表明，利用该方法建立的治疗床模型的剂量衰减修正效果与 TPS 提供的标准治疗床模型是相近的，可以在临床治疗中采用。

Eclipse TPS 已将治疗床模型考虑入剂量计算和计划优化的功能，内置几何简化的薄、中、厚三个床模型，可以根据加速器实际床结构和患者照射部位，添加治疗床，治疗床厚度分为 Thin（薄）、Medium（中）、Thick（厚）三种，以仰卧位、头先进为例，头部患者选择 Thin（薄），颈部、胸部选择 Medium（中），腹部和盆部选择 Thick（厚）。

11.2 本章使用的工具或功能介绍

无。

11.3 操作步骤

单击［Insert］，在下拉菜单中单击［New Couch Structures…］。

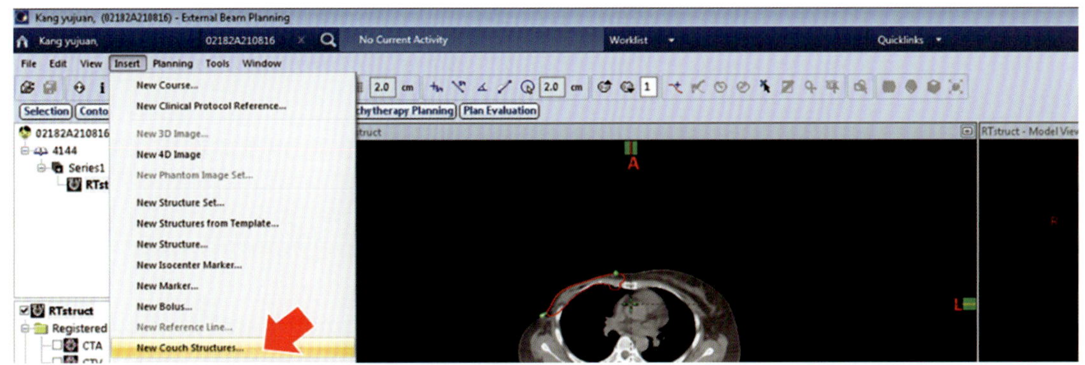

在“Create Couch Structure”对话框“Select couch profile”下拉菜单中选择［Exact IGRT Couch medium］，然后单击［OK］。

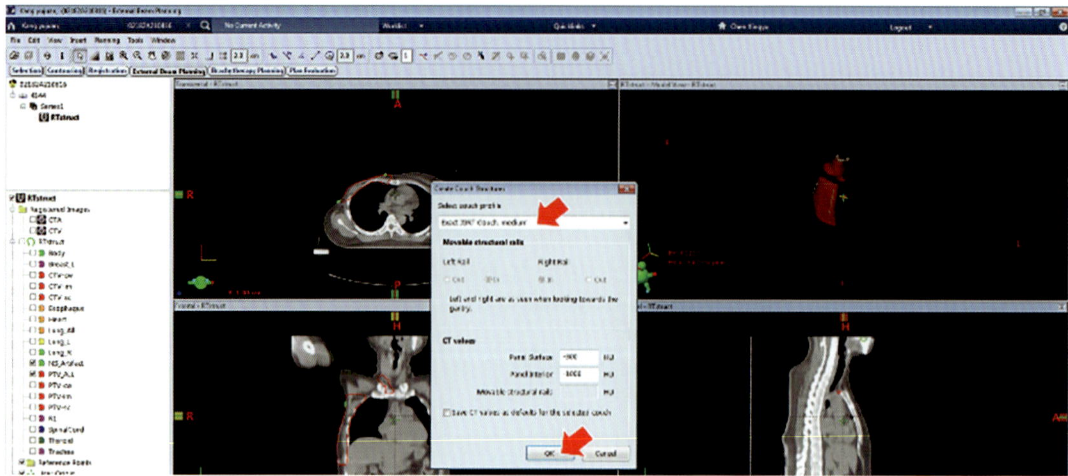

加床后单击［Move support structures］调节治疗床到合适位置。

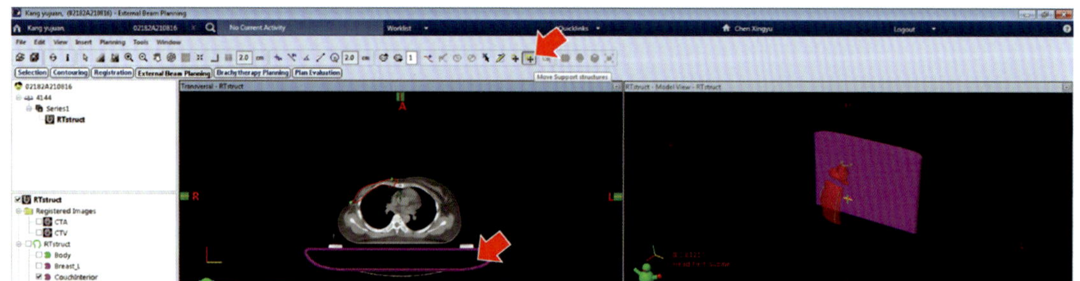

参 考 文 献

［1］ICRU Report 24. Determination of absorbed dose in a patient irradiated by beams of X or Gamma ray in radiotherapy procedures. Washington，DC，1976.

［2］Fraass B，Doppke K，Hunt M，et al. AAPM TG53 Report. Quality assurance for clinical radiotherapy treatment planning. Med Phys，1998，25（10）：1773-1829.

［3］李军，张西志，花威，等．VARIAN 直线加速器 IGRT 全碳纤维治疗床与虚拟治疗床对高能 X 射线剂量的影响．中国医学物理学杂志，2015，32（04）：479-483.

［4］沙翔燕，王运来，廖雄飞，等．全碳素纤维治疗床对吸收剂量的影响．中华放射肿瘤学杂志，2008，17（3）：223-225.

［5］李军，张西志，汪步海，等．探讨瓦里安加速器治疗床对放射治疗剂量的影响．生物医学工程与临床，2009，13（2）：131-134.

［6］Christine SP，Ghyslain L，Charles L，et al. Correction of beam attenuation caused by carbon fiber tabletop in treatment planning system for radiotherapy. Med Phys，2009，25（5）：547-552.

［7］Smith D W，Christophides D，Dean C，et al. Dosimetric characterization of the iBEAMevo carbon fiber couch for radiotherapy. Med Phys，2010，37（7）：3595-3606.

[8] Poppe B，Chofor N，Ruhmann A，et al. The effect of a carbon-fiber couch on the depth-dose curves and transmission properties for megavoltage photon beams. Strahlenther Onkol，2007，183（1）：43-48.

[9] Myint WK，Niedbala M，Wilkins D，et al. Investigating treatment dose error due to beam attenuation by carbon fiber tabletop. Med Phys，2006，7（3）：21-27.

[10] McCormack S，Diffey J，Morgan A，et al. The effect of gantry angle on megavoltage photon beam attenuation by a carbon fiber couch insert. Med Phys，2005，32（2）：483-487.

[11] Deost B，Vanregemorter J，Shaeken B，et al. The effect of carbon fibre inserts on the build-up and attenuation of high energy photon beams. Radiother Oncol，1997，45（3）：275-277.

[12] Vieira SC，Kaatee RS，Dirkx ML，et al. Two-dimensional measurement of photon beam attenuation by the treatment couch and immobilization devices using an electronic portal imaging device. Med Phys，2003，30（4）：2981-2987.

[13] 倪千喜，Pei-Fong WONG，张九堂. 不同治疗床在调强放射治疗和容积旋转放射治疗中的剂量影响分析. 中国医学物理学杂志，2016，33（11）：1116-1120.

[14] Aldosary G，Nobah A，Al-zorkani F，et al. A practical method of modeling a treatment couch using cone-beam computed tomography for intensity-modulated radiation therapy and RapidArc treatment delivery. Med Dosim，2015，92（2）：139-146.

[15] 鞠永健，陈美华，汤娅红，等. 加速器治疗床对不同角度射野吸收剂量的影响. 中华放射医学与防护杂志，2008，28（4）：374-376.

[16] 郭红博，费振乐，吴先，等. 加速器治疗床对 VMAT 剂量影响研究. 中华肿瘤防治杂志，2018，25（19）：1376-1381.

[17] 时颖华，葛超，王利波，等. 均整与非均整模式下 TrueBeam 加速器治疗床对放疗剂量的影响. 中国医学物理学杂志，2019，36（08）：867-871.

[18] Olch A J，Gerig L，Li H，et al. Diametric effects caused by couch tops and immobilization devices：report of AAPM task group 176. Med Phys，2014，41（6）：1-30.

[19] Li H，Lee A K，Johnson J L，et al. Characterization of dose impact on IMRT and VMAT from couch attenuation for two Varian couches. J Appl Clin Med Phys，2011，12（3）：23-31.

[20] 曹婷婷，全红，刘晖，等. 联影直线加速器新型全碳素纤维治疗床对放疗剂量的影响. 中国医学物理学杂志，2018，35（01）：14-18.

[21] L. H. Gerig，M. Niedbala，B. J. Nyiri. Dose perturbations by two carbon fiber treatment couches and the ability of a commercial treatment planning system to predict these effects. Med Phys. 2010，37（1）：322-328.

[22] 付庆国，朱小东，杨海明，等. 加速器碳素纤维床对三维治疗计划剂量分布的影响. 中华放射肿瘤学杂志，2014，23（6）：505-508.

[23] 甘家应，胡银祥，洪卫. Elekta 直线加速器全碳纤维六维治疗床床板对后斜野放疗剂量的影响. 中国肿瘤 2010，19（8）：511-513.

第十二章　添加电子密度表或物理材料参照表

12.1　概述

近年来，随着放疗技术、计算机技术和医学影像学技术的高速发展，治疗计划系统已经广泛使用于治疗的模拟和治疗剂量计算中。三维放疗计划系统（three dimensional treatment planning system，3D TPS）剂量计算及其分布的准确性与组织结构的 CT 值密切相关，由于人体的解剖结构非常复杂，具有空腔脏器、高密度骨质结构、人体表面不规则等特点，人体结构具有组织不均匀性。因此，CT 机应用于放疗计划时必须测量已知电子密度的等效组织的 CT 值，建立 CT 值 - 电子密度关系曲线，TPS 根据该曲线转换所得的组织电子密度进行组织不均匀性剂量校正计算，从而得出准确的放射治疗计划的剂量分布。

12.1.1　CT 值

CT 值是放射治疗计划系统剂量计算的基础，反映物质对 X 射线的平均衰减能力。CT 值作为测定人体某一局部组织或器官密度大小的一种计量单位，定义为 CT 图像中各组织与 X 线衰减系数相当的对应值。无论是矩阵图像或矩阵数字都是 CT 值的代表，而 CT 值又是从人体组织、器官值换算而来的。CT 值按照以下公式计算：

$$H = 1000\left(\frac{\mu}{\mu H_2O} - 1\right)$$

其中，μ 是靶材料的光子线性衰减系数，μH_2O 是水的线性衰减系数。

CT 值单位为 HU（hounsfield unit），空气为 -1000 HU，水为 0 HU，致密骨为 +1000 HU。

X 射线的衰减系数与很多因素有关，例如，X 射线的能量，物质的电子密度、原子序数、物理密度等。因此，不同的物质可能具有相同的 CT 值。

12.1.2　电子密度

电子密度（electron density）是指单位体积中的电子数（即原子吸引带正电荷的离子或原子团的能力），由物质密度与平均原子序数决定。用符号 n_e 表示，单位是 cm^{-3} 或 m^{-3}。

$$n_e = \frac{\rho Z N_A}{M_A}$$

Z：原子序数

M_A：摩尔质量

N_A：每克电子数

ρ：物理密度

12.1.3　CT 值与电子密度转换

目前临床上普遍是利用已知电子密度的人体组织替代物制作模体，并对模体进行扫描，建立 CT 值 - 电子密度转换曲线，进而获得人体组织的电子密度图像。治疗计划系统首先将获得 CT 图像中的 CT 值进行组织相对电子密度转换，转换过程为 CT 图像中，每个轮廓线（面）内的 CT 值已知，经过变化将 CT 值转换成电子密度，然后以组织相对电子密度为基础对不均匀组织进行校正，最后 TPS 依据 CT 图像的电子密度信息进行剂量计算。

目前，放射治疗主要使用直线加速器产生的高能 X 射线，在这种射线能量范围内，射野与物质的相互作用主要是康普顿效应，它们在组织中的吸收和散射主要决定于物质的电子密度。物质的相对电子密度（relative electron density，RED）影响着射线在人体组织中的吸收与散射。因此，准确标定采集数据时 CT 值与物质 RED 的关系，成为提高现代精确放射治疗计划系统中不均匀组织计算精度的基础。

然而各文献中所给的同一模体组织却有不同的 CT 值和相对电子密度，且由于扫描条件、参数的不同，同一组织的 CT 值也会产生变化，这说明人体组织不是均一的。CT 值与 CT 机管电压、X 射线能量及能谱有关，不同射线能量产生的 CT 值也不同。有研究显示，扫描电压不同，CT 值与相对电子密度关系会有变化，尤其是骨组织受影响较大，而对软组织 CT 值影响较小，说明 CT 机的 X 射线能量、能谱差异在低原子序数材料范围内表现不明显。这是由于在此扫描电压范围，光电效应占据主导能量吸收地位，不同的管电压在组织内的光电吸收与反冲电子吸收比例不同，骨吸收远大于软组织吸收，并随能量升高而下降较快。Hendee 等研究表明不同 CT 扫描机由于内在滤过算法不同，CT 值也会不同。

在组织密度范围内，CT 与 RED 转换曲线并非线性，其主要原因是由于组织原子序数改变影响了射线衰减。射线从肺至软组织呈线性衰减，但在软组织至骨之间则并非线性衰减，并且在该范围内其衰减受电压影响较大。尽管组织是非均一性的，但 CT 值变化波动却总是在一定区间内。除了低密度的肺和高密度的骨等组织器官外，大部分组织器官的 CT 值变化区间集中在 –100 ～ 100 HU 内。对 –100 ～ 100 HU 区间内的组织器官分部位进行统计，盆腔部位的器官 CT 值相对头颈和胸部更加集中于 –50 ～ 50 HU 之间，盆腔部位软组织较多，高密度组织器官较少，且组织器官密度较为接近，该部位 CT 值改变对剂量计算的影响最小。头颈部的主要器官 CT 值也在 –100 ～ 100 HU 范围内，在剂量计算时，头颈部的高密度组织对照射线的吸收较大。胸部的肺中含有大量空腔，密度较低，对剂量计算影响较大。

由物质材料的 CT 值确定其质量密度或者电子密度的过程称为“CT 值标定”，Schneider 和 Bortfeld 曾对人体 40 种组织的进行分析，建立 CT 值与组织电子密度之间的关系，他们发现 CT 值与组织的密度 ρ 近似成线性关系，而与组织的元素组成无确定性关系。理论上，确定越多的 CT 值 - 密度点可以推出越精确的 CT 值 - 密度曲线，其余的 CT 值 - 密度点可以通过插值的方法获得（表 12-1）。

表 12-1　CT 值划分、密度划分对应表

组织名称	CT 区间	密度在（g/cm^3）	元素构成
空气	–1000 ～ –950	0.001 ～ 0.044	C、H、O、N、Ar
肺组织	–950 ～ –750	0.044 ～ 0.26	H、C、N、O、Na、P、S、Cl、K
脂肪组织	–750 ～ –100	0.26 ～ 0.95	C、H、O、N、S、Na、P
软组织 1	–100 ～ 50	0.95 ～ 1.05	H、C、N、O、Na、Mg、P、S、Cl、K、Fe
软组织 2	50 ～ 100	1.05 ～ 1.127	H、C、N、O、F、Ca、Zn
软骨组织	100 ～ 750	1.127 ～ 1.45	H、C、N、O、Na、P、S、Cl
硬骨组织	750 ～ 1700	1.45 ～ 1.95	H、C、N、O、Na、P、S、Ca

CT 值与电子密度转换性能体模插件的相对电子密度范围包含了人体各种组织，有些性能模体在相对电子密度 1.171～1.925 范围内仅有两种密度插件，由于射线在该范围内的组织并不遵循线性衰减。因此，此类模体在该范围内所提供的 CT 值精度有限，建议在对计划系统的 CT 值与电子密度（RED）转换曲线建立时，需要包含更多已知密度的模体来进行测量。

在不同扫描电压建立的 CT-RED 表，CT 值为 –1000 到 0 之间的曲线几乎重合，CT-RED 曲线不随扫描电压变化而变化，因而在此 CT 值范围内的相对电子密度恒定。而在 6 MV 光子线下，高密度组织材料对剂量的影响比低密度组织材料更敏感，高密度组织材料（HU>100）中 10% 的 RED 值变化将会引起 3% 的剂量改变。多项研究显示，管电压对 CT 值影响较大，管电流对 CT 值的影响较小，选择不同的扫描电压及选择不同电压的 CT-RED 曲线对高密度物质中及高密度组织后的剂量影响较大，需要针对不同的管电压设定特定的 CT-RED 转换曲线。为保证剂量计算结果准确，放疗患者 CT 定位的扫描电压需要与 TPS 计划设计时选取的 CT-RED 转换曲线匹配，错误的匹配 CT-RED 转换曲线会造成高密度物质内部与射线出口处的剂量差异。CT 定位床散射引起的影响也应引起注意，有研究显示定位床板对 CT 值的绝对值较小的物质（相对电子密度接近于 1）影响较大。另外，由于 CT 图像重建时会受溢出效应（spill out）影响，在 CT 扫描时，各种不同密度的组织替代材料的 CT 值有可能互相干扰，建议排列时把高密度组织替代材料均匀的分布在整个模体。

12.1.4 CT 值与电子密度转换性能模体

CRIS 062 电子密度模体为椭圆的外形，具有 17 根已知相对电子密度的圆柱形模体棒插孔，孔径直径为 30.5 mm，被分为两个部分，中心处插入 1 根等效水模体棒，其他插孔插入等效组织模体棒，围绕着等效水模体棒分为内外两层，每层 8 根等效组织模体棒（下图，表 12-2）。等效组织模体棒可以对人体的肺部、腹部、胸部、肌肉、肝、骨头和致密骨进行等效组织模拟。

使用方法：

（1）把 16 根人体组织替代材料棒按照提供的 CT 电子密度模体使用说明进行放置。

（2）把模体安置于 CT 碳素纤维板上，并将模体两侧和上方的十字线与激光线重合。

（3）设置 CT 扫描的工作参数，扫描结束后将固体的水材料棒安在模体的中心位置，然后在上述的相同环境下再次扫描模体，从而获取电子密度图像。

（4）在 CT 截面中采集模体内圆形区域的 CT 值，建立 CT- 电子密度转换曲线，并存入放射治疗计划系统。

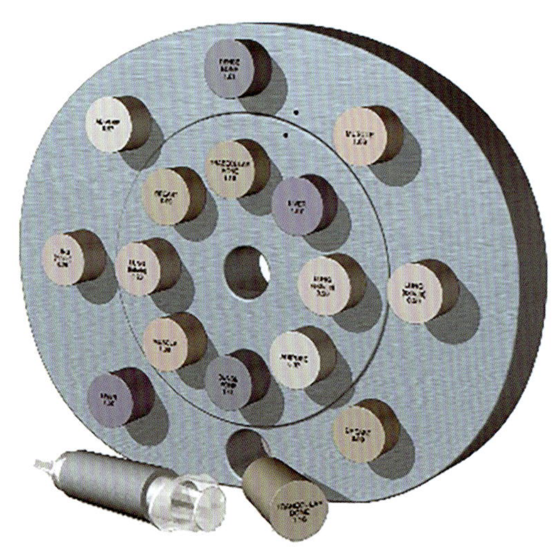

表 12-2　等效组织模体棒对应的相对电子密度

Model		RED
Lung	Inhale	0.190
	Exhale	0.489
Adipose		0.949
Breast		0.976
Muscle		1.043
Liver		1.052
H_2O		1.000
Bone	Trabecular	1.117
	800 mg/cc	1.512
	1000 mg/cc	1.517
	1250 mg/cc	1.712
	1500 mg/cc	1.859

Gammex 公司生产的 RM1467 型电子密度 -CT 值检测模体，由直径为 33 cm 的圆盘状固体水构成。模体包含 16 个圆柱形孔洞，每孔直径 2.8 cm 用来容纳各种待测的组织替代材料。孔洞分内、外两组，呈同心圆状规则分布在圆盘上。模体两侧和上方有十字形定位标志。配合三维激光定位系统，可以较方便地准确定位模体的中心扫描层面。模体中央有间距 50 mm 的定位孔。在重建的 CT 影像上利用距离尺测量这些定位孔，可以协助检测模体摆位是否准确。RMI 467 模体提供由固体水及 12 种其他组织替代材料制成的圆柱形模体棒，各棒直径为 2.8 cm，可以与模体上的圆孔很好地吻合。模体套件附带有凝胶，用以增加组织替代材料模体棒与模体圆孔的吻合度和消除空气间隙。

12.2　本章使用的工具或功能介绍

Eclipse 中使用的是相对电子密度，而非电子密度。Electron Density 曲线用于 AAA 和 MRDC 算法中 HU 值向相对电子密度的转换。Mass Density 曲线用于 Acuros XB 和 eMC 算法中 HU 值向质量密度的转换。Proton Stopping Power 曲线用于 PCS 算法中 HU 值向 Proton Stopping Power（相对于水）的转换。

曲线中的点应超过临床常用 HU 值范围，建议在 –1000（HU Value）/0（Rel.Density）以外添加一个 –1050（HU Value）/0（Rel.Density）的点（系统支持的 HU 范围为 –3000 到 +29768。

在 Eclipse TPS 中如果使用“AcurosXB”算法，需要在“Physical Material Table”中选择合适的物理材料参照表。

12.3　操作步骤

在结构组名称处单击【鼠标右键】，在弹出的右键菜单中单击［Properties］。

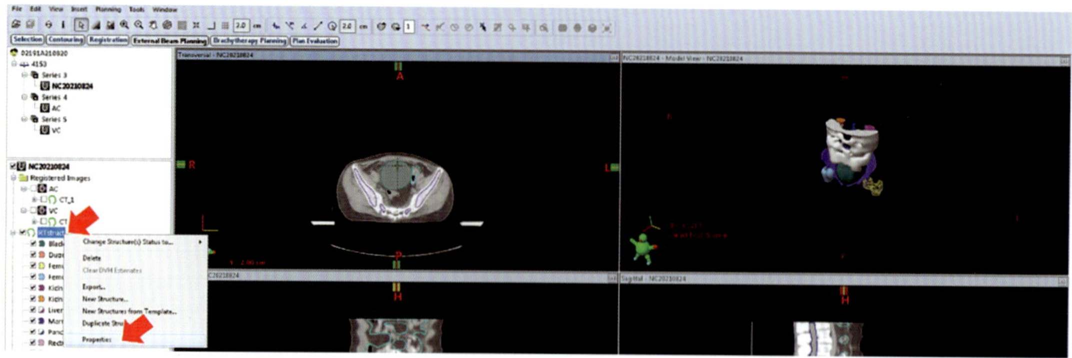

在弹出的“Structure Set Properties”对话框“General”标签的“Physical Material Table”下拉菜单中选择对应的物理材料对照表，然后单击［OK］。

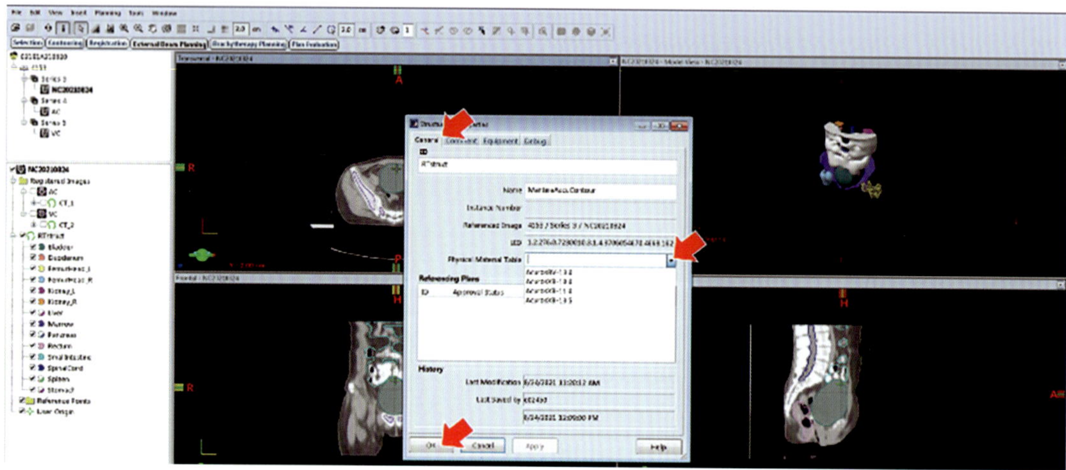

参考文献

［1］邱强．CT 值相对电子密度校正及其对 TPS 计算精度的影响．医疗装备，2010，23（12）：11-12.

［2］Koniarova I. Inter-comparison of phantoms for CT numbers to relative electron density（RED）/physical density calibration and influence to dose calculation in TPS. J Phys Conf Ser，2019，1248：12046.

［3］祁振宇，黄劭敏，邓小武，等．放疗计划 CT 值的校准检测及其影响因素分析．癌症，2006，25（1）：110-114.

［4］Zurl B，Tiefling R，Winkler P，et al. Hounsfield units variations：impact on CT-density based conversion tables and their effects on dose distribution. Strahlenther Onkol，2014，190（1）：88-93.

［5］廖雄飞，黎杰，王培．CT 模拟定位机的扫描参数对放疗计划系统剂量计算的影响．肿瘤预防与治疗，2015，28（1）：49-51.

［6］Mahmoudi R，Jabbari N，Aghdasi M. Energy dependence of measured CT numbers for calibration of radiotherapy treatment planning systems. PLoS One，2016，11（7）：3-14.

［7］胡逸民．肿瘤放射物理学．北京：中国原子能出版社，1999.

［8］Buzug，Thorsten M. Computed tomography：from photon statistics to modem cone-beam CT. Springer Science & Business Media，2008.

[9] 祁振宇，黄劭敏，邓小武．放疗计划 CT 值的校准检测及其影响因素分析．癌症：英文版，2006，25（1）：1HM14.

[10] 王若峥，尹勇．肿瘤精确放射治疗计划设计学．北京：科学出版社，2014.

[11] 姜炜，崔世民．临床调强放射治疗学．北京：人民卫生出版社，2011.

[12] 郑小康，陈龙华．三维适形放疗临床实践（CT 模拟与三维计划）. 北京：人民卫生出版社，2001.

[13] 李晔雄．肿瘤放射治疗学．5 版．北京：中国协和医科大学出版社，2018.

[14] Hendee W. Computed Tomography：Fundamentals，System Technology，Image Quality，Applications，3rd revised and enlarged Edition. Med Phys，2012，39（2）.

[15] Constantinou C，Harrington J C，Dewerd L A. An electron density phantom for calibrating CT based planning computers to correct for heterogeneities. Med Phys，1992，19（2）：325-332.

[16] 王鹏程．放射治疗剂量学．北京：人民军医出版社，2007.

[17] 于金明，殷蔚伯，李宝生．肿瘤精确放射治疗学．济南：山东科学技术出版社，2004.

[18] 徐慧军，段学章．现代肿瘤放射物理与技术．北京：中国原子能出版社，2018.

[19] Schneider，W.，T. Bortfeld，W. Schlegel，Correlation between CT numbers and tissue parameters needed for Monte Carlo simulations of clinical dose distributions. Physics in medicine and biology，2000.45：p.459-478.

[20] 冯国生，梁远，吴丹玲，等．CT 值 - 相对电子密度转换曲线的影响因素分析．中华放射肿瘤学杂志，2012，21（3）：281-284.

[21] Beneventi S，Chionne F，Gobbi G，et al. Quantitative CT tomography for radiotherapy treatment planning：calibration phantom and sources of error. Radiother Oncol，1995，37（1）. S41.

[22] Moyers M F，Miller D W，Siebers J V，et al. Water equivalence of various materials for 155 to 250 MeV protons. Med Phys，1992，19（3）：829.

第十三章　创建疗程

13.1　概述

放射治疗疗程的长短与疾病的病种密切相关，不同的疾病照射剂量不同，疗程长短也不一样。例如乳腺癌患者，在术后辅助放疗当中一般常用的照射剂量是 50 Gy，如果单次照射是 2 Gy，需要 25 天才能完成。如果是脑部的胶质瘤，一般照射剂量为 55 ~ 60 Gy，因此需要的时间接近 30 天。如果是食管癌，有的患者需要 70 Gy，那么治疗时间是 35 天。但是作为放疗的实施，一般是在一星期当中的周一到周五进行放射治疗，而周六周日休息。因此，在天数的基础上，还要再加上周六周日的时间，所以一般疾病都需要一个月到一个半月，甚至更长的时间来完成整个治疗。淋巴瘤的照射剂量相对比较小，因此时间相对比较短暂。

经过长期以来大量临床统计证实，采用分次照射的方式（fractionated radiotherapy）是最佳的常规放射治疗模式。照射的次数称为分次数（fractionation），每分次的剂量称为分次量（fractionation dose），而第一次和最后一次之间的时间称为总疗程时间（overall time）。分次照射的核心指导原则为临床放射生物学效应中的 4R 概念，即细胞损伤后的修复（repair）、增殖（repopulation）、细胞周期的重新分布（redistribution）及肿瘤内乏氧细胞的再氧化（reoxygenation）等因素的相互作用，4R 概念体现肿瘤和正常组织器官在放疗疗程中的反应，决定最终的疗效。

13.1.1　时间 - 剂量

晚期效应对分次剂量大小的改变更敏感，急性反应对累积剂量率的改变更敏感。急性反应的严重程度主要取决于累积剂量率（每周剂量率）。急性反应反映了射线导致的细胞死亡率和存活干细胞的细胞再生之间的不平衡。干细胞群减少，急性反应达到最高峰之后，细胞群进一步减少不增加反应的严重程度。这意味着总剂量达到一定的阈值后，累积剂量率比总剂量对急性反应的强度峰值影响更大。与之相反，如果每周剂量率超过存活干细胞再生能力，那么修复所需时间取决于总剂量。这是因为修复与治疗过程各种存活干细胞绝对数量关系密切，总剂量越高，存活干细胞数量越少。尽管大部分常见的放射治疗晚期后遗症（如脊髓损伤）显示很少或不取决于总时间（假设分次剂量间期发生完全修复），总时间对于被称为间接晚期效应的一系列其他晚期效应可能有重要意义，随之而来的晚期反应可以表现为严重且长期的上皮剥脱，而不是和这些晚期反应有关的间质组织的直接放射损伤。

决定正常组织耐受性的时间 - 剂量参数包括总剂量、总治疗时间、分次剂量大小和剂量分次频率。后两项决定累积剂量率，有时被称为每周剂量率。由于干细胞、成熟细胞和功能细胞（如骨髓）组成的上皮和其他组织急性反应的强烈程度反映了放射治疗导致细胞死亡率和存活干细胞再生率之间的平衡。这种平衡主要取决于累积剂量率。虽然分次大小也是决定急性反应严重程度的一项因素（大分割比小分割更具有破坏力），但相比晚期反应影响较小。急性反应达到峰值后（例如，已经发生皮肤湿性反应剥脱或融合性黏膜炎），干细胞进一步死亡不能导致急性反应强烈程度加剧，但治疗反应时间明显增加。如果没有足够多的存活干细胞重新生成组织，那么急性反应可能进展为继发性迟发性损伤。

13.1.2 分次剂量和分次时间

分次剂量的影响主要通过两个组织特异性参数控制。

（1）单击细胞放射敏感性，通过指数细胞杀灭参数 α（取每 Gy 剂量杀灭细胞自然数的对数）来量化。α 代表单个辐射粒子在电子运行轨道上所产生的细胞损伤，与辐射的间接作用相关。与此相一致，α 独立于剂量率、分次剂量或分次次数的变量。虽然 α 产生的损伤可以部分被修复，但它仍然代表了单个粒子所致的细胞杀伤，独立于分次照射之间的时间间隔。

（2）多击细胞敏感性，β 代表由多个粒子之间的相互作用所致的细胞杀伤（通常两个粒子在高分次剂量中的作用）。因此，如果两次照射的间隔时间足够小，β 则代表对分次剂量或剂量率的敏感性，而不是总剂量中的多击杀伤，这也是所期望的，在照射间期照射致损伤存在修复。然而，这一假设是建立在照射间期足够长（至少 6～8 h）以便修复能够完成的基础上的。总之，这两个因素拟合成细胞杀伤的线性二次（LQ）模型。α/β 比值可以界定分次剂量的放射敏感性，促进了对放射治疗比和分次照射优势的理解。简言之，低于 2 Gy 的分次剂量通常可以获得较好的治疗比，大分割剂量仅在经过慎重考虑和有特殊需要时使用。高的分次剂量和少的分割次数具有治疗时间短、治疗方便和治疗费用低等优势，但只能在经过慎重考虑的特殊情况下使用。

大多数肿瘤均含后快速增殖细胞，人们已经发现其 α/β 比值均较高，如 8 Gy、14 Gy、19 Gy、30 Gy 或 50 Gy，甚至更高。然而，晚期反应组织的 α/β 比值均较低，通常为 2～5 Gy。这提示在总剂量相同的情况下，每次分割剂量越小，晚反应组织的损伤会比肿瘤的损伤更小。因此，除了体积因素外，超分割放疗会产生最佳的治疗比，如每天两次照射，每次 1.1～1.2 Gy，总剂量为 77～82 Gy，大约 7 周完成，如右图所示。

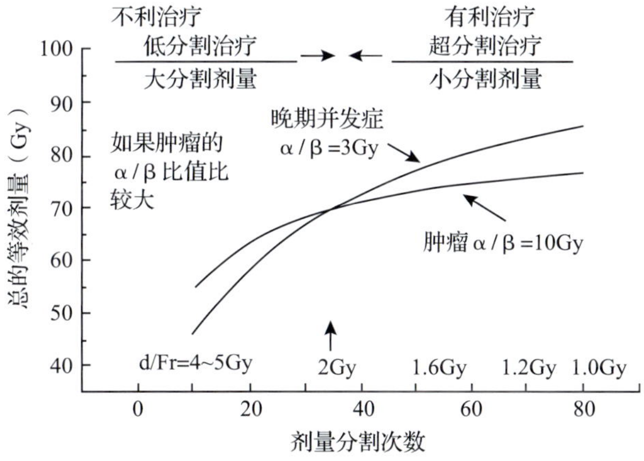

不利治疗
低分割治疗
大分割剂量
有利治疗
超分割治疗
小分割剂量
晚期并发症
α / β =3Gy
如果肿瘤的
α / β 比值比
较大
肿瘤 α / β =10Gy
d/Fr=4~5Gy
2Gy
1.6Gy
1.2Gy
1.0Gy
总的等效剂量（Gy）
100
90
80
70
60
50
40
0
20
40
60
80
剂量分割次数

注释：

治疗总剂量和每分次剂量的等效应曲线（以每分次 2 Gy 归一）。晚期并发症和肿瘤早期反应截然不同：多分次，每分次剂量低可以提高治疗比。

精心策划的超分割时间进度已经证实很成功。但是，一天两次照射所带来的不便促使医生继续努力寻求一种策略以获得最佳的时间进度并改进疗效，这就是加速时间进度，其减少了整体治疗时间，克服了肿瘤的再群体化。原理是可靠的，但这些方法在第一次应用时有时会有些偏激，应进行修改。应探讨是否可以使用更大或更小的分次，例如，35 F × 2 Gy=70 Gy 照射在 35 天完成（每周治疗 5 天），还可以放缓至 39 F × 1.8 Gy=70.2 Gy 照射 39 天，但应避免 1.2 Gy 的分割剂量，因为其会造成很长的治疗时间。

使用更少的分次、更大的分次剂量，即低分割放疗，一直被认为是危险的，而且降低了治疗比，导致在肿瘤疗效相同的情况下晚期并发症增多，如上图左侧部分所示。然而，IMRT、立体定向放射治疗和质子放射治疗，可以做到高度适形的小体积照射，这使低分割放疗成为可能。

通常认为晚期反应发生于具有缓慢细胞周转特定的组织中，如成人的结缔组织和各器官实质细胞。因为在典型的放射治疗疗程后，这些组织的细胞减少并不明显，所以累积剂量率和总治疗时间对晚期反应严重程度的决定性意义较小。因此，晚期反应主要取决于总剂量、分次剂量大小和分次间隔时间。分次剂量改变导致的等效剂量改变比急性效应受到的影响更大。意义在于如果肿瘤和正常组织的急性反应对分次大小改变的敏感性相似，那么显著降低分次大小且提高总剂量（超分割）可实现治疗比获益。为了便于分次敏感性定量，应用二次线性方程（LQ）是最简便的，如果靶细胞假说成立，那么LQ 模型能正确地表述靶细胞存活曲线。鉴于这些条件，LQ 模型参数 α/β 比值是对不同分次剂量敏感性的定量测定。比值低意味着分次敏感性高，比值高意味着分次敏感性低。比值低提示当分次剂量改变时等效剂量有相对大的改变，比值高则相反。这意味着采用较小的分次剂量的晚期效应耐受剂量的增加比肿瘤组织和急性反应耐受剂量更大（超分割）。

13.1.3 总时间

大多数肿瘤中有相当一部分细胞可以快速增殖，其细胞周期时间为 1 天到几天，平均肿瘤潜在倍增时间（Tpot，忽略细胞丢失）为 4 天或 5 天。由于大多数类型的肿瘤组织供血差且混乱，以致自发性营养不良所致的细胞损失率在人类癌症中可以达到 90%～95%，所以肿瘤的总体积倍增时间往往是其潜在倍增时间的 10～20 倍。当然，少量的细胞凋亡也会增加细胞丢失。这就是说，观察肿瘤体积倍增时间的意义并不大。虽然肿瘤体积缩小率有时与肿瘤治疗反应相关，但在治疗期间观察肿瘤体积缩小率的意义也不大。肿瘤治疗的转归受肿瘤宿主细胞和肿瘤死亡细胞的影响。因此，测量肿瘤细胞杀伤并不能衡量肿瘤治疗转归。

经过几次常规放疗之后，增殖性肿瘤细胞中就仅剩下一小部分有代谢活性的肿瘤克隆源细胞。治疗后经过一段时间间隔，肿瘤内有丝分裂细胞死亡并被吸收，活细胞靠拢毛细血管，这样产生了自发性细胞损失。但存活细胞的氧合却更加丰富。从理论上讲，随后则是针对在群体化的肿瘤细胞进行治疗（虽然，在放射治疗过程中试图观察再氧合过程的时间，却得到了自相矛盾的结果）。

临床证据表明，再次行放射治疗时，由于治疗延迟造成大多数类型肿瘤中有生存能力的克隆源性细胞再群体化，比例通过 Tpot 衡量的接近或更高。例如，在治疗头颈部肿瘤治疗期间，克隆源性细胞数量增加一倍的时间为 2～3 天。与治疗平均 Tpot 的 4～6 天相当。由于急性反应或患者不便导致的治疗中断，放疗时间进度不应延长超过计划的 6～7 周。这是迄今全世界认可的。任何因治疗延迟所致生物效应降低，应通过增加分次剂量进行补偿，增加的剂量大小有特殊方法进行计算。当超过标准治疗时间进度时，延长治疗时间会引起肿瘤控制率的急剧下降。例如，每延长 1 周会使肿瘤局部控制率下降 10%～25% 或更多。

许多癌症治愈率（尤其是鳞状细胞癌）主要取决于总治疗时间，同时长时间治疗的肿瘤控制降低。其可归因于肿瘤克隆加速再生。增加肿瘤控制剂量同时增加治疗时间的研究表明，经过一段长短不同的滞后期后，分次放射治疗间期存活的肿瘤快速克隆再生，平均每天治疗需额外增加约 0.6 Gy 才能抑制克隆细胞再生。

13.1.4 超分割

超分割即每天照射 2 次或 2 次以上，一般为 2 次，2 次间隔至少 6 h 以上，每次的剂量比常规放疗低。总疗程与常规放疗相似，总剂量较常规放疗提高。

超分割是在晚期反应正常组织耐受范围内，采用小剂量分次方案，可以提高肿瘤的放射剂量，使总剂量更高，且其转化为对肿瘤的有效生物剂量更高（因为每次较小的剂量可以使后期反应正常组织耐受更高的剂量，而给肿瘤更高的生物效应剂量），从而提高肿瘤的局部控制率，而不增加正常组织的后期损伤。肿瘤细胞的 α/β 比值必须大于剂量限制的正常组织才适用该原理。急性反应组织比晚期反应正常组织的 α/β 比值高。由于肿瘤和正常组织急性反应的动力学相似，预测肿瘤（可能存在例外，如前列腺）也可能有高 α/β 比值。超分割的另一原理是通过再分布和氧合作用较低达到放射增敏。超分割照射 1 天要照射 2 次或以上，可以通过细胞周期的再分布，而使不敏感的细胞进入敏感期，并给予杀灭。剂量分次数越多，下次照射时细胞处于放射敏感期的概率越大。小剂量分次照射从两方面使肿瘤乏氧细胞减少。第一，只有乏氧细胞比例更大才能显著增加肿瘤细胞存活的比例；第二，氧增强比值较低。每次剂量较低，可以增加乏氧细胞的放射敏感性，降低氧增强比。

多项研究报道显示，与常规放疗相比较，超分割放射治疗鼻咽癌可以明显提高肿瘤的局部控制率，尤其是局部肿瘤可以明显提高肿瘤的局部控制率，尤其是局部肿瘤较晚期如 T3、T4 的局部控制率。但急性反应也增加，只有少数报道提高了生存率，大部分报道生存率提高不明显，对后期反应的长期报道尚不多。而近期所报道的超分割放疗加化疗与超分割放疗相比较，部分报道提高了生存率，急性反应有所增加，后期反应差别不明显。

13.1.5 加速超分割

加速超分割治疗方式通常采用每天 2 次或 2 次以上的照射治疗，每次剂量与常规放疗相似或略低，总剂量与常规放疗相似，而总疗程较常规放疗缩短，其理论为总的治疗时间与肿瘤补偿增殖的开始时间（T_k）相同。肿瘤在放射治疗过程中有肿瘤干细胞的加速再增殖，这种加速再增殖大多发生在放疗开始后的 3～4 周，而这就需要更多的剂量来抵消这种再增殖，从而提高肿瘤的局部控制率。采用加速超分割的方法可以缩短总疗程，减少放疗过程中肿瘤干细胞加速再增殖的机会，从而在总剂量固定的情况下，提高肿瘤局部控制率。但患者的急性反应会增加，对后期反应组织影响较小。因为总治疗时间对正常组织晚期损伤的影响很小，如果不增加单次剂量且分次间隔时间足够长以完成完全修复，那么就可实现治疗获益。

当治疗总时间明显减少时，必须减少总剂量才能预防产生极严重的急性反应。只有剂量减少值小于因时间缩短导致肿瘤细胞再生所需的剂量，才能有治疗获益。

头颈部肿瘤超分割放射治疗方案可分为以下几种类型：

（1）连续短程强烈方案（CHART）：以英国学者为代表。每天照射 3 次，每次 1.4～1.5 Gy，总剂量为 50～54 Gy，连续 12 天完成。用这种方法治疗头颈部肿瘤的大宗病例分析提示，肿瘤的局部控制率提高，但总的生存率提高不明显，患者的急性放射反应增加，后期反应相似。

（2）加速超分割合并分段放疗：以美国的 Wang 等为代表。每天照射 2 次，间隔 6 h 以上，每次 1.6 Gy，在照射到 38.4 Gy 后休息 10～14 天，然后进行下一阶段治疗，总剂量为 67.2～70.6 Gy。

（3）同期缩野加量技术：以美国 Anderson 医院 Ang 为代表。开始先给常规放疗，每次 1.8 Gy，每周 5 次。然后在此基础上，加一个小野，仅包括肿瘤，与大野照射间隔 6 h 以上，每次 1.5 Gy，共加量 10 次。加量的时间看可以在疗程的开始，全疗程每周 2 次或疗程的最后 2 周给予。总剂量为 69 Gy/40 次，在 6 周内完成，比常规放疗缩短 1～1.5 周。结果发现，在疗程的最后 2 周加量的效果由于在全疗程每周 2 次加量或在疗程开始就给予加量。从另外一个侧面证明，肿瘤干细胞的加速再增殖发生在疗程开始后的 3～4 周。

（4）逐步递量放疗：每天 2 次，每周的剂量逐步增加，如第 1 周为每次 1.1 Gy，第 2 周为每次 1.2 Gy，第 3 周为每次 1.3 Gy，第 4 周为每次 1.4 Gy，依此类推。照射间隔在 6 h 以上。其原理是在治疗开始阶段给予较低的剂量可以刺激正常黏膜的增殖，从而耐受随后更强烈的治疗。这样可以缩短总疗程，而总剂量不降低。

13.1.6 低分割

低分割放疗是指增加单次的剂量而缩短总的放疗时间，相比常规放疗，低分割放疗每次的照射剂量大于 2 Gy，通常每周放疗次数为 2～3 次。正因为低分割模式放疗单次剂量的增大可以较大程度地杀伤肿瘤细胞及乏氧细胞，从而达到减少肿瘤细胞再次增殖的目的，防止肿瘤的增殖与扩散，从而进一步提高恶性肿瘤的局部控制。

低分割放疗模式的作用机制为利用高剂量的射线照射缺氧细胞及肿瘤细胞，使细胞的再繁殖分裂的能力得到了很有效的抑制，从而提高肿瘤局部的有效率。然而，机体正常组织器官特别是晚期反应组织对放疗耐受性程度往往限制了大分割放疗的应用。

13.2 本章使用的工具或功能介绍

无。

13.3 操作步骤

单击［Insert］在下拉列表中单击［New Course］。

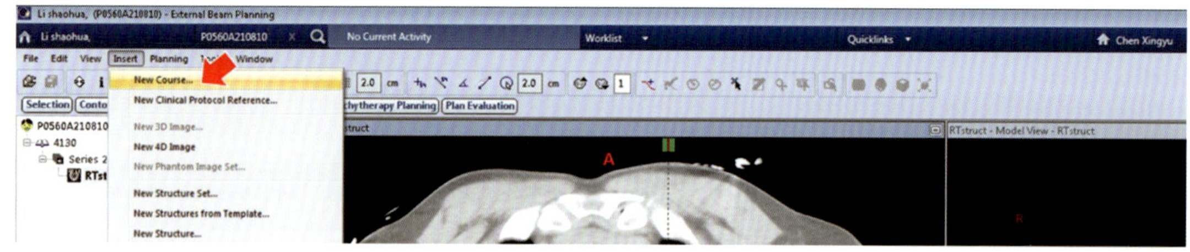

在“Course Properties”对话框的 ID 处输入 Course 名称，例如“C1”。单击［OK］。

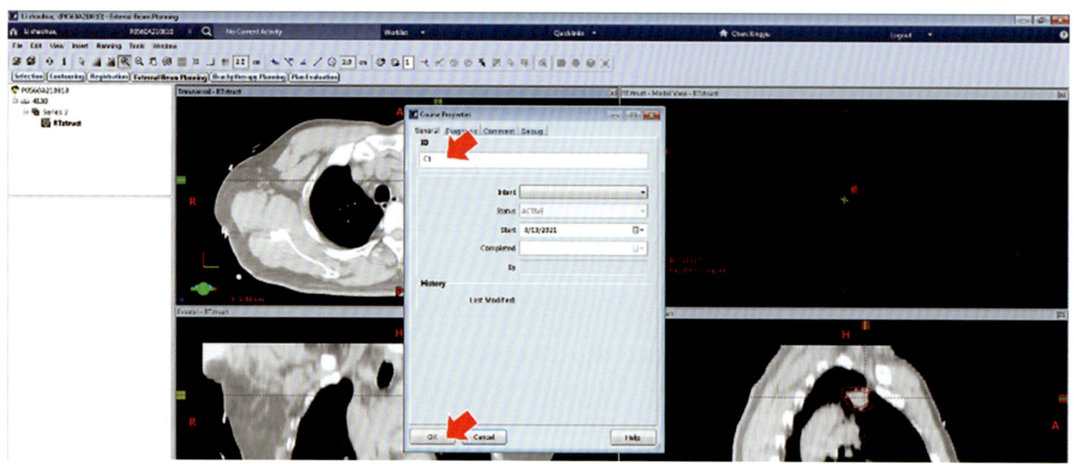

参考文献

[1] 胡逸民．肿瘤放射物理学．北京：中国原子能出版社，1999.
[2] 王若峥，尹勇．肿瘤精确放射治疗计划设计学．北京：科学出版社，2014.
[3] 姜炜，崔世民．临床调强放射治疗学．北京：人民卫生出版社，2011.
[4] 郑小康，陈龙华．三维适形放疗临床实践（CT 模拟与三维计划）．北京：人民卫生出版社，2001.
[5] 李晔雄．肿瘤放射治疗学．5 版．北京：中国协和医科大学出版社，2018.
[6] 王鹏程．放射治疗剂量学．北京：人民军医出版社，2007.
[7] 于金明，殷蔚伯，李宝生．肿瘤精确放射治疗学．济南：山东科学技术出版社，2004.
[8] 徐慧军，段学章．现代肿瘤放射物理与技术．北京：中国原子能出版社，2018.
[9] 冯宁远．实用放射治疗物理学．北京：北京医科大学、中国协和医科大学联合出版社，1998.

第十四章　创建计划

14.1　概述

放射治疗（radiation therapy，RT）作为癌症的一种治疗方式，是以放射学作为理论基础的。随着CT在放疗定位中的应用，为3DCRT技术在临床上的开展提供条件。20世纪80年代，随着3DCRT技术的发展，临床实践中又出现了IMRT技术。随后在20世纪90年代中期出现了基于锥形束多叶准直器（MLC）的IMRT技术。MLC可以更快速、更可控地对射野孔径进行调整。因此，用于动态射线强度的调节更为理想。从物理学上讲，IMRT技术的目的是为了加强对三维剂量分布的控制，且都是通过大量的独立子野叠加而成，也可以是一个或多个弧形照射。

IMRT增加了放射治疗计划的自由度。对于形状复杂的肿瘤，IMRT提供了更加有效手段去产生更好的剂量分布适形度。作为21世纪放射治疗技术的主流，发展到至今已形成多种调强方式。可以分为以机架固定为基础的调强放射治疗（简称固定野调强）和以拉弧为基础的调强放射治疗（简称旋转调强）。固定野调强又可以分为以多叶准直器为基础的静态步进式实施方式（简称静态MLC调强）和动态实施方式（简称动态MLC调强）和以补偿器为基础的实施方式。旋转调强又可以分为扇形束调强放射治疗和锥形束调强放射治疗。无论哪种方式都是为了最大幅度地增加三维方向上靶区剂量的适形度。

根据调强的概念，首先要根据病灶（靶区）及周围重要组织（或器官）的三维解剖结构，和预定的靶区剂量分布和危及器官（OAR）的限量（包括OAR的允许体积），利用优化设计算法，借助计划系统计算出照射野方向上需要的强度分布。

调强放射治疗计划设计是确定一个治疗方案的全过程，是对整个治疗过程不断进行量化和优化的过程，更多的强调了主管医师或物理师通过治疗计划设计对实现治疗方案要求的程度。IMRT计划设计时需要考虑如下几个方面的问题：均匀（homogeneity）、适形（conformity）、简便（simplicity）以及避免对敏感组织的损伤（avoidance）。均匀性是指肿瘤接受的剂量在给定的剂量分布范围内，保证肿瘤接受均匀剂量照射，避免冷点（cold spot）和热点（hot spot）的情况；适形是指照射野形状与肿瘤形状保持一致，使肿瘤受到一定剂量照射的同时，减少对敏感组织及正常组织的损害；简便是指治疗计划尽可能方便，利于实现，减少治疗时间和误差；避免对敏感组织的损伤是指防止对敏感组织的损伤，通过限制敏感组织接受到的剂量小于安全剂量来实现。

14.1.1　正向治疗计划

调强放射治疗计划设计可以通过正向和逆向两种方式实现。

正向计划制订方法类似于常规三维适形放疗计划的制订方法。用这种方法，计划设计者首先规定射线的方向、形状和给量强度（或剂量配比），再由计算机算出剂量分布结果，最后计划设计者根据自己制订计划的经验和主观感觉用手工的方法调整射线方向、射野形状和射野给量。正向设计也称为“人工优化”，在此优化中，计划设计者为每一个角度主射野设计一个或几个不同形状的子野，并对子野剂量配比反复修改（通常是人工的），直至得到可接受的临床结果。这个过程能够产生简单的野中野调强治疗，只对解决一些临床问题有效。例如，“野中野”计划制订技术已经被成功用于乳腺癌的放射治疗计划设计，此计划目的是改善平行对穿野剂量均匀性。这是一个反复试误的过程，在找到合适的方案之前要一直进行下去，这种方法非常耗时，而且很难达到满意的效果。治疗方案的优劣很大程度上决定于计划设计者的经验，得到是“可接受”的方案，而不是较优的方案。目前在临床上已经很少使用。

正向计划对周围无各种重要器官包绕、形状简单的肿瘤（如颅内肿瘤）可获得满意结果。正向计划只能通过增加 MLC 子野来提高“冷点”区剂量或降低“热点”区剂量，而无法进行高水平的射线强度调整。对于几何形状复杂的肿瘤（如凹形或周围有敏感结构包绕的肿瘤），通过正向设计很难满足剂量适形度和靶区内剂量的均匀性这两个评价指标，而通过逆向治疗计划设计可以解决上述难题。

正向计划设计流程：

（1）剂量确定：由临床医生确定靶区剂量、周围重要器官的耐受量。

（2）布设照射野：应尽量给予奇数野，避免对穿野，同时应避免将重要器官（尤其是低耐受的敏感器官）置于靶区的入射前方。

（3）调整射野的大小、形状和权重比，可参考 REV，尤其是射野方向观（beam’s eye view，BEV）图像进行调整。

（4）必要时可使用各种剂量修饰方法，如楔形板、限光筒、挡铅、多叶准直器、组织填充物及组织补偿器等。

（5）查看剂量分布：在实施上述各个步骤时均应反复查看各层面（包括横断面、矢状面、冠状面及任意斜切面）的剂量分布，直至其符合临床和剂量学要求，并作出初步评估。应设计多个计划，以备评估和选择。

14.1.2 逆向治疗计划

IMRT 通过对组成照射野的每一个小子野进行最优化调节来获得更好的适形度。特别是对形状复杂或凹形靶区，IMRT 能够形成与靶区形状高度适形的剂量分布，避免将照射区内重要的正常组织包括在高剂量区内。正向计划无法对 IMRT 射线强度进行高水平的调整，因此 IMRT 只能采用逆向计划方式。逆向设计作为正向设计的逆过程，可以增加照射的复杂度，提高剂量分布的均匀程度。随着计算机、影像科学等现代科学技术的发展，已广泛运用到调强放射治疗（IMRT）计划的设计中。

逆向计划与正向计划最大的区别是逆向计划利用数学目标函数和约束条件根据需求进行计算机优化去寻求解决方案。

逆向计划由计划设计者定义一个数学上的最优化问题，用问题的目标函数和一些约束条件描述临床处方剂量要求（如用目标函数描述靶区的处方剂量，用约束条件描述靶区的剂量均匀度要求和正常组织的耐受剂量要求），TPS 根据这些要求求解最优化问题，以确定最佳的射线参数，尽可能使得出的治疗计划与需要的结果近似。能完成这样的计划过程的系统称逆向计划系统。由于逆向计划方式是从一个很大的解空间搜索最优解，使剂量分布的结果最大可能地接近预期目标，其计划的质量通常比正向方式要高。一个好的逆向调强放疗计划应具有以下特点：①优化后靶区内的剂量分布应非常接近预设的剂量分布；②剂量在靶区内的分布应是均匀的；③危急器官所受剂量应低于耐受剂量；④靶区周围正常组织所受剂量应尽可能地低。

快速的剂量计算和优化算法是逆向计划的前提。逆向优化中包含许多关键技术，如目标函数的建立、优化算法的选取、逆向优化的模式等。目标函数一般使用物理和生物两种目标函数。优化算法主要分为两类：确定性算法和随机算法。确定性算法如梯度法快速易行，但容易陷入局部极小。随机算法如模拟退火算法（simulated annealing，SA）在理论上可以求得全局最优值，但达到最优值的速度较慢，需成千上万次的迭代。逆向优化的模式有静态调强模式、动态调强模式和旋转调强模式等。

理想的逆向计划设计应该可以减少计划设计者经验的依赖和缩短计划设计者的参与时间。但是，目前在逆向设计时，射野的数量和方向等参数仍需要依据计划设计者的经验而定。

逆向计划设计流程：

（1）剂量确定：由临床医生确定靶区剂量、周围重要器官的耐受量。

（2）信息输入：将靶区剂量、重要器官限量、射野数目、射野角度、子野限制数等输入计算机中组成计划设计条件。后三项可以人工设定，也可由 TPS 自动设定，人工设定的目的主要是简化方案、提高计划设计的速度和成功率。射野数目多用 7、9、11 个射野，每个调强射野的子野数目多限定在 5～15 个。

（3）计划优化：该阶段通过计算机进行优化，可通过计算机屏幕上显示的优化过程了解掌握进度。

（4）计划显示：计划优化完成后，查看各层面的剂量分布，并作出初步的评估。

14.1.3 照射技术

IMRT 实现方式有固定野调强和容积旋转调强。Eclipse TPS 可以完成固定野调强和容积旋转调强两种方式的 IMRT 计划设计。

14.1.3.1 固定野调强

固定野调强（fix-beam intensity modulated radiation therapy，FB-IMRT）指的是射线束照射过程中，机架位置固定，通过叶片位置动态连续或静态步进式运动实现强度调整的照射技术。

固定野调强是继 3D-CRT 之后发展起来的一种更为复杂精确的放射治疗技术，分为静态 MLC 调强和动态 MLC 调强两种方式。固定野调强的照射野形状不仅在三维空间方向上可与靶区形状保持一致，照射野内的剂量强度还可以通过调节形成凹型的剂量分布，真正实现了三维剂量适形，在照射复杂靶区时可提高治疗增益比，即在靶区得到高剂量照射的同时，减少了周围危及器官的照射剂量，如包绕脊髓组织或食管等危及器官的凹形肿瘤（下图）。由于具备以上剂量学优势，该技术在全身各个部位的肿瘤治疗中得到了广泛应用。

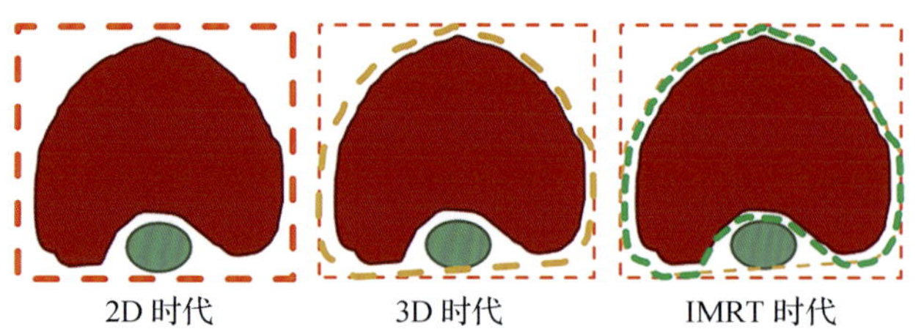

不同放射治疗技术剂量分布示意图

14.1.3.1.1 MLC 静态调强放射治疗

MLC 静态调强放射治疗（step and shoot intensity modulated radiation therapy，简称 ssIMRT）多叶准直器 MLC 的运动和照射不同时进行的调强方法称为静态 MLC。此类调强是将射野要求的强度分布进行分级，利用MLC形成的多个子野进行分步照射。其特征是每个子野照射完毕后，照射切断，MLC调到另一个子野，再继续照射，直到所有子野照射完毕。所有子野的流强相加，形成要求的强度分布。

具体实现过程如下：

（1）将计划系统输出的2D数字强度分布，沿叶片方向转换成1D连续强度分布。

（2）选择适当的强度间隔，对1D强度分布进行强度分级。强度分级的大小决定了本技术的剂量精确度。

（3）根据强度分级，将1D连续强度分布变成数字阶梯式强度分布。

（4）求出每个强度分级与1D连续强度分布的交点，即为两个叶片（此处称为左、右两叶片）的坐标。

（5）各对叶片的坐标配对后，多对叶片坐标的联合，形成M个子野。

计划系统中计划的优化过程也分为强度优化和子野转换两步，先进行强度优化得到理想的剂量分布，再将强度转化为可以在治疗机上执行的子野计算实际的剂量分布。由于最大子野数和每个子野的最小跳数（MU）等因素，转换后的实际剂量分布与理想的剂量分布通常会存在一些差异。目前，最新的直接机器参数优化（direct machine parameter optimization，DMPO）算法直接对子野的形状和权重进行优化，得到的剂量分布即为治疗机上执行的实际剂量分布，避免了转换导致的差异。

MLC静态在每个子野照射后，射线必须关断才能转到下一个子野。这样，因加速器的射线“ON”“OFF”动作，带来剂量率的稳定问题，从而对AFC系统提出了较高的要求，或者说只有带栅控电子枪的加速器才可以执行MLC静态调强。因子野间射线“OFF”占据的时间很短，它对剂量的影响可以忽略。MLC静态调强技术非常类似于物理补偿器技术。对只具有单峰型强度分布，前者肯定优于后者，而且几乎与MLC动态调强技术等同。但对具有多峰型强度分布，前者的效率虽由于射线的不断“ON”“OFF”动作有所减低，但因不需要模具室制作射野补偿器，以及摆位时不需要手工替换补偿器，它甚至优于物理补偿器。

MLC静态调强的优点是控制简单，只需控制叶片的位置，不需控制速度，可调制成任意阶梯形的剂量分布。静态调强放射治疗技术的缺点是若要达到理想的剂量分布，需要有足够多的子野数目来实现，势必会导致治疗时间的延长，若减少子野数目，剂量分布就达不到调强的预期。每个子野均需多叶准直器在形成照射野形状后再出束治疗，需要频繁开关射线，对治疗机损耗较大，射束利用率低，MLC漏射会增加，子野间剂量衔接受MLC位置精度和患者呼吸器官运动的影响，治疗时间相对较长，工作效率低。此外，由于剂量分布为阶梯式变化，剂量空间分辨率也较低。

14.1.3.1.2　MLC动态调强放射治疗

多叶准直器MLC运动和照射同时进行的调强方法称为动态MLC调强。此类调强是利用多叶准直器（MLC）的相对应的一对叶片的相对运动，实现对射野强度的调节。属于此类的方法有动态叶片（dynamic leaf collimation）、调强旋转（IMAT）、动态MLC（scanning-leaf）等方法。其特征是叶片运动过程中，射线一直处于“ON”的位置。

动态叶片

此方法的特点是，一对相对的叶片总是向一个方向运动。设叶片运动方向沿准直器的X轴，控制两个叶片的相对位置和停留时间。就可以得到该位置处的输出强度（加速器中，强度用剂量仪的跳数表示MUs）。两个叶片中，有一片称为引导片（leading leaf），先运动到一个位置；然后，另一片称为跟随片（trailing leaf），按选定的速度运动，给出各点所需要的强度。这种方法在文献中有不同的称呼，如相机快门技术（camera shutter teachnigue）、叶片跟随技术（leaf chasing）和滑窗技术（sliding window）等。设在X位置处的强度为I（X），则dI/dt为加速器的输出剂量率（或能量注量率，或注量率），一般假定为常数。设 dI/dt 代表叶片运动的速度，则 dI/dt 为所需射线强度随位置 X 的变化率。变化率越大，叶片运动速度越慢，实现较容易；变化率越小，叶片运动速度越快，实现较困难，因为对强度变化率较小的区段，叶片运动速度必须很快，而这往往受到叶片运动最大速度的限制。MLC 的漏射线比传统的准直器高，一般为 1%～3%，计划设计时，应对其修正。上述整个过程中，均假定加速器的输出强度（能量注量或注量率或剂量率）在整个 MLC 动态调强过程中保持不变。虽然新型加速器可以提供可变剂量率的功能，但对此种方式，需要输出剂量率在调强过程中稳定。

具体实现过程如下：

（1）按强度峰值将强度分布曲线划分为 n 个区段，按所分的区段进行照射。

（2）一开始，两个叶片合在一起。射线全被阻拦，不能通过叶片照射到人体。

（3）在射线开始照射后，引导叶片便以最大速度运动到达第一个强度峰值位置，跟随叶片按规定的调整速度运动到达第一个强度峰值位置处。

（4）根据各区段的强度分布曲线确定运动策略，逐次照射各个区段。

动态 MLC 扫描技术

动态 MLC 扫描技术（scanning-leaf technique）是在动态 MLC 调强技术基础上，配以加速器笔形束输出强度的调节，即可同时用叶片运动和改变输出强度的方法来达到要求的强度分布。

动态 MLC 扫描技术的突出优点是可使总照射时间缩短。例如，利用独立准直器生成动态楔形板时，附加和不附加输出强度的调制，照射总时间，前者只有后者的 60%，时间缩短 40%。若 MLC 过中线运动距离较短，如瑞典 Scanditionix MM50 加速器上 MLC 过中线只有 5 cm，需要使用该技术。以上讨论均假定加速器输出的流强有较理想的空间分布。实际操作中，必须针对能得到的流强分布进行调强和运动方式的计算，因此需要计算的不断迭代。

动态 MLC 扫描技术在实际应用中会遇到的两个较大的障碍：第一，MM50 中的监测电离室的监测面积较小，相当于 100 cm 处 4 cm × 4 cm，需要扩大监测范围。第二，叶片运动必须要与输出强度调制同步，对加速器的控制要求较高。

动态 MLC 扫描无疑是一项优美的技术，但应用到临床治疗之前，还需要技术上的进一步完善。

使用 Eclipse TPS 进行固定野调强计划设计时需要注意以下内容：

（1）调节 Gantry 角度时，避免出现对穿角度，射线路径可以穿过危及器官，但应尽量避免直接照射。

（2）有些情况下，通过旋转 Collimator 可以降低对敏感结构的漏射或避免分野。

（3）可以通过旋转 couch 角度实现非共面照射。

（4）确定 Collimator、射野大小、床转角等参数后，在 IMRT 计划优化时可以优化光栏的位置，简单的计划可以不用调整 Field X 和 Field Y，复杂的计划则有时需要调整光栏的位置，尤其是肺部和乳腺的 IMRT 计划。

14.1.3.2 容积旋转调强

Yu 等建立了 MLC 旋转调强技术。旋转调强是一个 Gantry 在治疗过程中连续运动，同时改变其他参数进行投照的特殊的照射技术，该技术综合了 MLC 动态、MLC 静态调强技术和断层治疗技术的优点。在整个照射过程中，治疗机机架围绕患者做 N 次等中心旋转；每一次旋转过程中，MLC 不断（一般每间隔 5°）改变射野的大小和形状，故称为旋转调强治疗（IMAT）。因为 MLC 运动的范围和次数都低于 MLC 动态调强和 MLC 静态调强，本方法的效率更高。与断层治疗技术相比，IMAT 具有下述特点：①可在现有的带有 MLC 的加速器上执行；②本技术使用整野治疗，不必将野分成窄束，光子使用效率高；③不存在相邻窄野间的匹配问题；④沿 MLC 叶片方向的空间分辨率是连续的。

Otto 等对 IMAT 技术和优化算法进行了改良，提高了优化效率和计划质量。各加速器和计划系统根据这一理论推出了多款产品，使该技术在临床上得到了广泛应用。VMAT（volumetric modulated arc therapy，VMAT）技术指的是加速器机架在旋转过程中，机架转速、准直器角度、MLC 叶片位置、剂量率可保持连续变化，从而实现束流强度在各个位置调制的一种调强放疗技术。VMAT 照射的弧数可以为单个或多个，弧的角度范围可以是整弧（360°），也可是部分弧。弧的数量以及旋转范围，取决于靶区的位置以计划的难易程度。每一个弧由若干个小弧（控制点）组成，控制点的跨度一般为 2°～4°。

VMAT 原理见下图。

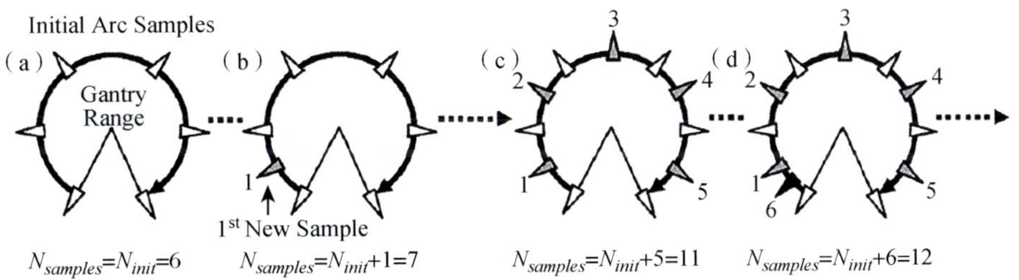

VMAT 原理图

（a）用较大的角度间隔分配较少的射野设计最初的 IMRT 计划，并对 MLC 位置和 MU 进行优化。

（b）在第一个控制点和第二个控制点之间引入第三个控制点，调整 MLC 位置和 MU 权重。

（c）继续添加控制点以包含整个机架范围，并对 MLC 位置和 MU 权重进行优化。

（d）重复上述操作直到达到指定的控制点采样频率（机架角度间隔）。

与传统 IMRT 优化不同，在 VMAT 优化过程中，MLC 位置和权重再优化考虑了机器的物理参数约束，确保生成合理的 MLC 子野形状，同时也考虑了机器的治疗效率，确保形成的 MLC 子野能连续变化，而且优化过程中纳入了基于剂量体积约束的代价函数，确保生成的计划代价函数低，计划质量高。

在临床上，VMAT 技术不但可以提供良好的靶区分布，也能降低患者的治疗时间，减少患者因为长时间的治疗带来的体位位置变化。

VMAT 与 IMAT 技术相比具有下述特点：①机架转速可以连续变化；②准直器角度可以连续变化；③剂量率可以连续变化。

VMAT 与 FB-IMRT 具有相近的计划质量，更短的治疗时间可改善患者舒适性，降低靶区在分次内运动带来的影响。同时，更少的机器跳数（MU）能够降低正常组织受量，减少放射激发肿瘤概率。

Varian 旋转调强特点：通过改变投照时的剂量率或改变 Gantry 旋转速度调节 Gantry 旋转 1°所投照的剂量。由于 Gantry 惯性，调节剂量率比调节 Gantry 旋转速度更容易实现对投照剂量的调节，所以系统优先调节剂量率，只有在剂量率达到极限仍不能满足条件时，才考虑改变 Gantry 速度。在 Gantry 旋转时，MLC 形状动态改变，如果 Gantry 速度较慢，MLC 运动速度也会同步放慢。投照得到的剂量分布取决于剂量（或 MU）与位置的相对关系，而不取决于投照过程中剂量率或 Gantry 速度。

与固定野调强类似，旋转调强在投照时会受到很多参数的限制。

（1）Gantry 最大旋转速度：Varian C 系列加速器 Gantry 最大旋转速度为 4.8 deg/s，Truebeam 系列加速器最大旋转速度为 6.0 deg/s。

（2）叶片运动速度，Varian MLC 默认最大速度为 2.5 cm/s。

（3）剂量率由每个射野属性中设定。

（4）Gantry 旋转 1° 投照 MU 数，最大每度 MU 为 20 MU/deg，SRS 模式下为 60 MU/deg，最小每度 MU 为 0.1 MU/deg。

（5）优化的同时考虑效率约束条件，Gantry 默认尽量使用最大速度旋转以降低治疗时间。剂量尽量使用剂量率变化来调节，而不是通过 Gantry 转速来调节。优化时剂量率不能超过射野属性中的设置值，如果剂量率最大时仍不能满足所需投照剂量，系统将降低 Gantry 转速。推荐使用机器最高的可用剂量率，在治疗时可以有最大的可调制范围。

14.1.4 创建计划流程

创建计划 → 选择对应疗程 → 选择靶体积 → 设置剂量限值 → 设定主参考点 → 设定患者治疗时的体位 → 设定计划名和设置处方剂量 → 选择治疗设备 → 系统自动创建新的射野。

14.1.5 计划系统脚本

目前常用的商用计划系统有：Pinnacle（philips medical system），Eclipse（varian medical system），Raystation（raysearch laboratories）。这些系统在更新版本的过程中推出了各自的自动计划模块，如 Pinnacle 计划系统的 Autoplan，Eclipse 系统的 scripting API，RaySearch 公司的 RayStation 系统也推出了相关脚本功能。在构建好计划的前提下，可由医院有经验的物理师或剂量师根据自身医院的要求修改和创建脚本。Pinnacle 系统在 Unix 和 Solaris 10 平台下运行，RayStation 和 Eclipse 基于 Windows 系统，这就决定他们脚本语言的不同。此外，Pinnacle 系统的脚本功能虽然强大，但其只提供了脚本的记录和回放功能，限制了脚本的发挥；Raystation 系统脚本与 IronPython 编程语言相结合，利用 .NET 控件实现对自身系统的控制；Eclipse 系统提供了基于 C+ 语言的应用程序编程接口 API（application programming interface），C+ 是 C 语言的一种高级形式，国外通常由专业人员进行脚本的开发和修改。Raystation 和 Eclipse 是基于 windows 开发的系统，可以与一些办公软件和功能开发软件无缝连接，如 Office 办公软件、数学工具 Matlab 等。一些研究开发了基于 Windows 系统的脚本软件，对 Eclipse 计划系统进行了功能拓展，并取得了较好的结果。

根据瓦里安公司的用户参考指导手册，ESAPI 可以编写自定义的脚本并将它们整合进入 Eclipse 用户界面，利用 API 读取以往的计划信息，如图像、结构模型、优化参数、处方信息、DVH 等。

14.1.6 计划命名规则

在治疗机的控制界面显著位置可以清晰地查看计划的名称。因此，计划名称需要给技术人员提供必要的信息，以便于技术人员对计划内容进行核对。推荐计划命名应该包含三个方面的内容：①计划序号；②照射方式；③计划设计者的名称。具体可以参照如下示例。

Plan ID 命名以“第一个大写字母 + 第二个大写字母 + 治疗方式 + 计划物理师姓名拼音首字母小写”格式进行命名。

（1）计划序号

第一个大写字母：代表此 CT 模拟定位图像为患者接受的第 n（n=1、2、3……）次 CT 模拟定位扫描所获得的图像。

第二个大写字母：代表基于此 CT 模拟定位图像所设计并执行的第 n（n=1、2、3……）个放射治疗计划。

（2）照射方式：适形计划使用“CRT”表示，固定野调强计划使用“dMLC”表示，旋转调强计划使用“VMAT”表示。

（3）计划设计者的名称：计划物理师姓名拼音首字母简写：张三使用“zs”表示，李四使用“ls”表示，其他人员以此类推。

示例1：

患者某某某，在2018年7月26日接受了第一次CT模拟定位，在此次获得的CT模拟定位图像上，医生勾画了靶区和周围正常器官并选择了使用固定野调强方式为患者进行治疗，物理师张三设计了计划并用此计划对患者进行治疗，则患者某某某此计划的名称为“AAdMLCzs”。

示例2：

患者某某某，在2018年10月24日接受了第二次CT模拟定位，在此次获得的CT模拟定位图像上，医生勾画了靶区和周围正常器官并选择了使用旋转调强方式为患者进行治疗，物理师李四设计了计划并用此计划对患者进行治疗，则患者某某某此计划的名称为“BAVMATls”。

示例3：

患者某某某，在2018年10月24日接受了第二次CT模拟定位，在此次获得的CT模拟定位图像上，医生勾画了靶区和周围正常器官并选择了使用旋转调强方式为患者进行治疗，物理师王五设计了计划并用此计划对患者进行治疗，经过十次治疗后，医生需要对患者治疗方案进行修改，治疗方式改为固定野调强，物理师王五在接到医生的修改方案后又重新进行了计划设计，并用此计划对患者进行治疗，则患者某某某此计划的名称为“BBdMLCww”。

14.1.7　剂量处方

剂量处方是由放射治疗医师制定的，通常根据已发表文献中的依据结合医院机构的经验制定的协议。通常，适形计划的处方剂量被定义为达到或接近PTV中心的剂量或剂量包绕了PTV一定的百分体积（尤其对于IMRT）。例如，D95%，即95%的靶区体积接受的包绕剂量。

14.2　本章使用的工具或功能介绍

创建计划时，系统会自动创建一个新的射野，该射野设置完成后，可以通过多次按下键盘【F9】键，添加多个射野，然后在屏幕下方射野信息窗口中对射野机架角度、准直器角度、光栏大小、等中心位置等参数进行修改。

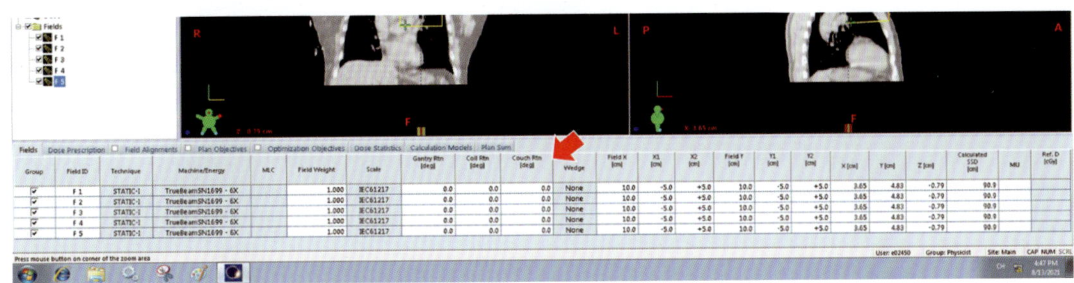

14.3 操作步骤

单击［Insert］在下拉列表中单击［New Plan］或使用键盘【F8】键创建一个新计划。

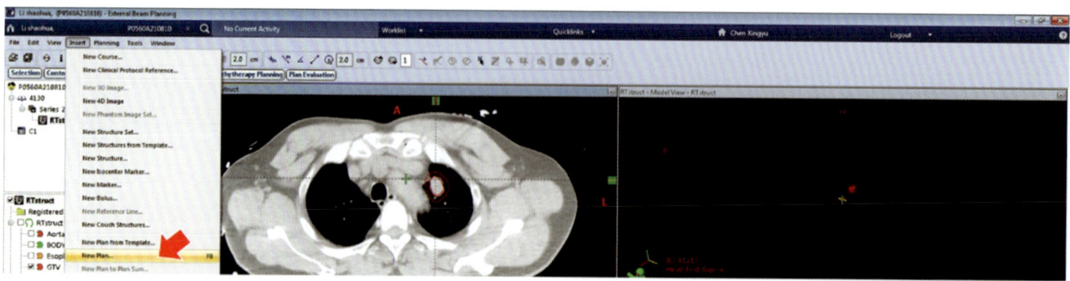

在“Select Course”对话框的“Available courses”中选择对应的疗程，然后单击［Next］。

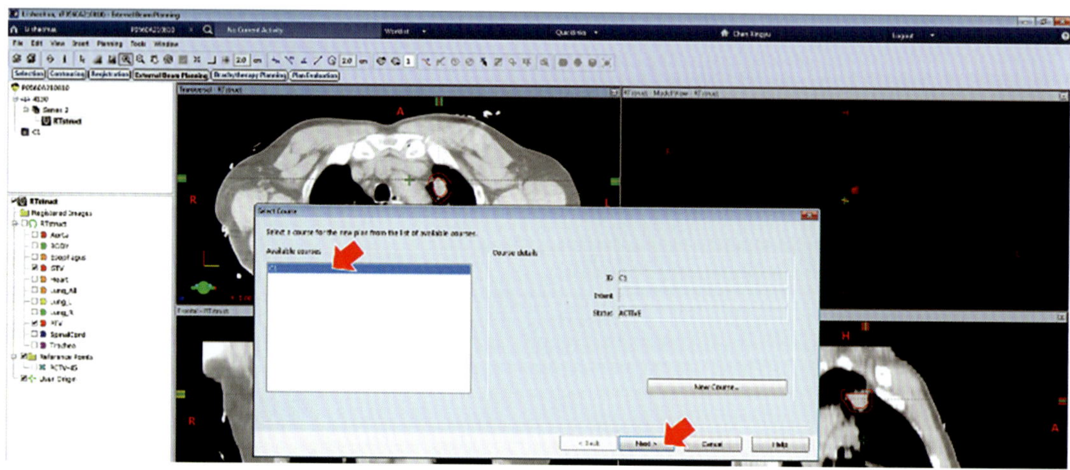

注释：

如果需要创建新的疗程，单击［New Course…］。

在“Select Target Volume”对话框的“Available Volumes”中选择对应的靶体积，然后单击［Next］。

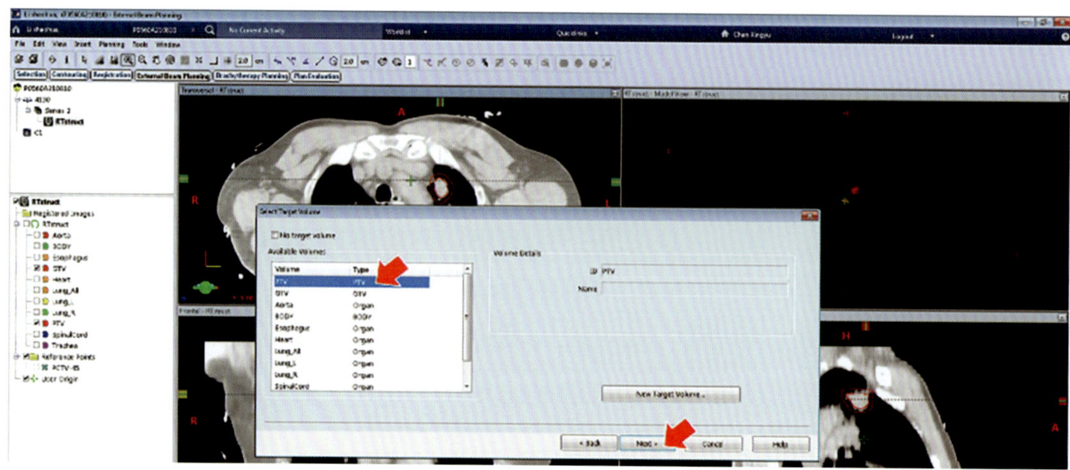

注释：

系统会自动设置靶体积的质心为计划等中心。把靶体积作为自动适形的默认结构，使用 MLC、Block 或者 JAW 适配靶区形状。以靶体积为 ID 自动创建剂量处方体积，计算后把剂量统计结果报告给靶体积。

在“External Beam Planning”警告对话框中单击［OK］。

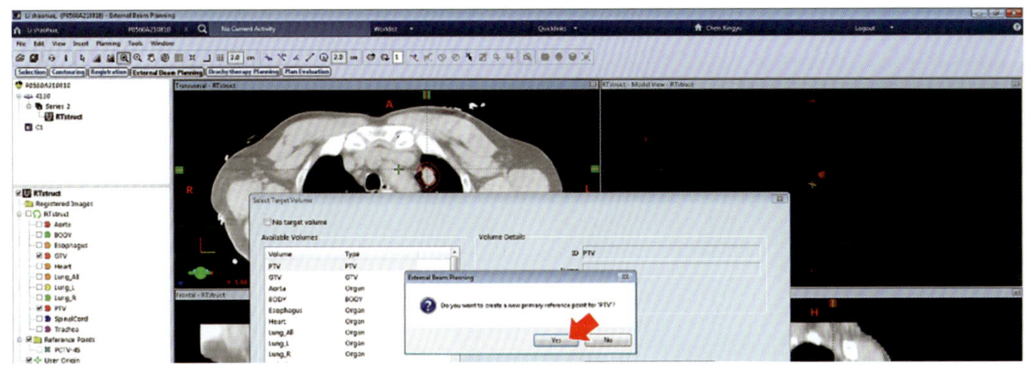

在“Reference Point Properties”对话框的“ID”中输入主参考点（或体积）名称，在“Total Dose Limit”中输入总剂量限值，在“Daily Dose Limit”中输入每天剂量限值，在“Session Dose Limit”中输入单次剂量限值，单击［OK］。

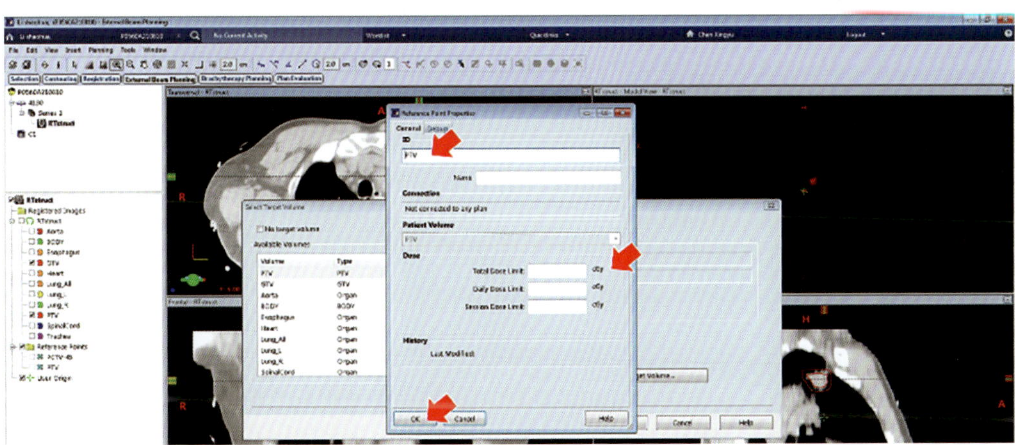

在“Select Primary Reference Point”对话框的“Available Reference Point For Selected Volume”中选择“PTV”，然后单击［Next］。

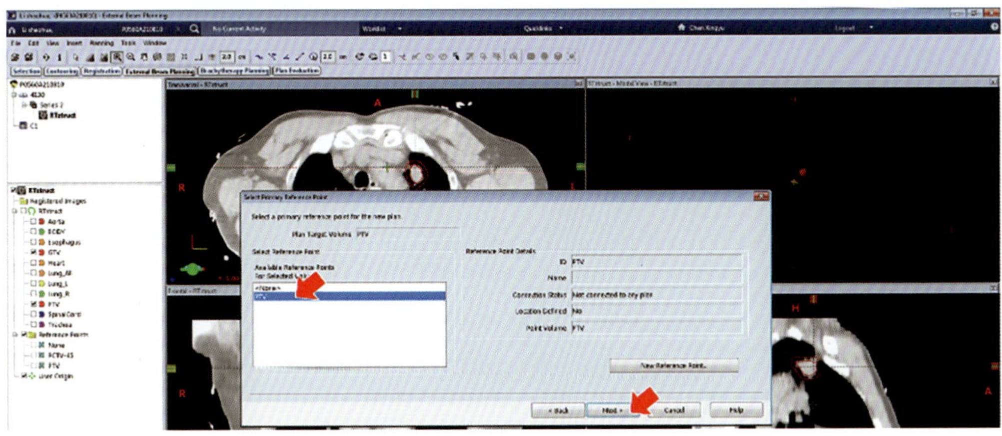

注释：

主参考点为剂量处方体积，没有具体的坐标位置，默认 ID 和计划所选择的靶体积一致，用于 ARIA 系统在治疗中追踪记录处方剂量。

在“Select Patient Position”对话框“Patient Position During Treatment”中选择患者治疗时的体位，然后单击［Next］。

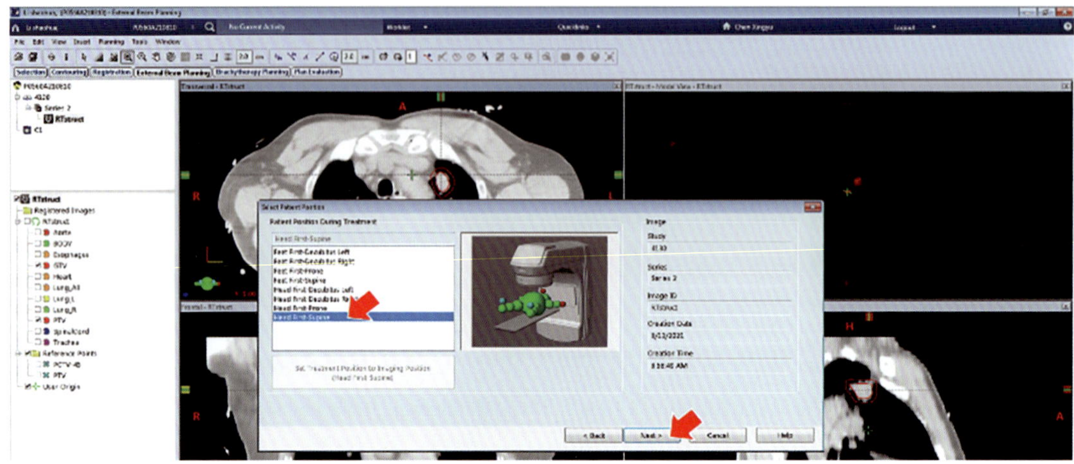

注释：

选择患者与定位一致的体位，模式图会显示所选择的体位。

除非治疗时摆位与定位时的体位不一致，否则不要修改此处系统自动选择的体位设置。

在“Plan Properties”对话框“General”标签的“ID”中输入计划名称，然后单击“Dose”标签。

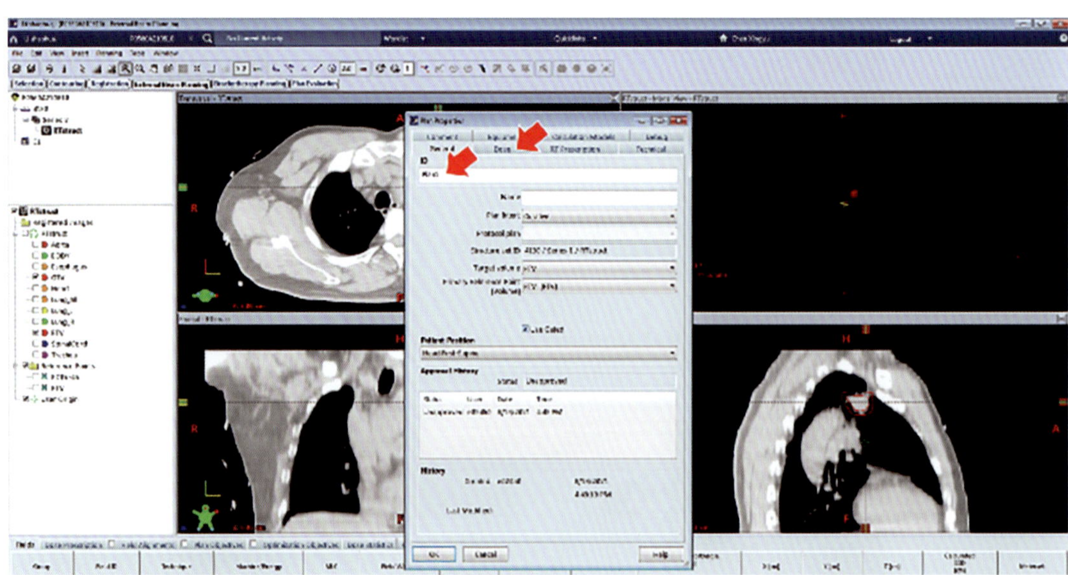

在“Plan Properties”对话框“Dose”标签的“Number of Fractions”中输入治疗次数，在“Prescribed Dose of Fraction”中输入单次治疗剂量，单击［OK］。

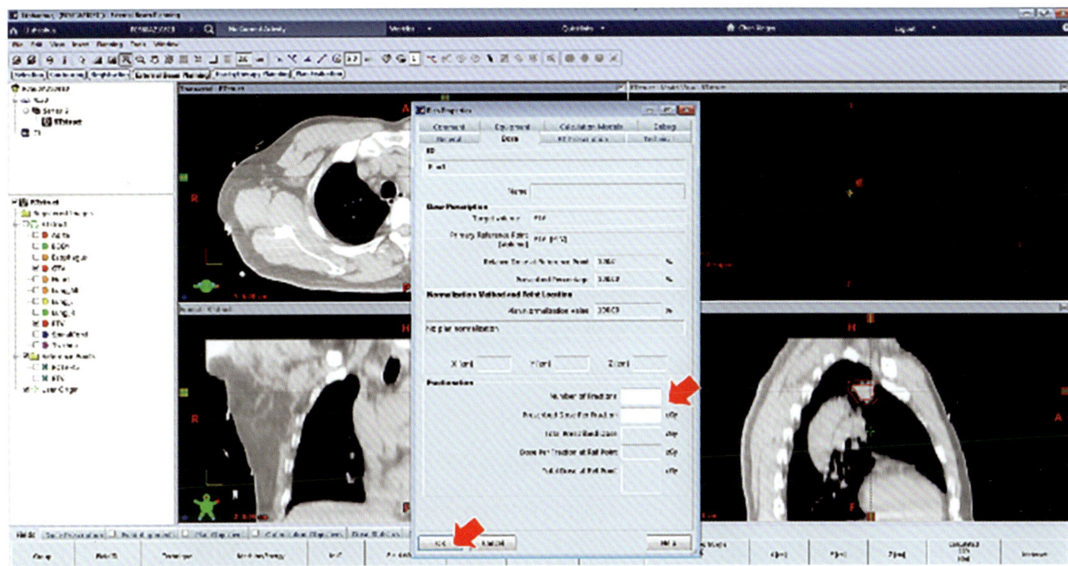

在“Select Treatment Unit”对话框中选择治疗设备，然后单击［OK］。

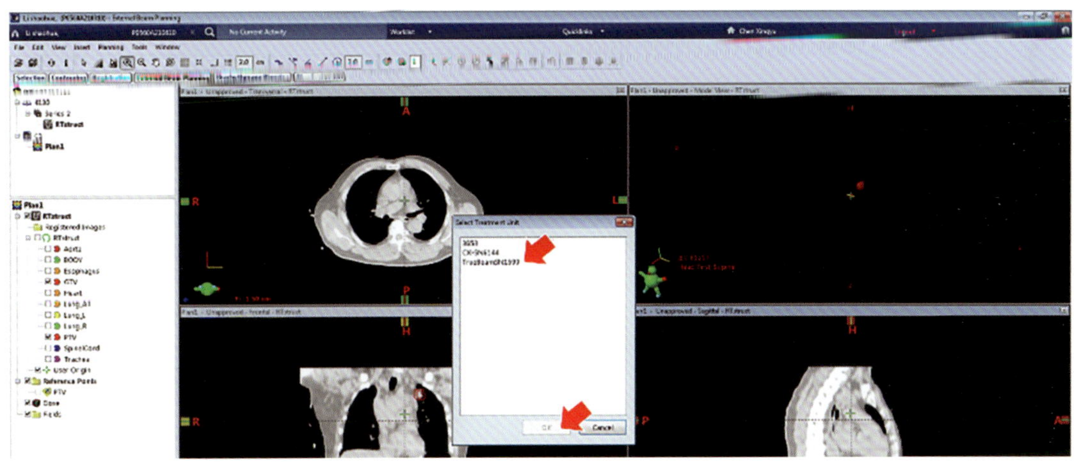

系统自动创建新的射野，并弹出“Filed Properties”对话框。

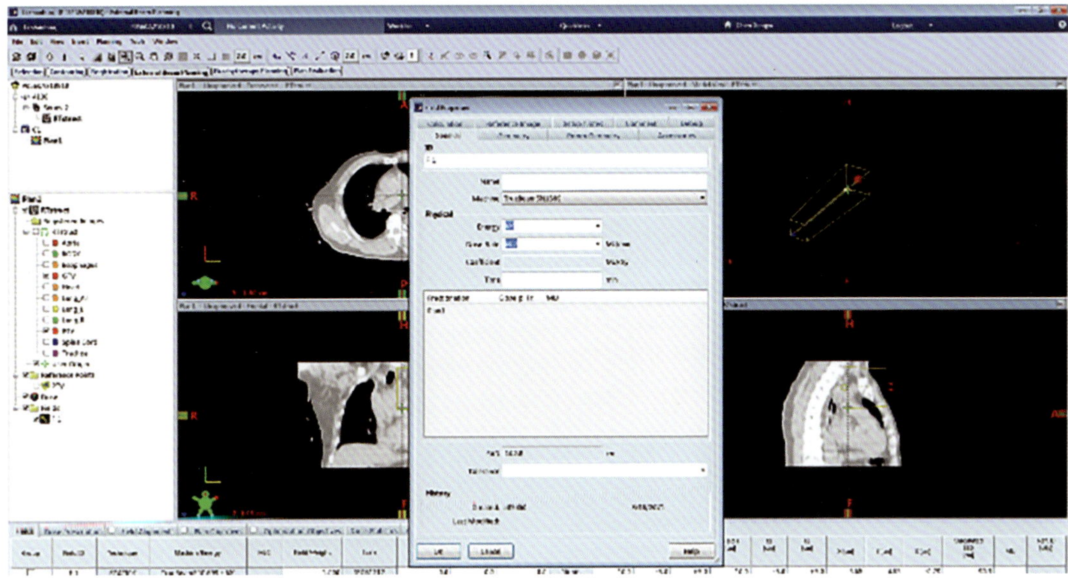

参考文献

[1] 胡逸民．肿瘤放射物理学．北京：中国原子能出版社，1999.

[2] 王若峥，尹勇．肿瘤精确放射治疗计划设计学．北京：科学出版社，2014.

[3] 李晔雄．肿瘤放射治疗学．5版．北京：中国协和医科大学出版社，2018.

[4] 黄禹，段正澄，朱国力．IMRT治疗计划的多目标优化问题．华中科技大学学报，2007，35（3）：83-85.

[5] Sharpe M B，Moore K L，Orton C G．Within the next ten years treatment planning will become fully automated without the need for human intervention. Medical Physics，2014，41（12）：120601.

[6] Pinnacle3 Planning Reference Guide. Fitchburg USA：Philips Medical System，2008.

[7] 姜炜，崔世民．临床调强放射治疗学．北京：人民卫生出版社，2011.

[8] Raysearch Laboratories AB.Raystation 3.0 Reference Manual. Stockholm，Sweden，2012.

[9] 郑小康，陈龙华．三维适形放疗临床实践（CT模拟与三维计划）．北京：人民卫生出版社，2001.

[10] 王鹏程．放射治疗剂量学．北京：人民军医出版社，2007.

[11] 于金明，殷蔚伯，李宝生．肿瘤精确放射治疗学．济南：山东科学技术出版社，2004.

[12] 徐慧军，段学章．现代肿瘤放射物理与技术．北京：中国原子能出版社，2018.

[13] 冯宁远．实用放射治疗物理学．北京：北京医科大学、中国协和医科大学联合出版社，1998.

第十五章　创建射野

15.1　概述

治疗计划是 IMRT 的重要组成部分。在进行治疗计划设计时，需要根据解剖结构及患者肿瘤生长情况的不同，针对每个患者对治疗计划的各种参数进行定制和优化。射野作为放射治疗计划设计中的一个主要参数，在调强放射治疗计划的设计过程中起着非常重要的作用。

射野设计是肿瘤放射治疗计划设计中的极其重要的一环。在进行 IMRT 计划设计时，计划设计者应根据靶区和周围危及器官即组织间的关系，规划出应该使用的射野数量、能量和方向。它既要体现主管医生对具体患者的治疗要求，又要考虑治疗计划执行过程中治疗体位的可实现性和重复性，以及机器所能提供的极限条件。因此，计划设计者应对临床和物理技术两方面都有清楚的了解。计划设计者在计划设计时应兼顾计划的临床可执行性，避免单纯追求计划评估指标而忽略治疗设备自身的条件限制。

15.1.1　射野数量

针对固定野调强，一般是奇数的等分野。例如，在实际应用中一般会选择 5、7、9 等非对穿共面照射野，这是非常经典的照射方案。理论上适形度会随着射野数量的增加，达到预期剂量分布的概率就越大。但是过多的射野数量必然会增加整个计划的设计难度，同样会造成整体治疗时间的延长。子野作为调强运行的重要组成部分，不同的子野数量对调强放疗计划可以有不同的结果。在保证良好治疗效果的基础上，同时有好的治疗效率。有研究显示针对鼻咽癌患者子野数量控制在 75 个时效果最好，而舌癌术后调强放疗患者采用 60 个子野的效果最佳，可以达到最佳的实施效果（包括治疗时间、正常组织保护以及靶区达到的剂量）。当然，对于不同的患者，由于靶区以及正常组织的剂量分布要求不同，选择合理的子野数量也不相同。一般应根据实际情况来选择合适的子野数量，当子野数量超过 100 个时，其变化效果差别很小，所以不建议采用过多的子野数。

VMAT 双弧计划有助于改善剂量分布。由于每个弧的治疗时间缩短，总治疗时间不会显著增加。对于较复杂的靶区，通常选择双弧照射，如鼻咽癌；对于简单靶区，使用单弧就可以得到理想的计划，如脑胶质瘤。

15.1.2　射野能量

低能光子束（6 MV）是常用的，即使对于肥胖患者，通常也会产生很好的剂量分布。高能射束由于会产生中子，增加了全身照射的剂量，因而不够理想。有研究显示，对于位置较深的靶区，射线数量以及能量的变化不会影响 PTV 和 OAR 所受剂量。但是，却会对距离 PTV 较远的部位造成较大的影响。对于这些远离 PTV 的部位，射线数量的减少或者射线能量的降低必然会导致该区域所受剂量显著减少。当用 9 个或更多的射野照射时，距离 PTV 较远位置对射线能量的依赖性很小。因此，对于一个治疗计划来说，如果要在 5 野照射和 9 野照射下实现相同的目标，那么可能需要分别应用 15 MV 和 6 MV 的射线能量。

在对射线能量进行合理选择的同时，还应考虑其他因素。有研究显示，当应用大于 10 MV 的射线治疗时，会使治疗相关第二肿瘤发生的概率明显增加，究其原因可能是接受了较多的中子剂量。而中子的产生程度主要与 IMRT 计划中特定参数有关，如子野的数目和 MU。此外，虽然 IMRT 较传统方式照射具有更好的靶区适形度，但是第二恶性肿瘤的发生概率似乎在任何能级下的 IMRT 治疗后都有所增加，特别是在儿童患者更为明显。因此，这些长期影响还需要更进一步的临床研究及观察来明确。

15.1.3 射野角度

最佳的射野角度仍然是放射治疗计划亟待解决的一个难题，一般认为随着射野数量的增加，治疗计划的质量会改善，尤其是靶区剂量分布的均匀性和适形度，但治疗计划质量改善的程度会逐渐下降。当射野数量较多（>7～9 个）时，射野方向的选择对治疗计划质量的影响越来越小。对于射野数量较少（<5 个）的治疗计划，射野方向优化更有意义。对于某些复杂的病例，当肿瘤靶区包绕危及器官或肿瘤靶区被多个危及器官包绕时，即使射野数量较多（≥9 个），射野方向优化仍然有意义。并且，当射野数量较多时可能会导致危及器官、正常组织受到低剂量照射的体积增大，治疗时间延长，可能会因为患者不适或运动使计划实施出现误差。有研究表明，随着分次治疗时间的延长，肿瘤 EUD 和 TCP 明显下降。

目前，调强放射治疗中射野方向的选择基本取决于计划设计者的经验和直觉，通过多次试验的方式确定。计划设计者根据经验确定射野方向，然后由治疗计划系统优化射野强度分布后进行剂量计算和剂量分布评估，如果治疗计划满足临床要求，则接受此射野方向组合，否则改变射野方向有时需要同时改变射野数量，再进行射野强度分布的优化、剂量计算和剂量分布评估。直到治疗计划满足临床要求。虽然三维适形技术的布野方式与 IMRT 有所不同，但是固定野调强计划设计时仍可以从三维适形布野经验中受益，如遵循就近原则（即照射肿瘤用最短路径），使用非对称调强束时避免直接照射重要器官、如可能射野间夹角尽量大，射野入射方向应使射野边平行于靶区的最长边，对对称性的肿瘤的照射，或凹形靶区、周围又有重要器官，用调强束的照射，应采用 2π 内均匀分布的射野，同时应避免使用对穿射野等。对于逆向计划，由于其调强能力强，射野间夹角尽量大的原则比前两条更重要。

在放疗计划质量接近的情况下，逆向计划要求比常规放疗计划有更多地照射野。例如对乳腺癌治疗，常规治疗选择两个切线即很好，而逆向计划系统则无法通过使用两个常规切线野产生一个与常规计划相当的结果，其原因是缺少优化变量。为了更多地运用射线变量，直接对穿野很少有用。另外，射野间夹角过小也会对保护射野交叉区域的危及器官和正常组织不利。也有研究认为，当射野数量较少（≤5 个）时，不论是共面还是非共面射野，射野入射方向的选择是很重要的。射野入射方向不仅决定于靶区和周围重要器官间相互几何关系，同时也决定于靶区剂量和周围重要器官剂量。当用调强束照射且射野数量很多时，射野可以直接穿过重要器官，因为这样可以较好地控制剂量分布。

运用经过认真选择的射线照射角度可以减少射野数量或减少每束射线调强的复杂程度，而计划的质量相同。较多射野和较多调强量级的复杂计划，其散射线和漏射线增加了患者的“间接放射”。这种间接放射剂量在当前的剂量计算模式下尚不能精确预知。因此，复杂的调强放射治疗计划与各种简单的计划相比可能存在较大的剂量不确定性，降低了放射效能。放射效能的降低将导致治疗时间的延长和患者全身受量的增加。计划设计者应该设法通过减少治疗射野数量使治疗计划尽可能的简单。应该不断向计划设计者提出进一步要求，即在保证治疗计划质量相同的情况下，尽量减少使用射野数量。计划设计者还应牢记，接受一个计划是接受一个给量时间合理的计划。治疗时间的估计取决于特定的治疗机器和调强放射治疗实施技术。应尽可能地将治疗的最大时间控制在 30 min 之内，这并不包括患者的摆位。

有一些成功经验值得借鉴，例如，FB-IMRT 以采用奇数射野对称分布的方法布置射野，不需要避开危及器官；鼻咽癌可以采用南半球共面等机架角均分的布野方案；以减少肺的照射体积为原则胸部肿瘤，采用沿体中线两侧蝴蝶形布野；颅内肿瘤可以采用非共面布野；位于身体一侧的肿瘤，可以删除对侧的一部分射野。另外，还有一些可以遵循的基本原则需要计划设计者在进行计划设计时给予重视。例如，原发性肝癌，对于正常组织保护要严格，即使牺牲适形度，也要尽量保证部分正常肝组织不受照射；而胸部放疗中，要尽量减少固定野调强射野的数量和射野之间的夹角或旋转野调强中射野旋转角度过大，降低射野对肺的覆盖范围，以避免造成肺低剂量区体积增加。当放射治疗部位存在极重要组织结构（如卵巢、幼儿内分泌腺体、顽固性皮肤溃疡、结直肠的造瘘口等）需要保护时，要避免射野直接以及间接照射。

15.1.4 射野大小限制的影响

在 Eclipse RapidArc 计划中没有分野的概念。射野大小在技术上没有限制，大射野可以创建并优化，但是系统只能调制叶片跨度以内的部分，对于 HDMLC 和 Millennium MLC，此值为 15 cm。左下图显示射野宽度<15 cm 时，每个 Carriage 中的叶片都可以到达对侧边。右下图显示当射野宽度为 30 cm 时，叶片只能由每边伸出 15 cm。

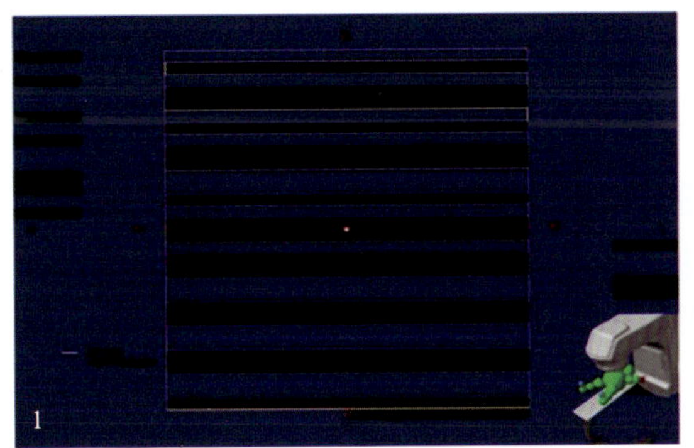

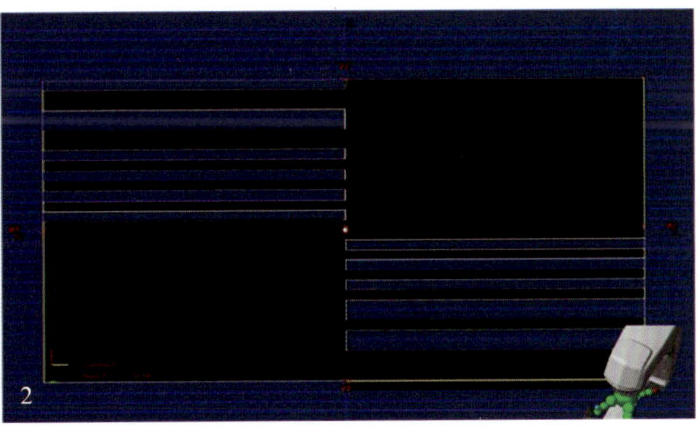

对于在 X 方向>15 cm 的射野，MLC 的调制能力随射野变大而变差，需要靶区最上层和最下层被射野包括，系统不会自动扩大 Y 方向铅门。如果 Y 方向铅门过大，优化完成会系统提示是否缩小 Y 方向铅门以减少漏射（下图）。

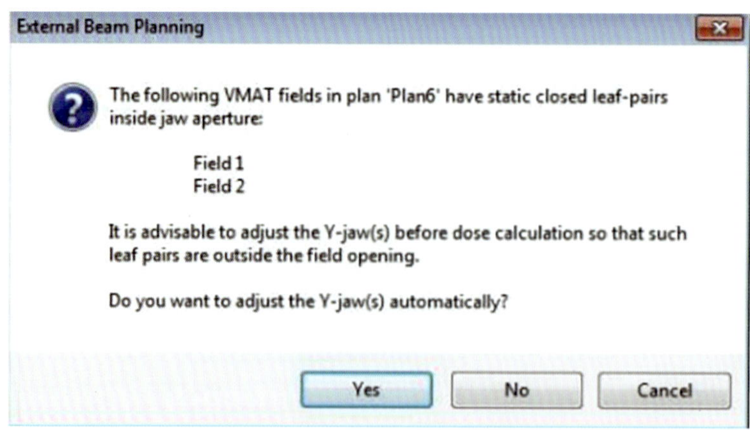

15.1.5 Collimator 角度的影响

对于大多数病例的大靶区的 Collimator 角度调节，在两个 Arc 射野中使用镜像的 Collimator 旋转角度可以增加调制能力，即使对于大的靶区只有一部分体积被一个或更少的弧照射。使用 Arc Geometry Tool 可以快速设置两个 Arc 射野的互余的 Collimator 角度。也可以手动设置和调节，尽量保证 X 方向射野尺寸小于 MLC 叶片跨度 15 cm。

15.1.6 射野边缘外放

IMRT 本身就能减少因射野半影所致的边缘外放。光束通过身体，光子会发生散射，剂量不仅沉积在每个光子束所通过的路径上，也会沉积到远离它们的一部分体积单元上。入射光子击出的电子在光子束邻近范围内做侧向运动，同时也沿运动路径将剂量沉积下来。在均匀射束的射野中部，入射电子补偿出射电子，形成电子平衡。但是，在射野边缘或稍内侧，没有入射电子来平衡出射电子，因此存在“侧向电子不平衡”导致射野边缘剂量不足。低能射线在较大深度处时，散射光子对此也有显著贡献。传统克服这一不足的方法是增加 PTV 边缘的外放，使肿瘤接受的剂量保持在要求水平。

IMRT 可通过另外一个方法来抵消欠剂量的问题。射束边缘内的束流可以增加。如果没有考虑半影的外放，或者外放较小时，因为某些增加的能量流出边界，需要在边缘处极大地增加注量。因此，仅在边缘增加注量是不够的，需要同时增加注量和外放，即便是最小的外放，也大有帮助。这样缩小的外放可以有效减少正常组织暴露于高剂量的体积，也就降低了不良反应，进而还可以增加剂量。

只有当剂量计算方法能将射线的侧向运输考虑进去，并且强度矩阵的计算网格足够密的情况下，IMRT 的射野边缘锐利和边缘外放缩小的优势才能体现出来。初始，对给定射束布野的剂量分布是在考虑侧向输运的基础上计算出来的，在每一次优化迭代的过程中，在忽略了侧向输运的情况下得出的强度分布。在迭代结束时，再把射野成形装置对侧向输运的影响考虑进去，重新计算剂量分布，并展现出其与目标剂量分布的偏差。在下一次迭代中，进一步调节射束强度以矫正这种偏差。

15.1.7 非共面射野

多数 RapidArc 计划只需要一个射野，在有些情况下 2 个或多个弧会有更多好处，同时非共面 Arc 计划也可以使用，例如，颅内肿瘤非共面 Arc 计划非常有用。

由于非共面弧使更多的射野方向参与优化，对降低眼和正常脑组织的受量有较好的效果。对于颅内肿瘤，非共面 Rapid Arc 计划可以显著降低 MU 值和治疗时间。一般 2～3 个弧即可。2 个弧可以使用横断矢状野，3 个弧可以设置为其中一矢状野床角为 90°，另外两野床角度分别为 30° 和 330°。可以使用模板快速设定射野（下图）。

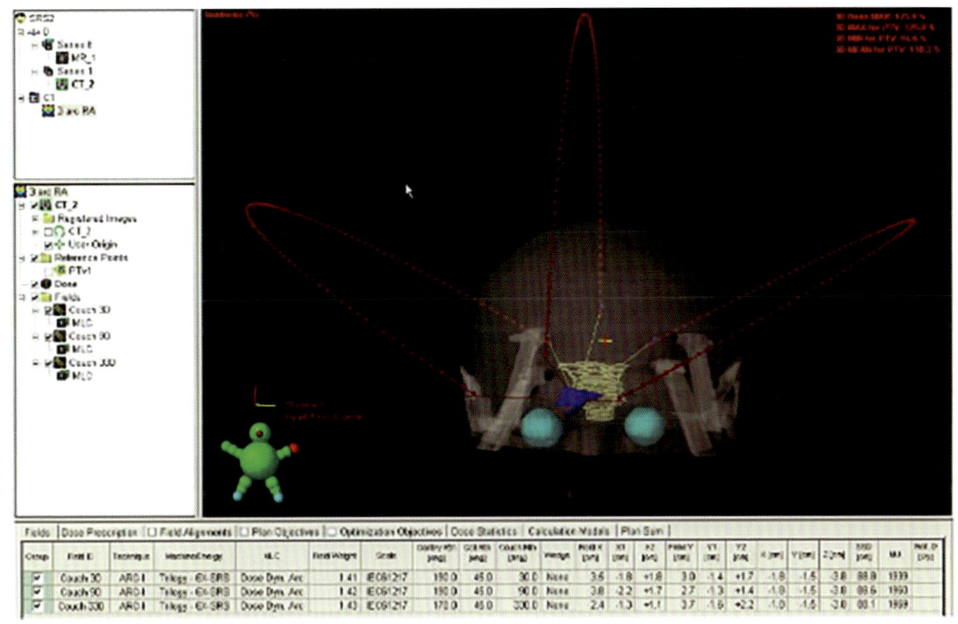

15.2　本章使用的工具或功能介绍

为了加速放射治疗计划设计的整个过程和使计划设计有效，必须使用以下软件工具。它们大概分为两大类：射野设计工具和剂量显示及计划评估工具，下面主要对射野设计工具进行讲述。

射野设计工具：射野设计包括两个步骤，即确定射野方向、形状，计算射野在体内的剂量分布。后者一般由软件自动完成，前者一般由医生或计划设计者根据肿瘤部位的需要和自己经验自行设定。软件工具主要是方便计划设计者在确定射野方向和射野形状时，直观并能直接反映射野的种类，如对称野、不对称野、多叶准直器野。

15.2.1　REV（医生方向观）

医生方向观是相当于医生在检查室（CT 或模拟机室）和治疗室由任意位置观察射野与患者治疗部位间的相对空间关系以及射野间的相对关系。特别对于非共面射野，REV 特别方便。

15.2.2　BEV（射野方向观）

射野方向观是设想医生或计划设计者站在放射源位置，沿射野中心轴方向观看射野与患者治疗部位间的相互关系。BEV 是 REV 的一种特殊情况。BEV 已成为三维治疗计划必不可少的工具，它不仅帮助设计者选择最好的入射方向，而且从该方向上，根据治疗部位在与射野中心轴垂直的通过等中心的平面上的投影影像（DRR 或 XR）布置射野，设置射野挡块，或安排 MLC 叶片的位置。

15.2.3 Arc Geometry Tool

Eclipse RapidArc 需要基本的射野参数开始优化，可以用一个或多个射野开始。如果使用一个射野，此射野可以为 Arc 或静态野，如果是多个射野，必须定义为 Arc 射野。射野的几何参数由用户定义，默认情况下优化器不会修改射野参数，可以使用 Arc Geometry Tool 辅助定义射野参数和射野数量。一个计划中可以使用多个 Arc 射野，如果靶区很复杂或很大，推荐使用多个 Arc 射野，最多可以添加 10 个 Arc 射野，最小弧度为 30°。在射野属性中使用最高的剂量率以在治疗时得到最大的剂量可调节性。剂量率不能在 Arc Geometry Tool 中调节。

Arc Geometry Tool 是由 VMAT 优化器派生的一个单独的对话框。

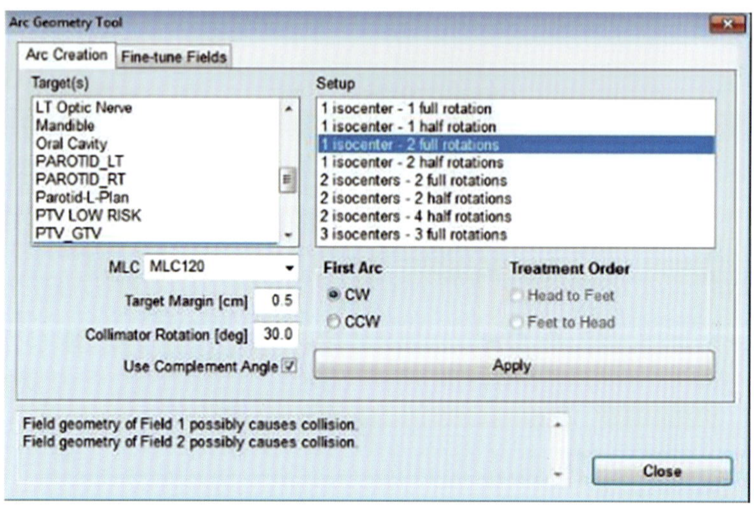

如果只有一个射野，进入优化界面会自动打开 Arc Geometry Tool。也可以在 External Beam Planning 中通过 Planning 菜单打开。

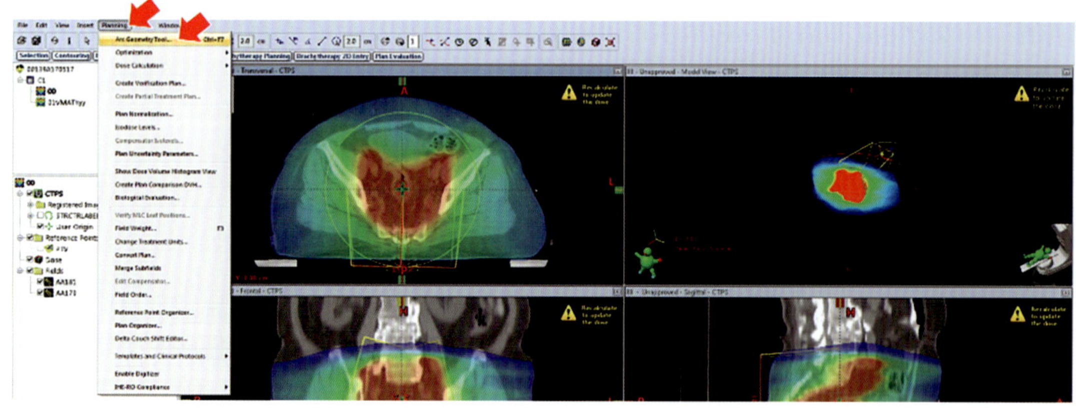

Arc Geometry Tool 可以辅助调节射野数量、射野大小和等中心调整等，External Beam Planning 中各界面会同时更新这些改变。Arc Geometry Tool 会根据靶区的大小及位置推荐一个射野排列。用户可以自己选择一个或者多个靶区。系统会自动推荐多弧，如果靶区过长，会推荐多中心。此工具允许进行如下选择：射野排列（包括射野数量及等中心数量）、射野外扩范围、Collimator 角度（如果有两个 Arc 野则可选互补角度）、允许调节等中心位置并根据预设射野外扩调节射野大小。注意 Arc Geometry Tool 会推荐 X 方向超出 15 cm 的射野需要手动修改。工具中还可以查看靶区在当前射野几何条件下的覆盖率，所有在工具中被选为靶区的结构会在焦点窗口显示，同时以颜色显示结构在所有 Arc 射野中可能被包括的度数。工具内还内建有碰撞探测评估。系统查找 Body 轮廓和床的潜在碰撞可能。加速器机头被描述成距源 67 cm 处一个 80 cm 直径的圆，没有附件，只有在床角在 ±15° 之间起作用。

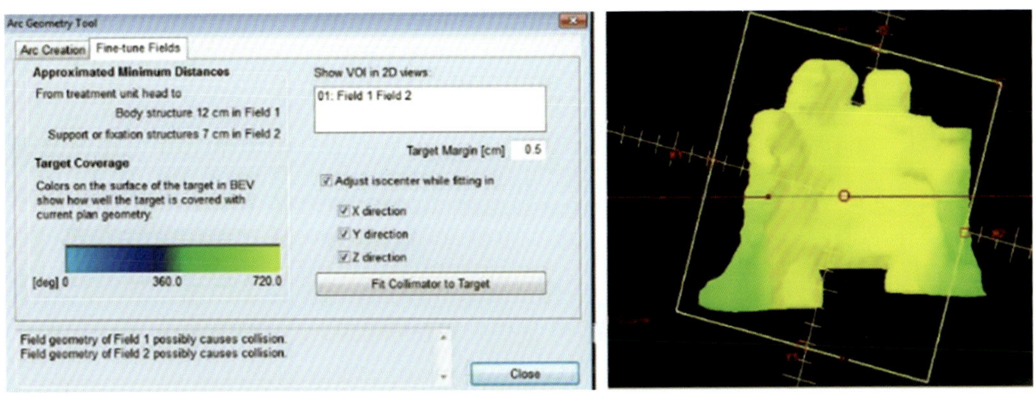

15. 2. 4 Avoidance Sectors（回避扇区）

在 RapidArc 中有 Avoidance Sectors（回避扇区）功能。每个弧形野最多可以设置两个回避扇区，以便在投照时避免照射特定的解剖位置。可能需要在 External Beam Planning 找出适当的回避角度。例如，进行肺癌计划设计时，对穿过肺较多的射野角度区间，可以选择设置屏蔽区域，射野在经过屏蔽区间时会停止出束，从而得到更多低剂量区的肺区域。

确定回避角度的方法：在计划中插入一个静态射野，将观察平面移至需要回避的区域，确定弧形野在此回避扇区的旋转方向（顺时针或逆时针），选择并绕患者拖动射束以确定回避扇区的角度。

回避扇区的角度必须>15°，两个回避扇区之间的角度至少为 15°，从射野开始或结束的位置到回避扇区的角度也必须是 15° 以上。

15. 2. 5 确认算法参数

调强放射治疗技术对剂量计算算法的准确性和速度提出了越来越高的要求。调强放疗技术中使用的高调制光束需要精确的剂量计算，特别是在复杂组织异质性区域。与此同时，在真实的临床环境中，由于资源的限制，任何任意的高精度都不能以冗长的计算时间为代价。

15.2.5.1 AAA 算法

各向异性分析算法（analytical anisotropic algorithm，AAA）简称 AAA 算法，是 VARIAN 公司放射治疗系统 Eclipse 的主要剂量算法之一。其最早的应用是在立体定向放疗手术方法中，用于计算小照射野和高异质性区域的剂量分布，后来经过调整使其适用于常规放疗。

AAA 剂量计算模型是一种 3D 铅笔束卷积叠加算法，它对主光子、散射的非聚焦光子和从束流限制设备散射的电子分别进行了建模，AAA 中基本物理表达式的函数形式允许解析卷积，大大减少了此类算法通常所需的计算时间。利用 13 个横向光子散射核在全三维区域内各向异性地解释了组织的异质性。根据计算点周围密度不同调整散射贡献来计算最终剂量，对于不均匀媒质，通过归一化到水的密度决定其能量沉积密度公式，最终的剂量则通过密度比由水转换到该点的剂量。其模型的建立不仅考虑了笔形束入射点的组织密度，还考虑了周围不均匀组织的散射线影响，具有运算速度快，对不均匀介质中的剂量计算能够进行较最准确的修正，使算法的计算范围从一维变换到了三维。

AAA 算法主要由两方面组成：建立模型和实际剂量计算。

建立模型用于确定表征临床射束中光子和电子的注量和能谱的基本物理参数，以及它们在水当量介质中的基本散射特性。主要涉及加速器各组件的几何尺寸和材料构成和束流特性（OAR、PDD、射野输出因子和模体散射因子等）。

剂量计算是基于主光子、散射超焦光子和从束流限制装置散射的电子的单独卷积模型。临床宽束被分成小的、有限尺寸的束，并应用卷积。最终的剂量分布是由单个射束的光子和电子卷积计算的剂量叠加得到的。虽然在剂量计算算法中使用的一些参数可以从简单的深度剂量和侧向剂量剖面测量中以合理的精度推导出来，但实际上不可能通过实验确定所有参数。通过使用蒙特卡罗模拟预先计算所有参数，然后在射束数据配置阶段修改这些参数以匹配实际测量的临床射束数据，这种方法确保了 AAA 剂量计算所需的所有重要基本物理参数的快速和高度准确的测定。在光束配置阶段完成特定治疗单元的拟合程序后，所有参数将被存储起来，稍后将被检索用于实际剂量计算。

AAA 中基本物理表达式的功能形式实现了解析卷积，大大减少了剂量计算所需的计算时间。用能量沉积密度函数 I 和高斯函数散射核 K 模拟临床射束中光子和电子的衰减。

AAA 解释了相互作用位点整个三维区域内各向异性的组织异质性。这是通过使用剂量沉积函数的放射性标度和基于电子密度的光子散射核在四个横向独立标度来实现的。

AAA 算法使用多源模型代表临床射束，包括以下主要的内容：初级源、次级源、污染电子源、楔形板散射源。

初级源

初级源是用来模拟位于靶平面的点源，模拟在靶内产生的韧致辐射光子。

次级源

次级源，即虚源，是位于均整器平面底的一个高斯平面源。它模拟光子与靶外面的均整器、初级准直器等相互作用，并考虑了机头的散射效应。次级源强度谱曲线是高斯分布，能量注量分布比初级源要宽。在任一个平面的次级源注量，是通过把目的注量组中每个像素源成分的贡献相加。贡献大小的不同依赖于射束是否碰到准直器或者多叶光栅（multiple leave collimator，MLC），并通过源成分的高斯权重、源与目的平面距离的平方反比、射线角度的余弦值来刻度。次级源模型的参数：次级源的权重、源平面的高斯宽度、平均能量、靶至次级源的距离、靶至准直设备的距离，在算法配置的过程中确定。

光子能谱

AAA 从配置过程中确定的能谱中推导出剂量计算所需的散射核 K。初始光子谱是通过对电子撞击目标的韧致辐射谱的蒙特卡罗模拟来确定的。影响 AAA 使用的能量谱的另一个重要参数是平均能量作为距离光束中心轴半径的函数。AAA 使用平均能量曲线来确定平坦滤波器对光子光谱的射束硬化效应。均整器的射束硬化效应是通过一个径向厚度不同的均整器材料模拟。根据平均能量曲线和用户指定的平坦滤波器材料，AAA 确定从射束中心轴任何半径的光束能谱。该射束能谱是径向距离的函数。在治疗射野内，光子射束的强度有轻微的不同，使用强度谱曲线来模拟这种不同，强度谱作为光子能量注量来计算，是离轴距离的函数。

强度剖面

利用强度分布曲线参数对变化的光子注量进行建模。强度分布计算为光子能量通量（数量 × 光子能量）作为从光束中心轴径向距离的函数。

污染电子源

污染电子源模拟使用一个与深度相关的曲线，该曲线描述了在不同深度侧向电子线污染的累积剂量。楔形板相对于开野来说，有一个分立的电子污染模型。电子注量的形状由子野形状和二维高斯核总和得到。

楔形板散射源

楔形板的每个点作为一个辅助的散射源。每个点的散射辐射强度被认为是初级辐射撞击该点的一部分。使用一个双高斯模型来模拟楔形板散射源，高斯核的宽度随着与楔形板的距离的增加而增加。

治疗射束模型中的射束修正器

在 AAA 计算中，大部分的射束修正附件只影响射束注量。挡块和多叶光栅使用用户定义的透射因子来模拟穿过附件的辐射量。楔形板修正射束的注量和能谱特征。配置程序从一些射野的深度剂量和平坦度图确定这些效应，同时得出楔形板的散射效应。用户定义的楔形板材料和配置过程中得出的楔形板透射，用于从配置的开野能谱确定二维能谱。

患者散射模型和射束元

患者散射模型用于计算患者体内剂量的沉积。进入患者体内的射束被分为有限大小的射束元，每一个射束元使用几个单能散射核模拟。散射核描述了不同射束能量的模体散射效应。EGSnrc 程序用于计算水中单能笔形束散射核。多能散射核通过对单能散射核加权重建得到。在三维剂量计算中，这些核根据实际患者的组织密度（患者的组织密度是根据患者的 CT 图像得到）进行刻度。较宽的临床射束被分为有限大小的射束元，射束源的长度和中心平面的计算网格的分辨率相一致。对于每个射束源，使用定义的物理参数进行剂量卷积计算。

体积剂量计算

对于体积剂量分布计算，根据选择的网格大小，患者的轮廓体积被分为三维矩阵。计算矩阵网格是离散的，沿着扇线按照坐标系统进行排列。每一个矩阵元和平均电子密度相关，平均电子密度是根据用户定义的校正曲线从患者 CT 图像中获得。三维剂量分布计算，对于初级源、次级源、楔形板散射源、污染电子源分别卷积，卷积是对所有组成临床宽射束的有限大小的射束元分别进行。最后的剂量分布是对单个射束元分布的一个简单叠加。对于光子剂量计算，射束衰减用能量沉积密度函数模拟，光子散射用散射核函数模拟，散射密度函数定义了侧向能量散射。对于每个射束元，能量沉积密度函数和散射核函数分别定义。对于初级源和次级源计算的方式相同，但能谱的成分、焦点的位置和大小不同。

AAA 算法对次级电子使用均匀水模体数据，虽然考虑了计算点平面的不均匀散射以及电子平衡的问题，但是不能够精确描述电子的运输和侧向电子失衡，且对低密度区域中二次区域的剂量不能预测，存在一定程度上的剂量误差。

AAA 算法配置界面

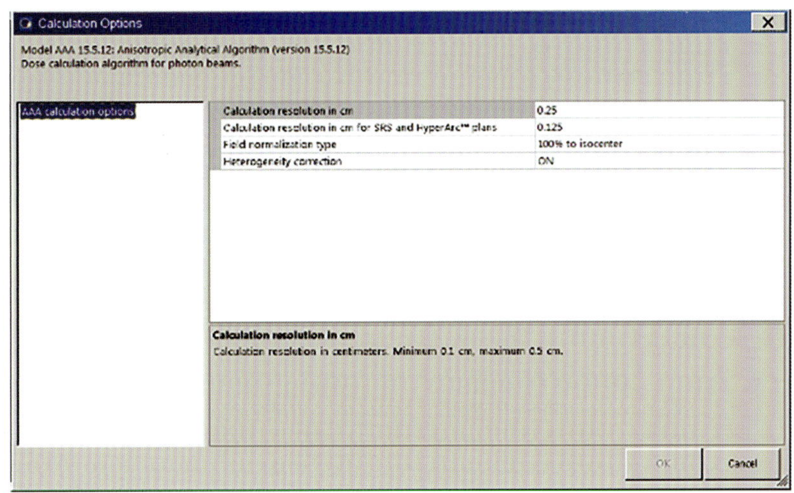

Calculation resolution in cm 可自定义计算网格大小从 0.1 cm 到 0.5 cm。

Field normalization type：默认计算归一类型。

Heterogeneity correction：是否开启组织不均匀修正。

15.2.5.2 AXB（Acuros XB）算法

Acuros XB 高级剂量计算算法的开发是为了满足外照射光子束治疗计划的两个战略需要，即精度和速度。在外照射光子束放射治疗中，诸如肺、骨以及非生物植入物等物质的密度导致的非均匀性可显著地影响患者剂量场，特别是存在小的或者不规则的照射野时。Acuros XB 使用成熟的技术以求解线性波尔兹曼输运方程（LBTE）并且直接考虑了这些不均匀性对患者剂量计算的影响。在治疗计划全部临床直线加速器能量范围（4～25 MV）内，Acuros XB 提供了媲美 Monte Carlo（蒙特 - 卡洛）算法的精度，具有优越的计算速度且没有统计学噪声。

另外，Acuros XB 计算最小化了对于一个计划中照射野的数量的敏感度，以至于计算 RapidArc* 放射治疗技术的计划剂量与计算一个单野计划几乎一样快。其影响就是计算单野剂量比 Eclipse 解析各向异性分析算法（AAA）要慢一些，但 AcurosXB 计算 RapidArc 要远比 AAA 快得多。

Acuros XB 完全集成于 Eclipse 的分布式计算框架（DCF），作为一个新的剂量计算算法并且使用原生提取自 AAA 的多源模型。因此，用户乐于将 AAA 射束数据导入 Acuros XB 射束模型中，只需要重新配置即可准备就绪用于剂量计算。

波尔兹曼输运方程（BTE）是控制方程，描述了放射粒子（中子、光子和电子等）穿过并与物质相互作用的宏观行为。LBTE 是 BTE 的线性化形式，假定粒子只与穿过路径上的物质发生相互作用，而不与其他的物质发生作用，对没有外部磁场的条件是有效的。对于一个给定体积的物质区域，受制于放射源，在上述条件下，LBTE 的解可给出一个“准确”的区域内剂量的描述。然而，由于 LBTE 的封闭形式解（解析解）只有对少数简化问题方可求得，LBTE 必须以开放形式或非解析方式求解。

有两种通用的方法获得 LBTE 的开放形式解，第一种方法是众所周知的 Monte Carlo 方法，Monte Carlo 方法不明确地解 LBTE，它们间接地获得这些方程的解。第二种方法是明确的求解 LBTE，使用数字方法。这些方法用来明确解 LBTE 方程，如 Acuros XB 对医学物理学领域相对比较新。

Monte Carlo 和明确求解 LBTE 方法如 Acuros XB 两者是“趋同的”，即极致情况下，两种方法将趋向于获得 LBTE 同样的解。两种方法可获得的精度是等同的，只受限于粒子相互作用数据的不确定性和被分析的问题的不确定性。在实践中，不管是 Monte Carlo 还是明确的 LBTE 求解方法，都不完全精确，两种方法都会产生误差。在 Monte Carlo 中，误差是随机的，来自一个有限数量的粒子的模拟和对每个粒子与介质的相互作用的跟踪。当 Monte Carlo 方法采用技术以加速求解时间或减少噪声（去噪），将引入系统级误差。在明确 LBTE 解方法中，误差主要是系统误差，来自空间、角度和能量等变量的离散化。较大的离散化处理步长可获得较快的解，但会降低精度。在两种方法中，都存在速度和精度之间的妥协。两种方法之间的差异可能也来自对带电粒子库仑作用的处理。基于模型或基于校正的算法（如笔形束或折叠锥筒卷积算法）只有处于其剂量核生成的严格条件下才趋同。

开发明确 LBTE 解方法的动力是为了提供一个对 Monte Carlo 模拟方法（众所周知时间密集）的快速替代方法。LBTE 的第二个好处是没有统计噪声。Acuros XB 中包含的很多的方法都最初开发于一个称为 Atila® 的原型求解程序中，这个求解程序的共同作者之一是 Transpire，Inc. 的创始人，他们在 Los Alamos 国家实验室时开发了它。Acuros XB 外照射光子束原型的开发得到了来自（美国）国家癌症研究所一个小企业创新研究（small business innovation research，SBIR）二阶段拨款的部分资助。

Eclipse 中的 Acuros XB——源模型

Eclipse 中的 Acuros XB 利用了 AAA 中已有的机器源模型。这个模型包含以下四个成分：

初级源——用户定义的圆形的或者椭圆形的源，位于靶平面，模拟靶中产生的轫致辐射光子，这些光子不与治疗头相互作用。

额外聚焦源——高斯平面源，位于均整过滤器底部，模拟靶外光子和加速器头相互作用产生的光子（主要在均整过滤器、初级准直器和第二准直器中产生）。

电子污染——代表建成区内的剂量沉积，不考虑初级和额外源成分。

楔形板光子散射——代表来自实体楔形板的散射。用一个双高斯模型实现，高斯核的宽度随着到楔形板的距离的增加而增加。

关于这些源的详细描述可在 Sievinen 等关于 AAA 光子剂量计算的论文中获得。

Eclipse 中的 Acuros XB——患者输运和剂量计算

（在此简述 Acuros XB 解方法，详细的描述请参考相关文档）

Acuros XB 患者输运由四个离散步骤组成，按以下顺序执行：①输运源模型通量到患者内部；②计算患者内部的散射光子通量；③计算患者内部的散射电子通量；④剂量计算。

从第 1 步到第 3 步执行以计算患者每个体素的电子通量，一旦有赖于能量的电子通量得以求解，所期望的剂量值（介质中的剂量或水中的剂量）即可在第 4 步中计算得到。仅需重复第 1 步计算每个射束，第 2 步到第 4 步只执行 1 遍，不管射束数量多少。在 RapidArc 情况下，每个射束包含大量的位置，步骤 1 对每个位置重复而步骤 2 到 4 只需要执行 1 遍。

在步骤 1 中，机器源被模拟为外部源，执行射线跟踪以计算患者内部未发生碰撞的光子和电子的通量分布。

在步骤 2 和 3 中，Acuros XB 按照空间，角度和能量离散化，迭代求解 LBTE。

在步骤 4 中，对问题的任何体素的局部能量依赖的电子通量应用一个能量依赖的通量到剂量（fluence-to-dose）的响应函数，以获得该体素的剂量。Acuros XB 支持两种剂量报告选项：水中的剂量（dose-to-water，Dw）和介质中的剂量（dose-to-medium，Dm）。当计算 Dm 时，能量依赖响应函数基于该体素的材料属性，而计算 Dw 时，能量依赖的通量到剂量响应函数是基于水的。

因此，为了计算剂量，Acuros XB 必须拥有一个患者成像的材料图。不像卷积/叠加算法，非均匀性通常被处理为基于密度的校正来应用到水中计算的剂量核上，Acuros XB 明确地模拟辐射与物质的物理相互作用。为了精确计算，Acuros XB 需要粒子输运所经过的每种材料的化学组成，而不仅仅是密度。为达到此目的，Eeclipse 给 Acuros XB 在图像网格上每个体素提供一个物质密度和材料类型。Acuros XB 材料库包含 5 种生物材料（肺、脂肪组织、肌肉、软骨和骨）和 16 种非生物材料，支持的最大密度为 8.0 g/cc（钢）。

在下图中，呈现了一个 5 cm×5 cm、6 MV 的照射野在一个水-骨-肺平板模体中 Dw 和 Dm 的差异的插图，也显示了“水密度比例化增减”（全部模体分配为水的密度，按照区域改变密度大小）的结果。如图所示，Dw 和 Dm 在骨的上游部分的水体素中是相同的，并且在骨下游的肺中也近乎相同。这两种情况下的结果是可预期的，因为电子输运场是相同的，只有电子能量沉积相互作用不同。然而，对于“水密度比例化增减”在骨之前的建成区、骨中和骨下游的肺中，存在显著的差异。这些差异凸显了使用实际材料组成而不是比例化水密度的重要意义。

Acuros XB 深度剂量的比较，对一个 5 cm×5 cm，6 MV 的照射野在一个水-骨-肺平板模体中的不同剂量报告模式。对于“水密度比例化增减”，全部模体由水材料组成，但在每个区域分配比例化的密度（骨区域 1.85 g/cc，肺区域 0.26 g/cc）。

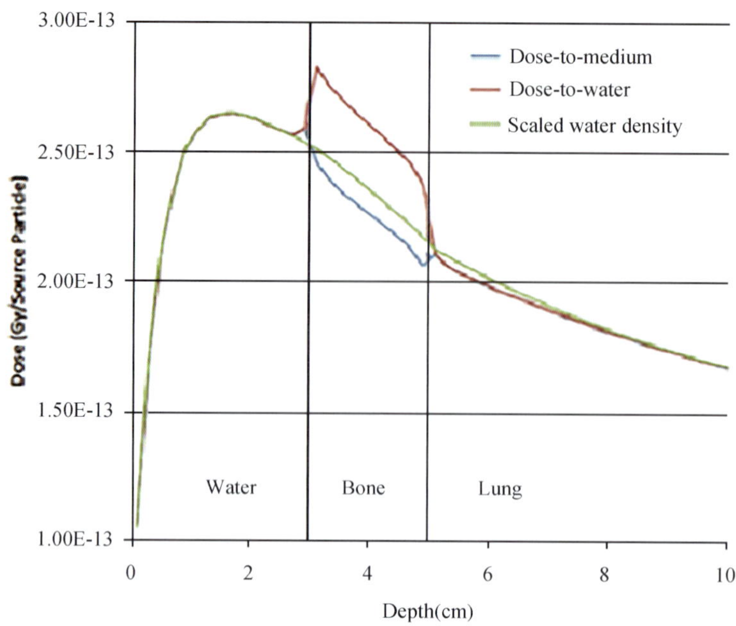

下图中，呈现了 Acuros XB 中一个 5 cm × 5 cm，18 MV 的照射野对于生物材料 Dw 和 Dm 的差异。

Acuros XB 对一个 5 cm × 5 cm 18 MV 的照射野在一个模体中的水中的剂量（dose-to-water，Dw）和介质中的剂量（dose-to-medium，Dm）的深度剂量。模体材料组成：水（1.0 g/cc）、软骨（11.1 g/cc）、骨（1.85 g/cc）、肺（0.26 g/cc）、脂肪（0.92 g/cc）、肌肉（1.05 g/cc）。

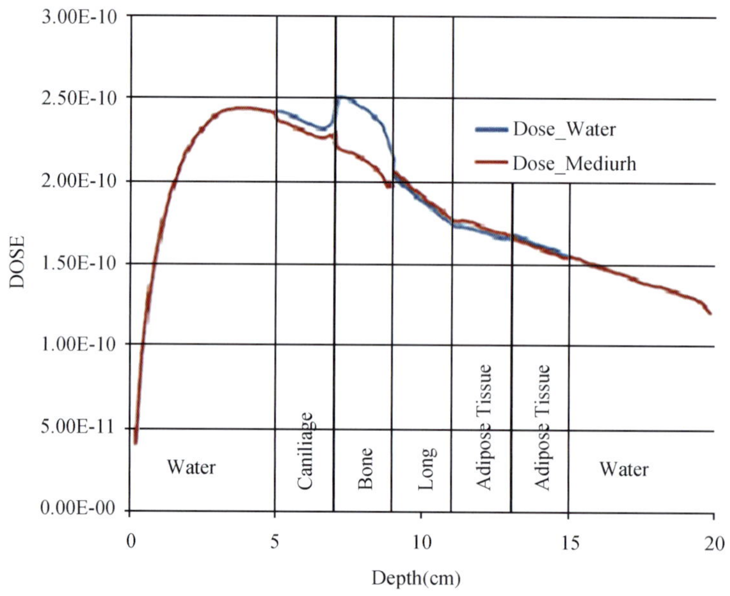

与 Monte Carlo 的比较

由于 Monte Carlo 在放射治疗领域内广为人知。了解 Acuros XB 的一个有用的方法就是突出 Acuros XB 和 Monte Carlo 有何不同及其原因所在，以下加以讨论。

水中的剂量（dose-to-water）和介质中的剂量（dose-to-medium）

Acuros XB 和 Monte Carlo 两者方法都基于能量沉积计算 Dm，正如上图所示，它们产生相似的结果。然而，在计算非水材料的 Dw 时 Acuros XB 和 Monte Carlo 方法采用了不同的途径。

Acuros XB 使用患者的材料组成计算能量依赖的电子通量，不管选择了 Dw 或者 Dm。当选择 Dw

时，非水材料中这就类似于计算由一个小到足以不会明显扰动能量依赖的电子通量的水体积所接受到的剂量。由于低能电子射程非常短，这个体积可能要远小于剂量网格体素尺寸或用来实验测量 Dw 的探头。这个影响对骨和非生物学、高密度材料，如铝、钛和钢等极显著。在这些情况下，比较 Acuros XB 和实验测量的 Dw 时，建议在 Acuros XB 中直接模拟一个代表探头的小的水体积。

Monte Carlo 方法通常计算 Dm，并且采用停止功比率来将 Dw 转换为 Dw。为了图示 Acuros XB 和 Monte Carlo 在计算 Dw 时的方法之间所期望的差异。作为电子能量的函数，下图比较了在不同的生物材料中能量沉积比率（水 / 介质）和碰撞停止功比率（水 / 介质）之间的差异。能量沉积比率（下图左）显示由 AcurosXB 计算的 Dw/Dm 比率，碰撞停止功比率（下图右）显示由 Monte Carlo 方法计算的 Dw/Dm 比率。

下图（左）能量沉积比率（水 / 介质）和（右）碰撞停止功比率（水 / 介质），作为电子能量（MeV）的函数。Acuros XB 中的 Dw/Dm 比率反映能量沉积比率，而 Monte Carlo 中则为碰撞停止功比率。

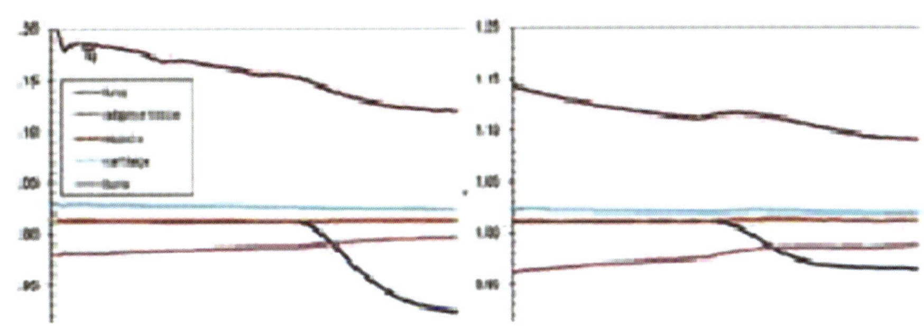

尽管 Acuros XB 和 Monte Carlo 使用不同的方法，计算一个非水介质中的 Dw 是一个理论量，因而没有哪种方法是正确的或不正确的。

电子截断能

Acuros XB 采用一个 500 KeV 的电子截断能（动能，不包括电子静止质量能量）。低于该能量的电子假设将其全部能量都转储到它们所在的体素位置。当比较 Acuros XB 和 Monte Carlo 在包含非常低的密度的肺或者空气中的体素时，电子截断能的选择可导致两种解算器之间的差异。然而，这种差异通常对低密度体素是孤立的，不会明显影响邻近组织中的剂量。

实施的差异

Acuros XB 和 Monte Carlo 方法在放射治疗中是独特的，两者都直接解算电子通量，没有使用预先计算的剂量核。如前所述，两者没有哪一个是精确的，并且会发生实践偏差。

理解 Acuros XB 和 Monte Carlo 之间不同的方法的一个简单办法是：模拟 Monte Carlo 方法模拟了一个有限数量的粒子，来自一个有限数量的粒子的随机误差结果被加以跟踪。Acuros XB 模拟一个有限数量的粒子，由于对空间、角度和能量的离散化引入了系统误差。在 Acuros XB 中，离散化设置由内部指定，以提供一个对患者治疗计划条件下的速度和精度之间的最佳平衡。这类似于一个 Monte Carlo 算法内部对统计学不确定性设置一个限制。

Acuros XB 计算选项

Acuros XB 在 Eclipse 中的实施非常类似于 AAA。以下汇总一些与 Acuros XB 实施相关的关键点和突出几个与 AAA 的不同。

计算网格体素尺寸（calculation grid voxel size）：Acuros XB 计算网格体素尺寸范围为 1 ～ 3 mm。AAA 当前支持体素尺寸范围为 1 ～ 5 mm。

剂量报告模式（dose reporting mode）：在 Acuros XB 中，可选择 Dm 或 Dw 作为剂量报告选项。这

个概念在 AAA 中不存在。

计划剂量计算（plan dose calculation）：这是 Acuros XB 的特有选项。在 Acuros XB 中，计算时间对照射野的数量依赖性很小，因为计算时间主要花在计算光子和电子的通量，而对计划中所有的照射野只需要执行一次。当对每个射野执行独立的 Acuros XB 计算时，不得不对每个射野计算散射阶段，这将急剧增加计算时间。由于选择了计划剂量计算时射野权重就不可被编辑，此选项非常适合于快速计算 IMRT 和 RapidArc 计划。然而，在 3D 适形计划中，射野权重在优化过程中可单独修改，计划剂量计算通常应关闭。

材料规格（material specification）：对 Acuros XB 有两种方法确定材料。默认方法基于 3D 图像中一个给定体素的 HU 值来确定材料组成。该体素的 HU 值使用 CT 校准曲线转换为物质密度。这个曲线可由用户对他们的 CT 扫描仪进行配置。一旦一个体素的物质密度已知，其材料可通过保存在瓦里安系统数据库中的硬编码查找表来确定。这个自动转换用于物质密度低于 3.0 g/cc 的所有体素。任何密度高于 3.0 g/cc 的体素，需要用户分配材料。此外，自动材料分配仅分配生物材料给体素。基于物质密度，体素将被分配为肺、脂肪组织、肌肉、软骨或骨。甚至极低的密度区会被自动分配一个材料，如肺或者空气。用户可手动覆盖自动材料分配。

配置（configuration）：由于 Acuros XB 使用和 AAA 相同的源模型，不需要额外的射束数据，AAA 配置的数据可直接被导入 Acuros XB 模型中。AAA 射束数据导入 Acuros XB 中将被重新配置，全部配置步骤都需要重新运行以对 Acuros XB 优化源模型。预先配置的可用于 AAA 的射束数据也可用于 Acuros XB。对每个 DCF 版本，预先配置的射束数据对 AAA 和 Acuros XB 都有效。

Acuros XB 验证样例

以下提供了 Acuros XB 非均匀性验证例的一个简略样例。注意，为了充分验证 Acuros XB，将其与 Monte Carlo N-Particle eXtended（MCNPX）进行对比，并且 MCNPX 计算时运行一个非常大的粒子数，以创建非常平滑、不带有可能影响 Acuros XB 验证的统计学不确定性的计算结果。实践中典型的 Monte Carlo 结果要不平滑得多，并且可明显观察到统计学不确定性。更多的验证结果可从文献中获得。

Acuros XB 材料库包含 13 种非生物材料。下图 A 和下图 B 比较了来自 Acuros XB 和 MCNPX 在平板模体（包含 13 种非生物材料中的 12 种）中的 6 MV 和 12 MV 的 Dm 结果。

Acuros XB 和 MCNPX 之间深度剂量比较（介质中的剂量，dose-to-medium），对一个 10 cm × 10 cm、6X 的照射野在一个多材料模体。平板材料如下：

（1）Polystyrene-1.05 g/cc.

（2）Epoxy-1.04 g/cc.

（3）Aluminurm-2.7 g/cc.

（4）PMMA-119 g/cc.

（5）Titanium alloy-4.42 g/cc.

（6）Racel-130 g/cc.

（7）Wood-0.70g /cc.

（8）PEEK-1.31 g/cc.

（9）PVC-1.3B g/cc.

（10）Acetal-142 g/cc

（11）PVDF-L77 g/cc.

（12）PTFE-2.20 g/cc.

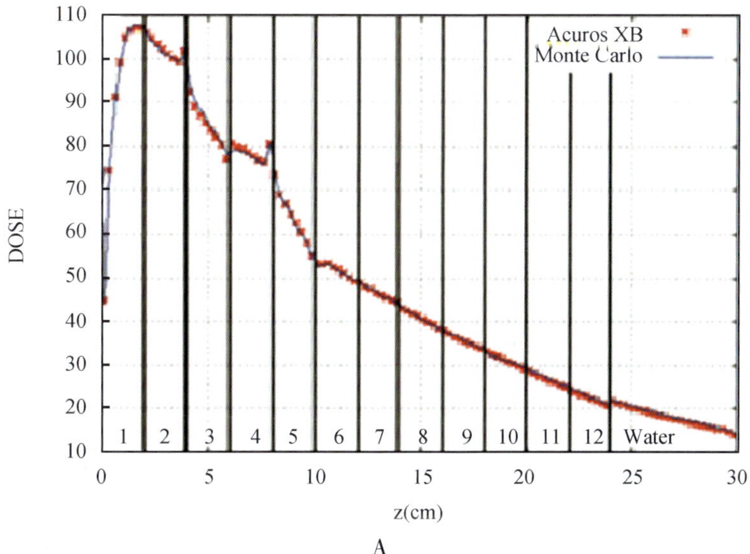

A

Acuros XB 和 MCNPX 之间深度剂量比较（介质中的剂量，dose-to-mediurm），对一个 10 cm × 10 cm、12X 的照射野在一个多材料模体。平板材料和上图的相同。

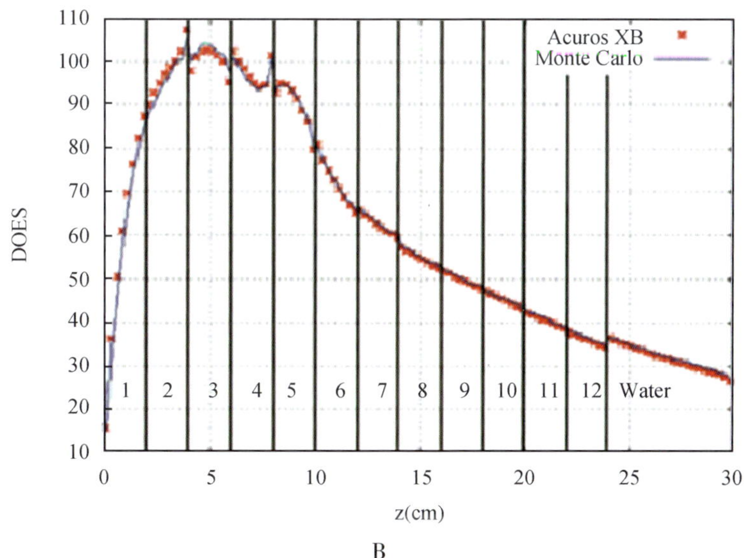

B

Acuros XB 支持的最高密度材料是不锈钢，最大密度为 8 g/cc。下面 3 张图展示了一个极端情形，一个 2 cm × 2 cm × 2 cm 的钢植入体（8.0 g/cc）放置在一个 18 MV 10 cm × 10 cm 的射野下的水模体内部。如图所示，两种算法结果非常一致，甚至在植入体周围的高梯度电子不平衡区域也如此。

模体包含一个 2 cm × 2 cm × 2 cm 8.0 g/cc 的钢植入体。Acuros XB 剂量轮廓线显示（介质中的剂量，dose-to-medium），对一个 18 MV 10 cm × 10 cm 的照射野。

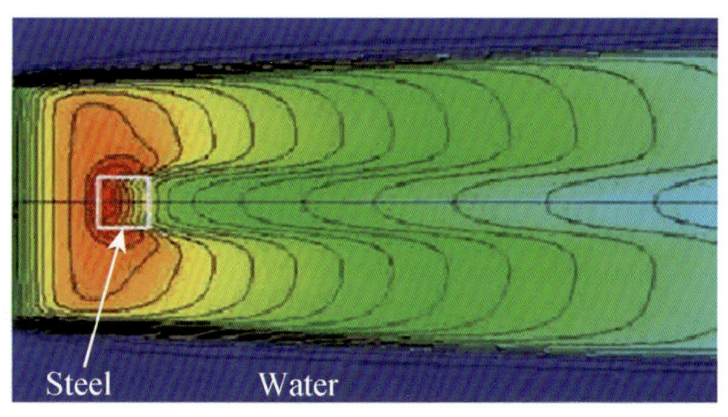

Acuros XB 和 MCNPX 之间深度剂量比较，18 MV 10 cm × 10 cm 的照射野，植入一个上图所示的钢插件模体。下图所示分两种代码的介质中的剂量（dose-to-medium），剂量 100% 归一到 4.875 cm 深处。

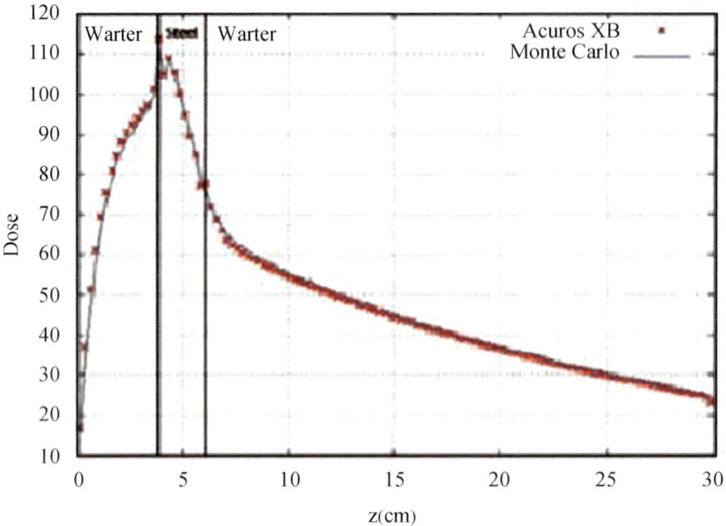

Acuros XB 和 MCNPX 之间的侧向深度剂量比较（深度 4.875 cm），18 MV 10 cm × 10 cm 的照射野，植入一个钢插件模体。下图所示分两种代码的介质中的剂量（dose-to-medium），剂量 100% 归一到 4.875 cm 深处。

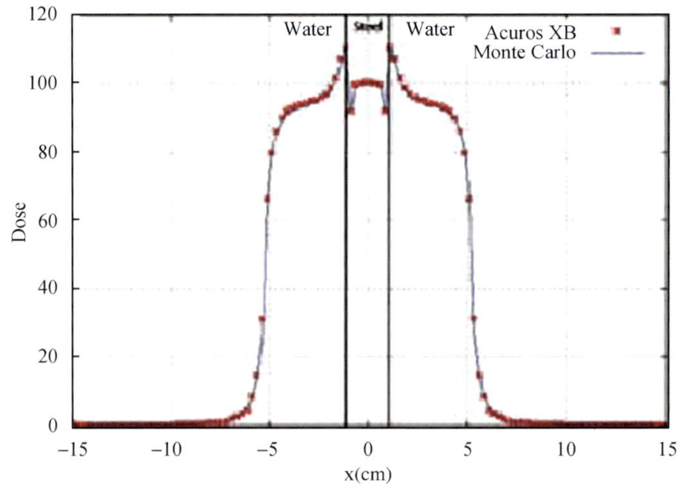

下列 3 图展示了 Acuros XB 和 Monte Carlo 之间的比较，半软木（0.19 g/cc）模体，5 cm × 5 cm 的射野，6 MV 和 15 MV 能量。

模体包含一个半软木平板（0.193 g/cc）。Acuros XB 剂量轮廓线显示（介质中的剂量，dose-to-medium），对一个 6 MV 5 cm × 5 cm 的照射野。

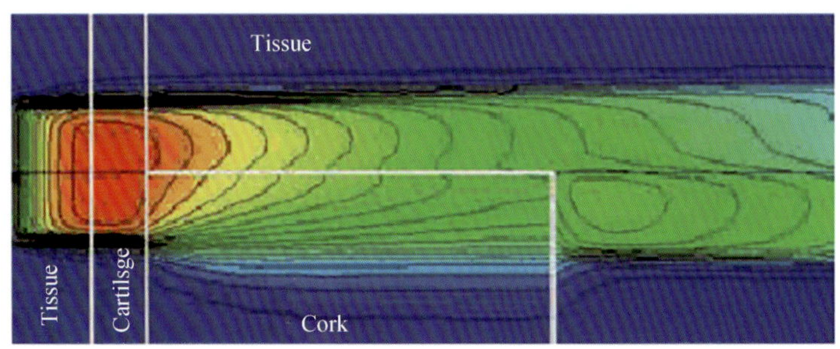

Acuros XB 和 MCNPX 之间深度剂量比较，15 MV 5 cm × 5 cm 的照射野，上图所示的半软木平板模体。深度剂量线位于软木一侧偏离中心 125 cm 处，显示出了两种代码的介质中的剂量（dose-to-medium），剂量 100% 归一到 4 cm 深处。

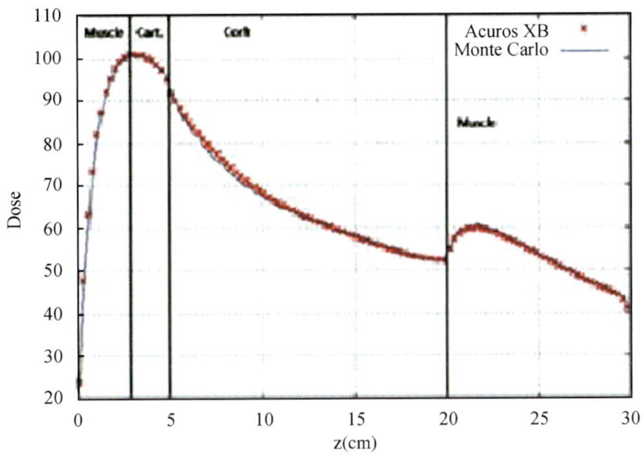

Acuros XB 和 MCNPX 之间的侧向剂量比较，对于上图所示例，深度分别为 4.625 cm、17.875 cm 和 21.125 cm。

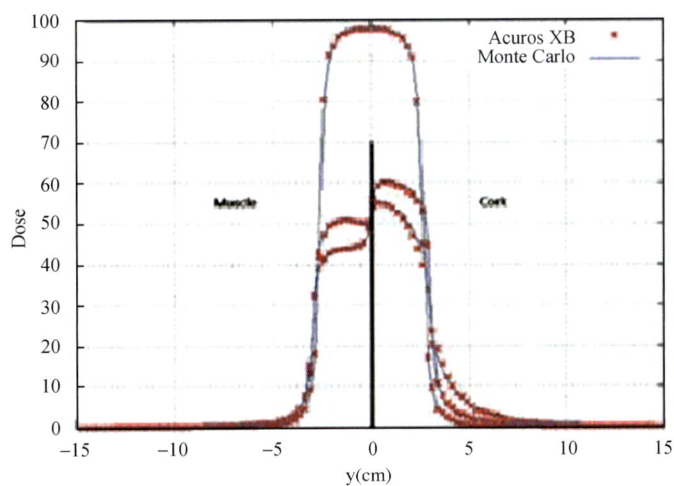

下图展示了 Acuros XB 和 Monte Carlo 之间的比较，2 cm × 2 cm 6 MV 的射野，水模体中包含一个 2 cm × 2 cm × 10 cm 的空气块，用来模拟食管。

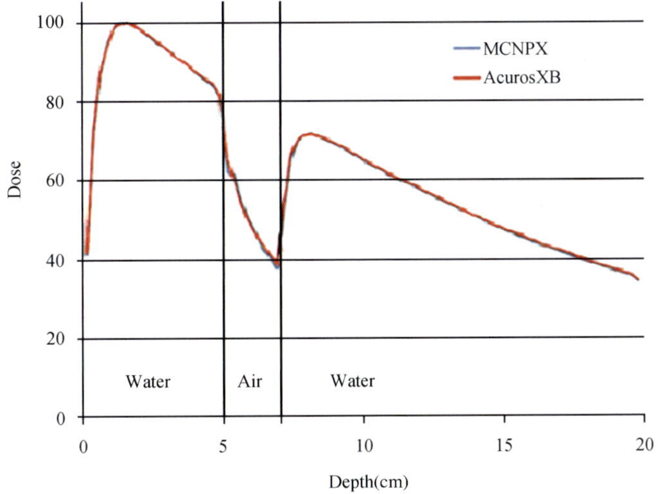

Acuros XB 和 MCNPX 之向深度剂量比较 2 cm × 2 cm 6 MV 照射野，水模体中包含一个 2 cm × 2 cm × 10 cm 的空气块代表一个食管。电子能量截断 Acuros XB 和 Monte Carlo 都是 500 keV。

下图显示了一个 Acuros XB Rapid Arc 剂量比较的结果，使用了放射物理中心（RPC）头颈模体。对于 3 mm × 3 mm 的计算网格尺寸，计算剂量和 TLD 测量的偏差在 2% 以内。

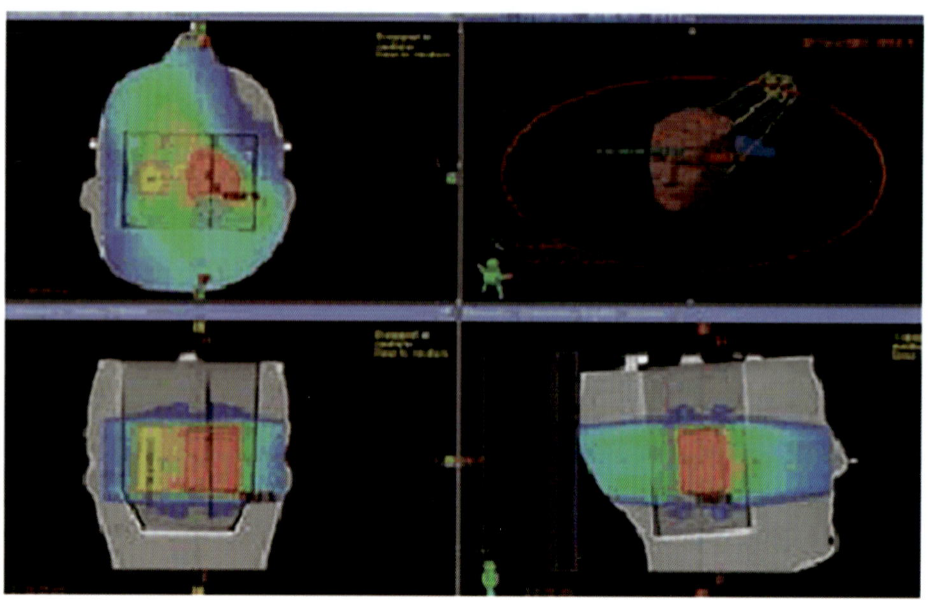

表 15-1 Rapid Arc 计划测量的（TLD）计算的剂量对比

TLD position	Measured dose（cGy）				Acuros XB，Heterogeneity "on"；Dose to medium	
	Treatment 1	Treatment 2	Treatment 3	Average	Calculated dose（cGy）	%Error
TLD_54_I	621.4	621.9	621.6	621.6	593.3	4.56%
TLD_54_S	591.2	603.5	608	600.9	591	1.65%
TLD_66_lant	745.3	742.4	735.5	741.1	734.6	0.87%
TLD_66_lpost	735.3	744	751.4	743.6	739.9	0.49%
TLD_66_Sant	723.9	736.9	736.5	732.4	726.2	0.85%
TLD_66_Spost	728	733.7	738.4	733.4	726.4	0.95%
TLD_CORD_I	355.3	360.9	362.1	359.4	349.7	2.71%
TLD_CORD_S	257.3	357.2	357.6	357.4	346.4	3.07%
Averaged percentage error（%）						1.89%

表 15-1 所示的 Rapid Arc 计划测量的（TLD）计算的剂量对比。测量和全部 TLD 位置的计算值的平均偏差在 2% 以内。

Acuros XB 计算时间

计算一个单个或少数几个射野，用 Acuros XB 比 AAA 时间更长。对于 10 cm × 10 cm 6 MV 的射野照射在 30 cm × 30 cm × 30 cm 水模体中，AcurosXB 计算体素网格为 2.5 mm 的剂量大约 85 s（Dell T5500，带双 4 核 Xeon 2.27 GHz 处理器和 24 GB DDR3 RAM）。AAA 大约需要 10 s 完成类似计算。同一模体，5 cm × 5 cm 射野，Acuros XB 需要大约 40 s。更大的射野和更高的能量将花更长的时间来计算，模体中含有大量的骨的话也会增加计算时间。Acuros XB 的多数时间用来解散射的光子和电子的通量，这些计算对计划中所有的照射野只需要执行一次。这样导致的结果就是 Acuros XB 计算时间与射野的数量不会按比例增加。然而，AAA 计算时间与射野的数量是线性比例增加的。从而，Acuros XB 在射野数量增多的计划中，相对速度增加了。对于有大量射野的情形，即 RapidArc，Acuros XB 利用空间适应来加速计算低剂量、低梯度区域。

对于有大量射野的情形，即 RapidArc. Acuros XB 显著的快于 AAA。作为一个例子，表 15-2 提供了几个 RapidArc 病例的计算时间，Acuros XB 计算肺和头颈病例剂量的屏幕截图展示在下列两图中。

值得注意的是，Acuros XB 在瓦里安 Eclipse Dell T5500 机器上比在 Dell T5400 机器有相当大的速度提升，即使时钟速度类似。T5400 机器的 DDR2 内存带宽限制阻止了 Acuros XB 在所有可用核心的有效提升（AAA 未表现出该行为）。然而，这个瓶颈随着 T5500 机器的 DDR3 内存而消除。允许 Acuros XB 更有效地在所有可用核心放大。这个结果导致对一些病例，几乎 T5500（相比较于 T5400）成为两个速度提升因素之一。另外，建议关闭超线程运行 AcurosXB，因为超线程会降低性能。

Acuros XB 剂量场（dose-to-medum，介质中的剂量），6 MV RapidArc 肺癌病例。总剂量计算时间，包括源模型和患者输运，2.5 mm 体素网格。86 s（4° 间隔 –57 控制点）。

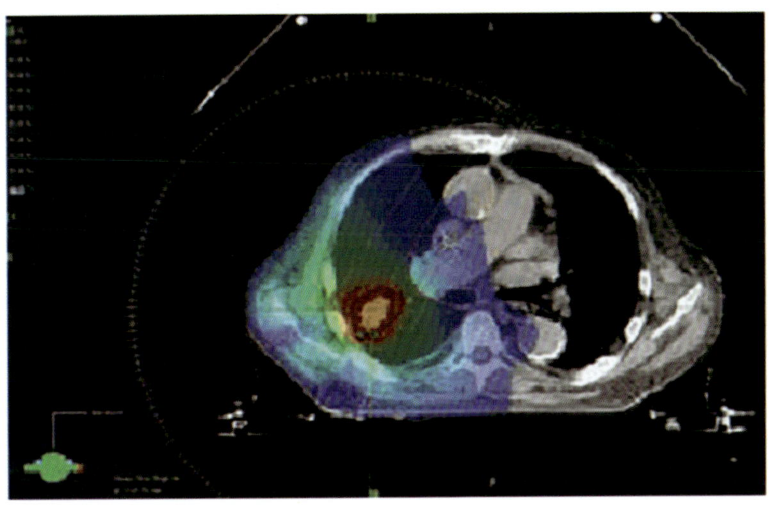

Acuros XB 剂量场（dose-to-medum，介质中的剂量），6 MV RapidArc 头颈病例。总剂量计算时间，包括源模型和患者输运，2.5 mm 体素网格。163 s（4° 间隔 –89 控制点）。

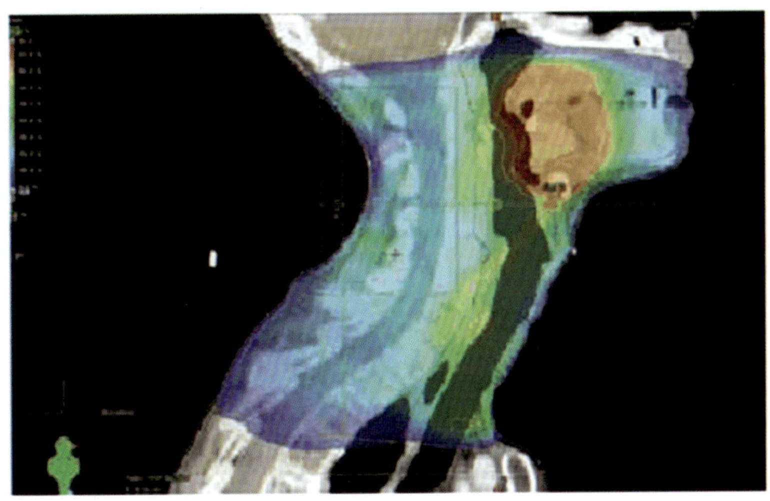

表 15-2　Acuros XB 和 AAA 计算时间

Cases	Acuros XB	Acuros FASO	AAA	AAA FASO
Lung（178 control points，Fig.14）	1 min 9 s	0 min 45 s	1 min 52 s	1 min 15 s
Head & Neck（356 control points，Fig.15）	2 min 22 s	1 min 30 s	5 min 44 s	1 min 58 s

表 15-2 Acuros XB 和 AAA 计算时间显示，对于代表的 RapidArc 病例。全部的时间都是在一台 DellT5500 上完成的（对 Acuros XB 关闭超线程）；2.5 mm 体素网格。计算时间包括了源模型和患者输运成分。

AXB 算法配置界面

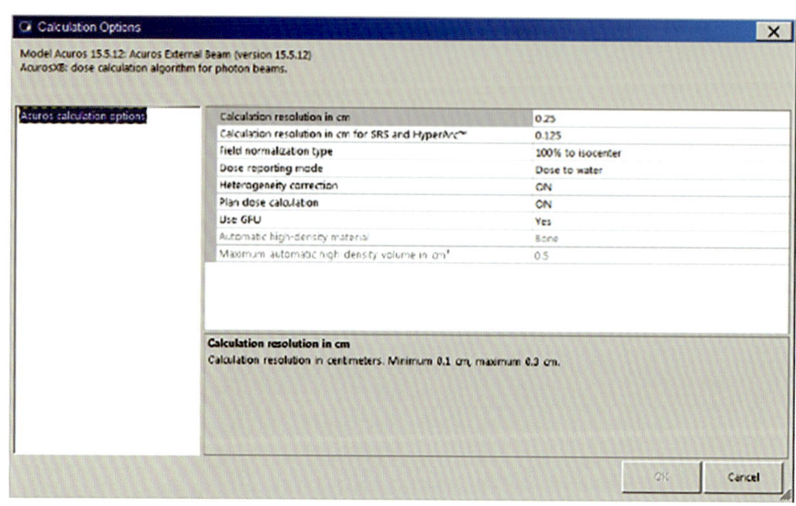

Calculation resolution in cm 可自定义计算网格大小从 0.1 cm 到 0.5 cm。

Field normalization type：默认计算归一类型。

Dose reporting mode：定义是否报告介质剂量或水剂量。

Heterogeneity correction：是否开启组织不均匀修正。

Plan dose calculation：定义计算返回的是整个计划的剂量还是各个射野单独的剂量。

Use GPU：定义是否使用 GPU 计算。

Automatic high-density material：自动指定高密度材料，默认为骨头。

Maximum automatic high-density volume in cm^3：定义最大自动高密度体积限制大小，默认为 0.5 cm^3。

每个算法都有默认设置，通常已经设好默认计算模型，根据需要可以清除所选模型，选择默认设置，编辑所选计算模型的计算网格大小、射野归一方式、组织不均匀修正等。默认设置的算法和参数可以在计划的属性 Properties → Calculation Models 标签或者在信息窗口的计算选项标签 Calculation Models 中修改。下图显示为剂量计算选择“Acuros”算法，IMRT 优化选择“PO”算法，根据需要选择是否勾选 GPU。

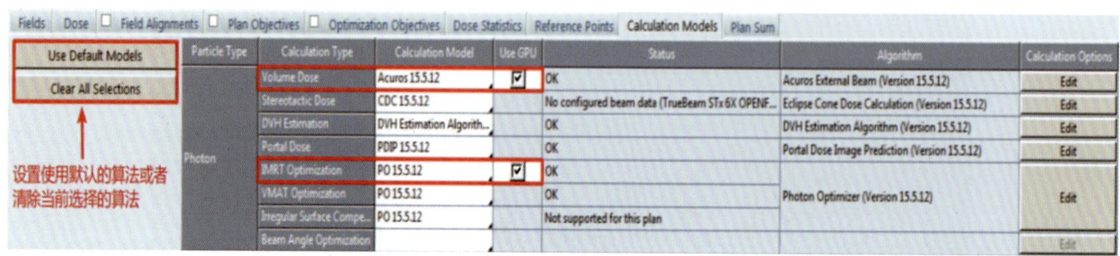

点击上图中的 Edit，出现 Calculation Options 对话框，下图分别为 Acuros 算法和 PO 算法的设置界面，一般 Heterogeneity correction 选择 on，Dose reporting mode 设置为 Dose to medium，Air cavity correction 设置为 on，其他根据自己的需要进行相应的设置。

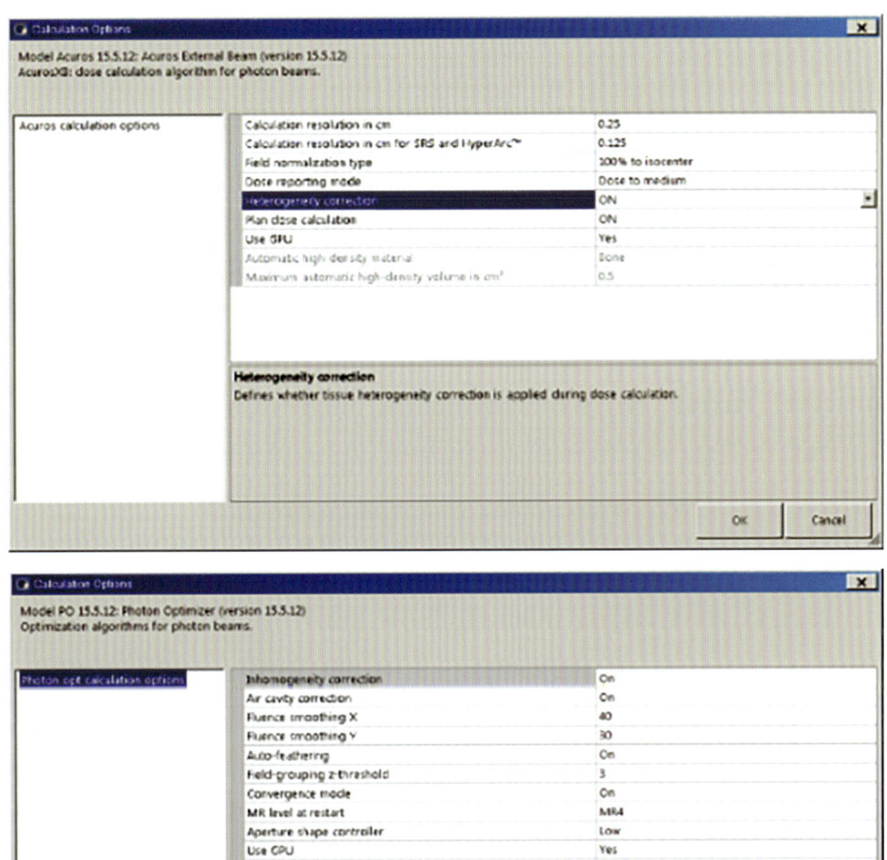

15.3　操作步骤

单击［Insert］在下拉列表中单击［New Field］或使用键盘【F9】键创建一个新射野。

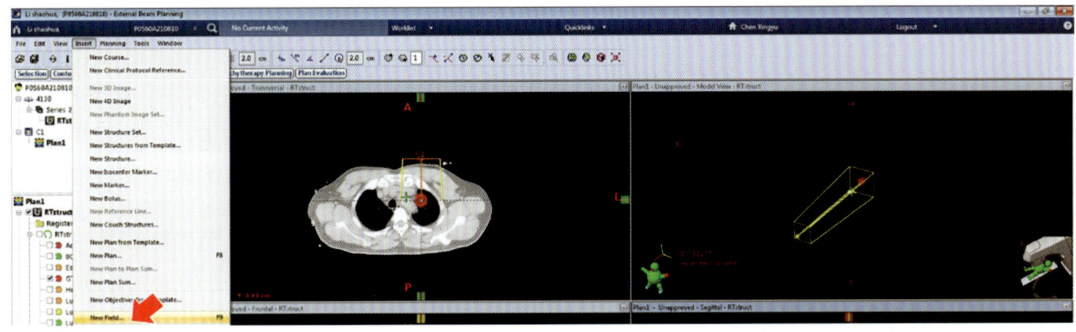

在“Select Treatment Unit”中选择治疗设备“TrueBeamSN1699”，单击［OK］。

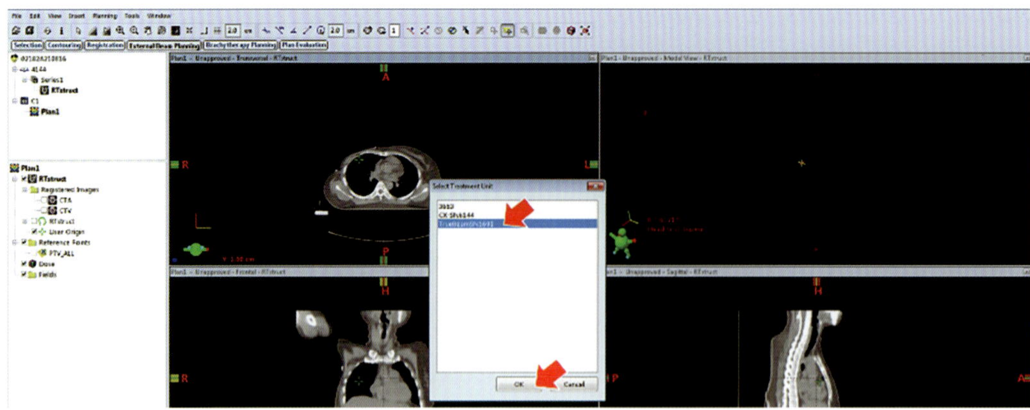

在“Filed Properties”对话框“General”标签的“ID”中输入射野名称，然后在“Tolerance”下拉菜单中选择容差表“T1”，然后单击“Geometry”标签。

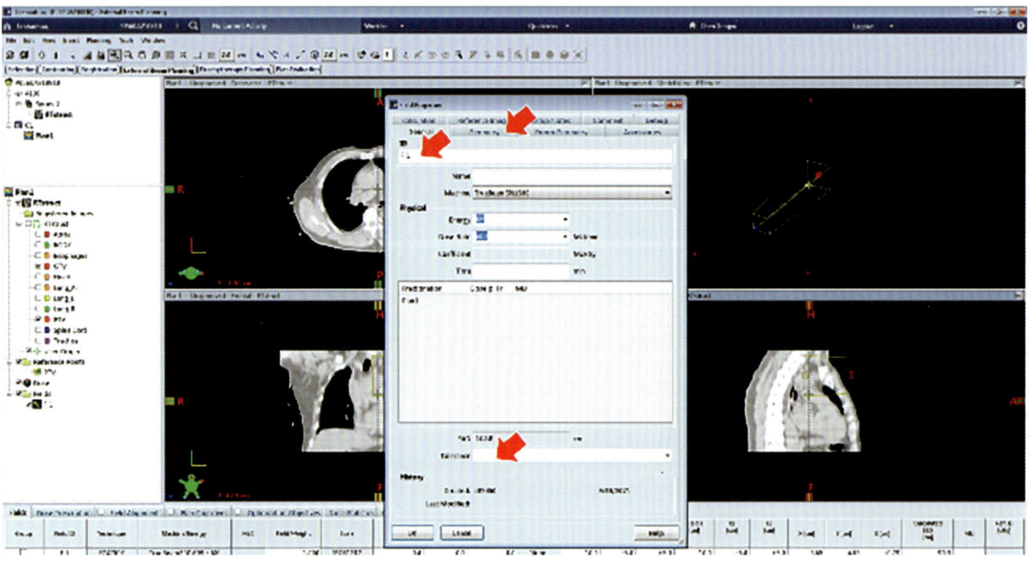

在“Filed Properties”对话框“Geometry”标签的“Technique”下拉菜单中选择需要的治疗技术，在“Gantry Rtn”中输入机架角度，在“Collimator Rtn”中输入准直器角度，然后单击［OK］。

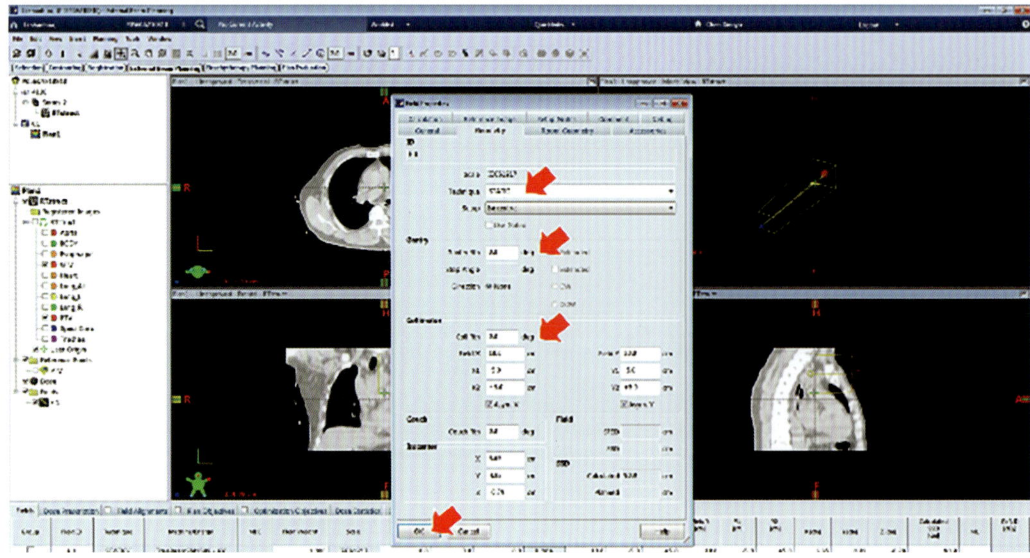

注释：

Filed Properties 对话框中各标签功能

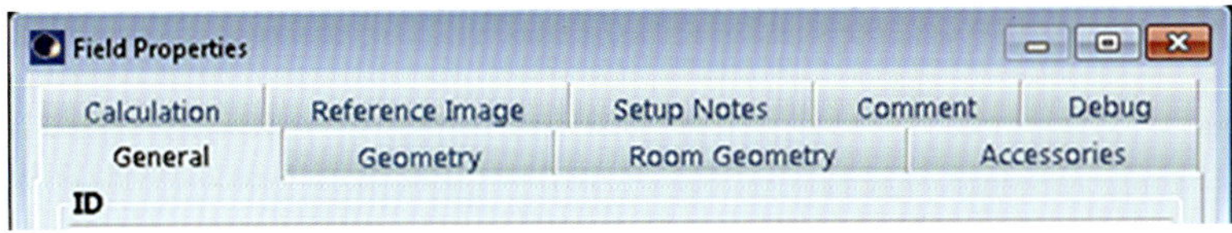

General 标签：可以设置 ID 名称、治疗设备、能量、剂量率、容差表等。

Geometry 标签：可以设置治疗技术、摆位（等中心或源皮距）、机架角度、准直器角度、等中心坐标等。

Room Geometry 标签：可以设置治疗床、影像仪位置等参数。

Accessories 标签：可以设置动态楔形板、插槽附件等。

如果标签中出现红点提示，需要将缺少的参数补充完成。

参考文献

[1] 胡逸民 . 肿瘤放射物理学 . 北京：中国原子能出版社，1999.

[2] 王若峥，尹勇 . 肿瘤精确放射治疗计划设计学 . 北京：科学出版社，2014.

[3] 王鹏程 . 放射治疗剂量学 . 北京：人民军医出版社，2007.

[4] Fogliata A，Nicolini G，Clivio A，et al. Critical appraisal of Acuros XB algorithm on intensity modulated stereotactic radiotherapy for locally persistent nasopharyngeal carcinoma. Med Phys，2012，39（8）：4705-4714.

[5] Chow J C，Jiangxi R Q，Leung M K，et al. Dosimetry of oblique tangential photon beams calculated by superpostion/convolution algorithms：a Monte Carlo evaluation. Appl Clin Med Phys，2011，12（1）：108-121.

[6] Fogliat AA，Nicolini G，Clivio A，et al. Dosimetric evaluation of Acuros XB advanced dose calculation algorithm in heterogeneous media. Radiat Oncol，2011，6（1）：82-96.

[7] 杨瑞杰 . 调强放射治疗中射野方向优化的研究 . 北京：中国协和医科大学，2007.

[8] Readshaw A，Lalonde R，Kim H，et al. Comparison of AAA and Acuros XB dose calculations in a heterogenous phantom. Med Phys，2013，40：336.

[9] Lewis EE，Miller WF，"Computational methods of neutron transport"，Wiley，New York，1984.

[10] Wareing TA，McGhee JM，Morel JE，Pautz SD，"Discontinuous Finite Element Sn Methods on Three-Dimensional Unstructured Grids"，Nucl. Sci. Engr，Volume 138，Number 2，July 2001.

[11] Ulmer W and Kaissl W：The inverse problem of a Gaussian convolution and its application to the finite size of the measurement chambers/detectors in photon and proton dosimetry，Phys. Med. Biol. 48（2003）707-727.

[12] Ulmer W，Harder D：A Triple Gaussian Pencil Beam Model for Photon Beam Treatment Planning，2. Med. Phys. 5（1995）25-30.

[13] Wareing TA，Morel JE，McGhee JM，"Coupled Electron-Photon Transport Methods on 3-D Unstructured Grids"，Trans Am. Nucl. Soc.，Washington D.C.，Vol 83，2000.

[14] Lorence L, Morel J, and Valdez G, "Physics Guide to CEPXS: A Multi-group Coupled Electron-Photon Cross Section Generating Code," SAND89-1685, Sandia National Laboratory, 1989.

[15] Siebers JV, Keall PJ, Nahum Ae, and Mohan R, "Converting absorbed dose to medium to absorbed dose to water for Monte Carlo based photon beam dose calculations", Phys. Med. Biol. 45 (20000) 983-905.

[16] Ulmer W, Harder D: Applications of a Triple Gaussian Pencil Beam Model for Photon Beam Treatment Planning, 2. Med. Phys. 6 (1996) 68-74.

[17] Ulmer W, Harder D: Corrected Tables of the Area Integral I (z) for the Triple Gaussian Pencil Beam Model, Z. Med. Phys. 7 (1997) 192-193.

[18] Ulmer W, Brenneisen W: Application of an Analytical Pencil Beam Model to Stereotactic Radiation Therapy Planning, Journal of Radiosurgery, Vol 1, No.3, 1998.

[19] http: //www.nist.gov/physlab/data/star/index.cfm

[20] Vassiliev ON, Wareing TA, McGhee J, Failla G, "Validation of a new grid-based Boltzmann equation solver for dose calculation in radiotherapy with photon beams", Phys. Med. Biol. 55 (3) 2010.

[21] Sievinen J, Ulmer W, Kaissl W. AAA photon dose calculation model in Eclipse. Palo Alto (CA): Varian Medical Systems; 2005.

[22] Bortfeld J, Sehlegel W. optimization of beam orientation in radiation therapy: Some theoretical considerations. Phys. Med. Biol. 1993 (38) 291-304.

[23] Soderstrom S, Brahme A. Which is the most suitable number of photon beams in coplanar radiation therapy? Int. J. Radiat. Oncol. Biol. Phys. 1995 (33) 151-159.

[24] NRCC Report PIRS-701: The EGSnrc Code System: Monte Carlo Simulation of Electron and Photon Transport, I. Kawrakow and D.W.O. Rogers; Nov 7, 2003.

[25] Liu HH, Mackie TR, McCullough EC: A dual source photon beam model used in convolution/superposition dose calculations for clinical megavoltage x-ray beams. Med Phys. 24 (1997) 1960-1974.

[26] Aleman D M, Kumar A, Ahuja R K, et al. Neighborhood search approaches to beam orientation optimization in intensity modulated radiation therapy treatment planning. Journal of Global Optimization, 2008, 42 (4): 587-607.

[27] Jia X, Men C, Lou Y, et al. SU-E-T-868: Beam Orientation Optimization for Intensity Modulated Radiation Therapy Using Adaptive L1 Minimization. Physics in Medicine & Biology, 2011, 38 (6Part24): 3691.

[28] Amit G, Purdie T G, Levinshtein A, et al. Automatic learning-based beam angle selection for thoracic IMRT. Med Phys, 2015, 42 (4): 1992-2005.

第十六章　定义治疗等中心

16.1　概述

将机架的旋转中心、准直器的旋转中心以及治疗床的旋转中心在空间的交点，作为机器的等中心点，现代放射治疗机都能够支持围绕等中心点做放射治疗。通过机架的旋转在各个不同的方向对靶区进行照射，按步骤一次完成几个照射野对靶区的剂量贡献，把这种技术称为等中心放射治疗技术。只要将靶区放置于机器的等中心上，无论机架旋转至任何角度射线中心轴都通过靶区，此时 SAD 为治疗机的标称距离，即放射源到靶区中心的距离为 100 cm。其特点可以在不同方向设置多个射野照射靶区，提高了靶区剂量，而靶区周围正常组织剂量相对较低；同时，一次摆位来实现多射野照射，减少了普通放射治疗摆位的繁琐，降低了出现摆位误差的频率，提高了准确性。机器的等中心点是一个真实的空间几何位置，通过等中心参考标记点，与治疗室内的激光灯进行匹配，就可以具体指示出其实际位置，并将这个点真实地反映到患者体内。现在放射治疗机器可以独立应用准直器完成不对称野的设计，此时的等中心点可以设置在靶区的实际中心，也可以根据需要设置在要求的位置，例如应用半野照射处理衔接问题时，等中心就可以设置在射野衔接处。

等中心参考标记点位于体表位置的称皮肤标记，附加固定器上的或固定器上赋有的刻度坐标称外标记，位于体内的称内标记。等中心参考标记点的位置应该选择在相对固定的位置，对直接参考标记点可以是某一解剖位置，不会因呼吸和器官的运动而变化太大。辅助体位固定器材近乎于刚性的结构，不会出现拉伸等方面的变形，便于参考标记点的获得。此时实际的等中心位置并没有在患者体表上，而是通过固定器上的参考标记来实现，因此建立患者体表与体位固定器材的相对位置关系的标记至关重要。相对固定器材参考标记点的位置应该选择在皮下脂肪层较薄的部位，使皮肤标记的位移最小。另外，标记点应该离靶区中心越近越好，真实的等中心点在模拟机、CT 图像上能够显像，并希望它们能够在使用的射野内，以使拍摄的射野模拟和射野证实片时，可以显示它们与射野的相互关系。

16.1.1　在 CT 模拟机上确定等中心

（1）设置出参考 0 点，对患者进行 CT 扫描，获得患者的影像信息。

（2）在 CT 的横断图像上逐层勾画出靶区，确定出靶区的空间几何中心，生成相对于参考 0 点的位移坐标。

（3）通过 CT 图像进行三维数字重建，在重建的“虚拟假体”上进行照射野的布置，并在 CT 横断面上来判断等中心的位置是否适合临床治疗的需要，以及时调整其位置。

（4）依靠 CT 机房内的激光灯及扫描床的移动，将相对于参考 0 点的坐标位移反映出来，在患者身体或体位固定器上勾画等中心标记。

此过程要注意在“虚拟假体”上确定的靶区中心坐标方向要与患者的坐标系相符，建立患者体表与体位固定器的相对关系的标记同样重要。

16.1.2　在治疗机上确定等中心

治疗机机房内同样配置有激光灯装置，激光束的交点与治疗机的等中心位置一致，用于确定照射野的等中心位置。

对于模拟机下定位确定的等中心位置，先将灯光野十字中心对准患者体表的十字，然后把治疗床升至所需的高度，达到与定位时相同的 SSD 距离，即完成等中心的确定。此过程的要点是必须保证升床的准确，升床不准确就会导致靶区脱离于照射野之外，特别是当使用的照射野尺寸比较小时。

对基于 CT 图像定位方式下确定的等中心位置，患者在治疗床上后，是患者体表标记或体位固定器上参考标记点和参考坐标在各个轴向上与治疗机机房内的激光灯投影重合，将靶区的中心移动到机器的等中心位置，完成等中心的确定。此过程要特别注意患者的体位及体位固定器的使用应与治疗前相同；患者本身的生理特征的不确定性及改变会直接影响治疗机上等中心的确定，甚至无法准确使治疗机机房内的激光灯与体表标记重合，应根据实际情况重新做适当的调整。

16.2　本章使用的工具或功能介绍

无。

16.3　操作步骤

定义中心即设定治疗等中心，一般分为两种情况，第一种情况是 CT 模拟定位时没有确定治疗中心，则计划设计时治疗等中心默认是靶体积的质心，或直接拖动等中心到合适位置或在射野几何属性或屏幕下方射野信息窗口中输入相对于原点的坐标值。第二种情况是 CT 模拟定位时确定了治疗中心，则计划设计时需要将射野 X、Y、Z 坐标都设置为“0”。

16.3.1　CT 模拟时未确定治疗中心

在目标射野“Field”上单击【鼠标右键】，在弹出的右键菜单中单击［Align Grouped Field to］，在弹出的菜单中单击［Structure］，在弹出的菜单中单击［PTV］。

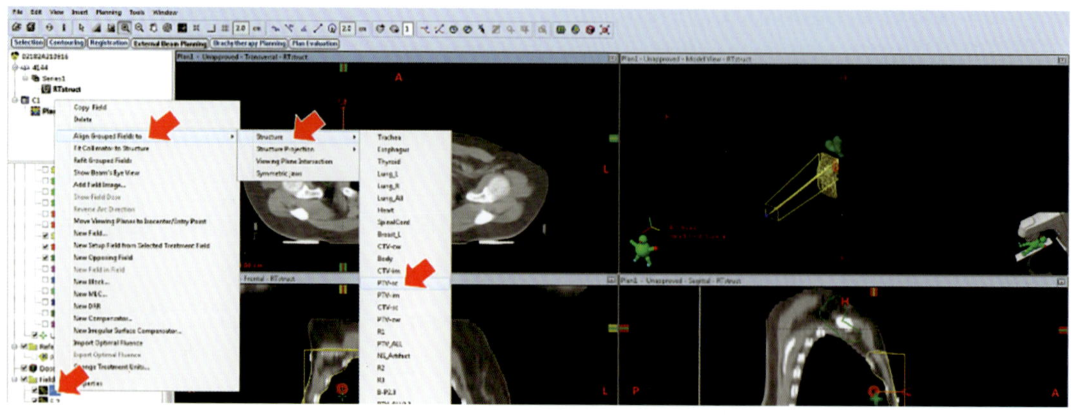

16.3.2　CT 模拟时已确定治疗中心

在射野坐标信息区将坐标 X、Y、Z 的值修改为“0”。

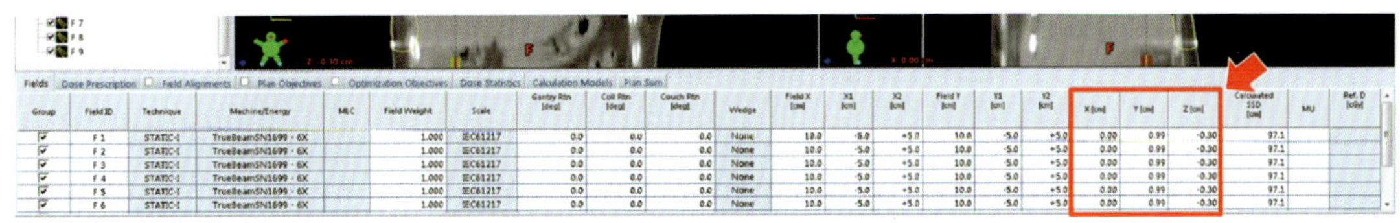

Group	Field ID	Technique	Machine/Energy	MLC	Field Weight	Scale	Gantry Rtn [deg]	Coll Rtn [deg]	Couch Rtn [deg]	Wedge	Field X [cm]	X1 [cm]	X2 [cm]	Field Y [cm]	Y1 [cm]	Y2 [cm]	X [cm]	Y [cm]	Z [cm]	Calculated SSD [cm]	MU	Ref. D [cGy]
✓	F 1	STATIC-I	TrueBeamSN1699 - 6X		1.000	IEC61217	0.0	0.0	0.0	None	10.0	-5.0	+5.0	10.0	-5.0	+5.0	0.00	0.99	-0.30	97.1		
✓	F 2	STATIC-I	TrueBeamSN1699 - 6X		1.000	IEC61217	0.0	0.0	0.0	None	10.0	-5.0	+5.0	10.0	-5.0	+5.0	0.00	0.99	-0.30	97.1		
✓	F 3	STATIC-I	TrueBeamSN1699 - 6X		1.000	IEC61217	0.0	0.0	0.0	None	10.0	-5.0	+5.0	10.0	-5.0	+5.0	0.00	0.99	-0.30	97.1		
✓	F 4	STATIC-I	TrueBeamSN1699 - 6X		1.000	IEC61217	0.0	0.0	0.0	None	10.0	-5.0	+5.0	10.0	-5.0	+5.0	0.00	0.99	-0.30	97.1		
✓	F 5	STATIC-I	TrueBeamSN1699 - 6X		1.000	IEC61217	0.0	0.0	0.0	None	10.0	-5.0	+5.0	10.0	-5.0	+5.0	0.00	0.99	-0.30	97.1		
✓	F 6	STATIC-I	TrueBeamSN1699 - 6X		1.000	IEC61217	0.0	0.0	0.0	None	10.0	-5.0	+5.0	10.0	-5.0	+5.0	0.00	0.99	-0.30	97.1		

参考文献

[1] 胡逸民．肿瘤放射物理学．北京：中国原子能出版社，1999.

[2] 王若峥，尹勇．肿瘤精确放射治疗计划设计学．北京：科学出版社，2014.

[3] 姜炜，崔世民．临床调强放射治疗学．北京：人民卫生出版社，2011.

[4] 郑小康，陈龙华．三维适形放疗临床实践（CT 模拟与三维计划）．北京：人民卫生出版社，2001.

[5] 李晔雄．肿瘤放射治疗学．5 版．北京：中国协和医科大学出版社，2018.

[6] 王鹏程．放射治疗剂量学．北京：人民军医出版社，2007.

[7] 于金明，殷蔚伯，李宝生．肿瘤精确放射治疗学．济南：山东科学技术出版社，2004.

[8] 徐慧军，段学章．现代肿瘤放射物理与技术．北京：中国原子能出版社，2018.

[9] 冯宁远．实用放射治疗物理学．北京：北京医科大学、中国协和医科大学联合出版社，1998.

第十七章　自动适形准直器对齐结构

17.1　概述

在放射治疗时，为了减少正常组织受到的辐射，需要对射线束进行修整，使其与病灶靶区高度适形，并遮挡病灶之外的区域。形成射野的方法有很多种，例如，非对称准直器、手工挡铅、低熔点铅块和多叶准直器（MLC）等。其中多叶准直器、独立准直器是IMRT放射治疗中必不可少的射野成形工具。

在实施3DCRT和IMRT的诸多方法中，同步挡块和物理补偿器等方法因使用费时费力，设计制作复杂，难以在临床推广应用。得益于计算机技术和控制技术的不断发展，使MLC成为调强放射治疗的最主要方式。为了实现调强放疗计划系统设计的目标，需要MLC完成对实施剂量分布的控制，因此MLC的性能直接影响调强放射治疗的效果。

17.1.1　MLC介绍

多叶准直器（multi-leaf collimator，简称MLC）于1965年诞生并获得第一次应用。由成对排放的许多叶片组成，每个叶片均有一套独立的驱动装置，该装置按照治疗计划系统给定的指令驱动叶片运动，使打开的叶片端面可以组成任意二维形状，治疗射线透过打开的叶片端面形成的空隙对恶性肿瘤靶区进行治疗照射。

多叶准直器最初的设计目的是为了取代放射治疗过程中传统人工操作的铅射野挡块，形成不规则射野（使透过MLC叶片端面的射线在病灶靶区上的投影与医生勾勒出的病灶靶区的射野轮廓形状适形），以方便进行放疗，提高治疗效率。MLC具备了挡铅技术、楔形板技术和物理补偿器等技术方法的所有优点。例如，无须制作补偿器、无须手动操作挡块、较容易实现复杂边缘形状的肿瘤的适形、提供了更好的工作环境、提高了治疗效率等。

MLC采用了全自动的叶片位置控制系统，在放射治疗过程中能够实现连续的自动叶片位置调节，大幅度提高放射治疗的效率，使操作更加简便。MLC的应用并没有完全局限在对肿瘤靶区的射野适形照射方面，其还被广泛应用在旋转照射、调强放疗的剂量补偿等方面。在放射源旋转治疗过程中，为了能够更精确地跟随病灶靶区的投影形状，治疗系统可以及时调节MLC的射野形状；在调强放射治疗过程中，可以通过对MLC叶片运动的精确控制，实现治疗所期望的剂量分布。得益于计算机技术和控制技术的不断发展，目前MLC已经成为放射治疗医用直线加速器的标配，成为实施调强放射治疗的最主要方式。

Elekta Axesse加速器配备的多叶准直器为Agility 160，Varian TrueBeam的多叶准直器可以选配Millennium 120或HD 120。Agility 160有80对叶片，所有叶片在等中心平面的投影宽度为0.5 cm。叶片的高度为9 cm，端面圆弧半径为17 cm。叶片的材料为95%钨合金，密度为18.5 g/cm^3。Millennium 120由40对中心叶片和20对外部叶片组成，中心叶片在等中心平面处的投影宽度为0.5 cm，外部叶片的投影宽度为 1 cm。叶片高度为 6.7 cm，端面圆弧半径为 8 cm。叶片材料为 92.5%钨合金，密度为 17.15～17.85 g/cm^3。HD 120 由 32 对中心叶片和 28 对外部叶片组成，中心叶片在等中心平面处的宽度为 0.25 cm，外部叶片在等中心平面处的宽度为 0.5 cm。叶片的高度为 6.9 cm，端面圆弧半径为 16 cm，叶片材料为 95%钨合金，密度为 18.0～18.53 g/cm^3。

17.1.1.1 MLC 机械特性

MLC 制作材料

MLC 是一种剂量实施控制机构。它由两组叶片相对排列而成。利用重金属合金材料制作的多叶光栅叶片对高能射线具有良好的屏蔽性能。利用叶片对射线的屏蔽作用，MLC 可实现对照射野的准直适形。MLC 的每个叶片均通过计算机控制的微型电机独立驱动，单独运动。在与医用加速器配套使用时，射线通过相对叶片的中间空隙对病变区域实施照射，通过对叶片运动过程的控制，可得到所期望的剂量分布效果。通常它还需与治疗机的可调常规准直器配合使用，组成复合准直系统。

MLC 的叶片需要具有良好的射线屏蔽能力。一般来说，材料的密度越大，其对射线的衰减能力也越强。所以，MLC 需要选择密度大的材料制作叶片。由于叶片要在电机的驱动下不断地做往复运动，所以除了要求叶片材料本身的密度比较大之外，还要求叶片材料本身要有足够的强度。在对射线进行屏蔽方面，铅是广泛使用的一种材料。铅的密度高，对射线的衰减系数比较大。但由于铅的质地较软，容易变形，不适合用于频繁运动的场合。另一种容易获得的高密度金属材料是钨，它比铅具有更高的密度，而且其机械强度要远高于铅，因此叶片普遍采用钨合金材料制作 MLC。

钨合金是以钨为基础的高比重合金，主要有钨镍铁和钨镍铜两大类（表 17-1）。钨合金是将一定配比的材料混合均匀后，经高温烧结而成，具有密度大、抗拉强度大、热膨胀系数低等特点，且具有良好的射线屏蔽性能。钨合金密度范围在 17.0～18.5 g/cm^3 之间，其机械性能较纯钨材料有很大的改善。高能射线在物质中的衰减与该物质的射线衰减系数及射线在物质中穿过的距离有关。叶片材料确定后，叶片高度决定了其对射线的阻挡性能。叶片高度的选择需使叶片对射线的屏蔽性能满足国际辐射防护委员会的推荐标准，使其对初级射线的衰减达到常规放疗中铅挡块的水平，一般要在 5 个半价层（half value layer，HVL，即对入射射线强度衰减一半所需的材料厚度）以上。

表 17-1 钨合金配方表

密度（g/cm^3）	17	17.5	18	18.5
钨（Wu）	90.6%	92.5%	95.0%	97.0%
镍（Ni）	6.4%	4.2%	3.6%	1.7%
铁（Fe）	3.0%	0.8%	1.4%	0.8%
铜（Cu）	0.0%	2.5%	0.0%	0.5%

MLC 的安装位置

MLC 的安装位置分为以下三种类型。第一种类型，使用多叶准直器替代上叶准直器（upper-jaw replacement），并且在多叶准直器和下叶准直器（lower-jaw replacement）之间增加一对跟随多叶准直器叶片运动的后备型（back-up）的薄片准直器，如此进一步强化了多叶准直器叶片对射线的衰减，该类型主要以 Elekta 公司为代表。第二种类型，以 Siemens、Scanditronix 等公司为代表，该类型组合使用多叶准直器替代了加速器的下叶准直器。第三种类型，主要以 Varian 公司为代表，此时多叶准直器位于上叶准直器和下叶准直器的下方，此三者就使放疗设备具备了三级准直器（tertiary collimator），这种组合形式的最大优点是：如果治疗过程中 MLC 出现了意外故障，便可以把 MLC 先从治疗设备的机头上拆除，而后继续使用射野挡块遮挡治疗射线，对患者实施治疗计划。其主要缺点是加重了加速器旋转臂的负荷。另一个缺点是治疗头到等中心的距离缩短了。

MLC 叶片结构

MLC 叶片的设计非常重要而且复杂，对厂家来说是个挑战。MLC 形状主要取决于两个因素：①叶片的底面和顶面必须在与叶片运动方向垂直的平面内聚焦于放射源的位置；②相邻叶片组合在一起，必须使叶片间的漏射线剂量最小。第一个因素决定了叶片的横截面必须是梯形结构，顶面宽度小于底面宽度。例如，对等中心处 10 mm 宽度叶片，若叶片高度为 5 cm。底面宽度约比顶面宽度宽 0.5 mm。第二个因素决定了叶片侧面必须采用凹凸槽结构，相邻叶片的凹槽和凸槽彼此镶嵌在一起，不让射线直接通过。

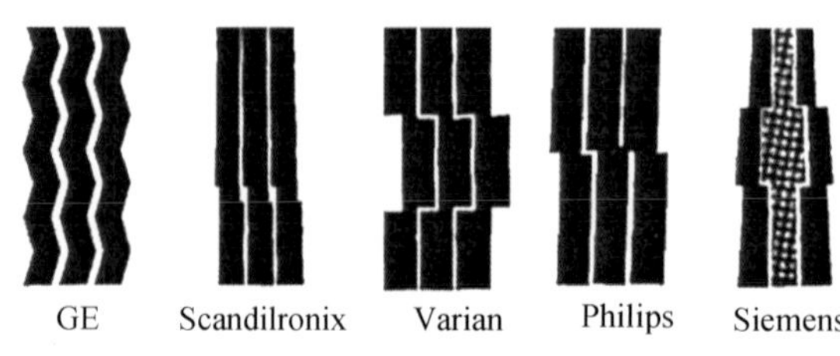

不同厂家生产的 MLC 侧视图

目前商用的多叶准直器为了防止相邻叶片之间缝隙产生剂量泄露问题，一般将叶片设计为凸凹咬合形状，如下图所示，包括嵌套式（下图左侧部分）和台阶式（下图右侧部分）两种。由于嵌套式对驱动装置的精密度要求更高，所以一般采用台阶式凸凹槽。MLC 台阶状的侧面设计实现了相对的叶片互相插入功能。

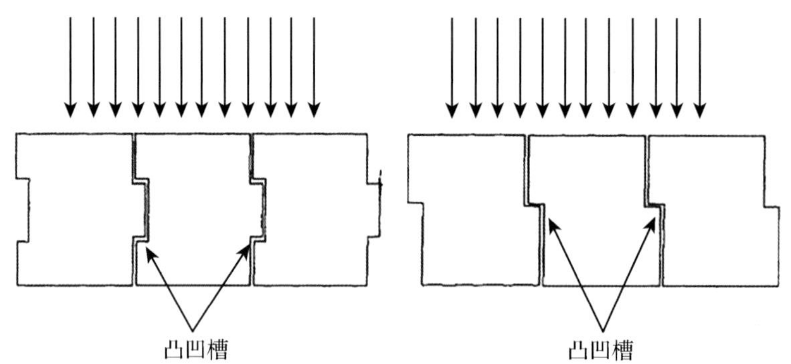

多叶准直器的叶片的凸凹槽示意图

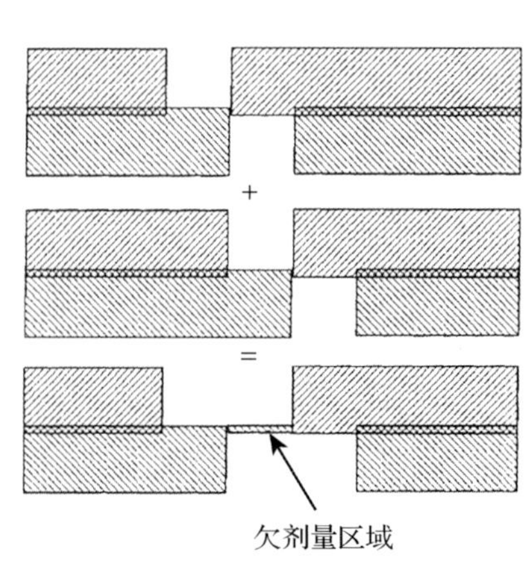

凸凹槽效应所导致的欠剂量照射

凸凹槽的咬合部分的宽度不容忽视，在相邻叶片错开时，咬合区域会被凸凹槽遮挡住，一般凸凹槽的遮挡效果随着不同的多叶准直器有一定差别，但是一般认为穿透这部分的射线强度已降低很多，基本可以忽略不计。此时如果采用右图中所示的方式进行照射，那么就会在中间形成条形欠剂量区域。

MLC 叶片的宽度定义为垂直于治疗射线射束照射方向和 MLC 叶片直线运动方向的叶片的宽度，在数值上等于 MLC 叶片的两个侧面之间的物理宽度；MLC 叶片的长度定义为与叶片运动方向相平行的叶片的物理长度；MLC 叶片的顶面定义为靠近放射源一侧的叶片面，设有导轨；MLC 叶片的底面定义为靠近患者皮肤一侧的叶片面，同样设有导轨；MLC 叶片的高度定义为沿射束照射靶区的出射方向的叶片的顶面和叶片的底面之间的物理高度；MLC 叶片的端面，该面多为弧状，定义为叶片探入治疗子野内，构成射野边界的叶片面。为了防止射线漏射，MLC 叶片设有凹凸槽。

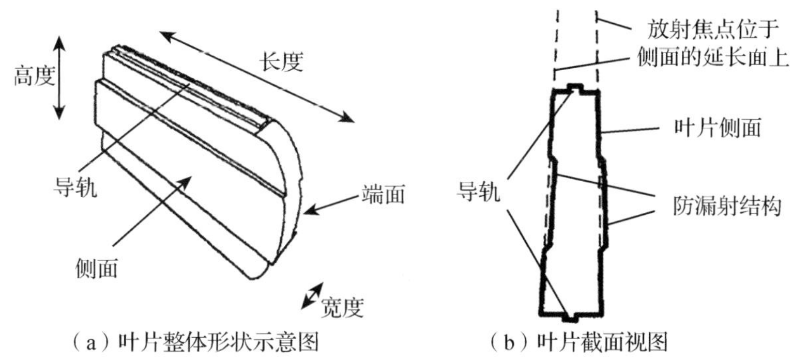

MLC 结构图示

多层 MLC 结构

多叶准直器可以设计具有多层的叶片，这种多层叶片的 MLC 机械结构可以提高 MLC 叶片端面的适形精度。早期，多层叶片多叶准直器采取双层 MLC 叶片的结构，分两种形式。其中一种双层叶片结构的 MLC 是由西门子公司设计的，该结构中每层叶片都是相向成对排列的。治疗过程中，每层叶片均是在垂直于治疗射线的出射方向的平面上水平运动的，这两层叶片同样按照该方向重叠上下放置，但是这两层叶片的位置没有上下重合，而是以射线出射方向为轴，侧向偏移一定的距离。这样就允许每层相邻的叶片之间存在一定范围内的间隙，因为透过上层 MLC 相邻叶片间的空隙的射线会由下层叶片挡住，同理透过下层 MLC 相邻叶片间的空隙的射线由上层叶片挡住。这种结构的双层叶片多叶准直器可以避免治疗过程中治疗放射线从叶片间产生的漏射，同时可以避免由于叶片间运动，而产生的相邻叶片之间的摩擦与碰撞，从而提高叶片的到位精度和提高叶片端面的适形能力。

Direx Group 的 AccuLeaf 是另外一种具有双层叶片结构 MLC，其两层叶片都是相向成对排列的，一层叶片的运动沿着垂直于射线束方向的平面的 Y 轴方向；另外一层叶片沿垂直于射线束方向的平面的 X 轴方向运动；Acculeaf 的两层 MLC 成相互垂直的关系。同理，AccuLeaf 同样可以避免叶片间治疗射线漏射的问题和叶片运动时相互之间摩擦和碰撞的问题，同样具备提高叶片的到位精度和提高叶片端面的适形能力的优势。

也有学者和厂商针对三层结构的 MLC 提出了设计方案，其每层都由一个典型的 MLC 组成，每一层 MLC 均与其他两层 MLC 有 60° 的转角。此时，这三层 MLC 在等中心平面的投影具有对称性，在这种情况下，治疗终端的机头就不再需要旋转，如此就大大简化了治疗终端机头机械结构设计的复杂性。这种三层结构的 MLC 具有与双层 MLC 类似的功能优势，除此之外，三层 MLC 还具有可以不采用 MLC 叶片凹凸槽的结构设计的优点，而且仍然能够提高 MLC 叶片端面的适形能力，临床试验验证：叶片宽度为 1 cm 的三层 MLC 的治疗效果等同于叶片宽度为 4 mm 的微型 MLC。

MLC 聚焦结构

为使 MLC 产生的剂量分布具有陡峭的边缘，减少对相邻区域的剂量影响，MLC 形状的设计经历了由无聚焦结构到单聚焦结构、双聚焦结构的过程。

早期的 MLC 和主要用于小病变的 MLC 大都采用无聚焦的叶片平移结构，叶片的截面为矩形。如下图所示，左图中 S 为加速器的焦点，A 点和 B 点位于治疗机的等中心平面上。在叶片当前位置处，从加速器的焦点 S 发射的射线在到达 A 点和 B 点的路径上，在叶片中穿过的距离不同，所受到的衰减不一样，所以 A、B 两点处的剂量也不一样。射线在叶片中穿过的距离越大，其衰减就越大，在等中心平面上产生的剂量就越小。右图是叶片在相应位置时等中心平面上沿叶片运动方向产生的剂量分布示意图，可见剂量从低到高有一个逐渐变化的过渡区域，这个过渡区域就是叶片端面产生的剂量分布穿透半影。

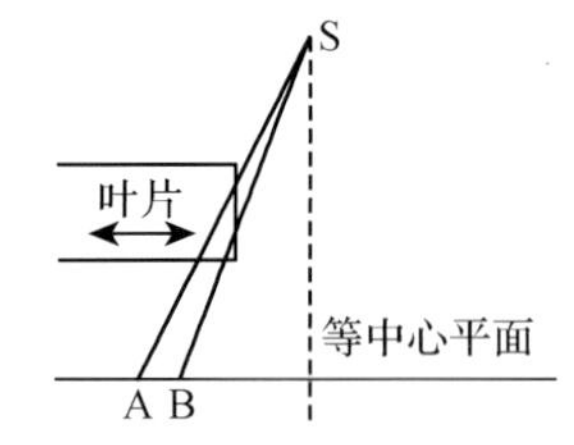

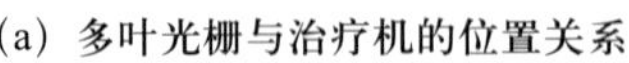

(a) 多叶光栅与治疗机的位置关系

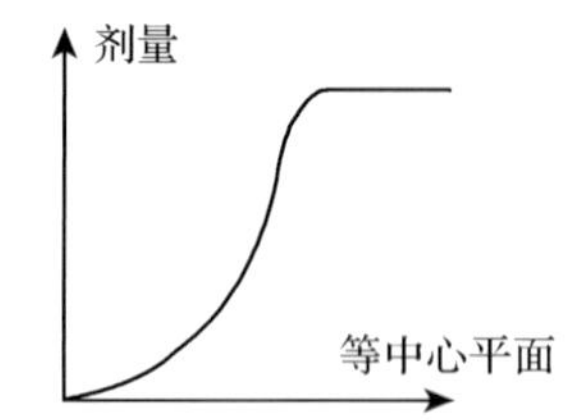

(b) 叶片在子野内产生的剂量曲线

半影的存在给放射治疗过程中剂量的精确实施带来了不便。在进行适形放射治疗时，治疗计划系统（TPS）可给出明确的多叶光栅开口形状，但由于半影的存在使实际的剂量分布形状在照射区域边缘附近变得不确定。在进行调强放射治疗时，半影是影响剂量控制精度的一个重要因素，TPS 的剂量计算模型必须考虑半影对相邻区域的剂量贡献。

当射野较大时，无聚焦结构的 MLC 会产生临床上不能接受的半影。为消除半影的影响，出现了单聚焦结构和双聚焦结构的叶片设计。

单聚焦结构见下图（a）所示。它是使所有叶片都在以放射源焦点为圆心的圆周上运动，同时使叶片的端面始终与射束平行，消除了叶片运动方向上的穿透半影。此时，由叶片端面形成的剂量分布呈现出很陡峭的边缘，如下图（a）所示，但单聚焦结构的叶片截面为矩形，在垂直于叶片运动的方向上，因叶片上下宽度相等，所以仍有穿透半影，如下图（b）所示。

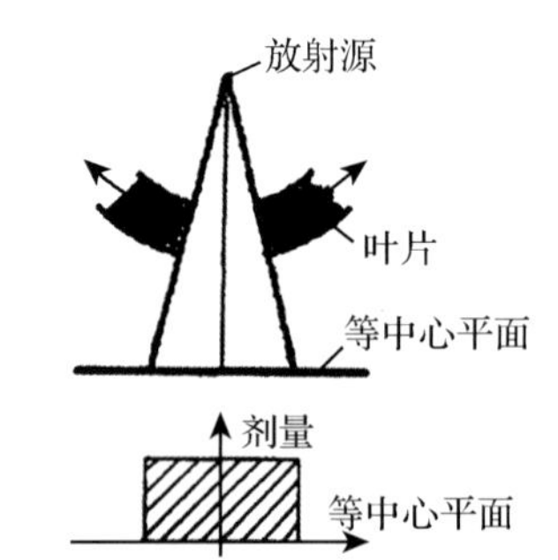

(a) 单聚焦结构 MLC 端面形成的剂量分布

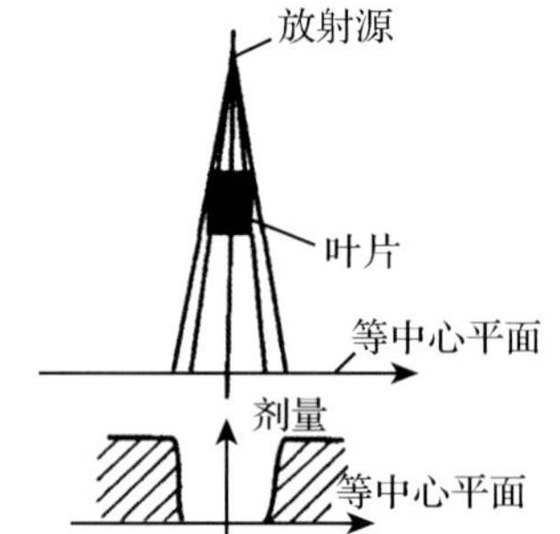

(b) 单聚焦结构 MLC 侧面形成的剂量分布

双聚焦结构见下图所示。它是在单聚焦结构的基础上，进一步将 MLC 的每一个叶片在垂直于叶片运动方向的截面加工成梯形，每个截面的梯形两边的向上延长线都相交于放射源焦点，因此可使叶片的侧面及端面在任何位置都始终与射束平行，能够完全消除穿透半影。双聚焦结构随精确剂量分布的控制最理想，但当叶片数量较多，而且每个叶片都独立运动时这种方式实现起来相当困难，其结构复杂，应用不多。

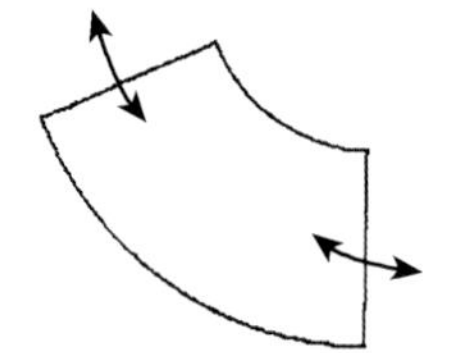

(a) 双聚焦结构 MLC 侧面

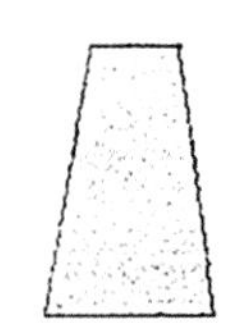

(b) 双聚焦结构 MLC 径向截面

当前实用型 MLC 设计借鉴了双聚焦结构的叶片设计形式，但使叶片的运动采用直线运动形式，而不是做圆弧运动。直线形运动的 MLC 中每一对叶片可控制一个矩形子野区域内剂量的分布。将直线形运动的叶片侧面设计为聚焦形式，使放射焦点位于叶片两个侧面的延长线上，这种结构使射线在穿过叶片时与叶片侧面边缘部分产生很高的剂量分布梯度，理想情况下不存在剂量分布的半影区域，不会对子野外的其他区域剂量产生影响，在垂直于叶片运动的方向上可以获得良好的剂量控制效果。这种设计形式大大简化了 MLC 机械和控制系统的设计，而且系统的占用空间更小，工作更可靠。

MLC 的端面形状

早期 MLC 的端面设计呈直线型，如下图所示。在这种设计形式下，无论叶片处于何种位置，叶片的端面均与射野中心轴平行。这种形式的叶片加工和安装都非常容易，但其端面所产生的半影大小（即剂量过渡区域的宽度）随叶片位置的不同而不同，且叶片在各个位置处的半影差别很大。

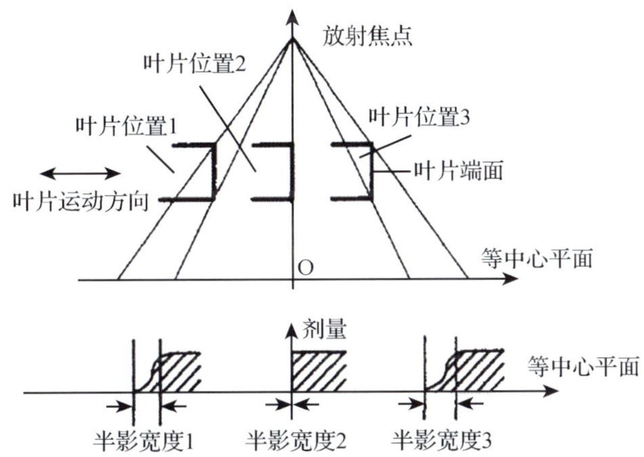

对于上图所示的直线式运动的叶片来说，侧面采用聚焦形式后可使侧面产生的半影为零，而端面所产生的半影是无法完全消除的。有研究指出可将叶片的端面设计成圆弧形状来减少半影大小随叶片位置的变化。这种设计形式虽然没有消除端面所产生的半影，但使叶片在运动过程中与放射治疗机等中心平面上各点处所产生的半影大小趋于一致。半影一致性的改善有助于提高剂量过渡区域的描述精度，进而提高 TPS 的剂量计算精度，有利于改善剂量分布的适形效果。

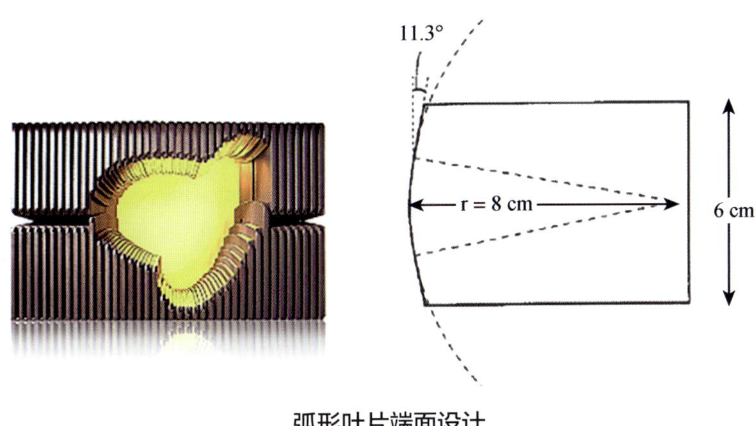

弧形叶片端面设计

MLC 对叶片端面在治疗机等中心平面上各位置处所产生的剂量分布半影要求归结为两个准则：

（1）叶片端面在治疗机等中心平面上各位置处所产生的剂量分布半影要尽可能的小。

（2）叶片端面在治疗机等中心平面上各位置处所产生的剂量分布半影的一致性要尽可能的好，即半影的变化要尽可能的小。

MLC 防漏射结构

MLC 的叶片侧面之间存在着频繁的相对运动，实际应用中要求每个叶片独立运动灵活，且摩擦力小，因此相邻叶片侧面之间贴合的不能太紧，需要留有一定的间隙，以避免叶片形变和运动中卡位。该间隙的存在将导致射线的漏射。为减少漏射，在叶片的侧面上设计一个榫槽结构，相邻叶片间通过凸榫和凹槽配合。

在考虑叶片间的缝隙导致射线漏射的因素时，还应考虑 MLC 叶片高度产生的影响。所以，除了在机械结构方面需要对叶片间隙给予特殊考虑外，还需要增加叶片本身的高度，以使 MLC 总体的漏射水平满足要求。有研究证明在合适的叶片高度下，采用榫槽结构的多叶光栅其平均漏射水平低于低溶点铅合金挡块的漏射量。

MLC 透漏射率的控制

MLC 由于自身结构特点，通常存在 3 种射线穿透方式：叶内透射、相邻叶片间漏射及相对叶片闭合时端面间漏射。叶内透射通常要求 <1%，相邻叶间漏射要求 <2%，叶片端面为防止碰撞留有间隙，漏射通常在 25%～30%。同时，治疗或后备准直器的自动跟随也是为了屏蔽相对叶片和相邻叶片之间的泄漏射线。影响叶内透射率的主要因素是叶片材质钨合金的密度及叶片自身高度；相邻叶片间漏射的控制主要通过阻挡叶片的直接穿透，早期的做法是在叶片上设计榫槽结构，通过相邻叶片间榫槽的相互嵌套阻挡射线从片间缝隙穿过，这种方式在大量临床中发现有榫槽效应，不利于治疗精度的提高，加之该类叶片的加工难度大，给叶片交指带来困难，逐渐被放弃。目前主流的方式是通过叶片散焦的方式阻挡射线直接从相邻叶片间穿过，散焦是指叶片的物理聚焦点与射线靶点偏移一定距离。采用多层叶片排布也是一种降低叶间漏射率的有效方式，通过上下两层叶片错位，上层叶片与下层叶片的叶间缝隙对齐，降低了叶间漏射，相比光澜 + 单层多叶光栅的传统方案，漏射率大幅降低，Varian 新一代放射治疗系统 Halcyon 配置的“双子星”双层多叶光栅叶间平均漏射率 <0.01%，证明了这种方案的优势。

MLC 叶片开口布置策略

MLC 的开口形状应和轮廓曲线投影的形状保持完全一致，以保证对肿瘤的治疗不会对周围正常组织带来损伤。但实际上 MLC 的叶片是有一定宽度的，所以在实际实施中，需要用 MLC 叶片逼近三维肿瘤实体在 MLC 平面上的投影轮廓，以此来确定 MLC 的实际开口形状。

MLC 叶片的布置可以给予多种准则，这些优化布置准则可以分为几何类准则和剂量类准则。叶片的布置需要结合 MLC 的各种几何约束小件综合考虑，如叶片数量、叶片宽度、叶片行程等。使用剂量学布置准则时，需要进行优化计算，根据等剂量线的形状对布置效果进行评估。在适形治疗时，采用几何布置准则基本就可以满足治疗要求。

根据三维肿瘤实体在 MLC 平面上的投影轮廓，可以使用三种叶片布置策略，这三种叶片布置策略分别为野外布置策略、野内布置策略和边界交叉策略。

采用野外布置方式时，肿瘤的任何部位都没被遮挡。该策略是最保守的方式，因为该方式下肿瘤部位被完全照射，对肿瘤的治疗最彻底。

采用野内布置方式时，肿瘤的边缘部位被 MLC 叶片遮挡而没有接受照射。该策略对肿瘤周围的正常组织采用了保守的方式。采用该方式时，由于该射野下肿瘤的部分区域没有被照射，故只能在多射野的情况下依靠其他射野进行剂量边缘区域的补偿才能使肿瘤得到完全照射。

边界交叉策略是使用最广泛的方式。在使用边界交叉策略时，需要指定叶片的布置优化目标。一种优化目标是使叶片端面与投影轮廓之间围成的野外区域和野内区域的面积和最小。对于凸轮廓，未被遮挡的面积大于被 MLC 叶片所遮挡的面积。对于凹轮廓，情况正好相反。由于一般来说，肿瘤投影轮廓上凸的部分占有较大的比例，因此从总的效果来看，采用该优化目标时会使未被遮挡的野外区域面积大于被 MLC 叶片所遮挡的野内区域面积。

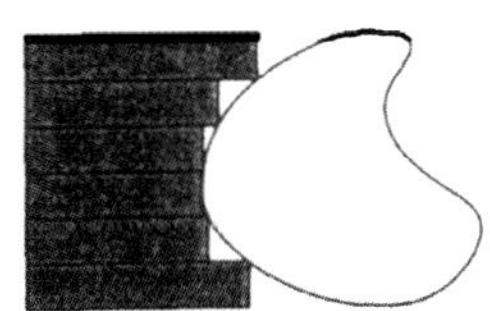

（a）野外布置策略

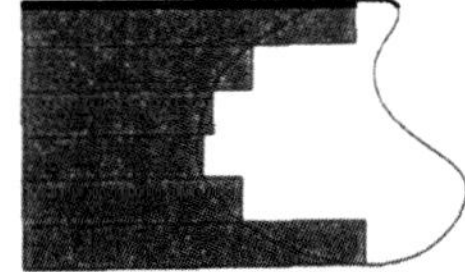

（b）野内布置策略

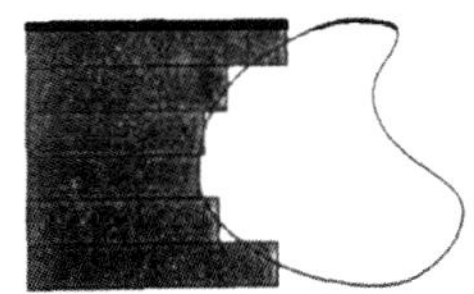

（c）边界交叉策略

另一种优化目标是使叶片端面与投影轮廓之间围成的野外区域和野内区域的面积相等。

上述两个边界交叉布置策略的应用需要结合实际治疗部位来确定。前者比后者对肿瘤的治疗略微保守，而后者在对肿瘤的治疗和周围正常组织的保护之间采取了更为均衡的策略。

MLC 控制系统

多叶准直器一般采用三级控制系统。一级控制器由工业 PC 控制计算机组成上位机，实现人机交互功能，读入治疗计划系统生成的治疗计划，并将来自治疗计划系统的参数转换为 MLC 控制系统的运动控制参数，并在屏幕上模拟显示 MLC 叶片的运动轨迹和相关系统信息。并且负责治疗过程中显示设备的运行状态、对叶片运动的位置进行监测，可以采用不同的网络通信形式与加速器联机进行信息的交换；二级控制器与终端控制器（MCU 控制器）、驱动电路、叶片驱动电机集成在多叶准直器的主机内，其负责实现与工业 PC 控制计算机（上位机）通信，根据上位机发送的控制信息输出叶片运动的位置等信息，实时监测叶片运动的状态根据状态做出控制决策并反馈给上位机。三级控制器就是 MCU 控制器即终端控制器，其负责输出叶片驱动电机的控制信息。每个叶片电机的驱动装置都由一个独立的 MCU 与集成驱动芯片组成。操作台是实现人机交互的通道，医生通过操作台设置设备的工作参数和输入治疗所需的指令，主要配备有系统显示器、触摸屏、操作按钮、状态指示灯、报警器等。控制系统主要由供电设施、操作台、工业 PC 控制器、二级控制器、A 侧集成单元、B 侧集成单元、监测与指示电路、叶片校准系统等部分组成。

MLC 叶片运动方式有手动方式、活塞气动方式和电机驱动方式。在实际应用中，大都采用微型电动机驱动，通过丝杆将电机的旋转运动转换为叶片的直线运动（下图）。

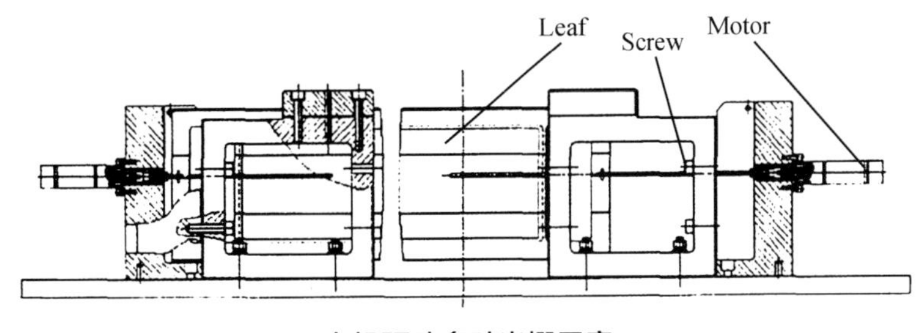

电机驱动多叶光栅示意

所用到的电动机有微型步进电动机、直流伺服电动机、无刷直流电动机等。对驱动叶片的要求主要有：能按治疗计划系统所设计的加速度、速度和定位的精度和规律平稳运动，定位准确度在 0.3 ～ 0.5 mm，速度可控制范围应在 0.2 ～ 50 mm/s 之间，常用在 1 ～ 2 cm/s，并能防止叶片碰撞，保护功率驱动放大器和微电机的安全可靠。

MLC 位置监测方式

治疗过程中，必须对 MLC 叶片的位置进行实时的监测。主要有：①光学显像系统法，通常使用 CCD 相机接收 MLC 位置信息。优点：电气连接简单，实时显示等；缺点：前期要求进行图像处理，由于 CCD 不抗辐射需经常更换。②线性编码器监测。优点：精度高，信号易处理，不易受辐射；缺点：使用个数较多浪费空间，信号线多。③使用限位开关，主要用于监测开关式的多叶准直器。当然，也可以几种方法同时使用以确保叶片的位置检测精度。

MLC 到位精度检测方法

MLC 作为射野挡块和靶区剂量强度调节装置，与常规准直器不同的是，其性能指标会严重影响靶区剂量的准确性，故对 MLC 的质量保证和质量控制除包括常规准直器的一些测试项目外，还要针对 MLC 特定的性能指标进行检测，并且每个叶片都要检查，如 MLC 叶片的到位精度、到位重复性及叶片透漏射等，其中对叶片到位精度的验证检测是进行 MLC 质量控制的核心内容。检测多叶准直器叶片位置的常用方法有二维电离室矩阵验证法、电子射野影像检测、胶片检测、CCD 图像识别、通过机器学习的方法预测叶片的位置等。

17.1.1.2　MLC 剂量学特性

临床应用中关心的 MLC 剂量学特性，主要是 MLC 的漏射、透射强度和叶片的半影大小。漏透射线对靶区和正常组织影响很大，在 TPS 投入临床使用前需要对其进行必要的定量测量与分析。

漏射

叶片间漏射是指射线穿过两个叶片之间从而产生的漏射线，相对叶片闭合时端面间漏射指的是相对的两个叶片相互闭合式，射线穿过时候产生的漏射线。叶片间漏射可分为两种：①相邻叶片两个侧面之间的漏射，如下图（a）所示；②相对叶片端面之间的漏射，如下图（b）所示，即叶片剂量学间距（DLG）。有研究表明，相邻叶片间漏射会增加 0.25%～0.75% 的剂量。

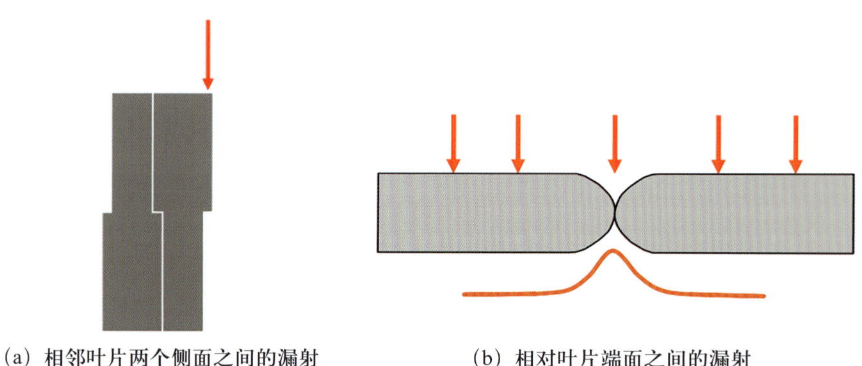

(a) 相邻叶片两个侧面之间的漏射　　(b) 相对叶片端面之间的漏射

透射

叶片内透射是指射线穿透单个叶片而产生的透射线。

测量方法

（1）电离室法：叶片内透射率（intraleaf transmission rate），测量点取闭合射野内 G-T 方向距离中线 2.5 cm 线上的 MLC 投影中部（下图中 a 点投影）；叶片间漏射率，测量点取闭合射野内 G-T 方向距离中线 2.5 cm 线上的相邻 MLC 投影间（下图中 b 点投影）；叶片合拢端面间漏射率，测量点取闭合射野内 G-T 方向中线上 MLC 合拢端面投影处（下图中 c 点投影）。

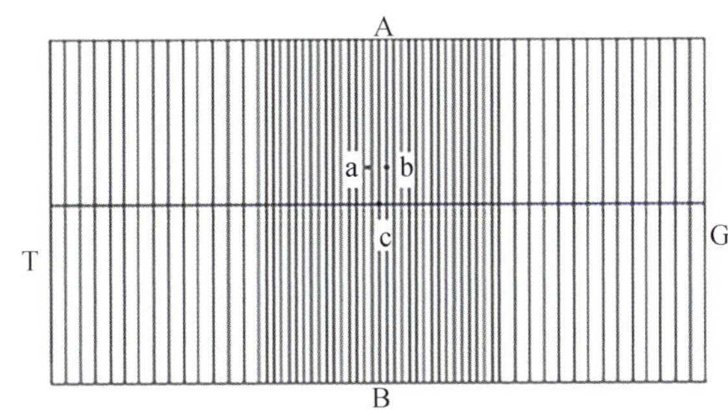

（2）胶片法：叶片透射因子和叶片间漏射因子可以通过分析垂直于叶片运动方向的截面曲线获得。通过 MLC 开野和闭合时的比值可以自动得到叶片透射因子和叶片间漏射因子。为了保证测量结果的准确性，可分别在距叶片中缝（Gap 处）−4 cm、−3 cm、−2 cm、2 cm、3 cm、4 cm 位置垂直叶片运动方向截取多条截面曲线。叶片位置校正因子和内外半影测量通过分析平行于叶片运动方向的截面曲线，可以自动得到叶片位置校正因子（位置校正因子为胶片自动读出的射野大小除以加速器显示的射野大小）和内外半影。截取位置应避开灯光野标注点，由于通过 MLC 透漏射所得到的注量胶片并不完全对称平稳，为了保证测量结果的准确性，可截取多条截面曲线。

17.1.2 Jaw（准直器）介绍

传统加速器使用上下两对厚重的金属块来阻挡射线，只允许所需矩形射野内的射线通过。这些金属块被称为准直器（Jaw）。

每台直线加速器有上下两套，共 4 个钨门。一套用于定义照射野的长度，另一套用于定义照射野的宽度。

准直器可以分为独立准直器和非独立准直器两种类型。自 20 世纪 90 年代始，独立准直器（independent collimator，IC）已成为医用直线加速器的标准配置。IC 由两对叶片构成，四个电机分别单独驱动每个叶片，在相互垂直的方向上各自独立运动，可形成对称射野或射野中心偏移准直器轴线的矩形野。利用 IC 各叶片独立运动特点实现动态楔形板功能，这实际是沿一个方向调整射野强度分布。

独立准直器可以看作是 MLC 的一个特例，利用非对称独立运动实现静态或动态调强。IC 调强具有的优点包括：①所需投入资金很少，有助于在经济欠发达的国家和地区推广调强放疗；②与射野修整器比较，可减轻工作人员的体力劳动；③与 MLC 比较，IC 各叶片均单独分布，无相邻结合问题，技术简单可靠，可节省系统的维护费用；④矩阵元素在 X 和 Y 两个方向的大小连续可调；⑤与 MLC 比较，具有剂量学优点，没有“tongue and groove”问题，没有因 MLC 叶片圆弧形末端引起的半影加宽问题。缺点是需要较多的子野来达到较好的剂量分布，执行效率低，调强剂量分布的适形度不如 MLC 调强。现在，IC 主要用于实现动态楔形板功能。另外，用独立准直器形成动态楔形野也启发了以后用多叶光栅进行调强放射治疗。使用 MLC 调节射束强度可以分为静态和动态（也称为滑窗或 dMLC）两种方式。

国外主流加速器准直器机械限位设置：ELEKTA-Jaw 的两对相互垂直方向运动的独立准直器中一对准直器铅门（Jaw）可以向对侧运动通过中心线 12.5 cm，另外一对准直器只能运动至中心线位置；SIEMENS-Jaw 的两对独立准直器中一对准直器铅门（Jaw）可以通过中心线 10 cm，另一对可过中线 2 cm；VARIAN-Jaw 的两对独立准直器中有一对准直器铅门（Jaw）可以通过中心线 10 cm，另外与之相垂直的一对准直器可过中线 2 cm。

VARIAN-Jaw 过中心的最大距离（见下图）。

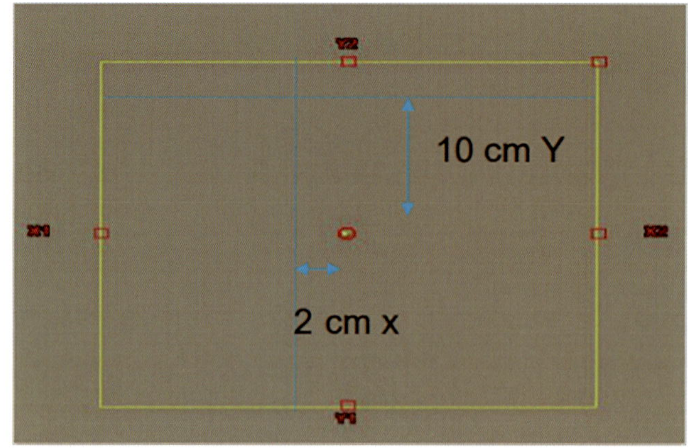

VARIAN-Jaw Tracking 铅门跟随

Jaw 跟随 MLC 的轮廓以减少透射（Truebeam 机器可用）。

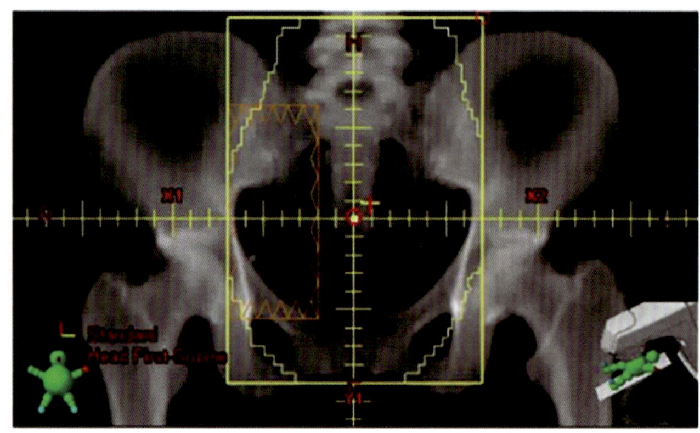

17.2 本章使用的工具或功能介绍

Varian MLC 是一个安装在直线加速器头端的低位可移动光栅下方的三级系统。

Varian 主流的 MLC 有两种：Millennium MLC 和 HD 120 MLC。其中 Millennium MLC 有 40 对叶片和 60 对叶片两种规格，其中配套应用较多的是 Millennium MLC 120。Millennium MLC 120 和 HD 120 MLC 的叶片排布对比如下图所示，HD 120 MLC 有 60 对叶片，其两侧各 14 对叶片投影至等中心宽度为 0.5 mm，中间 32 对叶片投影宽度为 0.25 mm，中间较两侧叶片小且缝隙数量多。该 MLC 可形成最大尺寸 22 cm×40 cm 照射野，叶片半影值小于 3 mm，全面临床精度可保证在 0.5 mm 内。Millennium MLC 120 有叶片 60 对，在等中心形成的最大射野为 400 mm×400 mm，中间薄叶片 40 对，等中心处投影宽度 5 mm，两侧厚叶片 20 对，等中心处投影宽度 10 mm。Varian 最新产品 Halcyon 采用了双层 MLC 设计，最大射野 280 mm×280 mm，结构更加紧凑，叶间平均漏射率<0.01%，相比 Millennium MLC 和 HD 120 MLC 大幅降低。

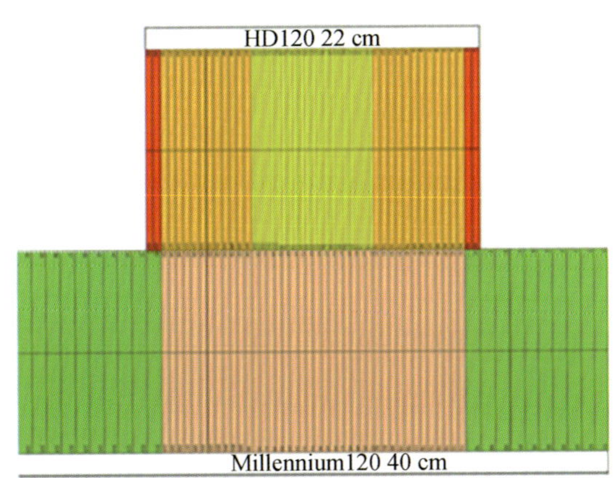

Millennium MLC 120 和 HD 120 MLC 叶片对比

MLC 以叶片组末端为准，每个叶片穿行距离为 15 cm，叶片组也可以回缩到距射束轴最远 20 cm 的位置，也可以穿行过轴线 2 cm。这样，当叶片组位置不同时，叶片位置能在距等中心 20 cm 和超过等中心 17 cm 的范围内变化。相对于 MLC 的形状，高位和低位的可移动光栅的位置没有限制。然而，在常规治疗中，推荐可移动光栅末端距 MLC 的边缘远端 0.5 cm。因为叶片的长度为 16 cm，同侧叶片最大伸出的最大回缩之间的距离限制在 14.5 cm，以避免在最大伸出叶片的尾端和最大回缩叶片的头端出现放射泄露。MLC 系统支持实施所有形式的 IMRT，包括静态、动态，同一射野中动态和静态是可以相结合的，以及旋转调强。

MLC 机械参数

最小 Dose/ARC 动态叶片间隙

动态 MLC 模式时，一对运动叶片之间的最小端对端的距离（见下图）。避免两个相对的叶片发生碰撞，可以用于限制叶片运动方向的投照野的大小，计划中如包含叶片之间小于 0.05 cm 间隙的运动会被 MLC 控制器拒绝。

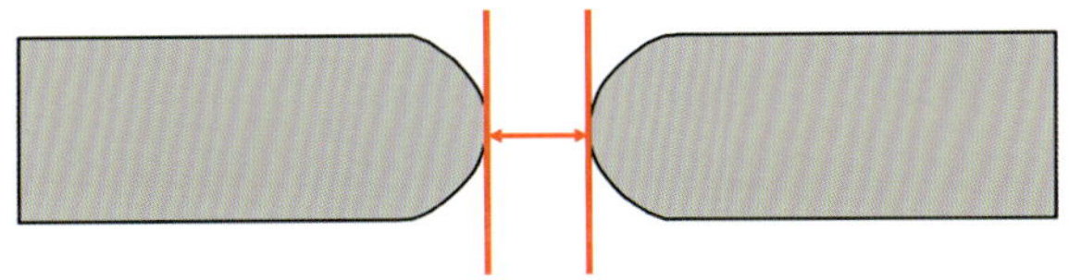

叶片运动速度

叶片运动速度，即叶片在等中心投影处的速度，Varian MLC 的最大限制为 3 cm/s。LMC 模型中为 2.5 cm/s。一般在 Eclipse TPS 中设定为最大 2.5 cm/s，以便在治疗过程中保留一定的调节范围。

Leaf（叶片）跨度范围

Leaf（叶片，MLC 的一部分，用于最终的射束限定装置）跨度范围，即伸出叶片和缩回叶片端面的最大距离。此距离决定了 Carriage（MLC 的一部分，用于承载叶片）不移动的情况下最大可投照的射野宽度。对 Millennium MLC，HD120 及 Truebeam 上的 MLC，为 15 cm。

Varian MLC 形状是 Carriage 和 Leaf 位置的结合。在射束投照时叶片可以运动，但 Carriage 不能运动。

Large Field IMRT（固定束大野调强能力）是一种投照大野 IMRT 射野的方法。大于叶片跨度（15 cm）的治疗野分野成略小于叶片跨度的子射野；在治疗过程中，投照完第一个子射野后，射束暂停，Carriage 移动至第二个子射野位置后，射束继续投照。

17.3 操作步骤

射野 F1 处单击【鼠标右键】，在弹出的右键菜单中选择“Fit Collimator to Structure”。

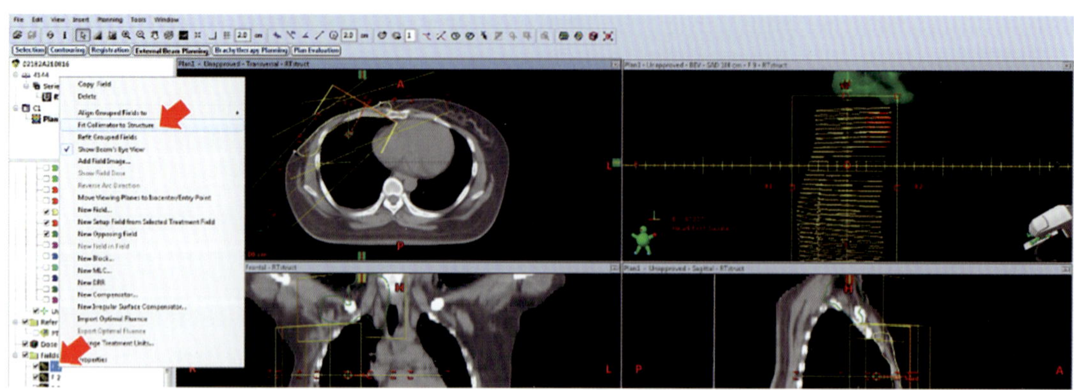

在弹出的“Fit Collimator to Structure”对话框 Target field 区域的“ID”中选择“F1”，在 Target structure 区域的“ID”中选择“PTV”，在 Margin 区域中选择“Circular”并输入“0.5”cm。在 Coordinate system 区域中选择“Collimator”，在 Options 区域中勾选“Use asymmetric X jaws”和“Use asymmetric Y jaws”，然后单击［Fit］，如果不需要对其他射野适形，单击［Close］退出。

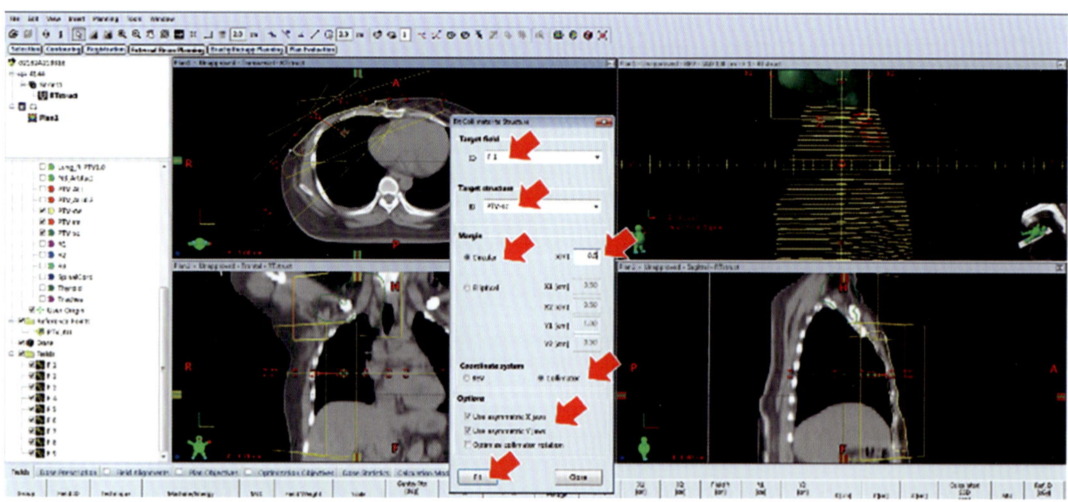

参 考 文 献

［1］戴建荣，胡逸民．利用独立准直器开展调强放疗算法研究．中国医疗器械杂志，1999（06）：316-320+333.

［2］Leavitt DD，et al.Dynamic wedge field techniques through computer controlled collimator motion and dose delivery. Med Phys 1990，17：87-91.

［3］Galvin JM，et al.Characterization of a multi-leaf collimator system. Int J Radiot Oncol Biol Phys 1993，25：

181-192.
[4] Webb S, et al.The effect of stair-step leaf transmission on the 'tongue-and-groove problem' in dynamic radiotherapy with a multi-leaf collimator. Phys Med Biol 1997, 42: 595-602.
[5] Kijewski PK, chin LM, Bjarngard BE. Wedge-shaped dose distributions by computer-controlled collimator motion. Med Phys. 1978, 5: 426-429.
[6] Leavitt DD, Martin M, Moeller JH, et al. Dynamic Wedge field techniques through computer controlled collimator motion and dose delivery. Med Phys. 1990, 17: 87-91.
[7] 张鑫 . 多电机同步控制策略在多叶准直器多叶片控制中的应用研究 . 兰州交通大学, 2018.
[8] Dan R Keall P.Dynamic multi-leaf collimator control for motion adaptive radiotherapy: An optimization approach. Wuhan, Power Engineering & Automation Conference, 2012: 100-103.
[9] Kim J, Han J S, Hsia A T, et a1. Relationship between dosimetric leaf gap and dose calculation errors for high definition multi-leaf collimators in radiotherapy. Physics and Imaging in Radiation Oncology, 2018, 5: 3 1-36.
[10] Bergman A M, Gete E, Duzenli C, et al. 2014.Monte Carlo modeling ofliDl20 multi-leaf collimator on Varian TrueBeam linear accelerator for verification of 6X and 6X FFF VMAT SABR treatment plans. Journal of Applied Clinical Medical Physics, 15 (3): 148-163.
[11] Gholampourkashi S, Cygler J E, Belec J, et al. 2019. Monte Carlo and analytic modeling of an Elekta Infinity linac with Agility MLC: Investigating the significance of accurate model parameters for small radiation fields. Journal of Applied Clinical Medical Physics, 20(1): 55-67.
[12] 黄文峰 . 多叶光栅 Ovmc) 的设计与研究 . 机电工程技术, 2007, 36 (09): 85-88.
[13] 何自怀 . 外挂电动多叶光栅实现调强放疗的研究 . 清华大学, 2016.
[14] Thome N, Kassaee A. SU-F-T-167: Measurement of Proton Beam Spot Size Using a 2D Ion Chamber Array for Daily QA. Medical Physics, 2016, 43 (6Partl5): 3500.
[15] Sumida I, Yamaguchi H, Kizaki H, et a1. Quality assurance of MLC leaf position accuracy and relative dose effect at the MLC abutment region using an electronic portal imaging device. Journal of Radiation Research, 2012, 53 (5): 798-806.
[16] 李宇恒 . 胶片与仿真模体在调强放射治疗验证测量中的应用 . 清华大学, 2013.
[17] 朱国昕 . 电动多叶光栅放射治疗系统在临床若干关键技术研究 . 沈阳工业大学, 2008.
[18] Carlson J N, Park J M, Park S Y, et a1. A machine learning approach to the accurate prediction of multi-leaf collimator positional errors. Phys Med Biol, 2016, 61 (6): 2514-2531.
[19] 李军, 张西志, 张先稳, 等 . Varian 医用直线加速器 DMLC 物理参数的测量与验证 . 北京生物医学工程, 2015, 34 (05): 509-513.
[20] 崔伟杰 . 多叶准直器的优化设计 . 中国协和医科大学, 2009.
[21] 邓永锦, 欧阳斌, 王振宇, 等 . Varian Novalis Tx 医用直线加速器 HD120 MLC 漏透射特性的测定及其临床影响研究 . 中国医疗设备, 2018, 33 (10): 49-53.
[22] 郭召 . 动态多叶光栅准直器的技术现状及发展趋势 . 中国医疗设备, 2021, 36 (01): 154-158.
[23] 孟德, 著 . 姜炜, 等译 . 临床调强放射治疗学 . 北京: 人民卫生出版社, 2011.
[24] 崔伟杰, 戴建荣 . 多叶准直器的结构设计 . 医疗装备, 2009, 22 (2): 4-9.
[25] 张红红 . IMRT 剂量学质量控制技术研究 . 北京: 中国疾控中心辐射安全所, 2015.
[26] Topolnjak R, Heide U A V D, Raaymakers B W, et a1.A six-bank multi—leaf system for high precision shaping of large fields.Physics in Medicine & Biology, 2004, 49 (12): 2645-2656.
[27] Topolnjak R, van der Heide U A, Lagendijk J J W.IMRT sequencing for a six-bank multi-leaf system. Physics in Medicine and Biology, 2005, 50 (9): 2015-2031.

[28] 侯建华．多叶光栅放射治疗系统中若干关键技术研究．大连理工大学，2006.

[29] Maleki N.，Kijewski P.k，Analysis of the field defining properties of a multi-leaf collimator. Med.Phys，1983，10（4）：518.

[30] Butson M.J.，Yu Pr K.，Cheung T.，Rounded end multi-leaf penumbral measurements with radiochromie film. Phys.Med.Biol，2003，48（：t7）：247-252.

第十八章 设置目标函数

18.1 概述

IMRT 期望的剂量分布是由目标函数的参数确定的。通常目标函数会就每个感兴趣区给定一个或多个剂量 - 体积限制。当计算的剂量与期望值有一定偏差时，计划不被拒绝，但会被给定罚分。优化软件计算一个相对于每一个约束条件的附属得分。这个附属得分是基于与期望剂量分布的偏差以及罚分得出来的。IMRT 计划的总分为所有感兴趣区域附属得分的总和。IMRT 优化系统按照指定的目标函数用 IMRT 的分数寻到最优的计划。优化得出的方案需要交替权衡，即让特定的正常组织目标之间以及和肿瘤目标之间达到一个平衡。调强计划系统需要提供相应的简单参数，使用这些参数能让计划设计者简单明了的权衡各个危及器官的重要性。如下图所示，计划 A 为强调腮腺覆盖范围设定参数，计划 B 为强调靶区覆盖范围设定参数。

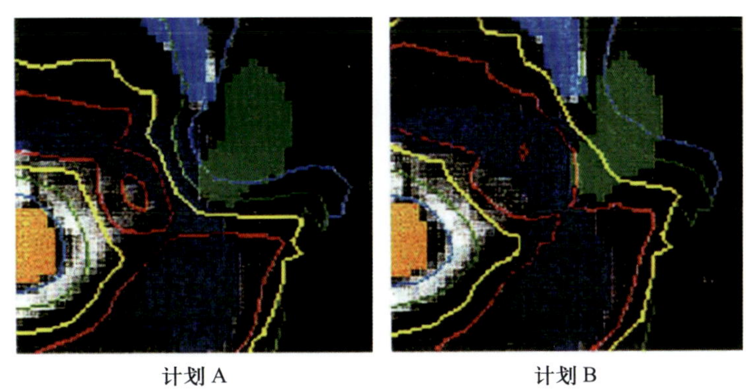

计划 A　　　　计划 B

计算机认为最好的计划对于治疗计划设计者来说未必是最好的（甚至不足够好）。为了获得一个令人满意的计划，参数需要用试错法来调整。某些混杂的因素会导致在调整一个感兴趣体积的参数时，不仅影响其自身的附属分数和 DVH，还会以复杂的方式对其他器官产生影响。对一个复杂的调强放射治疗问题，或许有几十个参数，调整这些参数是极其困难的任务。现在使用的试错法不但费时费力，而且还找不到最满意的解，未来基于人工智能技术的研究有可能会带来一个确定最优参数值的系统方法。

18.1.1 目标函数

放射治疗的逆向计划是从临床目标出发通过优化得到治疗实施的参数，因此在放射治疗计划的逆向优化中，先需要将临床目标转化为生物目标或物理目标，并以数学模型的形式表达，即常说的目标函数和（或）约束条件。它们需要准确的表达不同器官对剂量的不同要求，以及不同器官剂量要求间的相互权衡，是对计划好坏的一种评价。生物目标是通过限定应达到的治疗效果，实施最佳的治疗，是治疗的最高原则和根本目标。而物理目标通常是通过限定靶区和危及器官应达到的物理剂量分布，如限制区的剂量均匀度和正常器官的耐受剂量，来实施准确的治疗。

18.1.1.1 物理目标函数

物理模型的建立是基于放射剂量学的，即根据医生指定区所需的处方剂量和其他组织的限制剂量或相应的剂量体积约束，所建立的数学模型。物理模型是目前最为成熟、最为常用的模型，几乎所有的商业治疗计划系统软件都采用物理模型进行优化，物理模型的优势在于比生物模型更直接，医生对剂量分布和生物效应之间的关系有一定的经验和数据。但也存在一定的局限性，即达到医生给出的放射剂量要求并不能等价于医生的临床要求。另外，临床实践中医生给定的剂量、剂量体积目标或约束，在实际照射时，不一定是能够实现的，可能会使问题没有可行解，或找到可行解，但不是最优解。通常物理模型又可分为基于剂量的和基于剂量 - 体积的目标函数和约束条件。

基于剂量的目标约束是最简单直观的目标函数，在临床中特别有用。基于剂量的目标函数是借助于每个感兴趣体积内各点的期望剂量与计算剂量差的平方求和作为目标函数的判据，这种形式的目标函数称为二次方程或方差目标函数。优化过程尝试得到治疗计划得分的最小值。目前，多数的商业 IMRT 计划系统均采用加权的最小二乘函数模型。

如上所述，完全基于剂量的标准是不够的。总的来说，肿瘤与正常组织的反应不仅仅是辐射剂量的函数，同时也是随组织类型而改变的受不同强度剂量照射的体积的函数。目前，基于剂量 - 体积的目标函数在临床上使用最为广泛。基于剂量 - 体积的约束，即对于需要保护的正常器官要求吸收剂量大于某一剂量的体积应小于某一阈值。剂量 - 体积约束定位 V（＞D1）＜V1，即接受剂量大于 D1 的体积应小于 V1，将这样一个限值应用于目标函数，寻求另一个剂量值 D2，使当前剂量体积直方图（DVH）中 V（D2）=V1。ICRU 83 号报告提出放射治疗计划的报告必须包含剂量 - 体积限值以及剂量 - 体积直方图。

对于靶区体积来讲，两种类型的剂量 - 体积判断可用于限值热点和冷点。例如，对于 80 Gy 的靶区期望剂量，可指定 V（＞85 Gy）≤5%，且 V（＞79 Gy）≥95%。也就是说，靶区接受大于 85 Gy 剂量的体积不能大于 5%，同时接受到 79 Gy 或更高剂量的体积至少有 95%。基于剂量的判据可以视为体积设置为极限值（一般为 0 或 100%）时剂量体积判据的特例。剂量体积判据为优化过程提供更大的灵活性和更强的剂量分布控制能力，原因是，基于剂量的优化方法会对所有大于剂量限制的点罚分，而基于剂量 - 体积的优化方法只会对大于剂量控制点中处于超量较少的点加以罚分。此外，剂量 - 体积标准是剂量分布高度“退化”的函数（即有无限的剂量分布可以达到同样的剂量 - 体积约束条件）。因此，优化系统有一个很大的解决空间，可以比较容易地找到最好的解。

剂量 - 体积函数的优势在于：①医生已经积累丰富的经验来把临床的治疗的需求转换成剂量体积约束的形式；②剂量体积约束通常直观易懂；③使用较灵活，对同一个器官通常可以施加多个剂量体积约束。不过，剂量体积约束也有局限性。剂量体积目标函数具有非凸性，优化时极易陷入局部极小，因而从理论上使得求解变得复杂；若按照剂量体积约束来定义目标，其解的个数可能会无限增加，选择时比较困难。

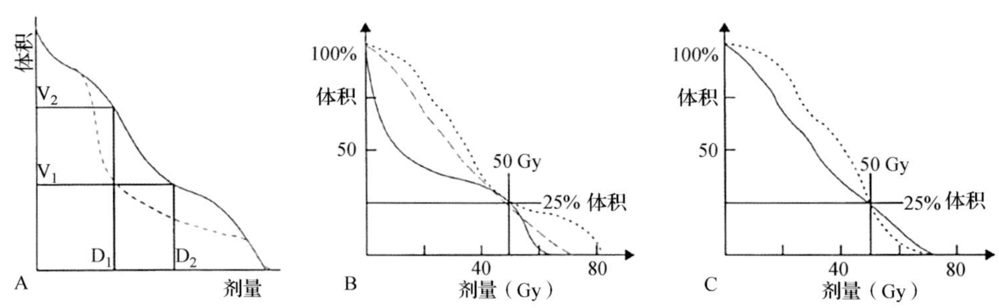

注释：图 A 为优化过程中的剂量体积限值，图 B、C 为某一器官在 DVH 中不同剂量 - 体积曲线

以一个正常组织为例对剂量-体积目标函数的局限性进行说明。如上图B所示，当一个正常组织的约束条件为接受50 Gy或更高剂量照射的体积不能大于总体积的25%。所有三条DVH曲线均显示符合这一要求，但显然实线所示的DVH为损伤最小的一条。有人提出可以通过制定多个剂量-体积控制点甚至整个DVH克服这种局限性，但是如上图C所示，这一方法作用非常有限。很多的DVH曲线实际上是许多的约束条件，会导致对特定器官的等效损伤，但是每个DVH可能会对其他器官和肿瘤带来不同的效应。当这种情况出现时，各DVH往往彼此相互交叉，如上图C所示。就肿瘤和其他器官而言，只有一个DVH是最适合的。

为了克服基于剂量-体积判据的局限性，可以补充生物学（或基于剂量-响应）的判据，如肿瘤控制率（TCP）、正常组织并发症概率（NTCP）和等效均一剂量（EUD）。

物理目标函数描述的是处方剂量与所计算剂量分布之间的差值，一般采用基于剂量-体积关系的物理准则进行构造，如最小剂量函数、最大剂量函数、均匀剂量函数和剂量-体积（dose-volume，DV）准则等。这些准则大部分都是凸函数，非凸函数也可以转换为等效凸函数。目前该类函数是比较成熟的，也是商业治疗计划系统中最为常用的目标函数。

18.1.1.1.1 最小剂量目标函数

最小剂量目标函数是指限定区域（regions of interest，ROI）内剂量不能低于D_{min}。D_{min}一般是指PTV处方最小剂量，该函数常用来控制PTV内的实际剂量。

18.1.1.1.2 最大剂量目标函数

最大剂量目标函数是指ROI内剂量不能超过D_{max}。D_{max}一般是指OAR耐受剂量，该函数常用于控制OAR和周围正常组织内的实际剂量。

18.1.1.1.3 平均剂量目标函数

均匀剂量目标函数是指ROI内的均匀剂量应为$D_{uniform}$。$D_{uniform}$代表PTV处方剂量或是OAR平均耐受剂量。

18.1.1.1.4 剂量-体积目标函数

DV目标函数控制约束有两类：一类称为剂量约束（dose constraint），一般表述为Dmin>d或Dmax<d；另一类称为剂量体积约束条件（dose volume constraint），一般表述为Dv<d或者Dv>d。Dmin>d表示该ROI内所有体素的剂量都必须大于d，Dmax<d表示该ROI内所有体素的剂量都必须小于d。Dv<d表示该ROI内剂量不能大于d的体积至少有v%，Dv>d表示该ROI内剂量大于d的体积至少有v%。

目标函数的好处主要体现在：

（1）已有大量的临床经验用于指导DV目标函数的设置。

（2）DV目标函数简单直观。

（3）DV目标函数应用灵活，同一个器官可以利用多个DV目标函数进行控制。

18.1.1.2 生物目标函数

从生物医学指标出发而建立的数学模型称为生物模型。理论上生物模型与临床直接相关，是更高层次的目标，但由于当前的生物优化模型大多比较简单，还缺乏可靠的生物学基础；现有模型多数基于有限的实验数据和模型参数；以及参数难以确定等问题，使基于生物目标模型的优化技术尚未真正进入临床使用阶段，临床上广泛采用的还是基于物理模型的优化。

生物目标函数描述的是方案治疗效果，将患者治疗后的生存质量进行量化，采用肿瘤或正常组织内的非线性放射生物效应模型进行构造，如EUD、TCP和NTCP等。众多研究表明，生物目标函数是治疗的最高原则和根本目标，基于生物目标函数的优化方案要优于基于物理目标函数的优化方案。

18.1.1.2.1 EUD 目标函数

EUD 模型是由 Niemierko 提出的一种生物等效剂量模型，描述的是产生与不均匀照射剂量相同的肿瘤控制率所需的均匀照射剂量，其定义如下：

$$EUD(\boldsymbol{D}) = -\frac{1}{\alpha}\ln\left(\frac{1}{V_r}\sum_{i=1}^{V_r} e^{-ad_i}\right)$$

式中，α 为剂量体积效应因子。在上述定义中细胞增殖速率、分次照射次数以及分次照射之间的时间间隔共同决定着 EUD 的值。随后 Niemierko 在离散模型的基础上又提出了靶区内的广义平均剂量分布，即广义 EUD（generalized EUD，g EUD）模型

$$gEUD(\boldsymbol{D}) = \left(\frac{1}{V_r}\sum_{i=1}^{V_r} d_i^a\right)^{1/a}$$

该模型中不同组织在相同剂量下的不同放射生物效应通过选取不同的 α 值体现。在并行器官（如肺、肾和肝）中的功能亚单元（function subunit，FSU）是相互独立的，足够小区域内的 FSU 受到损坏不会使整个器官的功能失调。因此，通常选取较小的 α 值，用于描述其对剂量分布的放射生物效应。当 α=-∞时，对应的 gEUD 值为该组织内剂量分布的最小值。而在串行器官（如脊髓、肠和视神经）中的 FSU 是排成一列的，如果一个功能单元被破坏，整个器官会出现并发症，因此通常选取较大的 α 值，用于描述其对剂量分布的放射生物效应。当 α=+ ∞时，对应的 gEUD 值用于描述该组织内剂量分布的最大值。而当 α=0 时，则对应为该组织内剂量分布的平均值，一般用于描述靶区的剂量效应。该模型属于非凸的，若直接将其转换为目标函数会导致无法使用梯度函数直接优化，增加了求解难度。

18.1.1.2.2 TCP 目标函数

TCP 模型最早由 Schultheiss 提出，用于描述 PTV 或 OAR 的剂量效应，定义为：

$$TCP(\boldsymbol{D}) = \frac{1}{1+(D_{50}/\boldsymbol{D})^k}$$

其中 D_{50} 表示当 TCP 等于 0.5 时对应的剂量值，k 为剂量效应曲线参数。

目前通用的 TCP 模型是 Zaider 等提出的 Zaider-Minerbo 模型，该模型不仅综合考虑了细胞放射效应，并且通过参数调整可以在其他多种照射方式下的 TCP 模型之间转换。Stavreva 等提出了离散化的 Zaider-Minerbo 模型，以便计算：

$$TCP(t = T_n) = \left[1 - \frac{p_s(T_n)e^{\lambda T_n}}{\left[1 - p_s(T_n)e^{\lambda T_n}\sum_{k=1}^{n} p_s^{-1}(T_{k-1})(e^{-\lambda T_k} - e^{-\lambda T_{k-1}})\right]}\right]^N$$

式中，n 为总照射次数，T_n 为总治疗时间，T_k 是第 1 次照射与第 k 次照射之间的时间间隔。P_s（T_k）是细胞经过 k 次照射后的存活率，可采用泊松模型计算：

$$p_s(T_k) = \exp\left[-\lambda\left(\frac{k}{n}\boldsymbol{D}\right) - \gamma\frac{\left(\frac{k}{n}\boldsymbol{D}\right)^2}{k}\right]$$

λ 和 γ 是内在敏感性参数，λ 表示不可修复的损伤，γ 代表可修复的亚致死性损伤。在不考虑细胞增殖的情况下，Fowler 提出了基于线性二次（linear-quadratic，LQ）泊松模型的 TCP 公式：

$$TCP(\boldsymbol{D}) = \exp\left[-\frac{V_0}{V_r}\sum_{i=1}^{N} p_s(T_k)\right]$$

其中 V_0 是靶区内所有的肿瘤克隆源性细胞数。

18.1.1.2.3 NTCP 目标函数

NTCP 模型用于描述 OAR 或正常组织出现并发症的概率。目前通用的 NTCP 模型是由 Kutcher 和 Burman 利用 gEUD 代替 S 形剂量效应（sigmoidal dose response，SDR）积分模型的均匀剂量所形成的 Lyman-Kutcher-Burman（LKB）模型。

$$NTCP(\boldsymbol{D}) = \Phi\left(\frac{gEUD(\boldsymbol{D}) - D_{50}(1)}{mD_{50}(1)}\right)$$

式中，

$$\Phi(x) = \frac{1}{\sqrt{2\pi}}\int_{-\infty}^{x} \exp\left(\frac{-t^2}{2}\right) dt = \frac{1}{2}\left[1 + erf\left(\frac{x}{\sqrt{2}}\right)\right]$$

为标准正态分布函数，D_{50} 表示 OAR 或正常组织由放射损伤导致的并发症概率为 50% 时所需的剂量，m 为 NTCP 剂量效应曲线斜率。

物理目标函数因其定义简单，便于应用的优点，广泛应用于临床放射治疗计划系统。但其也具有一定的局限性，如不能准确地预测肿瘤或正常组织内的非线性放射生物效应，或多个物理目标子函数用于控制一个器官，加大了优化复杂度等。因此，生物目标函数已成为一种替代物理目标函数的选择。有研究表明，生物目标函数可以得到更好的剂量分布。

在放疗方案设计中，总目标函数由以上目标函数构成。常见的构成方式有两种，一种是将部分函数构成目标函数，其余函数构成限制条件。另一种是子目标函数的加权线性组合。IMRT 逆向计划是一个寻找最优解使得目标函数最小化的过程，其目标函数由一组相互冲突的子目标函数构成。目标函数的设置很大程度上依赖于物理师的个人经验。

18.1.2 同步推量计划靶区参数设置

例如 GTV 处方剂量 70 Gy，其 Lower 目标值设为 70 Gy，CTV 处方剂量为 60 Gy，其 Lower 目标值设为 60 Gy。为了避免在 CTV 中其他位置出现不想要的高剂量，CTV 的 Upper 值可能要设置为 63 Gy。但因为 GTV 被 CTV 包绕。则 GTV 的 Lower 值与 CTV 的 Upper 值产生了冲突。为了避免这种情况，需要创建出专为优化使用的靶区 CTV-GTV（剂量跌落缓冲区域宽度 0.5 cm）。

GTV 设置 Upper 值和 Lower 值。

CTV 设置 Upper 值（给定一个权重为 0 的 Upper 值，提供 NTO 的开始剂量）和 Lower 值（可添加多个 Lower 值）。

CTV-GTV 设置 Upper 值（可以根据剂量跌落缓冲区域宽度设定）。

18.1.3 自动计划设计

近年来，为了减少物理师设计放射治疗计划的工作量，解决逆向计划设计过程存在的高成本低效率的问题，减少人力成本，自动计划设计技术受到越来越多的重视。自动计划设计可以自动确定子目标函数的权重因子和射野照射方向等参数。该技术也已应用于一些商用放射治疗系统，如 Philips 的 Pinnacle 系统和 RaySearch 实验室的 RayStation 系统。

放疗计划的逆向设计是一个多目标优化问题，常用的解决方法是通过线性加权求和将其转换为单目标优化问题进行优化，权重因子代表各子目标函数在优化过程中的重要程度。在方案优化前，各子目标函数的权重因子由物理师根据经验预先设定，并在优化过程中固定不变。方案优化结束后，物理师对优化结果进行质量评价。如果优化结果不满足临床放疗要求，则适当调整权重因子，并重新进行方案优化。该操作迭代进行直到优化结果满足要求为止。由于权重因子的未知性以及其与剂量之间关系的复杂性，在这种手工“试误”的方法中，优化过程需要循环执行多次，增加了物理师制作 RT 方案所需的时间；同时还需要物理师根据经验对各子目标函数的权重值进行修改，增加了物理师的工作量。因此，如何在临床可接受的时间内完成权重因子自动优化是自动优化方案的一个重要分支，也是放疗计划自动优化中的难点。针对各子目标函数权重因子自动取值的问题，已有学者从多个方面展开了研究，如多目标优化、基于知识库的自动权重确定方法和自动优化算法等。

18.1.3.1　多目标优化

在多目标优化（multi-criteria optimization，MCO）中，自动确定权重的方法可以分为两类：优先优化方法，主要指字典优化方法（lexicographic optimization，LO），和基于 Pareto 边界的方案优化方法。

18.1.3.1.1　优先优化

在优先优化过程中，一系列的优化过程依次进行，首先对重要性高的目标函数进行处理，然后再处理重要性低的目标函数。在每次的迭代过程中，高等级目标函数的优化结果被作为低等级目标函数的条件，从而保证高等级目标函数的限制条件是永远被满足的。这种方法最终会生成一个计划，如果该生成的计划满足所有的限制条件，则该计划将被作为临床治疗计划；否则，修改条件，重新进行优化。优先优化方法不能完全实现自动确定权重的目的。

18.1.3.1.2　Pareto 边界优化

在基于 Pareto 边界的多目标优化算法中，首先确定 Pareto 边界上的有限（一般小于 50）个点处的计划，然后根据已知点处的计划，利用凸函数的性质，插值得到 Pareto 边界上其余点处的计划。这种方法通常利用一个导航界面来辅助实现，通过拖动滑动条，动态地观察每种权重组合下的方案优化质量，从而确定出最佳的子目标函数权重值。该方法可以找到一组满足临床放射治疗要求的权重值，但理论上不能保证这组值是最优的。目标函数通常由多个子目标函数组成，而各子目标函数权重之间没有直接的联系。因此，需要有一定经验的物理师通过拖动滑动条改变各子目标函数权重值，才能快速地确定最优权重组合。由于需要物理师的参与，不能认为是一种完全自动的方案优化方法。

这种方法的一个缺点就是只能应用于注量图优化的情况下。注量图优化的结果还需要经过射野分割才能生成最终的子野叶片位置和权重。然而，射野分割算法是一个 NP-hard 问题，又降低方案优化的质量。

18.1.3.2　基于知识库的自动权重确定方法

基于知识库的自动权重确定方法需要在已有成功的治疗方案基础上，经过计算得到当前患者方案优化所需的各子目标函数权重值。可以基于以前治疗计划的先验信息，利用患者之间的相似度进行匹配，通过已有计划引导新计划的参数生成；或基于描述患者几何特性的重叠体积直方图（overlap volume histogram，OVH），并根据当前患者与数据库中 OVH 的相似程度预测参数；或通过逆优化方法，从已有的治疗方案计算得到当前患者方案优化的子目标函数权重值；或利用机器学习的方法得到当前方案优化各子目标函数所需权重值。

该方法一方面需要大量的临床数据作为输入才能确定出当前方案优化的权重值；另一方面由于患者之间的个体性差异比较大，不能准确地计算出每个患者方案优化所需的最佳权重值。

18.1.3.3 自动确定权重法

自动确定权重的方法可以在方案优化的迭代过程中自动修改权重值，也可通过患者的解剖结构自动确定权重值。这类方法在优化过程中，根据当前方案优化结果和临床放射治疗要求之间的差异，自动修改权重值。然而，部分算法采用了基于体素的目标函数进行方案优化，从而这些方法只能使用物理子目标函数，不能实现生物优化。基于剂量体积直方图的方法需要预先计算出理想的剂量体积分布曲线。基于体模解剖结构的方法只能根据患者各解剖结构之间的关系近似地计算出对应子目标函数的权重值。

18.2 本章使用的工具或功能介绍

18.2.1 Plan Information

Plan Information 界面可以显示患者及计划信息，可以选择 MLC 及是否固定光栏。

（1）General：显示患者姓名、计划 ID、图像 ID 等信息。

（2）Dose Prescription：显示该计划处方信息。

（3）Treatment Unit：显示加速器 ID、该计划能量以及计量率信息。

（4）MLC：如果加速器配置多个 MLC，此处需要选择该计划想要使用的 MLC。

（5）Field：显示射野信息，包括机架角度、能量及 MU 数值，可以设置该射野是否用于优化，设置 X Smooth、Y Smooth 权重，设置是否需要固定光栏大小等。

注释：

Smoothing（平滑）

Smoothing 目标值指定一个罚分值用以修改相邻 Beamlet 之间通量改变的速度。适度的平滑可以产生较平滑的通量，降低 MU 值并创建出更容易投照的叶片运动序列。其是一个相对权重来平滑通量，权重越大越平滑。过多的平滑将会降低靶区的剂量包绕度并增加正常器官的受量。很小的平滑将会增加 MU 和剂量分布中的高频噪声。

X Smooth：是在叶片运动方向，所以对 MU 有较大的影响；Y Smooth：是在叶片运动的垂直方向，对 MU 影响较小，但是对舌槽效应影响较大；Smoothing 值是权重值，与设置到结构上的权重值造成相对比例的关系。

因为机器参数已经指定给每个控制点，所以在 RapidArc 优化界面中没有 Smoothing（平滑）选项。

18.2.2 优化参数介绍

优化目标值用来定义某个结构的剂量目标，既可以手动在左侧结构和目标值窗口添加，也可以直接在右侧 DVH 窗口添加，无论使用什么方法添加的目标值，都可以在结构列表区域和 DVH 区域查看或修改。通过在结构名字前面的彩色方框区域勾选，“对号”选中状态表示在 DVH 图显示该结构的 DVH 结果，在平面图中是否显示该结构轮廓，彩色方框上方的工具可以快速设置结构显示或隐藏状态。

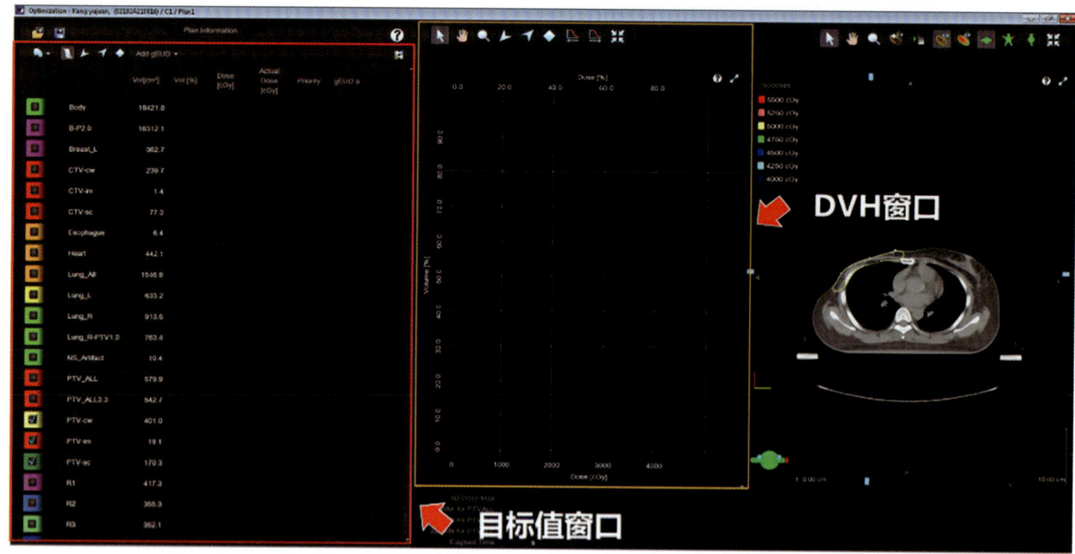

RapidArc 的目标值类似于静态射野 IMRT 计划，但是因为优化过程中就已经考虑机器限制参数，所以优化的 DVH 与最终剂量分布的 DVH 相比之下差异较小，因此设置条件时不需要像静态野 IMRT 那么严格。

18.2.2.1 Upper 上限目标值

（1）用于靶区和危机器官。

（2）每个结构可以定义多个 Upper 目标值。

（3）可以在优化过程中添加或修改 Upper 目标值。

（4）表示允许单位体积里得到的最大剂量。例如，50% 体积的 Parotid 可以受量 30 Gy，0% 体积的 Cord 可以受量 40 Gy，0% 体积的 PTV 可以受量 66 Gy。

18.2.2.2 Lower 下限目标值

（1）仅用于靶区，用于定义靶区的最小值，因为只有靶区有最低剂量的要求。每个靶区可以定义多个 Lower 目标值，为了更好的实现目标，通常比目标剂量大一点。

（2）Lower 目标值用于确定治疗区域（即靶区），因此在开始优化后无法对没有 Lower 的结构添加 Lower 目标值。

（3）每个结构可以添加多个 Lower 目标值。

Eclipse 系统中 Upper 值可以用于靶区和正常组织（或器官），表示允许单位体积里得到的最大剂量。Lower 值只能用于靶区。

18.2.2.3 Mean 平均目标值

一般用于危及器官，限制该结构平均剂量小于目标值，例如限制 Parotid L 平均剂量小于 3000 cGy。如果结构中的平均剂量高于设定值，则进行罚分。Mean 不能用于靶区的平均剂量处方。

18.2.2.4 gEUD 生物优化函数

gEUD 优化函数的公式如下：

（1）gEUD 包括三个函数：Upper gEUD、Lower gEUD 和 Target gEUD，其中 Lower gEUD 和 Target gEUD 仅用于靶区。

（2）a 是一个用户自定义的生物学参数，-40≤a≤1（a ≠ 0）用于 Lower gEUD 和 target gEUD；0<a≤40 用于 Upper gEUD；a=1，等效于 Mean 均值函数。

18.2.2.5 Avoidance Structure（躲避结构）

（1）该工具只用于危及器官，加了 Lower 函数的结构不可以再使用这个工具，使用该工具的结构不可以再加 Lower 函数，优化开始前使用，优化开始后不能再次修改。

（2）躲避分为两种类型：Entry 作用为如果危及器官位于靶区之前，避免该器官受到照射；Entry + Exit 作用为无论危及器官位于靶区的前面还是后面，都避免该器官受到照射。

（3）某一器官应用该工具之后，结构名后面会有相应的符号。

（4）在 IMRT 计划中，躲避照射的原理是将该器官在 BEV 视图中相应像素点的通量设置为 0。

18.2.2.6 AutoCrop（自动裁切结构）

（1）该工具主要用于同步推量的靶区，即同时存在两个或者两个以上重叠靶区，且靶区处方剂量不一致的时候，不再需要用户自己定义一个辅助优化的环结构。

（2）优化开始前使用，即选中该工具，不能与 MCO、SRS NTO 和 ALDO 同时使用。

（3）对于重叠靶区，确保只添加一个 Upper（0% 体积）条件和一个 Lower（100%）条件，对于非重叠靶区没有限制，优化开始后，系统自动判断靶区是否重叠，处方剂量是否冲突，若符合 AutoCrop 的应用条件，系统自动创建 5 mm 环结构（下图 A），靶区名字后面会显示 AutoCrop 的图标（下图 B），优化 DVH 显示的是整个结构的 DVH（下图 C），并不是裁切之后结构的 DVH，优化过程中不可以修改 Lower 条件，但可以修改或者删除 Upper 条件，优化过程中，不能取消 AutoCrop（下图 B，Lower 条件后面的参数除权重外是灰色的，不可以修改，AutoCrop 也是灰色的，不可以取消）；自动裁切的原理如下图 A 所示：

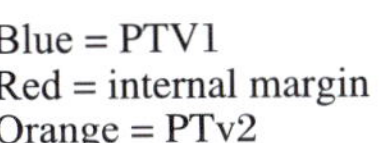

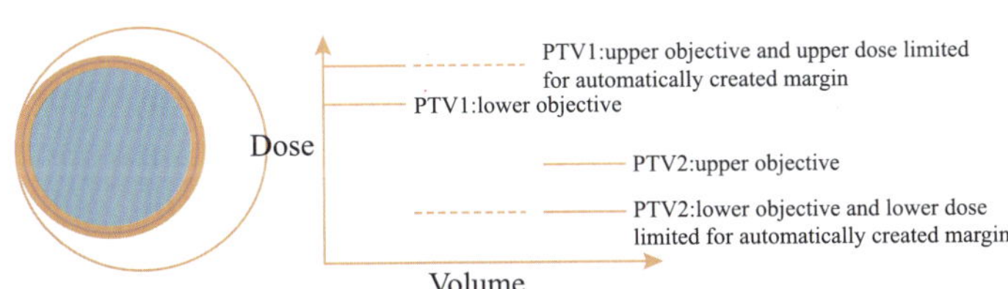

A. AutoCrop（自动裁切原理图）

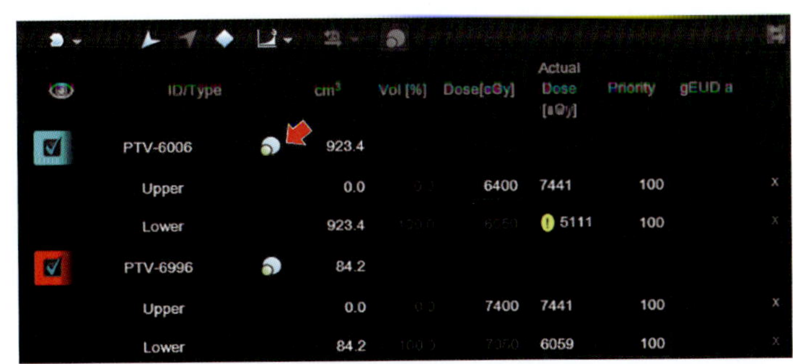

B. 优化条件中 AutoCrop 图标

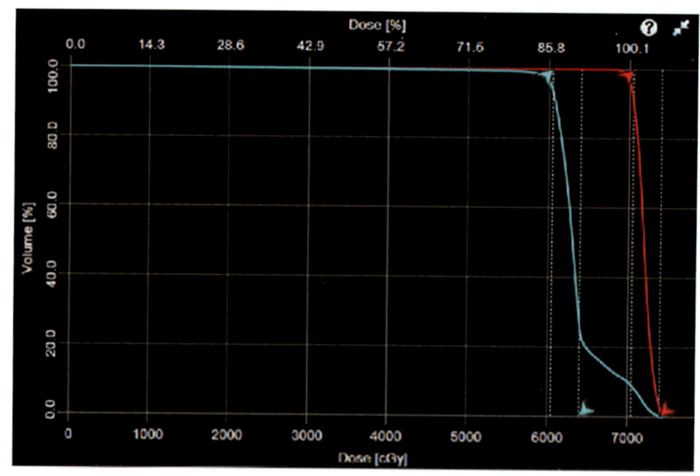

C. 使用 AutoCrop 功能的 DVH 显示

18.2.3 Priorities（权重）

权重表示计划中结构的相对重要性，须指定给每一个目标值。

（1）Eclipse 中的权重范围为 0～1000，所有设定的权重值都是相关联的，包括 NTO 和 X Smooth、Y Smooth，由于 X Smooth、Y Smooth 已经默认设置为 30 和 40，为了不重新调整 X Smooth、Y Smooth 的权重，因此其他优化的权重一般从 80～100 开始设置。

（2）权重可以在优化前或优化中进行调节。

（3）为了得到较好的靶区剂量覆盖率，一般会把靶区设为高权重，其他危及器官权重比靶区低一些。

18.2.4 NTO（正常组织目标值）

正常组织目标值（normal tissue objective，NTO）用于限制正常组织的剂量跌落并避免生成高剂量点，可以在靶区周围生成比较陡的剂量跌落区域，NTO 对于每个靶区单独计算。NTO 的设置会保存到优化模板及临床协议模板中。

18.2.4.1 Manual NTO

如下图所示，其跌落参数由用户自己定义。

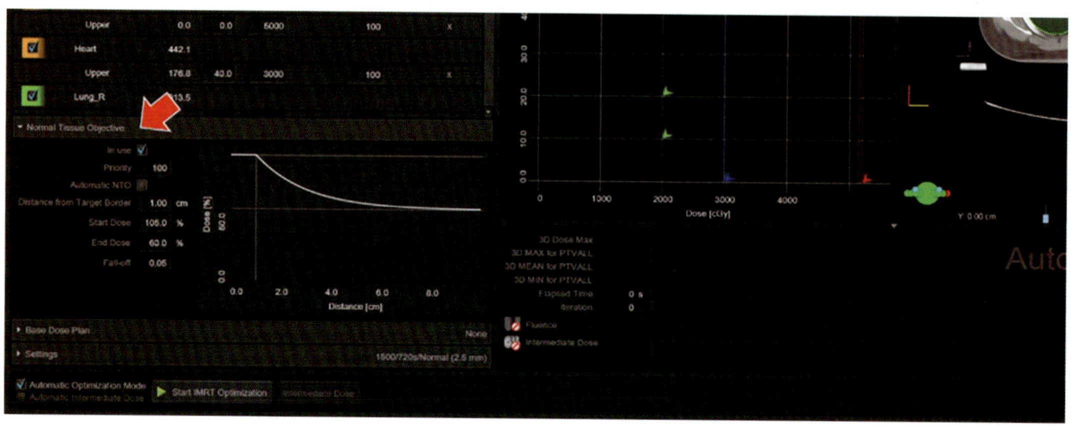

（1）Distance from target border（距靶区边界的距离）：定义系统开始计算剂量跌落的区域距离靶区的距离。所有具有 Lower 目标值的结构都被认作是靶区。

（2）Start Dose（开始剂量）：定义 NTO 剂量跌落区域开始剂量的相对剂量值。其 100% 定义为靶区的最小 Upper 值，如果靶区没有 Upper 值，则最大 Lower 值的 105% 被认为是 100%，如果有多个靶区则对于某一点的 NTO 值取每个靶区计算值中的最大值。

（3）End Dose（结束剂量）：定义 NTO 最远端的剂量值，往外与 Body 相连。NTO 不会对小于此数值的剂量罚分。

（4）Fall off（跌落速度）：决定了 NTO 曲线形状的陡度，修改此值实际上改变了剂量跌落的速度，决定结束剂量的位置接近或远离 PTV，图形界面上可以方便观察结束剂量的位置。

（5）可以在靶区中定义权重为 0 的 Upper 条件，使 NTO 的 100% 剂量开始于所需的设定剂量值，若使用 AutoCrop，则不应该使用该技巧。

当调节靶区和其他结构权重后，NTO 的权重同样会改变，可能会造成靶区外生成热点，可以通过查看 Body 结构的 DVH 来确定。如果 Body 结构的 DVH 超出了靶区 DVH，很有可能在靶区外会有热点出现，增加 NTO 的权重可以将热点移回靶区内。

18.2.4.2　Automatic NTO

选择 Automatic NTO，只有权重的值是可以调整的。

18.2.5　Exclude Structures（排除结构）

在优化前，可以将不重要的结构排除掉，使其不参与优化过程，这样将会缩短优化时间，退出和重新进入优化界面时，所有已排除的结构将保持排除状态。点击 Exclude Structures from optimization，Exclude Structures from optimization 对话框打开，选择需要排除的结构，点击右箭头将需排除的结构移至右侧列表中。

18.2.6　Base Dose Plan（基于已有剂量计划优化）

此功能允许系统在优化时考虑其他的计划对结构的剂量贡献，其他计划可以是已有处方量的 3D-CRT，IMRT 或近距离照射计划，也可以是不包含此优化计划的相加计划，但必须是与此优化计划同一个结构组上的计划。点击 Base Dose Plan > select，系统会打开计划选择界面，选择要叠加的计划，然后点击 OK，Base Dose Plan 会一直保持选中状态，优化界面显示的 DVH 和平面剂量是两个计划的总和，但是最终剂量计算之后，仅显示新计划的剂量，需要两个计划叠加后来评价总剂量。要取消 Base Dose Plan，需点击 Clear Base Dose。Base dose plan 在适形和 IMRT 混合计划，或者在多个计划之间有重叠或照射同一区域时很有用处。

18.2.7　Setting（优化设置）

此处可以设置优化时的最大迭代次数、最长优化时间以及优化结构分辨率。PO 优化算法原理参考 PO 优化算法部分，分辨率分为 2.5 mm 和 1.25 mm 两个，一般采用 2.5 mm 的分辨率，在 SRS 计划中采用 1.25 mm 的分辨率。

18.3 操作步骤

单击［Planning］，在下拉菜单中单击［Optimization］，在弹出菜单中单击［Optimize］，进入“Optimization”界面。

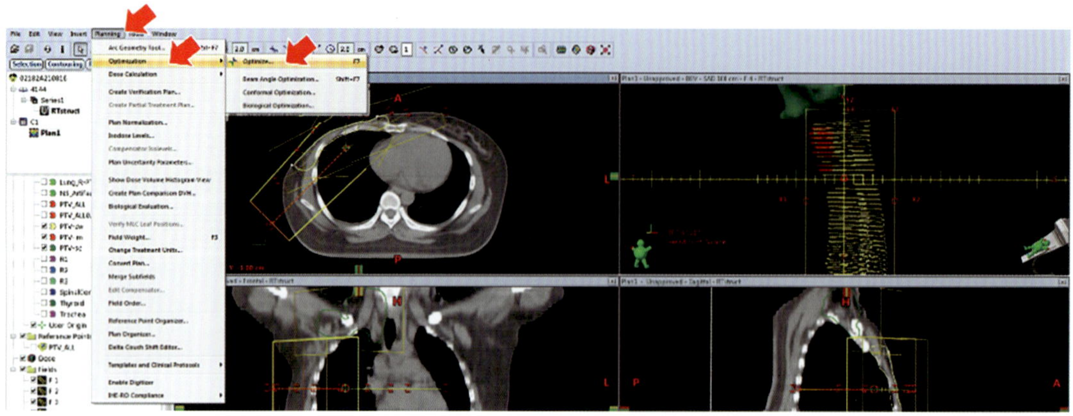

在“Optimization”界面的左侧先单击选择结构，然后为结构添加“Upper”“Lower”“Mean”“gEUD”等值。例如，为靶区添加“Upper”值和“Lower”值，为危及器官添加“Upper”值和（或）“Mean”值，为剂量控制环添加“Upper”值等。

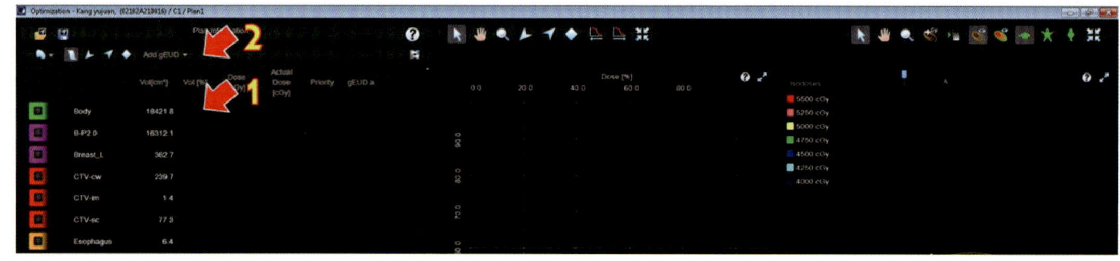

注释：

添加优化目标值思路：为了得到较好的靶区剂量包绕度，一个常用的方法是先给予靶区和非常重要的危及器官（如脊髓等串行器官）高权重，其他的临床结构给予低权重或不给优化目标值。等靶区剂量达到后，在不降低靶区剂量的情况下逐步添加和提高临床结构的权重。

对于靶区的最上和最下层面，剂量分布可能会不好，可以创建一个新的外扩的PTV专用于优化。但要注意检查原靶区的DVH。

可以对靶区设置2个Upper值和2个Lower值，分别间隔20 cGy左右。靶区的Lower权重可以适当高些。

参考文献

［1］Wu Q，Mohan R. Algorithms and functionality of an intensity modulated radiotherapy optimization system. Medical Physics，2000，27（4）：701-711.

[42] Purdie T G, Dinniwell R E, Letourneau D, et al. Automated planning of tangential breast intensity-modulated radiotherapy using heuristic optimization. International Journal of Radiation Oncology Biology Physics, 2011, 81 (2): 575-583.

[43] Lee T, Hammad M, Chan T C Y, et al. Predicting objective function weights from patient anatomy in prostate IMRT treatment planning. Medical Physics, 2013, 40 (12): 121706-121716.

[44] Dias J, Rocha H, Ventura T, et al. Automated fluence map optimization based on fuzzy inference systems. Medical Physics, 2016, 43 (3): 1083-1095.

第十九章　通量优化

19.1　概述

治疗方案的优化，就是治疗方案的个体化。优化的过程就是治疗方案不断改进的过程。因此，治疗方案的优化应贯穿于整个放射治疗的计划设计和执行的过程。包括靶区和重要组织及器官的确定、治疗目标的选择和物理方案的设计与实施。对于体外照射，就是如何根据靶区及与周围重要组织或器官间的关系，规划出应使用的射野的能量、射野方向，以及组成每个射野的射野单元或笔形束的通量或能量通量分布。

在 IMRT 优化过程中，射野可看作由多个小的射束组成。每个射束方向通过的所有粒子的能量沉积，即为该射束的注量分布。将这些射束的注量分布卷积 / 叠加即可得到射野的剂量分布。放疗逆向计划的优化过程就是调整这些射束的注量分布而使目标函数最小化的过程。设置优化参数是对靶区和正常组织（或器官）赋予剂量目标，通过剂量目标进行通量优化和剂量计算。

射线通量（强度）优化（fluence map optimization，FMO）会用到多种数学形式及算法（也称为优化引擎）中的一种。每一种方法都有其优缺点。可以根据目标函数的特性和个人特定的偏好进行选择。虽然细节很复杂，但是基本原理却不难理解。对每个射野的任意子数从放射源到患者的径迹进行跟踪。实际只有穿过靶区的射束径迹需要追踪（加上小的外放在内，以确保侧向散射损失掉的部分不会影响治疗），而将其他部分射束的权重设为零。

患者的三维图像被划分成体素。为了设置射束的初始权重，需要计算患者每个体素上的剂量。最后的剂量分布用于计算治疗计划的“分值”（即目标函数的值是对预期治疗方案的临床目标的数学表达）。

射线跟踪过程等同于射线路径上肿瘤和正常组织的体素。射线权重的微小调整对分值带来的影响会被计算出来。如果射线权重的增加对患者产生有利的结果，则增加权重，反之亦然。从数学上讲，射线权重的改变与射线权重分值梯度变化成比例。需要认识到计划中每个点的提高是由许多个射野的射线造成的，每条射线又影响很多个点，因此每次只允许射线的权重有细微的改变。对每条射线都重复这一过程。经过每一个完整的循环后（一次迭代），治疗计划的结果会有很小的改善。新的射线强度分布方式将用于计算生成一个新的剂量分布以及相应的新计划的分值，这一分值又将作为下一个迭代周期进一步改进的基础。迭代进程反复继续直到不再出现进一步的改进为止，此时认为得到最优计划。

许多现行的优化系统利用梯度变化技术来优化 IMRT 计划。当在优化运算中考虑成千上万的自由度参数时，计算量无疑是巨大的。只有当运算能力强大且价格低廉的计算机问世时才可能使这种方法成为实用的可能。直接子野优化法在目前可以称为一种替代方法，它可以在优化初始阶段减少参数的优化空间和避免一定非物理性因素形成的剂量。梯度技术的运用基础是假定存在单一极值（最小值或最大值，取决于目标函数的形式）。对基于剂量方差的目标函数和仅对射线权重优化时的确是这种情况。对于另外一些情况，就有必要确定是否存在多个极值，并且这些极值是否会影响求得的解的质量。

当优化射野角度或使用基于剂量 - 响应的目标函数优化均匀射野的权重时，会发现存在多个极值。可以想到，在优化 IMRT 计划时使用基于剂量 - 响应的目标函数也会存在多个极小值的情况。通过简单的图例，也可以证明在使用基于剂量 - 体积的目标函数时，也存在多个极小值的现象。然而，上述可能只是理论上的情况，目前还没有发现多个极小值的存在严重影响运动梯度技术的基于剂量 - 体积或基于剂量 - 响应的优化算法。实际上，在一项有关基于剂量 - 体积的 IMRT 优化的研究中，Wu 和 Mohan 发现，即使从差别很大的初始强度开始优化，结果依然会会聚于一些几乎相同的计划。对导致这一状况的原因也有过推测，但是并没有得到令人信服的验证，还需要进一步研究。

19.1.1 优化算法介绍

调强放疗的治疗原则是用非均匀射野从大量不同的方向（或连续旋转）来治疗患者，这些射野已经过优化，可以使靶区受到高剂量照射，而周围正常组织的受照剂量可以接受。治疗计划系统将每个射野分为大量的小子野，各子野的强度或权重由计划系统确定。射野的优化过程即逆向计划设计过程，通过调整各子野的权重或强度，以满足预期的剂量。

IMRT 逆向计划中，通常通过线性加权使多目标优化问题转为单目标优化问题，即在优化之前给各个子目标函数以相应的权重因子来权衡其重要程度。

到目前为止，有许多算法可用来计算最佳的强度分布。这些基于逆向计划设计的优化算法根据其求解的途径，划分为两类：积分方程的逆向直接求解，又称为解析算法，和使用迭代逐步迫近。属于前者的解法有傅里叶变换、泰勒展开、非线性楔形技术等，它们只有在经过简化的条件下才有可能得到有限度解，且可能有负值解的出现，而负值解对放射治疗无意义。迭代逐步迫近解法又分为两大类：随机搜寻（随机性算法）和系统搜寻（确定性算法）。逆向蒙特卡罗模拟（inverse Monte carlo approach）、模拟退火（simulated annealing，SA）算法和遗传算法（genetic algorithm，GA）算法属于随机搜寻，线性、二次规划（linear & quadratic programming）、最小二乘法（least square）、穷尽搜寻（exhaustive search）、可行搜寻（feasibility search）、共轭梯度算法（conjugate gradient，CG）、迭代重建（iterative reconstruction）技术和广义笔束（generalized pencil beam）算法等，均属于系统搜寻。

19.1.1.1 解析算法

所涉及的数学方法是使用反投影算法。实际上，这是一个计算机断层（CT）重建算法的逆过程，该算法通过 - 维强度函数来重建二维图像。如果假定剂量分布是一个点剂量核和核强度分布的卷积，那么其逆过程就可能实现，即通过对所需的剂量分布进行反卷积得到剂量核，这样就可以获得患者体内的核强度和注量分布，然后这些注量分布被投射到各个不同的几何位置，从而得到相关的入射线束的强度分布。

解析法的一个问题是，不同于 CT 三维重建，对于达到目标剂量分布的入射注量，如果不允许子野权重为负值，那么其精确解并不存在。这个问题可以通过强制负值权重为零来解决，但不可避免地会使实际剂量分布与目标剂量分布存在偏差。因此，研究人员提出同时应用解析和迭代的新算法。

19.1.1.2 迭代算法

迭代算法是一种辗转求解的方法，从一个初始估计出发，通过不断变换变量的旧值来递推新值，最终得到问题的最优解。在求解最优化问题时，总是会优先考虑过程简单、速度快的直接法，但对于复杂问题的求解，特别是在未知变量很多的情况下，往往通过直接法很难找到理想的解，这时便需要通过迭代方法寻求最优解。迭代算法可以分为近似迭代法和精确迭代法，最常见的迭代法包括牛顿法、最小二乘法、共轭梯度法、最速下降法、变尺度迭代法、模拟退火法和遗传算法等。

迭代方法充分利用了计算机运算速度快、适合做重复性操作的特点，通过控制计算机对特定计算步骤进行重复执行，不断变换变量，直至达到指定收敛条件。迭代算法是运用先进的计算机技术求解最优化问题的一种理想方法。

迭代算法求解最优化问题一般分为以下三个步骤：

（1）确定迭代变量：在使用迭代法求解的最优化问题中，必须保证至少存在一个可以通过直接或间接地方式不断由旧值递推出新值的变量，这个变量称为迭代变量。

（2）建立迭代关系式：所谓迭代关系式，是指不断控制迭代变量由旧值递推出新值的公式（或关系式）。迭代关系式是解决迭代问题的关键，决定最优化问题求解的速度和精度，通常可以采用顺推或倒推的方法来完成。

（3）控制迭代过程：在编写迭代程序时，迭代过程的结束条件是必须考虑的问题，不能让迭代过程无休止地重复执行下去，使程序陷入死循环。通常采用两种方式对迭代过程进行控制：一种是固定迭代次数，具体的迭代次数限值可以针对具体问题通过统计的方式确定；另一种是固定迭代收敛值，每次对迭代变量进行迭代变换后，计算目标函数值，直至目标函数值小于迭代收敛值，此时的变量即为最优解；迭代收敛值需要根据优化问题精度和速度要求进行合理设置。

迭代算法实现过程

迭代算法优化技术是通过迭代调整给定的若干射线束的子野权重，以便最大限度地降低罚分函数的值，从而找到子野权重的最佳组合。罚分函数是表示目标值与期望值之间的偏差。例如，罚分函数可能是最小二乘函数的形式：

$$C_n = \left[\left(\frac{1}{N}\right)\sum_{r} W(\vec{r})\left(D_0(\vec{r}) - D_n(\vec{r})\right)^2\right]^{0.5}$$

其中，C_n 是 n 次迭代的罚分值，D_0（$\vec{r}$）是在患者体内某一点（$\vec{r}$）的目标剂量，D_0（$\vec{r}$）是该点的计算值，W（$\vec{r}$）是不同的组织器官的对罚分函数贡献的权重因子（相对重要性），然后对 N 个剂量点数值求和。因此，对于靶区，罚分是目标（处方）剂量和实际计算剂量的差的均方根；对于关键器官，罚分是零剂量（或可接受的低剂量值）与实际剂量的差的均方根。总的罚分值是所有靶区和相关器官的罚分乘以各自权重之后的求和。

迭代优化算法力求在每次迭代时最大限度降低总罚分值，直到接近预定的目标剂量分布。如上面等式给出的二次罚分函数只有一个极小值。然而，当对各个不同方向的所有子野权重进行优化，以便找到全局的极小值时，同样的目标函数可能有多个局部极小值。因此，在迭代过程中有时有必要接受较高的罚分值，以免陷入局部极小值。

19.1.1.3 优化过程

放疗调制过程需要在每个射野，即每个照射方向上进行，在这个过程中，许多临床上的需求和多叶准直器的硬件需求将被纳入其中，包括计划目标区域的剂量需求，正常组织的剂量限制和危险区域的剂量体积约束等而多叶准直器的子野分解约束包括总子野个数约束，放疗射束开机时间，即总机器跳数约束等。另外，诸如剂量泄露、放射线散射效应和多叶准直器所形成的凸凹槽效应等在硬件实施时所产生的问题也常常被纳入放疗的考虑范围。

目前，调强实现方法主要有两步法和直接子野优化（direct aperture optimization，DAO）法。

两步法的优化过程分为两步：①注量图优化（fluence map optimization，FMO），使用优化算法求得最优注量图分布；②子野分割，将最优注量图分割成一系列可被 MLC 执行的子野。

19.1.1.3.1 两步法

在现有的放射肿瘤学临床中使用的以及研究机构正在研究的调强放疗计划系统中，普遍采用的策略是将主要的优化过程分解为两步来进行计算，即强度图优化过程和子野分解优化过程。

采用两步法优化方法将后期的计算分开，主要的原因有两个。第一，由于调强放疗设备的历史性原因，最早的强度图调制依靠金属补偿块，因此不存在后期的子野分解问题。第二，能够将原始复杂的比较难以求解的问题分解为两个独立的相对来说比较容易求解的子问题。特别是在对于两个优化步骤的建模求解计算的研究已非常成熟的情况下，使用两步法更为可靠、高效注量图优化可以归结为典型的多参数数学优化问题，并利用高效的算法进行优化。然而，这样做的缺点也随之产生，由于求解 FMO 问题时并未考虑 MLC 的硬件约束，特别是在两步优化过程没有很好衔接的时候，分割后得到的强度分布与最优强度分布之间不一致，且差别较大，优化得到的结果必然是间接得到的优化结果，降低了剂量分布的适形度，同时，子野分割问题属于 NP-hard 问题，最终导致逆向计划质量的降低。

19.1.1.3.2 直接子野优化法

为了克服了“两步法”照射强度分布与最优强度分布之间的缺点，有学者将基于射束的注量通量和子野分割整合在一个优化模型中，直接优化可最终用于实施照射的子野，称为 DAO。

直接子野优化法（direct aperture optimization，DAO）起源于“一野双权重”的思想。其是将 MLC 的物理约束加入到优化过程中，直接对子野形状以及权重进行优化，通过避免注量图分割步骤的方式，来保证剂量分布。在 DAO 的一次迭代中，可分为两部分：子野形状优化（aperture shape optimization，ASO）和子野权重优化（aperture weight optimization，AWO）。先在 ASO 中，采用一些基本的规则（以具体的 MLC 的限制条件和物理特性为基础），一般是根据当前梯度信息，生成能够最大程度改善目标函数的临床可接受的子野形状，并加入到子野集合中；然后对子野集合中所有子野的权重进行再优化，即 AWO。相较于两步法，DAO 有效减少了所需的子野个数，能明显提高所得 IMRT 计划质量。同时，传统 DAO 算法具有敛速度慢、易停滞、全局搜索能力低的缺点。

在采用 DAO 生成 IMRT 治疗计划过程中，通常将每个方向上的射束离散化，每个射束由多个子射束构成，并且每个子射束的强度是独立可控的。先根据目标函数以及当前剂量等信息，计算每个子射束的梯度，然后按照子射束的对应位置，将子射束的梯度排列构成该方向上的子野梯度图。这个子野梯度图可用来搜索当前方向上临床可接受的子野形状。已知子野形状为 MLC 叶片所构成的开口形状，射束需经过 MLC 后方能对靶区进行照射。在射束通过 MLC 时，MLC 的叶片对射束中的部分子射束有遮挡作用，这个遮挡作用相当于关闭这部分子射束；反之，子射束未被 MLC 叶片遮挡，相当于打开这部分子射束。在生成子野形状过程中，若 MLC 叶片位置改变使目标函数下降，则接受叶片位置的改变，更新叶片位置；反之，则根据 DAO 不同方法的不同策略，选择是否接受此次叶片位置的改变。在这一过程中，叶片位置的改变对目标函数影响的判断依据子野梯度图。在利用子野梯度图搜索子野形状过程中，叶片位置每改变一次，均需计算当前射束中所有状态为打开的子射束的梯度和值。若叶片位置改变导致该和值减小，则接受该叶片位置改变，若叶片位置改变导致该和值增大，则根据方法的不同，选择是否接受该次叶片位置改变。由此可以看出，在生成子野形状过程中，子射束的梯度是一个重要的参数。现有的 DAO 算法根据生成子野形状策略的不同可分为三类，分别是全局随机搜索法、基于局部梯度法和列生成（column generation，CG）算法。

现在常用的直接子野优化算法主要有以下 3 种：

（1）基于全局随机算法的优化：利用随机搜索的算法对每个子野叶片位置进行修正。随机改变

MLC 叶片的位置，如果改变后的射野形状减少了目标函数的值，那么就接受当前的更改；反之，为了能跳过局部最优点，就按一定的随机概率接受当前的改变。随机搜索算法虽然在目标函数的数学形式没有限制，对具有多局部极小值的函数，不存在陷入局部极小值的危险，可使优化过程中有一定概率跳出局部最小值。但这类算法往往计算缓慢，计算时间和内存需求会随参数个数的增加而线性增加。另外，其优化方案依赖于随机生成的配置序列及所选的进化方案，选取不同的随机种子往往会产生不同的优化方案。理论上，此技术可以找到全局最小值，但实际上并不能保证每次的优化结果为全局最优。

（2）基于局部梯度算法的优化：将 MLC 叶片的位置作为优化的自变量，利用其与目标函数之间一阶导数进行优化。但由于目标函数与 MLC 叶片位置之间没有直接的关系，且所建模型是一个非凸的优化问题，因此初始子野形状的选取对该方法是非常重要的，只有选取合适的初始值才能保证优化的局部最优解为全局最优解。通常，先利用“两步法”的方法确定初始的子野形状，然后利用 DAO 方法进一步修正子野形状。采用局部梯度的方法，虽然收敛速度快，但由于叶序位置与函数梯度并没有严格的线性关系，算法往往容易陷入局部极小点，所以不能实现全局最优。同时，由于其子野初始形状是通过“两步法”来确定的，并不能保证初始子野叶片位置是合适的，能够满足 MCL 硬件要求。

（3）基于列生成法的优化：迭代过程由两步迭代实现：解代价问题将当前情况下最优的子野形状添加到治疗方案中，最优的子野形状是能够最大程度地减小目标函数值的 MLC 叶片序列，且同时满足放疗设备的机械约束条件；解主问题得到放疗方案中每个子野的权重。该方法虽取得了较好的方案优化结果，但由于列生成算法采用从无到有的方法逐个添加子野，前期添加的子野到后期可能会由于贡献度减少而被删除，则导致了子野频繁被删除或添加的现象，延长了优化时间。

CG 算法将优化问题分解为代价问题和主问题两部分进行求解。在求解过程的一次循环中，第一步，通过求解代价问题生成新的子野形状并加入到治疗计划中；第二步，在主问题中进行子野权重优化，采用优化算法重。新优化所有已生成子野的权重。如果所得治疗计划满足临床要求或者循环次数达到上限，则终止优化进程；反之则进入下一次循环。

在一般的 CG 算法的代价问题的求解过程中，首先，射束被离散为子射束集。然后，计算当前剂量下的子射束的梯度值，并按照子射束在原射束中的位置排列子射束的梯度，构成子野梯度图。最后，利用子野梯度图，求解代价问题获得临床可接受的子野形状。由于新生成的子野要求必须是对目标函数有所改善的子野，因此新子野中所包含的子射束的梯度值应尽可能地小。被添加到计划中的新的子野形状应是允许当前子野梯度图中最小梯度值和的组合所对应的子射束通过的 MLC 开口形状。此外，由于在生成新子野的过程中，均会考虑 MLC 的物理约束，例如，是否允许 MLC 交错。如果当前解已是最优解，所生成子野不应再加入治疗计划中，因此在生成子野时，均需计算当前子野形状下该子野的代价。采用图论的方法生成子野形状。首先，通过设置源节点和根节点建立当前子野的网络图，网络图中的每一个节点都代表一种 MLC 叶片位置组合，如果两个节点满足 MLC 的物理约束，则该两个节点之间形成一条路径，路径的长度为代价的解。从源节点到根节点，子野中所有可能的 MLC 叶片位置的组合构成了一个网络图，即在该网络图中，列出了当前射束所有可能的子野形状。然后，采用最短路径算法在这个网络图上求解代价问题，以获得能够使目标函数最小化并且满足 MLC 物理约束的临床可接受的子野形状。最后，根据所获得的最短路径上的节点来设置叶片位置、生成一个新的临床可接受的子野，并将这个子野加入到治疗计划中去。

以上算法虽然得到了很好的优化结果，但仍有些问题有待进一步改进。一是全局随机算法并不能保证每次的优化结果为全局最优；二是局部梯度算法很难得到目标函数与 MLC 叶片位置之间的线性关系；三是列生成算法频繁增删子野，导致优化时间过长。

逆向计划设计对所输入的患者数据的要求与正向计划设计相同。在进行调强放射治疗计划时，三维图像数据、图像配准和分割都是必要的。对于每一个靶区（计划靶区），用户输入的剂量限制是：最大剂量、最小剂量和剂量体积直方图。对于关键器官，计划系统需求输入目标剂量限制和剂量体积直方图。根据不同的调强软件，在进行优化强度分布和计算由此产生的剂量分布之前，用户可能需要提供诸如射线能量、照射方向、迭代次数等其他数据。调强放疗计划的评价与"传统"的三维常规放疗计划的评价相同，即观察正交平面的等剂量曲线、单个层面的等剂量分布和三维等剂量面。剂量体积直方图为剂量分布提供了另一种形式的补充信息。

在可以接受的调强放射治疗计划生成后，每条射线束的强度分布都以电子文档的方式传送到装有合适软硬件加速器上实施，因此要求治疗计划和实施系统必须整合，以确保提供准确和有效的治疗。由于全过程的"黑匣子"性质，调强放射治疗的实施要求严格的验证和质量保证程序。

19.1.2 通量图优化模型

用于调强放疗强度图优化的基本数学规划模型主要包括线性规划模型、二次规划模型、混合整数规划模型、多目标规划模型等。

19.1.2.1 线性规划模型

基本上，所有的线性规划模型基本上需要考虑以下几个方面的需求。

强度图的非负约束危险器官和正常组织的调制剂量的上限约束以及平均剂量上限约束靶区调制剂量的上下限约束以及平均剂量的上下限约束或控制平均剂量与处方剂量的差距，控制最小剂量与处方剂量的差距等。

一般情况下，线性规划模型的目标和约束具有互补性。如果目标函数是关于靶区的函数表达式，那么约束项就可以设定为非靶区危险器官和正常组织的线性约束表达式。相反，如果目标函数是关于非靶区的，那么约束项就可以设定为靶区的。例如，设定最小化靶区剂量与处方剂量的无穷范数，同时控制非靶区剂量上限就形成了如下模型，该模型很容易转化为的线性规划模型。

$$\min\left\{\sum_{i=1}^{n}\frac{p_i^T}{S_i^T}\cdot\max(\boldsymbol{d}_i^T-\boldsymbol{d}_i^{TP})\right\}$$

$$S.t.\begin{cases}\boldsymbol{d}^N\leqslant\boldsymbol{d}^{NU}\\0\leqslant\boldsymbol{x}\end{cases}$$

线性规划模型的最大优点是模型简单，计算速度快。但是其缺点也比较突出。首先，线性规划中过于严格的线性约束可能导致解的可行区域为空集，即不存在可行解。其次，线性规划中常用的单纯形求解算法容易产生极端的最优解，即物理剂量约束过多处于临界状态、治疗计划勉强满足处方剂量下界等。例如相当一部分危险器官接受到了上限剂量，或相当一部分靶区只接受了下限剂量。临床中，这两者其实都是不可取的。

2003 年 Holder 提出了弹性约束线性规划，考虑让尽可能多的线性约束得到满足的同时，保证了规划模型解空间的可行性。他们给某些器官的剂量约束加入弹性因子人工变量，并在目标函数中通过不同的权值来控制这些人工变量的大小。

2003，2005 年 Romeijin 等使用分段线性函数来刻画更为复杂的凸规划模型，解决了线性规划解的限制问题，他们还用条件风险值约束（conditional value-at-risk，CVaR）的概念代替了剂量体积约束，其中上条件风险值为超出剂量上界区域的平均剂量大小，而下条件风险值为低于剂量下界区域的平均剂量大小，那么通过控制上下条件风险值的方法来近似地控制剂量体积曲线。该方法部分解决了临床需求与线性规划极端解之间矛盾的问题，巧妙地将复杂凸规划模型转化为简单的线性规划模型，非凸规划问题转化为凸规划模型，为强度图优化建模提供了很好的思路。

19.1.2.2 二次规划模型

目前，大部分商用系统使用的都是二次规划模型的各型变种，即非负加权最小二乘问题。在目标函数项中的罚函数只惩罚那些“越界”的区域，是实现剂量体积约束的典型方法。二次规划中另一种剂量体积约束的实现方法就是在优化算法中直接加入约束。二次规划模型已经成为了一个普遍接受的标准。一般来说，求解二次规划模型能够产生临床较为满意的逆向计划强度图。其主要的不足在于权重系数没有明确的临床含义，不同的病例设定时也往往不同，且需要进行多次尝试后才能确定。给临床应用带来了麻烦。不仅仅是二次规划模型，凡是带有权重系数的模型的系数确定问题都非常棘手。另外，对于那些非凸的二次目标函数模型，迭代算法优化时往往不能保证解的全局最优性。

19.1.2.3 混合整数模型

通过严格的线性规划模型很难得到真正意义上的剂量体积约束，但是在线性规划基础上添加人工变量后就让剂量体积控制得以实现。该人工变量为 0，1，二值变量。我们可以将高于剂量体积约束的体素的相应的人工变量设为 1，其他的设为 0，这样线性规划模型就转化成了混合整数规划模型（mixed integer programming，MIP）。Bednarz 等于 2004 年提出了一种基于体积的目标函数，通过控制那些超过了剂量体积约束的靶区和非靶区的体积大小来对强度图进行优化。

通过混合整数规划模型求解回避了传统求解剂量体积约束问题时需要迭代的问题。毫无疑问，混合整数规划模型大大增加了模型的复杂度，但是它却允许建立更加复杂的约束条件和目标函数，从而能够解决更加复杂的问题。求解一般性算法为基于分支定界的单纯型方法。对于一个典型的强度图优化，变量成千上万，在有限的可以容忍的计算时间内求解一个较优解是非常困难的。因此，计算效率成为求解混合整数规划模型的最为头痛的问题。

19.1.2.4 多目标优化模型

在放疗中，由于物理设备等硬件局限性和临床剂量目标的冲突，完全理想的剂量分布是无法达到的。在最近几年，逆向计划的多目标性质被广泛认识，人们希望对各方面的需求进行折中。

传统的求解多目标规划模型常用方法是将该模型转化为单目标问题，通过给一系列目标设定相应权重的办法。这种方法又被称为先验方法。其实前面提到的几个模型都可以看成是多目标规划的一种转化形式。问题的关键在于，这些系数没有实际的临床意义，并且很难事先知道。因此，为了获得满意的结果，逆向计划制订者往往需要输入多组权重系数进行多次优化，平衡后选择较优的一个。但是其最大缺点是对于非凸优化问题，不能得到所有的帕累托（Pareto）最优解。另一种方法即后验方法将会得到整个帕累托最优解集合中最具代表性的一些解，从这些解中挑选或生成一个需要的帕累托最优解相对来说更为理想。帕累托最优解的重要特征是某个目标提升的同时一定以另外某个或某些目标的下降为前提。帕累托最优结合能够很好地分析各目标的折中，因此能让决策者更好的选择。

Lahanas 等于 2003 年建立了具有三个目标函数的多目标优化模型，这三个目标函数分别对应于靶区，正常组织和危险器官分别要求控制靶区的调制剂量与处方剂量的最小二乘平方和，正常组织的剂量平方和以及危险器官超出剂量体积约束部分的剂量平方和。

19.1.3 通量图平滑优化

前期强度图优化的输出就是后期子野分解优化的输入。如果只考虑最优剂量分布而忽视了由于强度图的高复杂度所产生的多叶准直器调制困难的问题，那么由强度图子野分解所得到的子野序列往往由于其较差的可实施性而无法被临床医生所接受。因此，这就需要在前一步中考虑，当某些折中的剂量需求能够满足的情况下，后一步的射线强度的多叶准直器调制过程能够很容易的加以实现。针对上述情况，往往从两个方面来对优化机制进行改进。第一种是将传统的两步法改为直接子野优化法（也称为单步法），即不再生成过渡的强度图结果，但是直接子野优化法需要启发式算法求解由原问题的复杂性所导致的复杂模型。由于所建立的模型不存在多项式复杂度的算法，因此这样得到的结果往往不具有可重复性，这在临床中会让医生对相同的输入得到不同的强度调制结果产生质疑，影响计划的实施。第二种方法就是通过平滑技术来对射野强度图的复杂度进行降低，这种技术类似于图像处理中的图像去噪。强度图的起伏对子野分解的影响非常大，特别是频率较高的区域。因此直观上，如果强度图只有较少的起伏，那么后期的基于多叶准直器的子野分解过程就会变得容易得多。

近年来，许多强度图平滑优化模型被提出用以平衡放疗剂量目标和强度图的平滑程度。

19.1.3.1 目标函数外平滑策略

该策略采用强度图优化结果直接低通滤波的方法来对强度图进行直接平滑后处理。滤波一般主要采用线性滤波方式。例如，采用沿着行方向进行线性卷积的方法，这么做的主要考量是多叶准直器的铅制叶片是沿着行方向进行移动射线调制。

目标函数外平滑策略的主要优点是平滑后处理计算简单，卷积系数设定灵活，可以根据不同的滤波需求进行相应的调整。不足之处在于平滑所得的强度图完全没有考虑初始强度图的剂量分布初衷，导致平滑后的结果可能严重违背了处方剂量方面的要求。

19.1.3.2 目标函数内平滑显式策略

目标函数内平滑策略，即在目标函数中添加罚函数项，例如，$\alpha \cdot F(X)$ 罚函数，其中 $F(X)$ 代表了衡量强度图平滑程度的目标函数，α 为平滑系数。目标函数内平滑策略分显式和隐式两种。

目标函数内平滑显式策略该策略与目标函数外平滑策略有相似之处，仍然通过低通滤波得到平滑后的强度图，但是在此基础上重新进行目标函数内优化计算，即在原始强度图优化模型的目标项添加平滑罚函数。除了可以采用线性卷积结果外，还可以采用更加复杂的非线性滤波。例如，将强度图的各向同性平滑改为各向异性平滑，提出了基于偏微分扩散方程迭代计算方式的自适应选择性平滑算法，并采用了迎风式差分格式对扩散方程件进行显示迭代求解。

带有强度图平滑结果反馈的二次优化让逆向计划最大程度地满足处方剂量分布需求，计算过程简单明了。缺点在于，平滑罚函数项刻画的是实际强度图与平滑后强度图的差别。由于平滑后强度图只是主观上的一个平滑结果，所以利用该策略计算所得强度图无论在剂量分布方面还是在平滑程度上都不是最优结果。

19.1.3.3 目标函数内平滑隐式策略

该策略与显式策略的最大不同之处就是不存在低通滤波后处理及二次优化，而是直接定义具体的罚函数。2000 年 M Alber 提出将曲率函数设定为罚函数。2007 年，Matuszak 等提出了另一种平滑强度图的复杂性函数，即各像素与周边四领域的点之间像素差的平方值之和，这种平滑方式有点类似于高斯型低通滤波器。2008 年 Zhu 等提出了一种基于各像素点与周边四邻域像素点差的绝对值之和的一种衡量强度图平滑性的复杂性函数，该方法基于图像去噪中保护边缘信息的全变差平滑方法。

隐式策略的优点在于减少了平滑后处理过程以及二次优化计算，模型设计更加简洁。缺点在于罚函数的设计千差万别，为了让所设计的模型更加容易计算，所设计的罚函数往往比较简单，往往导致平滑结果顾此失彼，缺乏平滑后处理的灵活性。

19.1.3.4 平滑时需要考虑的问题

平滑强度图以降低剂量调制复杂性，能够缓解剂量分布和多叶准直器多方面硬件要求的冲突。使用上述平滑策略，仍有如下几方面问题需考虑：

（1）各射野强度图的哪些部分的像素需要进行平滑？如同在图像去噪中所遇到的问题一样，图像的平滑过程必然会或多或少地降低图像的质量。同样的事情也发生在调强放疗的强度图平滑上。例如，对于强度图一行上的一个阶跃信号（见右图左侧图形），二次函数目标项平滑方法类似于高斯型平滑将会将边界平滑为山坡型信号（见右图右侧图形），这样的平滑方式不会减少多叶准直器在调制该信号时的机器跳数；相反，它会让调制过程更加复杂需要更多的子野。实际上，诸如这样的较大幅度的阶跃信号并不需要进行平滑，而是保持其陡峭的边缘。因此，如何确定强度图中需要被平滑的像素对于目标函数内平滑型方法是一个较难解决的问题。

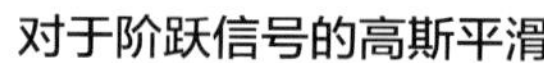
对于阶跃信号的高斯平滑

（2）如何确定各射野强度图中各像素的平滑程度？那些释放射线所照射区域如果不是非常重要的地方，那么这些释放射线所在的像素的平滑程度就可以较大；反之，如果所在像素释放出的射线通过了一些危险器官、重要靶区或者是不同器官的边界连接处，此时平滑就应该尽可能地减少甚至不平滑，这样做的目的是尽可能地保证临床上的剂量需求。

（3）需要平滑的像素应该采用哪种平滑模型对于射束块释放射线通过同质区域的部分，各向同性的平滑模型似乎比较合适，但是对于释放射线通过非同质区域诸如不同组织连接处时，相应的射束块射线强度进行各向异性平滑更加合理。

（4）如何选择合适的平滑系数？各射野强度图的平滑性与其实现所需要的机器跳数有一定的关系，但是这种关系是隐式的。为了得到某个特定的机器跳数上限值，一个合适的、准确的平滑系数是无法预先得知的。因此，尝试 - 失败 - 尝试这个过程被广泛使用于基于目标函数项平滑模型的放疗系统中，显然这样的过程是耗时繁琐的。

（5）对于不同的子野分解方式，如何选择合适的平滑策略是目前已有的平滑策略中的线性滤波器？还是非线性滤波器高斯平滑策略还是全变差平滑策略？考虑不同的子野分解方式对射野强度图的平滑性有不同的需求，选择一个合适的平滑策略是一个比较难以确定的事情。

19.1.4 Eclipse IMRT 优化方法

IMRT（intensity modulated radiation therapy）即强度调制放射治疗，通过照射野截面的射束强度进行复杂的变化而得到的一种适形放疗形式。静态射野 IMRT 是使用 Beamlet（即一个主射野内包含若干个小的子野 Beamlet）调节射束强度，这种方法先将射野分成 Beamlet 射线元，然后分别调节每个 Beamlet 的权重。在 IMRT 优化中，Beamlet 是划分出来可被调制的最小单元。在等中心平面，X 方向 beamlet 的大小为 0.25 cm，Y 方向 beamlet 的大小取决于 MLC 模型。Beamlet 强度取值范围为 0 到 1。0 表示通过

beamlet 的剂量为 0，1 表示通过 beamlet 实施剂量，通过改变 beamlet 权重来优化每个射野的通量。而 Field Weight 只会调节每个主射野（即只有一个开野，其中不包含子野）的权重，不能调节射束强度。如果一个射野中已经含有 MLC，在进入优化界面后系统会自动默认此射野为 Field Weight 优化模式。

19.1.5 Eclipse VMAT 优化方法

在 RapidArc 优化过程中，每个 Arc 由分布在其上的由 Gantry 角度定义的控制点组成，每个控制点定义了投照时的特定信息，例如，此点的 Gantry 角度，MLC 形状和其 MU 权重（剂量）等。RapidArc 优化器直接优化每个控制点的投照参数，由一个控制点移动到另外一个时，系统需要在其中间进行插值，在优化过程中，系统认定两个相邻控制点所有的参数线性变化。

19.1.6 Eclipse IMRT 优化过程

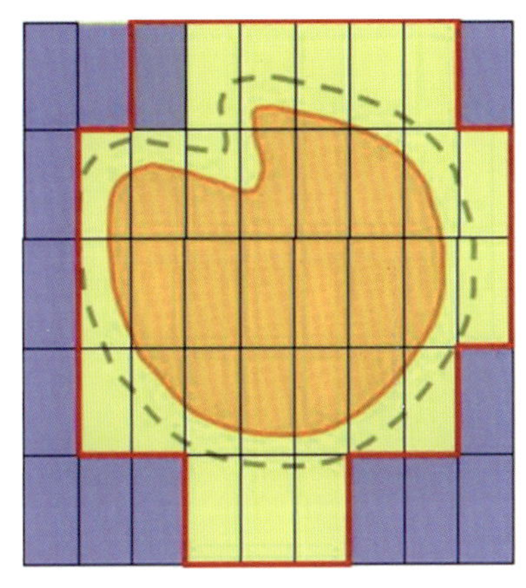

（1）优化开始时，每个射野被分成很多的 Beamlet，每个 Beamlet 的大小，在 MLC 运动方向为 2.5 mm，垂直于 MLC 方向为叶片宽度。通过叫作 Target Masking 的过程来确定哪些 Beamlet 产生剂量。所有有 Lower 目标值的结构都被视作靶区，其在等中心处的投影加外放 0.5 cm 用来确定哪些 Beamlet 会产生非零通量。如果选中了 Fixed Jaws，则通量面积由 Jaw 的设定值确定（右图）。

（2）使用 DVO（dose volume optimization）优化算法，先创建剂量采样点云。这些采样点根据设置的分辨率随机放置在每个结构中（所有在结构和优化目标值列表中的结构都会被采样，不管有没有优化条件，所以为了降低系统开销，使用 Exclude Structure 排除掉不参与优化的结构），但是在结构的边缘采样点密度加倍，所以系统可以计算出每个结构的精确体积。在优化时这些采样点被用于计算基于当前 Beamlet 权重下的剂量，然后计算目标函数值（下图）。

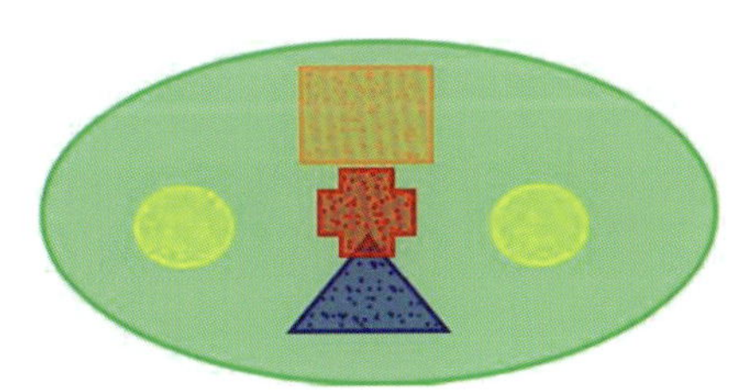

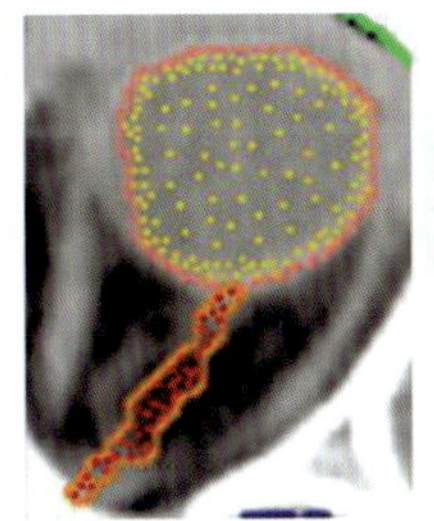

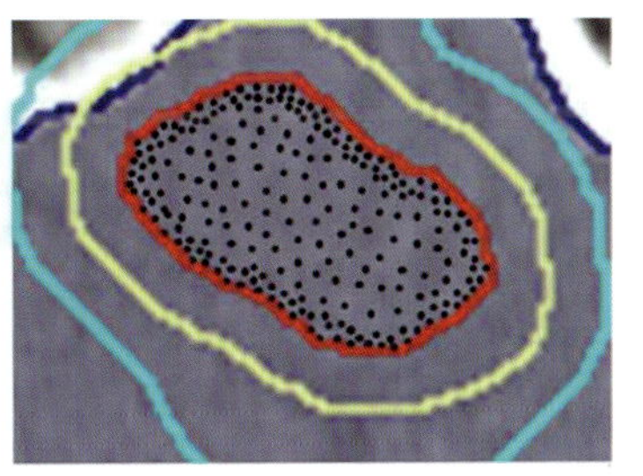

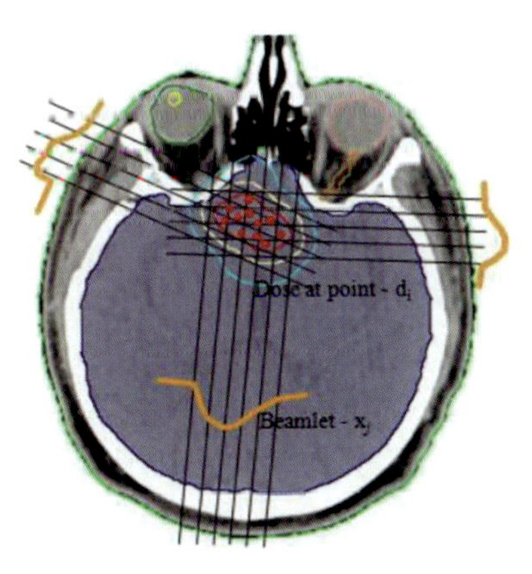

（3）系统计算所有 Beamlet 对每个点贡献的剂量。在优化时，每次迭代系统都会改变每个 Beamlet 的权重，以使其更接近解决方案，最终的一组 Beamlet 权重组合确定了射野的通量图。优化是一个查找折中方案的过程，因为优化的目标值是冲突的（如在靶区中需要高剂量，而临近中的正常器官要求低剂量）。系统始终试图找到最佳的解决方案（左图）。

（4）如下图，红色体积表示肿瘤，蓝色表示危及器官。P 表示目标值要求的剂量，W 表示权重。（对于 ABC 三点，剂量要求为大于 40，权重为 100。对于 1、2 两点，剂量要求小于 20，权重 50）。每个体积都会有随机分布的剂量计算点。每个点的剂量更具初始的 Beamlet 权重进行计算。然后减掉目标值剂量，最后将结果进行平方计算。根据系统会判断此点的剂量是否符合条件，如果符合，则此剂量点被忽略，对罚分函数无贡献。如果不符合，用词典的平方值乘以权重来得到此点的罚分值。每个结构中的所有的罚分点进行相加，得到对于此结构的总的罚分值（B 点达到条件，罚分为 0。A 的罚分为（37-40）2×100=900，同理可算出靶区罚分为 1300，正常器官罚分为 650）。系统会调节 Beamlet 的权重，并再次进行罚分计算。

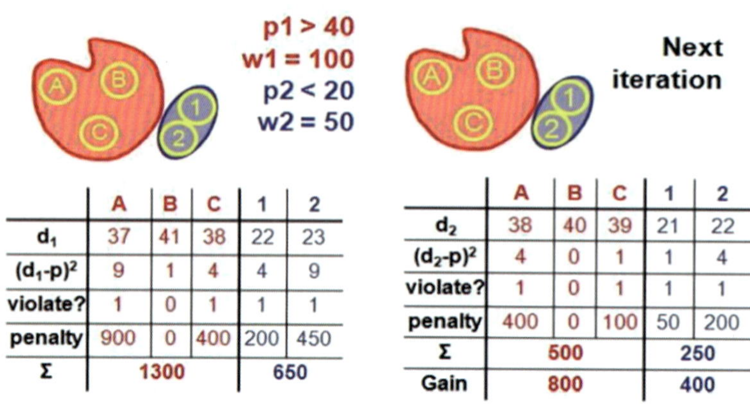

	A	B	C	1	2
d_1	37	41	38	22	23
$(d_1-p)^2$	9	1	4	4	9
violate?	1	0	1	1	1
penalty	900	0	400	200	450
Σ	1300			650	

	A	B	C	1	2
d_2	38	40	39	21	22
$(d_2-p)^2$	4	0	1	1	4
violate?	1	0	1	1	1
penalty	400	0	100	50	200
Σ	500			250	
Gain	800			400	

最终将所有的罚分函数相加得到总的罚分函数，目标是得到此函数的最小值。系统在优化时并不区分靶区和危及器官。

$$F_{obj}=\sum_{allPTVs}F_{PTV}+\sum_{allCS}F_{Critical}+\sum F_{NTO}+\sum_{Fields}F_{SmoothXY}+\sum_{Fields}F_{MinDose}$$

（5）目标值函数在优化时在优化界面右下角显示。在优化时可以随时修改目标值参数，会造成目标值函数不连续。

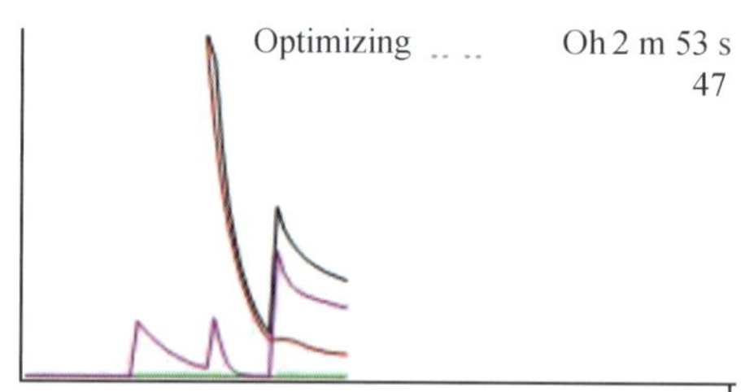

19.1.7 Eclipse VMAT 优化过程

19.1.7.1 PRO（渐进分辨率）

使用 PRO（progressive resolution optimizer，渐进分辨率）优化算法进行 RapidArc 优化。优化时执行 4 个分辨率阶段（resolution levels），总的控制点数目不会改变，所有控制点在优化之初即已加好。

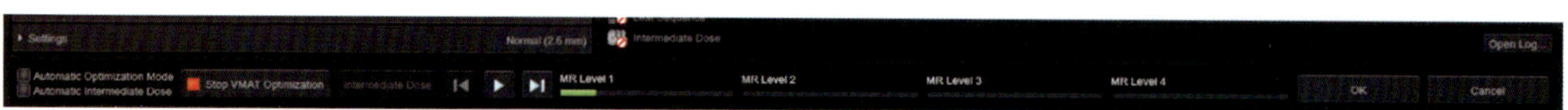

每个 Arc 射野被分成一系列小的 Arc 段，每个段中包含一定的控制点，对每个 Arc 段会定义一个计算方向，优化器将每个小的 Arc 扇区看作一个固定照射野。每个 Arc 段中的控制点会生成一个通量，所有计算方向的通量会同时被优化。所有机器限制参数会被考虑且不会被违反。系统计算每个计算方向中的每个控制点的剂量贡献。总体来说，控制点被分至每个 Arc 段，每个 Arc 段单独进行优化。在随后的每个分辨率阶段，算法都将倍增计算方向（Arc 段），本质上是将一个 Arc 段分成两个，分辨率倍增。随着阶段的递进，精确度逐渐增加。

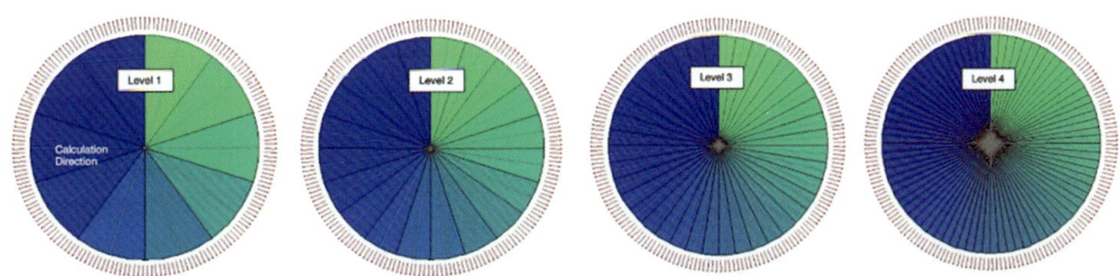

由于控制点在优化过程中保持不变，MLC 和射束强度的描述能力和灵活性能够得到保证。危及器官和靶区的 DVH 从一开始就有相近似的精确性。

注释：

对于旋转调强，控制点是非常重要的方面。控制点描述了任何动态治疗中的运动。控制点和参数设定在 RapidArc 优化中设定，同样的控制点和参数用于患者治疗。整个 Arc 由均匀分布于 Gantry 角度上的控制点组成，控制点的数目由 Arc 的跨度决定。两个控制点之间相隔约 2° 或更小。在优化时控制点数目不会变化（右图）。

控制点描述了在任意投照点的各动态轴的位置。每个控制点描述了在某一 Gantry 角度时剂量与 Gantry 位置的关系，和 MLC 叶片位置和 Gantry 位置的关系。如果使用 Jaw Tracking 功能（对于 TrueBeam），控制点同样还会描述 Jaw 的位置。在控制点之间，所有参数使用线性改变。对于 C 系列机器，治疗投照由加速器和 MLC Controller 控制。加速器由 DICOM 文件控制点中提取并维持 MU 与 Gantry 位置的关系。MLC Controller 从同意 DICOM 计划控制点中提取并维持 MLC 与 Gantry 位置的关系。加速器与 MLC Controller 之间的信息传输通过 4 DITC 执行。对于 TrueBeam 机器，通过 Supervisor 控制所有节点和运动轴。

19.1.7.2　Step 步骤

优化之初，每个 Arc 段即在机器限制条件下进行优化，但是所有的分段的优化都是相互独立的，开始时两个分段之间并没有添加机器限制条件。两个 Arc 段之间的机器限制条件是逐步添加的，在优化过程中称为 Steps，以便最终生成可以连续投照的可执行计划。

分辨率 Level 1 阶段包含 5 个 Steps，Level 2 阶段包含 2 个 Steps，Level 3 阶段包含 2 个 Steps，Level 4 阶段包含 1 个 Step。随着优化进程的不断继续，两个 Arc 段交界面之间逐步添加的新的约束条件会导致目标函数的不连续，当再由一个 Step 或 Level 进入到下一个时，目标函数会突然增高。

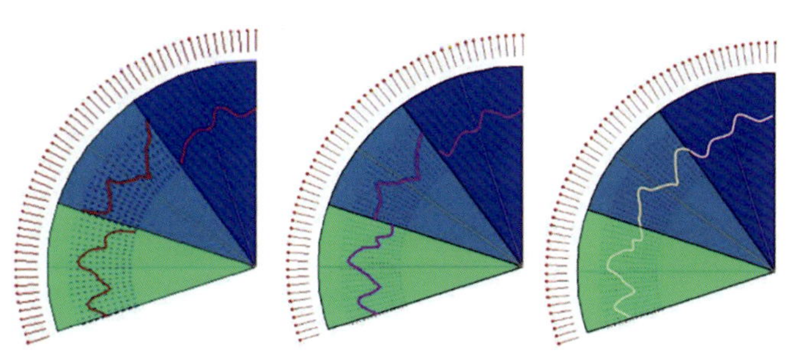

19.1.7.3 优化判断

优化过程合适结束，通过如下方法判别，每一 Level 和 Step 的迭代次数不是固定的，而是由罚分函数决定，如果一定迭代次数后罚分函数不变化，则进入到下一个 Step 或 Level。大部分的实际优化发生在 Level 1 和 Level 2，剩余的 Levels 主要调节计划来满足所有的机器约束条件和校正前段 Level 中的剂量计算近似度。

19.1.7.4 计划设计时选择分辨率阶段

主要的实际优化发生在 Level 1 和 Level 2，所以在 Level 1 的 Step 1 时，最容易改变优化结果，此时有最大的灵活性。所以如果进行额外的较大的调节，返回至 Level 1 或 Level 2。优化界面允许手动改变分辨率阶段。三个按钮可以使优化保持在当前 Level 的当前 Step，返回至前一分辨率或进入下一分辨率。如果目标函数变平坦，系统会自动进入下一个 Step 或者 Level（下图）。

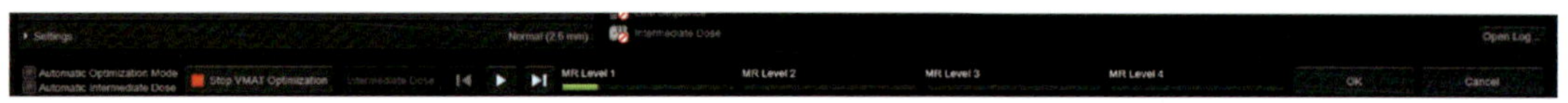

19.1.7.5 优化过程中对计划和目标值进行评估

优化过程中可以通过曲线图和条形图来查看目标函数趋势。可以通过点击目标函数窗口快速切换。在优化即将结束时观察条形图会很有帮助。对整个目标函数贡献最大的结构（优化的不够好的）会在图标的上方。条形图的长度表明了此结构相对于别的结构对总的目标函数的贡献（下图）。

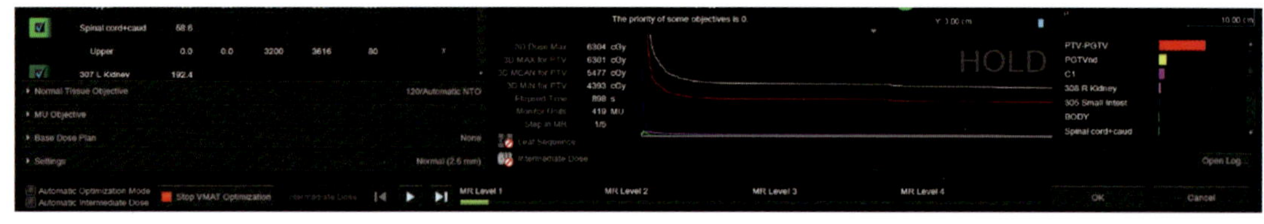

另一个评估一个优化目标值对整个罚分函数的相对贡献的方法是通过 DVH 窗口。在优化过程中，在 DVH 窗口中将鼠标移至一个目标值上方，则会显示出一个圆，同时弹出一个弹窗，圆的大小表示此结构对总的目标函数的相对贡献，在弹窗中，P 代表权重，C 表示此结构对整个罚分函数贡献的百分比。对靶区还会显示出剂量体积的相对关系（见左下图），对危及器官则会显示出平均剂量（见右下图）。

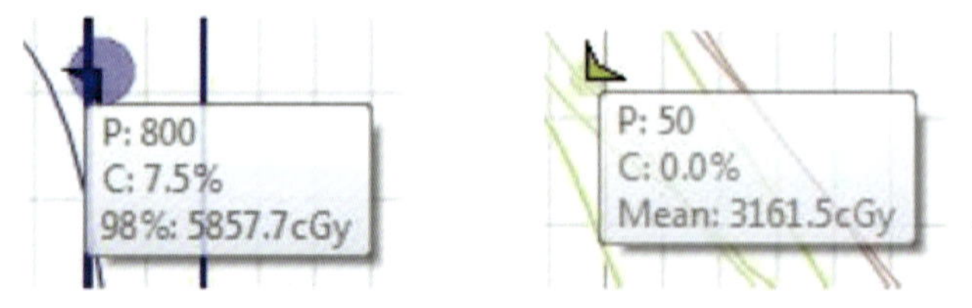

19.2 本章使用的工具或功能介绍

19.2.1 优化界面结构显示设置

通过结构名字前面的对号选中状态（见下图数字 1 所指位置）决定是否在 DVH 图显示该结构的

DVH 结果（见下图数字 2 所指位置），在平面图中是否显示该结构轮廓，上方的工具可以快速设置结构显示或隐藏状态（见下图数字 3 所指位置）。

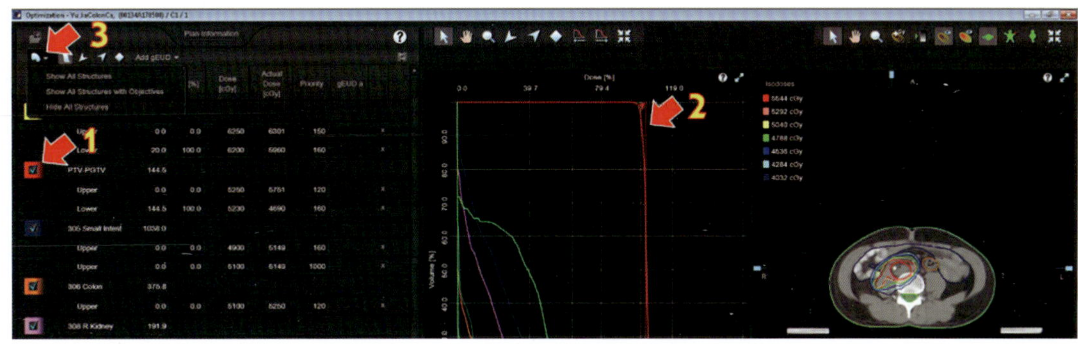

19.2.2 优化 DVH 显示窗口：实时显示优化的 DVH 结果

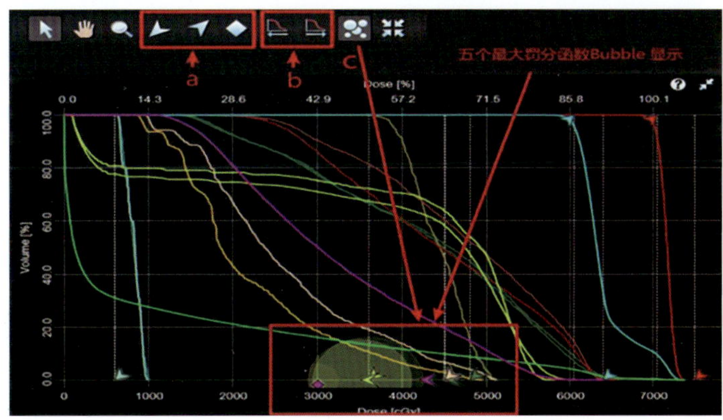

a：可以实时添加和修改优化目标值。

b：可以增加或者减小 X 轴剂量显示。

c：以气泡形式显示五个罚分最大的函数。

19.2.3 平面剂量显示窗口：实时显示优化过程中平面剂量分布

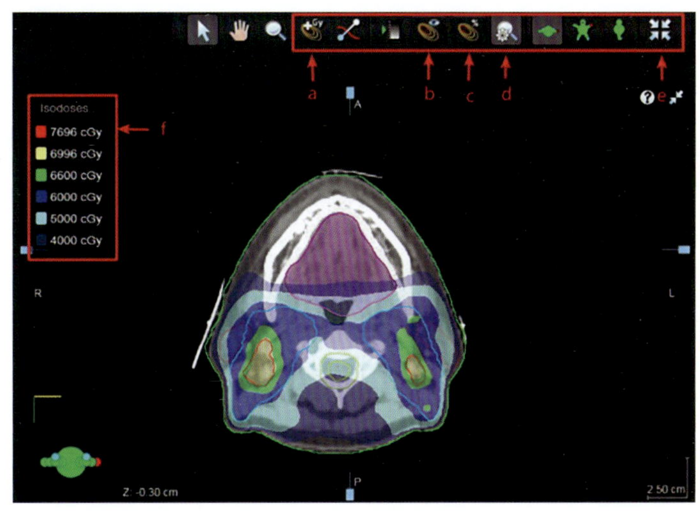

a：点剂量工具，选中某一点实时显示该点的剂量。

b：快速切换等剂量线或者剂量云图。

c：快速切换绝对剂量和相对剂量。

d：Focus on structures，选中该工具时，若在优化目标值窗口选中某一结构，在该窗口快速跳到选中结构的几何中心层面。

e：一键恢复平面显示（包括位置移动和图像放大比例等）。

f：可以设置等剂量线显示的剂量和颜色；剂量云图显示的剂量和颜色。

19.2.4 优化进度显示

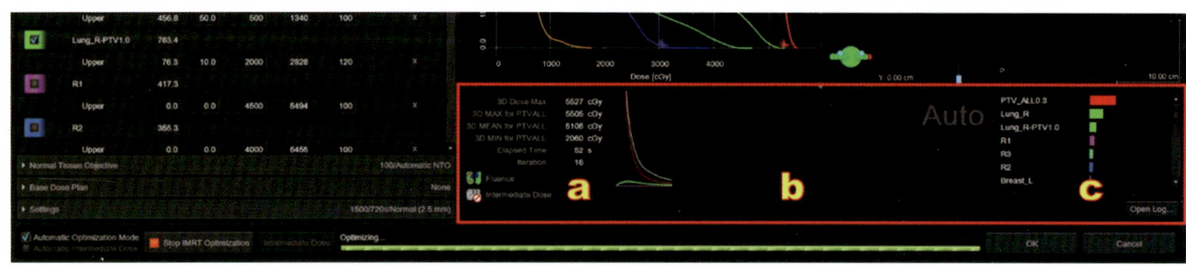

a：显示当前优化时间、优化迭代次数及靶体积的三维剂量。

b：实时显示优化罚分。

c：实时显示结构罚分比例，条状越长，代表当前结构所占罚分比例最大，与 DVH 显示窗口的气泡大小意思相近（气泡代表某一罚分函数，该条形代表某一结构，若该结构设置多个优化条件，即代表多个优化条件的罚分函数之和）。

19.2.5 Plan Objective（计划目标）

如果该计划链接到某临床协议模板下，则此处实时显示临床协议模板中的计划目标是否满足。

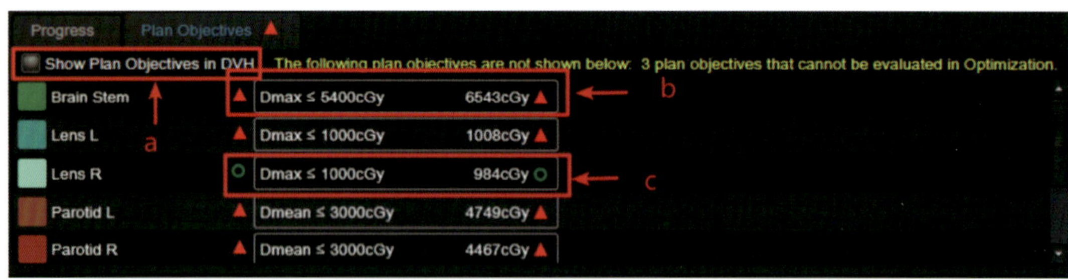

a：是否在优化 DVH 窗口显示该目标值。

b：红色三角号代表该目标值没有达到，并实时显示结果。

c：绿色圆圈代表该目标值已经达到，并实时。

19.2.6　优化过程控制

19.2.6.1　IMRT 模式优化界面，用以控制优化进程

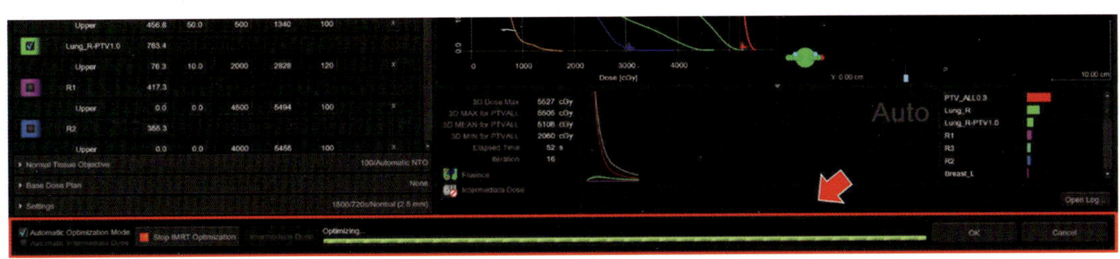

Automatic Optimization Mode：选中后，若优化结果收敛，自动退出优化界面，开始叶片运动计算和剂量计算。

Automatic Intermediate Dose：选中后，若优化结果收敛，自动进入中间剂量计算模式同时取消该模式。

Start / Stop IMRT Optimization：开始 / 结束优化但不退出优化界面。

Intermediate Dose：手动进入中间剂量计算模式。在任何时候都可以手动选择中间剂量计算图标来手动计算中间剂量。但需在优化目标值函数变为平坦时使用。

Optimizing：优化进度显示。

Converged：如果当前优化条件收敛时会显示绿色 Converged，否则不显示该图标。

OK：保存当前优化条件和结果，并退出优化界面。

Cancel：取消本次优化，并退出优化界面。

19.2.6.2　VMAT 模式优化界面，用以控制优化进程

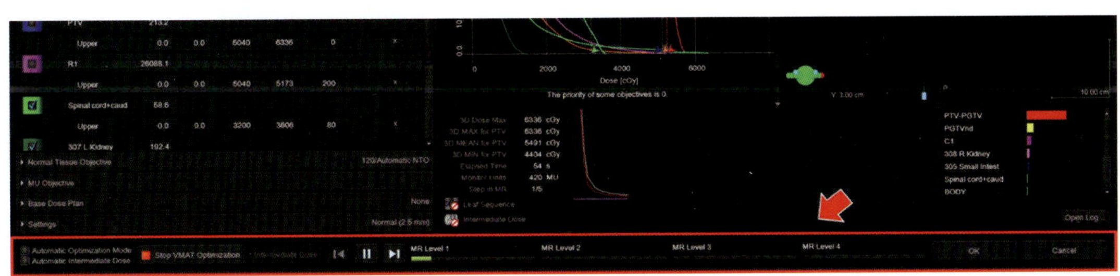

Automatic Optimization Mode：选中后，若优化结果收敛，自动退出优化界面，开始叶片运动计算和剂量计算。

Automatic Intermediate Dose：选中后，若优化结果收敛，自动进入中间剂量计算模式同时取消该模式。

Stop IMRT Optimization：结束优化但不退出优化界面。

播放 / 暂停键：开始或者暂停优化进程。

Intermediate Dose：手动进入中间剂量计算模式。

MR Level 1 至 MR Level 4：优化进度显示。

Converged：如果当前优化条件收敛时会显示绿色 Converged，否则不显示该图标。

OK：保存当前优化条件和结果，并退出优化界面。

Cancel：取消本次优化，并退出优化界面。

19.2.7 计划评估后的继续优化

计划评估后，如果需要进一步修改，如靶区内有热点等，可以新建优化结构后使用 FreeHand 进行勾画，或者使用 Convert Isodose Level to Structure（见下图）将某一剂量转换为结构后使用 Corp 或 Boolean Operators 与靶区进行相减，然后进入优化界面继续进行优化。

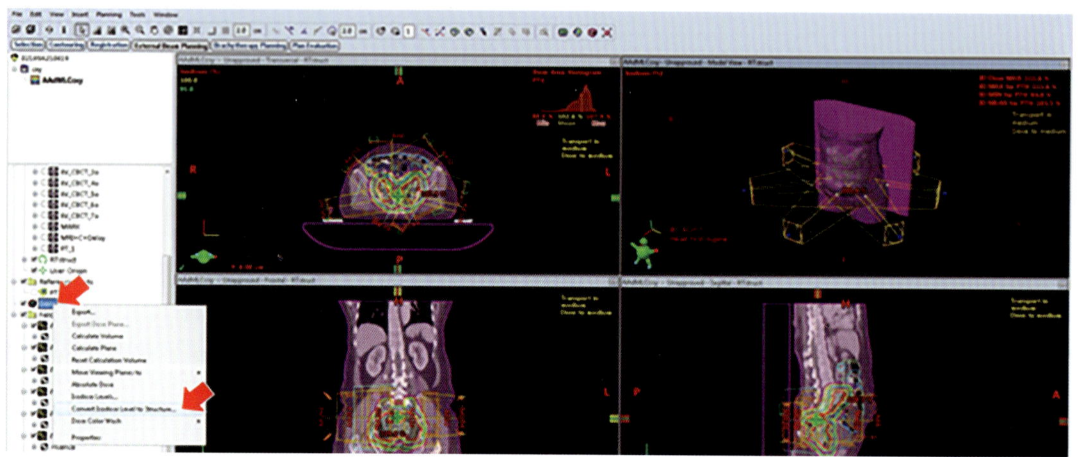

已有通量的计划在选择优化时会出现优化选择对话框，可以选择重新优化，或者继续优化，当选择继续优化且此计划已经计算过剂量，可以选择使用当前计划剂量作为中间剂量用于继续优化（右图）。

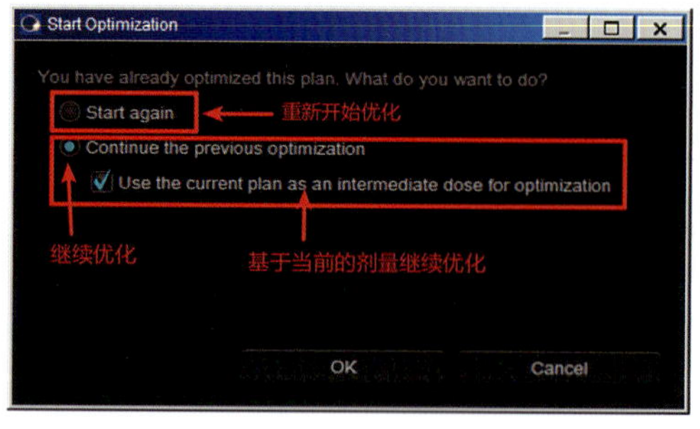

Start again：表示重新开始优化。

Continue the previous optimization：表示继续优化。

Use the current plan as an intermediate dose for optimization：表示基于当前的剂量继续优化。

19.2.8 通量显示及编辑

固定野调强计划优化后得到通量文件，该通量文件是可以编辑的，如下图所示：该功能可以用来消除靶区内的热点，对计划进行微调。

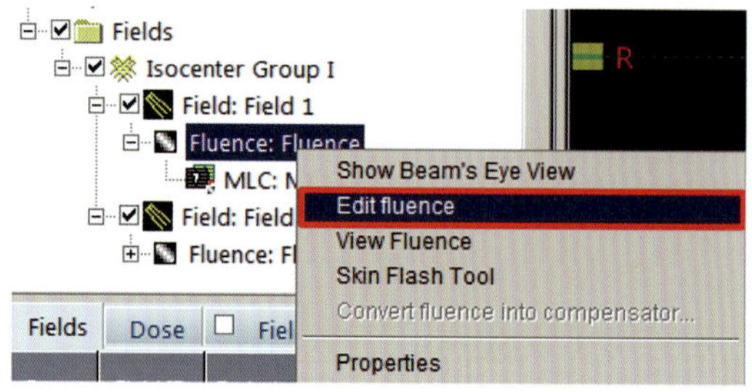

通量编辑工具包括：通量测量、通量擦除、通过不同方式增加或降低通量。

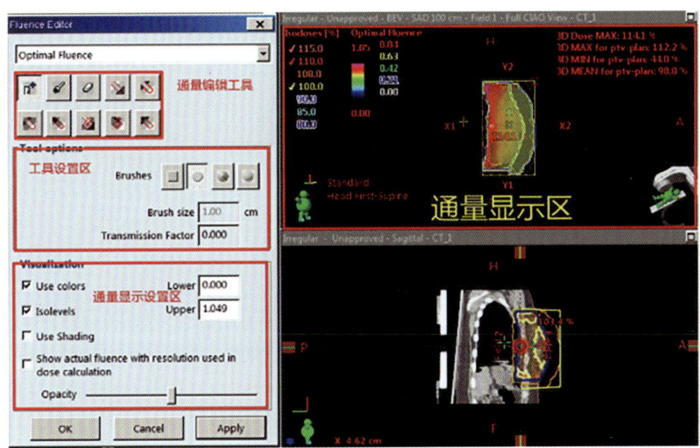

通量扩展主要体现在乳腺靶区。由于呼吸运动的影响，乳腺部位的靶区需要使用扩展工具。

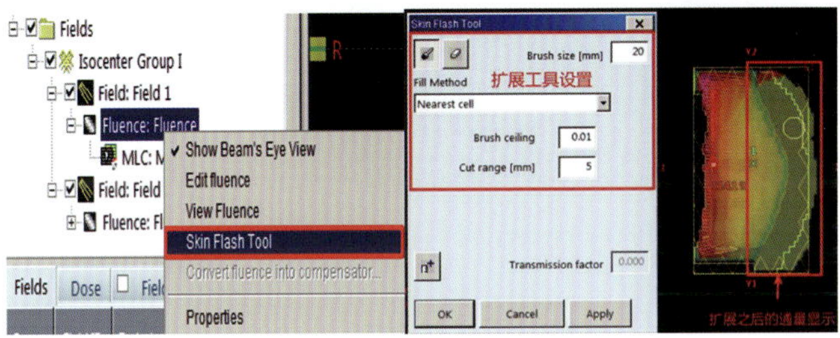

无论以上哪种方式，最终都会导致通量的变化，需要重新计算叶片运动并进行最终剂量计算。

19.3 操作步骤

优化参数设置完成后，勾选“Automatic Optimization Mode”和“Automatic Intermediate Dose”，单击［Start IMRT/VMAT Optimization］，进行通量优化。

IMRT 通量优化界面

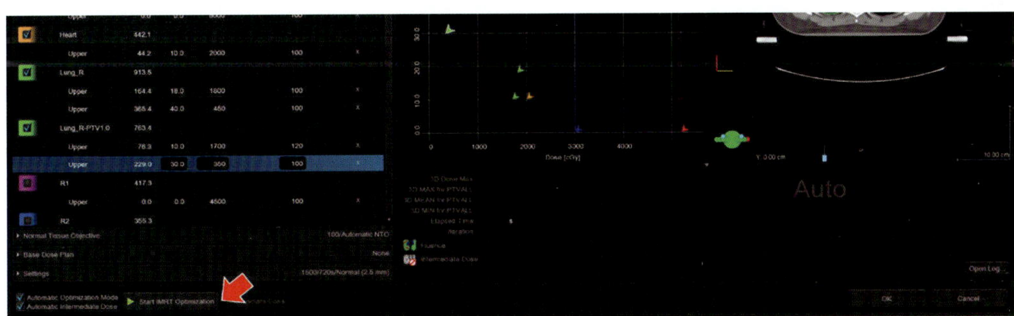

VMAT 通量优化界面

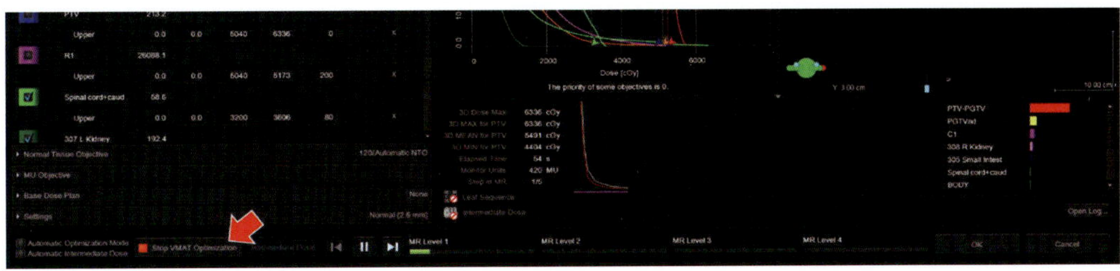

等待通量优化完成后自动进入剂量计算界面。

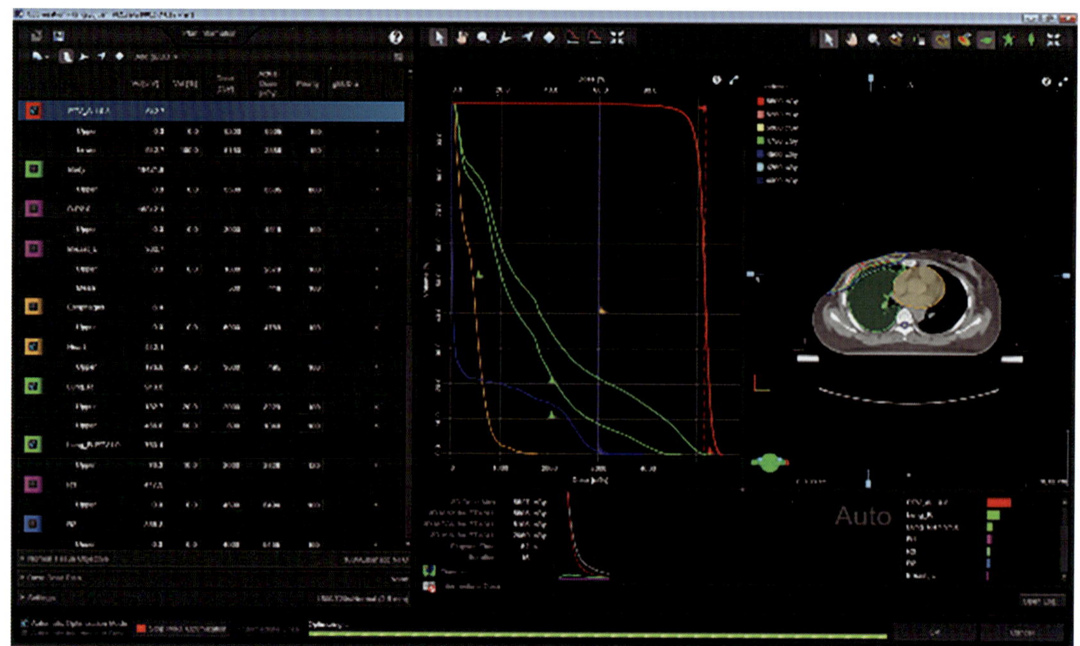

参考文献

[1] 胡逸民. 肿瘤放射物理学. 北京：中国原子能出版社，1999.

[2] 王若峥，尹勇. 肿瘤精确放射治疗计划设计学. 北京：科学出版社，2014.

[3] Webb S. Optimization by simulated annealing of three-dimensional conformal treatment planning for radiation fields defined by a multileaf collimator. Physics in Medicine & Biology，1991，36（9）：1201-1226.

[4] Shepard D M，Earl M A，Li X A，et al. Direct aperture optimization：A turnkey solution for step-and-shoot IMRT. Medical Physics，2002，29（6）：1007-1018.

[5] Earl M A，Afghan M K N，Yu C X，et al. Jaws - only IMRT using direct aperture optimization. Medical Physics，2007，34（1）：307-314.

[6] Li Y，Yao J，Yao D. Genetic algorithm based deliverable segments optimization for static intensity-modulated radiotherapy. Physics in Medicine & Biology，2003，48（20）：3353-3374.

[7] Cotrutz C，Xing L. Segment-based dose optimization using a genetic algorithm. Physics in Medicine & Biology，2003，48（18）：2987-2998.

[8] Cassioli A，Unkelbach J. Aperture shape optimization for IMRT treatment planning. Physics in Medicine & Biology，2012，58（2）：301-318.

[9] 王捷，裴曦，曹瑞芬，等. 一种快速调强放射治疗直接子野优化方法. 中国医学物理学杂志，2015，32（1）：4-7.

[10] 张丽媛. IMRT 中子野形状生成优化算法研究. 中北大学，2020.

[11] Romeijn H E，Ahuja R K，Dempsey J F，et al. A Column Generation Approach to Radiation Therapy Treatment Planning Using Aperture Modulation. Siam Journal on Optimization，2012，15（3）：838-862.

[12] Preciado-Walters F，Langer M P，Rardin R L，Thai V. Column generation for IMRT cancer therapy

optimization with implementable segments. Annals of Operations Research，2006，148（1）：65-79.

［13］杨婕．调强放射治疗方案优化方法研究．中北大学，2018.

［14］Men C，Romeijn H E，Taşkin Z C，et al. An exact approach to direct aperture optimization in IMRT treatment planning. Physics in Medicine & Biology，2007，52（24）：7333-7352.

［15］Salari E，Men C，Romeijn H E. Accounting for the tongue - and - groove effect using a robust direct aperture optimization approach. Medical Physics，2011，38（3）：1266-1279.

［16］Salari E，Unkelbach J. A column-generation-based method for multi-criteria direct aperture optimization. Physics in Medicine & Biology，2013，58（3）：621-639.

［17］Bednarz G，Michalski D，Houser C，et al. The use of mixed-integer programming for inverse treatment planning with pre-defined field segments. International Journal of Radiation Oncology Biology Physics，2001，51（3）：2235-2245.

［18］Brahme A. Optimization of stationary and moving beam radiation therapy techniques. Radiotherapy & Oncology，1988，12（2）：129-140.

［19］Lind B K. Properties of an algorithm for solving the inverse problem in radiation therapy. Inverse Problems，1990，6（3）：415-426.

［20］Webb S. Optimisation of conformal radiotherapy dose distributions by simulated annealing. Physics in Medicine & Biology，1989，34（10）：1349-1370.

［21］Webb S. Optimization by simulated annealing of three-dimensional conformal treatment planning for radiation fields defined by a multileaf collimator. Physics in Medicine &Biology，1991，36（9）：1201-1226.

［22］Ezzell G A. Genetic and geometric optimization of three-dimensional radiation therapy treatment planning. Medical Physics，1996，23（3）：293-305.

［23］Rosen I I，Lane R G，Morrill S M，et al. Treatment plan optimization using linear programming. Medical Physics，1991，18（2）：141-152.

［24］Redpath A T，Vickery B L，Wright D H. A new technique for radiotherapy planning using quadratic programming. Physics in Medicine & Biology，1976，21（5）：781-791.

［25］Starkschall G. A constrained least-squares optimization method for external beam radiation therapy treatment planning. Medical Physics，1984，11（5）：659-665.

［26］Censor Y，Altschuler M D，Powlis W D. On the use of Cimmino's simultaneous projections method for computing a solution of the inverse problem in radiation therapy treatment planning. Inverse Problems，1988，4（3）：607-623.

第二十章　剂量计算

20.1　概述

放射治疗是一种局部治疗手段，其利用各种放射源（放射性元素所产生的α、β、γ射线，或医用加速器产生的X射线）在人体内的沉积能量破坏肿瘤细胞的基因物质，以达到控制肿瘤细胞生长和增殖的目的。剂量计算是放射治疗设备所选择参数和实际临床治疗效果之间的连接纽带，是放射治疗过程中的核心部分。剂量计算定义为粒子在模体或人体中能量沉积的空间分布，其根据射线与物质作用的物理机制，计算射线照射到人体（或体模）中能量沉积的空间分布。X射线在人体（或体模）内的能量沉积如左图所示。

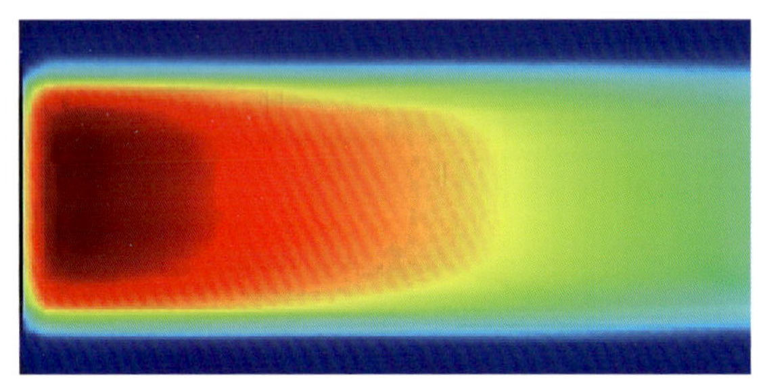

体内组织的不规则轮廓和不均匀性密度，会改变原射线和散射线光子的能量注量分布以及次级电子的输送和能量沉积。对组织密度不均匀性的处理能力和对次级电子的能量沉积的处理方式，是剂量计算数学模型优劣的重要标志。

数学模型对不均匀组织的处理分为一维、二维和三维三种不同方式。三维处理方式能真正符合患者治疗部位的实际情况。三维处理不但考虑计算点所在平面内不均匀组织厚度因素，还同时考虑所在平面及相邻面不均匀组织对该点剂量的影响。数学模型对次级电子在介质中输运和能量沉积的处理方式有两种方式：①认为X（γ）射线与物质作用产生的次级电子，不离开作用点位置，将全部能量沉积在作用点位置；②因为次级电子有一定的能量，具有一定的射程，要运动一段距离后停止，将能量传递给作用点以外的组织。当原射线光子和散射线光子的能量很低时，第一种处理方式可以成立；当射线能量较高时，次级电子的射程可长达数厘米，必须考虑次级电子的输运过程，特别在非电子平衡区域如剂量建成区和组织界面处，否则将引起剂量计算误差。

剂量计算的精度直接影响放射治疗的精度与疗效。有研究结果表明：照射剂量的准确性提高1%，肿瘤的治愈率便可提高2%。考虑临床上的实际需要，计划系统对剂量计算的精度要求为照射剂量误差不超过±5%，速度要求为1 min以内完成单野、低精度的剂量计算；在1 h内完成多野、高精度或优化剂量计算。在IMRT放射治疗中，从医用加速器产生的X射线在能量沉积之前会产生一个级联式的碰撞过程，其过程如右图所示。

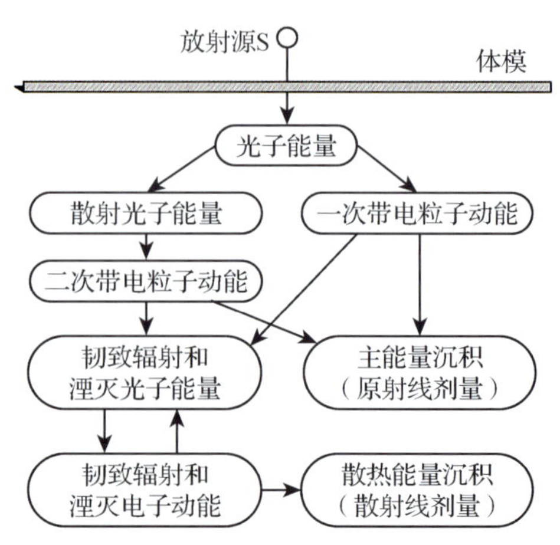

20.1.1 光子能量沉积

光子与物质相互作用的主要过程包括：光电效应、康普顿效应、电子对效应、相干散射、光核反应等，其中前三种效应占绝大部分份额。三种主要形式与射线能量以及吸收物质原子序数的关系各不相同，对于水来说，10 ~ 30 KeV 能量范围内光电效应占优势，30 KeV ~ 25 MeV 能量范围内康普顿效应占优势，25 ~ 100 MeV 能量范围内电子对效应占优势。

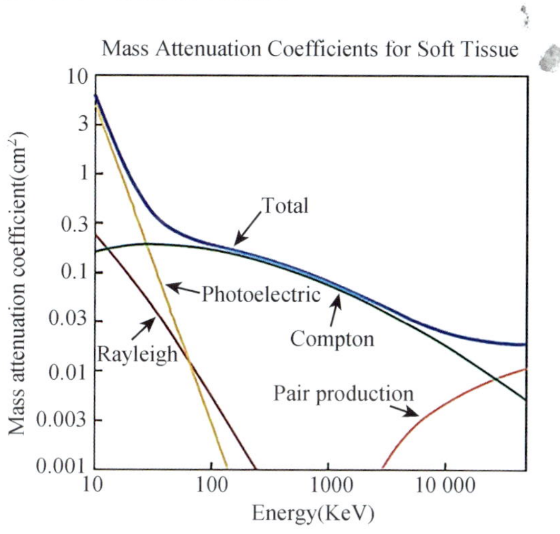

光子与物质相互作用过程的发生概率

光电效应即是原子完全吸收光子能量，并将该能量转移到轨道电子，然后再将其发射出去。该过程可能会引发光电子、特征 X 射线和俄歇电子的发射。光电效应概率随 $1/E^3$ 和 Z^3 变化。在水（或软组织）中的光电效应主要是 10 ~ 25 KeV 的光子能量（在 30 ~ 75 kVp 时产生的 X 射线束的平均能量）。

康普顿效应主要是光子与介质原子外层松散结合的“自由电子”的相互作用。在兆伏级光子放疗里，康普顿效应为主要反应方式。其发生率几乎与 Z 无关，而取决于电子密度（每 cm^3 里的电子数）。

电子对效应涉及与核的电磁场的高能光子相互作用。光子能量全部用于创建一对正负电子，并为其提供动能。产生电子对的阈值能量为 1.02 MeV。

在相干散射中，光子只会散射而不会损失能量。光致蜕变涉及光子产生核反应。在大多数情况下，它会导致中子的产生。该过程仅在高光子能量时才重要，并且会导致能量大于 8 MV 的治疗束受到中子污染。

带电粒子与物质相互作用的主要过程包括：与核外电子发生非弹性碰撞产生的电离、激发，与原子核发生非弹性碰撞产生的轫致辐射，以及正负电子对湮灭辐射。带电粒子能量损耗分为：①一部分消耗为内、外层电子的脱出功，这部分暂存在原子内，将伴随着发射光学光谱（外层电子轨道跃迁产生）和 X 线（内层电子轨道跃迁产生）光能的形式释放；②一部分转化为次生电子的动能（被击出轨道的电子）；③还有一部分转化为出射带电粒子，可以继续与其他粒子作用。

光子本身是电磁辐射过程的体现，与带电粒子相比，光子与物质相互作用表现出不同的特点：光子不直接沉积能量，而是先把能量传递给碰撞生成的带电粒子，带电粒子与模体多次作用后被模体吸收，将能量沉积在模体中；光子与介质的一次相互作用损失所有能量或大部分能量，带电粒子通过多次交互产生多级次级电子，逐渐损失能量；光子入射到介质，其射线强度随己穿过物质厚度近似呈现指数衰减，而带电粒子具有确定的射程，在射程之外几乎观察不到粒子。

从加速器治疗机产生的光子束在能量沉积之前会产生一个瀑布式的碰撞作用过程，光子先产生带电粒子，然后带电粒子与物质相互作用产生能量沉积。此外，在光子与物质的碰撞过程中，光子还将其能量转移给正、负电子。正、负电子沿带电粒子的轨迹继续与物质相互作用产生能量沉积，直到能量消失。因此，人体（或体模）内任意一点的剂量 D 由原射线剂量 pD（射线与介质第一次碰撞后沉积的剂量）和散射线剂量 sD（指射线与介质经若干次散射后沉积的剂量）组成。

根据对次级电子在介质中运输和能量沉积的处理方式的不同，光子剂量计算模型可分为能量局部沉积类算法和能量非局部沉积类算法。第一类算法认为 X 射线与物质产生的次级电子在介质中没有运输，全部能量都沉积在碰撞点。如线性衰减法、有效衰减系数法、一维 BATHO 指数算法、三维等效空气比（equivalent tissue air ratio，EATR）法、微分散射空气比（differential scatter air ratio，DASR）法和 DVOL 法等。这类算法主要根据介质密度对 pD 进行校正，因此对 sD 只能做近似处理。它虽考虑了粒子在体模内传输的能量衰减变化，但没有考虑次级电子的传输情况，因此其计算精度差，仅适合于快速估算。第二类算法认为次级电子具有一定的运输过程，可以将能量沉积在作用点以外的组织，如卷积 / 叠加算法、蒙特卡罗算法等。这类算法同时考虑了粒子的能量衰减和次级电子的传输，故能获得更加精确的剂量计算结果，已成为当今主流的光子剂量计算模型。

20.1.1.1 肺部（或空气）能量沉积

肺部或空气，通常是放射治疗射线遇到的最强烈的扰动之一。

射束从肺部入射到出射的影响通常可以归纳为：

（1）射束在即将抵达肺部时，由于没有反向散射（backscatter），剂量将立即下降。

（2）射束在穿透肺部时，由于缺乏散射，肺部剂量会比经过软组织低。

（3）如果肺部存在实体肿瘤，则射束必须经过类似于表面建成区（build up region）的过程。这就是为什么在肺部治疗时选用 6 MV X 射线，而非更高能量光子线的原因：获得较小的肿瘤建成长度。6 MV X 射线通常用于肺部治疗的另一个原因是，侧向电子平衡（lateral charge particle equilibrium）对非蒙特卡罗算法的 TPS 来说，有更好的建模。

（4）射束穿过肺部以后，相对于经过等同长度的水，剂量会显著增加，这是因为由于射线穿透肺部，几乎没有衰减，因此出射剂量相对于水将增加。散射电子在空气中能传播得更远，所以射束的半影在肺部会增加。当能量更高时，这种效果会恶化，这是在肺部治疗中使用 6 MV X 射线的第三个原因。如果选择过低能量射束缺乏足够穿透力，6 MV X 射线被认为是一个有效的折中。

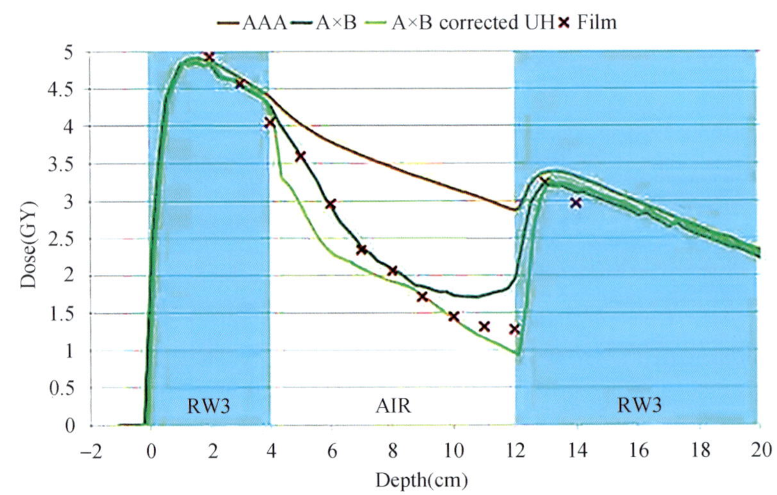

TPS 算法在肺中非均质中的计算精确度比较

在肺部采取不同的剂量计算算法会产生不同的计算精度。推荐选择蒙特卡罗或类蒙特卡罗算法。例如医科达的 Monaco、瓦里安的 Eclipse AcoursXB。而笔形束不适用于肺部计划的剂量计算。卷积算法虽然在非均匀介质中的计算精度较高，但是在高密度肿瘤与低密度肺组织交界处的剂量计算精度低。也许更高精度的算法得到的等剂量线不如其他算法好看，但更能体现真实的吸收剂量。

20.1.1.2　骨骼中能量沉积

射束穿透骨骼到出射的影响通常可以归纳为：

（1）MV 射束抵达骨骼之前，反向散射增加，导致射线路径上紧邻骨骼的剂量增加了约 8%。如果是 kV 级射线，由于光电效应，kV 射线的剂量会显著增加，多达 200%。

（2）在骨骼内部，MV 级射线在软组织（如骨髓）的沉积剂量要比在水中的剂量要高，但是在骨骼里的矿物质（硬骨）的沉积剂量则要少约 4%。骨矿物质剂量的减少是由于缺乏氢，这导致电子密度降低，从而导致剂量降低。

（3）由于光子在骨骼内部的衰减增加，出射部位的量也减少。

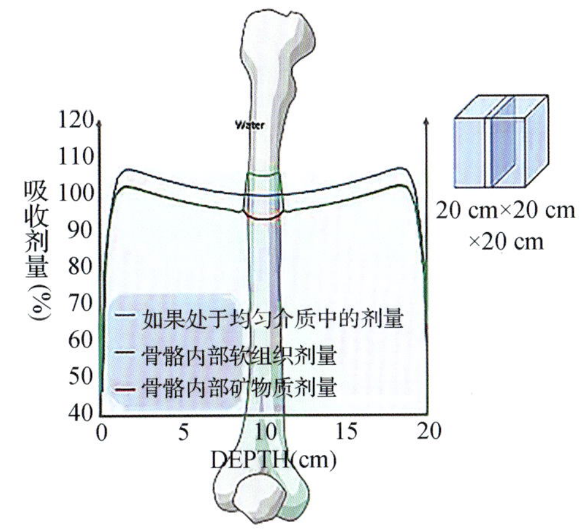

骨内部软组织的预期剂量图

用来计算射束在骨骼里衰减的等效长度。要注意，光子束能量大于 10 MV 后，电子对生成效应反应截面增加，并且随光子能量的增加而增加。高能光子束在骨骼内部和周围比在图中 6 MV 所见的剂量更高。

20.1.1.3　金属中能量沉积

金属（如髋关节置换物、脊柱支架、牙科填充物和手术夹）对射线沉积的影响可以概括为：

（1）射线入射金属之前，因为金属产生大量电子，更高的反向散射可以使剂量增加约 50%，超过 5 mm 未观察到剂量扰动效应。

（2）在出射界面处，因为金属的遮挡，对于 6 MV 射线会形成冷区（下图 a）。但对高于 10 MV 射线，因为电子对效应的参与，导致剂量增加约 50%（下图 b）。

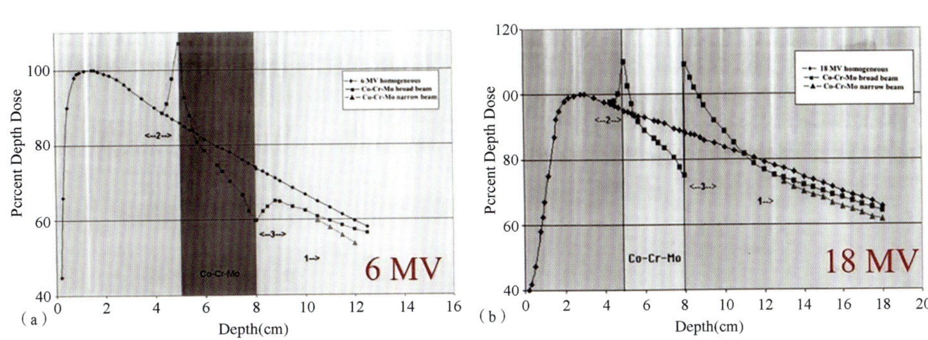

在实际操作中，金属的 CT 电子密度测量不正确，且容易产生金属伪影，需要对金属及伪影部分，分别手动对电子密度赋值。

同样，推荐选择蒙特卡罗或类蒙特卡罗算法。而笔型束或卷积算法在高密度金属存在的地方会产生剂量计算不正确。

假设使用单个射野照射，在金属植入物后面的剂量预期下降 20%～30%。如果使用 IMRT 或 VMAT，经过多个角度的平均，会使影响大大降低，基本上不会影响金属周围剂量。因此，金属问题在光子治疗上不那么突出，但在质子治疗上就影响颇深。

20.1.1.4 造影剂中能量沉积

通过静脉注射造影剂后，使部分组织器官 CT 值会增大。根据造影剂的浓度、剂量与肿瘤的类型，CT 值可增加上百 HU。因此，增强 CT 所对应的电子密度值与人体组织器官实际密度值并不相符。

使用 CT 增强扫描图像设计放疗计划，会导致计算出来的值高估放疗的吸收剂量，也就是实际放疗时剂量不足。许多文献计算表明这个差异不大，特别是胸腹部肿瘤，在 1% ~ 2% 以内。但是，因为靶区在人体中的位置不同，剂量差异可能高达 7.8%，而使用不同的 TPS 算法则可能会超过 20%。因此，应尽量使用平扫 CT 做治疗计划。

20.1.2 主剂量与散射剂量

主剂量为单位质量内，一次带电粒子和第一次跟介质交互的光子所释放的二次带电粒子所沉积的能量；散射剂量定义为单位质量内，不止一次跟介质交互的、来自韧致辐射和湮灭产生的光子所释放的带电粒子所沉积的能量。

20.1.3 半影区剂量

半影区是指照射野边缘剂量随离开中心轴距离的增加而发生急剧变化的区域，此处剂量分布受外界条件干扰比较大，主要取决于：①射野的物理半影，由放射源的点范围和准直器形成；②一次带电粒子在介质中的扩散。放射源点范围使用高斯函数模拟，一次带电粒子扩散使用主剂量部分模拟，把它们在计算深度处卷积，导出有效主剂量。

20.1.4 卷积 / 叠加（C/S）算法

卷积 / 叠加（convolution/superposition，C/S）方法通过剂量沉积核来卷积释放的光子能量通量计算得到剂量。剂量沉积核需要蒙特卡罗模拟获得，所以属于半解析剂量计算方法，根据不同的能量沉积模式可分为点核、笔形束核和面核。

C/S 算法需要针对具体的照射束和患者密度分布求出各点的比释总能（terma，T），即作用点处原射线释放给单位质量介质的总能量。考虑点源射线发散现象，使用平方反比定律进行修正。

剂量沉积核与 terma 卷积可得到任意点剂量。在均匀介质情况下，对于一定的能量，点核的分布与空间作用点无关，核在空间的取值只依赖于原射线作用点与剂量沉积点间的相对几何位置，而与它们在空间的绝对位置无关。在非均匀介质情况下，次生电子或散射粒子的传输会受到组织非均匀性影响，此时剂量沉积核不再是空间不变量，而是随着位置的不同而变化。卷积叠加模型需要很大的计算量。为解决计算量大的问题，Zhu 等提出了空间不变点核计算非均匀组织剂量分布的方法，把卷积运算转化为快速傅里叶变换后的简单运算。Mohan 等提出的基于二维快速傅里叶转换（FFT）的卷积方法，为了使用 FFT 算法的效率，所有深度处垂直于射束轴线的二维矩形网格的计算点都必须同时计算。对于调强放射治疗计划，大多数计算点浪费了，损失了计算效率。严格意义上，只有在均匀介质、非发散射束照射才可以使用卷积方法，由于临床交互太慢，较长的计算时间也制约了它在 TPS 中的应用。

20.1.5 笔形束算法

笔形束算法因其形象地描述了宽广照射野离散而成的“基本束”特征，而广泛用于临床治疗计划，它的基本思想是将照射束约束设备，如多叶光栅、挡板等形成的不规则野离散成一个个截面无限小的基本束，也就是零野条件下从源点射出的一束无穷小尺寸的射线，每个基本束都会在模体产生剂量分布，这个分布被称为剂量沉积核（或剂量伸展核、笔形束核等），人体中任意一点的剂量可看作各基本束在此点形成剂量的叠加。

笔形束计算模型主要由两部分组成：笔形束剂量沉积核和入射粒子能量通量。笔形束核描述了截面无限小的射束入射到半无限大均匀介质中的能量分布，可用蒙特卡罗法仿真或用实验测量推导得到；入射粒子能量通量是指模体或患者体中相应空间点所接受的粒子能量通量。两者进行卷积得到任意空间点的剂量。

笔形束算法计算简单、所需的计算硬件要求也较低，但对于人体组织的不均匀性和体表不规则轮廓的处理精度不高，如果加上对不同介质的不均匀修正，则可以提高不同介质剂量的准确性。

20.1.6 蒙特卡罗（MC）算法

蒙特卡罗（MC）算法是通过随机数解决物理问题的计算方法。其根据粒子与物质相互作用时的统计规律，依据输入射线的详细信息（粒子能谱分析、角分布和空间分布等），模拟大量（N →∞）粒子的运输过程，从而精确地计算出粒子在人体（或体模）表面的相空间数据，如注量分布、吸收剂量分布。MC 算法模拟运输过程中主要考虑 1 keV ~ 100 GeV 能量范围内的光子，在这个能量范围内，光子与物质作用可分为光原子反应（与介质原子的核外电子发生作用）和光核反应（与介质原子核发生反应）。在 MC 算法运输中，将光子物理过程处理分为输运过程处理和碰撞过程处理。

光子输运过程

光子输运过程就是获取光子移动距离的处理，通过抽样得到输运长度来确定光子走多远，走到哪。光子与介质的作用主要分为相干散射、非相干散射、光电效应、电子对效应及光核反应。

光子碰撞过程

光子在到达作用点后以随机抽样的形式，模拟光子在作用点的反应。相干散射：光子不损失能量只改变飞行方向；非相干散射：光子损失部分能量并改变飞行方向；光电效应：光子与原子核的电子发生反应，将能量全部传递给电子，光子消失；电子对效应：光子在原子核外电磁场的作用下分解成正负电子对（夹角为 180°）；光核反应：巨偶极共振和准氘核核子对激发过程。

当前 MC 算法并被公认为是所有剂量计算方法中最精确的一种，该算法及其仿真程序在放射治疗剂量计算及验证方面得到广泛应用，但其缺点是收敛速度慢，计算时间长。

Eclipse TPS 在通量优化完成后，先开始叶片运动计算，在完成叶片运动计算后，系统使用实际通量计算患者体内的剂量分布。

20.1.7 叶片运动方式

叶片单向移动滑动模式包括叶片同步模式和叶片不同步模式。单向叶片同步模式又包括部分同步模式、同步模式和全同步模式。全同步模式又包括前驱叶片同步模式、后驱叶片同步模式以及中间时刻同步模式。同步会增加机器跳数，但是它能够消除凸凹槽效应。

20.1.8 叶片排序

在调强放疗中，叶片排序算法被应用于强度图分解中用以产生一系列的可以实现调制的射束子野（也称为射束孔，aperture），生成的子野序列被称为强度图的子野分解或子野分割。在放射线的调制过程中，这些不同形状的子野是通过移动两排铅制多叶准直器的叶片来形成的。

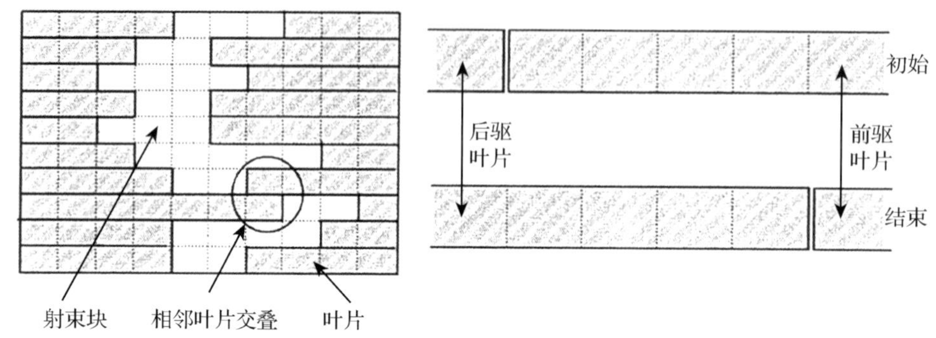

射线调制子野（左）和叶片运动示意图（右）

通常，多叶准直器的叶片是从左往右单向移动的，即在一个射野上的子野分割都在叶片从左到右地一次性移动过程中形成全部的子野，如上图右侧部分所示。使用两个整数矩阵来分别描述对不同位置的射束块的前驱叶片（右叶片）的叶片打开时间和后驱叶片（左叶片）的叶片关闭时间。在强度图调制过程中，它们被称为叶片移动轨迹矩阵。

对于每个射野，一开始前驱叶片覆盖了强度图的所有射束离散块，同时，后驱叶片也没有遮挡任何区域。随着前驱叶片的移动，射束块逐渐打开，打开区域越来越多直到最后移动至最右端被前驱叶片完全打开。相反的，随着后驱叶片的移动，射束块被逐渐遮挡关闭直到最后移动至最右端被后驱叶片完全遮住。前驱叶片矩阵中的不同位置的各元素代表了前驱叶片在相应位置射束块的打开时刻，而后驱叶片矩阵中的各元素则代表了后驱叶片在相应位置射束块的关闭时刻。

对于前驱叶片，任何射束块的打开时刻都不会早于其左边射束块的打开时刻；对于后驱叶片，任何射束块的关闭时候都不会早于其左边射束块的关闭时刻。对于任何位置的射束块，其前驱叶片的打开时刻都会早于后驱叶片的关闭时刻；否则，前、后驱叶片必然在该射束块发生碰撞。对于任何位置的射束块，其前驱叶片的打开时刻必须早于其上或其下位置的射束块的后驱叶片的关闭时刻；否则前后驱叶片将在相邻行的射束块发生碰撞。叶片轨迹矩阵之差等于需要调制的射野强度图。后驱叶片矩阵中的最大的元素值决定了该强度图的机器跳数。在前驱叶片矩阵和后驱叶片矩阵中不同元素的个数决定了调制过程所需要的子野个数。强度图的强度值个数，即离散化程度决定了总体子野个数。因此，子野个数基本上和叶片移动轨迹矩阵的离散化程度成正比例，对于每个射束如果都有足够多的子野加以调制，那么强度图可以非常精确的得以实现。

单方向移动的叶片移动模式的优势是叶片的磨损程度会大大降低，从而让设备的维护成本大大降低，使用寿命也就相应延长。对于同步型模式，调制过程的射线的凸凹槽效应会大大降低。而对于不同步型模式，调制过程所需要的总体机器跳数会低于同步型模式，而且可以在一个较低的水平。

20.2　本章使用的工具或功能介绍

20.2.1　Dose Calculation（剂量计算）

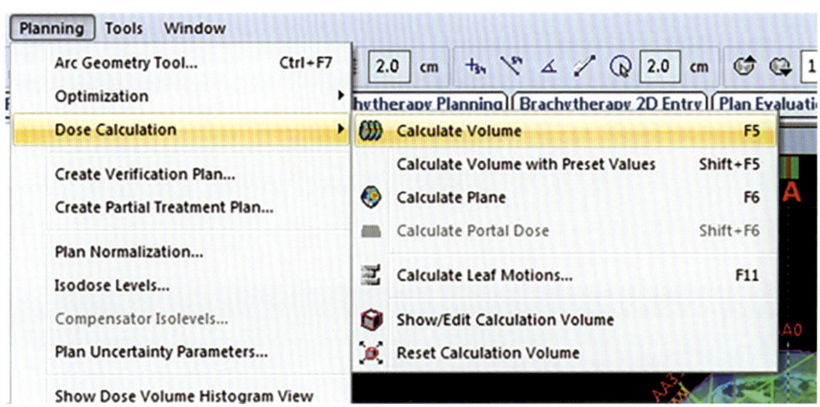

20.2.1.1　Calculate Volume

体积剂量计算，用于启动体积剂量计算，快捷键【F5】。

20.2.1.2　Calculate Volume with Preset Values

用预设值计算体积，快捷键【Shift + F5】。

20.2.1.3　Calculate Plane

单层剂量计算，用于启动所选层面的剂量计算，快捷键【F6】。

20.2.1.4　Calculate Portal Dose

计算入口剂量，快捷键【Shift + F6】。

20.2.1.5　Calculate Leaf Motions

计算叶片运动，快捷键【F11】。

理论上，物理补偿是产生理想通量图最简单的方法，最普遍使用的方法是通过计算机控制的 MLC 来实现的。在这种方式中，射线强度图被分解成一系列按顺序移动的 MLC 叶片，从而使 MLC 形成不同的孔径。计算机文件中记录下 MLC 叶片的移动顺序，并依次控制 MLC 的运动。根据 MLC 叶片移动和实施照射之间的关系，治疗方式可大致分为静态模式和动态模式。静态模式是最简单的由电脑控制的机架固定 IMRT 治疗模式，在不同的位置上，通过 MLC 叶片移动来实施治疗。MLC 的叶片序列文件中包含了所在具体位置的剂量变化和运动方式。动态模式和静态模式有所不同，其叶片移动和实施照射是同时进行的。

IMRT 计划优化后得到的是光子通量文件，在优化时只考虑叶片宽度，其他参数必须在通过将优化通量转换为用于治疗的实际通量时才考虑进去。这些参数包括 MLC 的剂量学特性（透射率、

DLG 和最小动态剂量叶片间隙），MLC 的机械限制（叶片和 Carriage 运动跨度），MLC 运动速度和剂量率。

叶片运动计算有以下功能：将优化通量转换为实际通量，计算任何 MU 值对应的每一片叶片的位置，提供叶片序列文件或 STT 给投照机器。

叶片运动计算可以在多个地方选择：在优化结束时会自动出现。如果一个 IMRT 计划中含有未计算叶片运动的射野，当点击剂量计算时，叶片运动计算窗口会自动出现；可以通过选择 Planning → Calculate Leaf Motions 或者按 F11 功能键，手动打开叶片运动计算窗口。

LMC 中的选项：系统管理中设置的默认投照方式会自动选中。可以由下拉菜单中选择其他投照方式（下图中 a），或者由底部的按钮选择（下图中 d）。Varian 的治疗机器可以使用滑窗模式 Sliding Window 或多静态子野 Multiple Static Segments 模式；在一个计划中的不同射野可以使用两种模式混合投照。如果射野已经被计算过叶片运动，默认显示为 None。如果优化时选中了 Fixed Jaws，系统在计算时会自动选中固定铅门值（下图中 c）

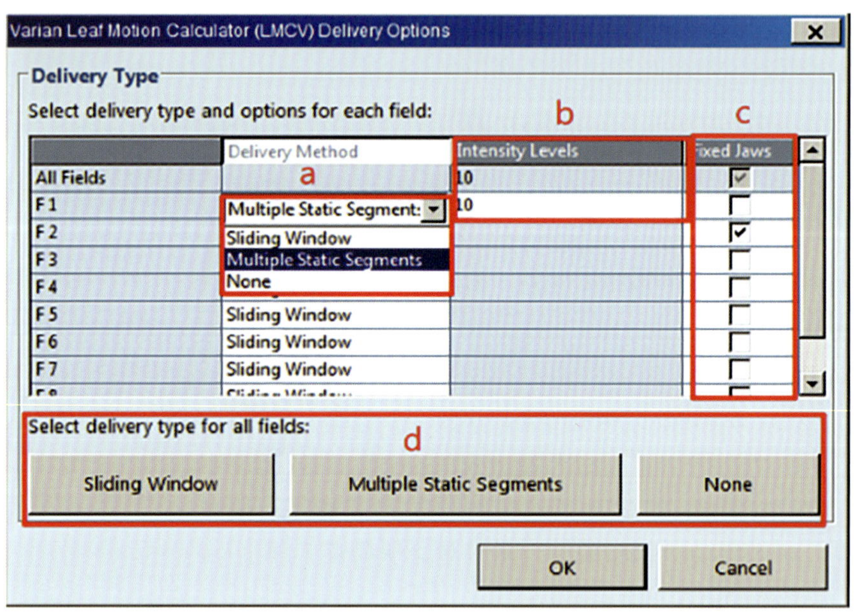

Sliding Window：使用滑窗模式投照射野。

Multiple Static Segments（Step and Shoo）：使用一系列的静态 MLC 位置投照射野。如果此选项被选中，用户需要同时定义强度级 intensity levels（上图中 b）。强度级并不是每个射野的子野数，而是强度的采样级别，用来确定需要多少子野数。

None：如果射野已经被计算过叶片运动，默认显示为 None。

20.2.1.6 Show/Edit Calculation Volume

显示设置计算体积，可以通过拖动边框设置计算体积的大小。

20.2.1.7 Reset Calculate Volume

重新设置计算体积，用于重新设置计算体积。

20.2.2 剂量计算进程

当体积计算启动后，计算进程提示器就会显示，显示被计算射野的 ID，计算射野应用的服务，射野计算进程会用不同的颜色显示，绿色代表已经计算完成，蓝色代表正在计算，紫色代表有 DCF 云计算，红色代表计算过程中出现错位。

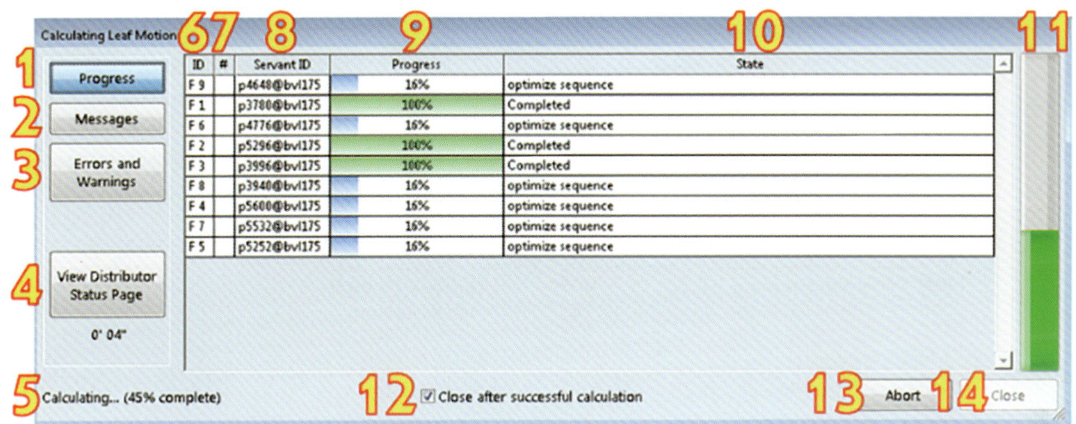

1. Progress：计算进度。
2. Messages：信息。
3. Errors and Warings：错误和警告。
4. View Distributor Status Page：查看分配器状态页面。
5. Calculating：显示总体用时与未完成计算的射野。
6. ID：显示被计算射野的 ID。
7. #：显示计算类型。
8. Servant ID：显示具体提供计算的工作站及 CPU 的 ID。
9. Progress：显示射野计算的进程。
10. State：显示计算服务的状态。
11. 显示总体计算状态和进程。
12. Close after successful calculation：勾选表示计算完毕后自动关闭。
13. Absorb：放弃。
14. Close：关闭。

20.2.3 分野计划

MLC 叶片在出束过程中可以运动，但是 Carriage 不可以，且 MLC 最大伸出范围为 15 cm，因此在固定野调强计划中，如果对某个射野叶片跨度太大，当 X>15 cm 时，超出了限制，LMC 会自动生成分野计划。原始的照射野会分成 2 个或 3 个野，每个射野有不同的 Carriage 位置。如果有分野，系统在计算叶片运动后会给出提示。同时，此射野大小变为灰色，不可修改。

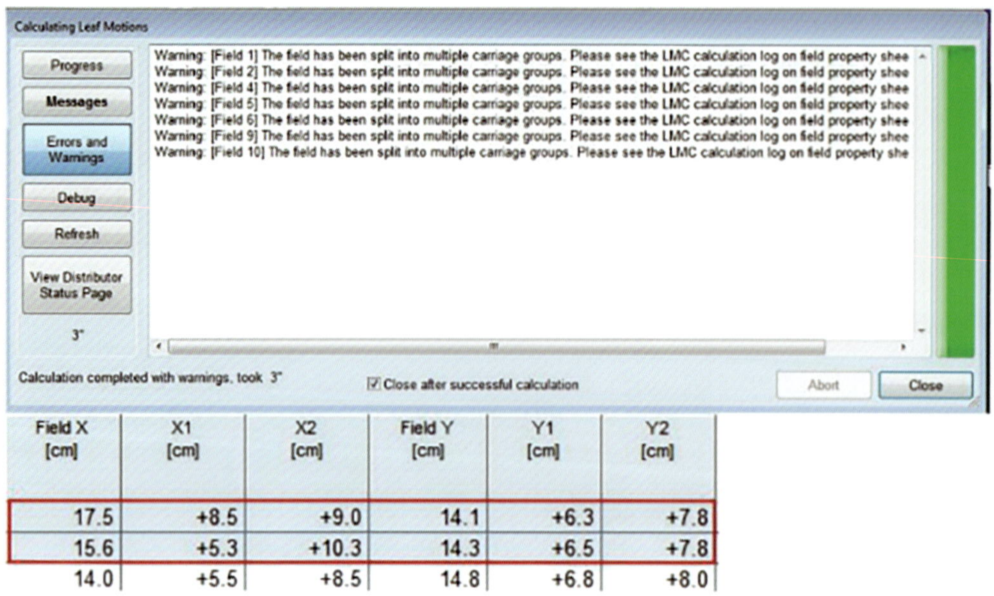

Field X [cm]	X1 [cm]	X2 [cm]	Field Y [cm]	Y1 [cm]	Y2 [cm]
17.5	+8.5	+9.0	14.1	+6.3	+7.8
15.6	+5.3	+10.3	14.3	+6.5	+7.8
14.0	+5.5	+8.5	14.8	+6.8	+8.0

在计划确认之前，此计划并不会实际分成单独的射野，在计划确认过程中，会出现“Planning Approval-Split Large IMRT Fields”对话框，对于有大野调强（large Field IMRT）技术的加速器，在投照时可以执行多 Carriage 位置计划，可以选择 Retain as one Field；若没有大野调强技术，在计划确认时需要选择 Split Large IMRT Fields，原计划状态变为 Retired 状态，同时生成新的分野计划。

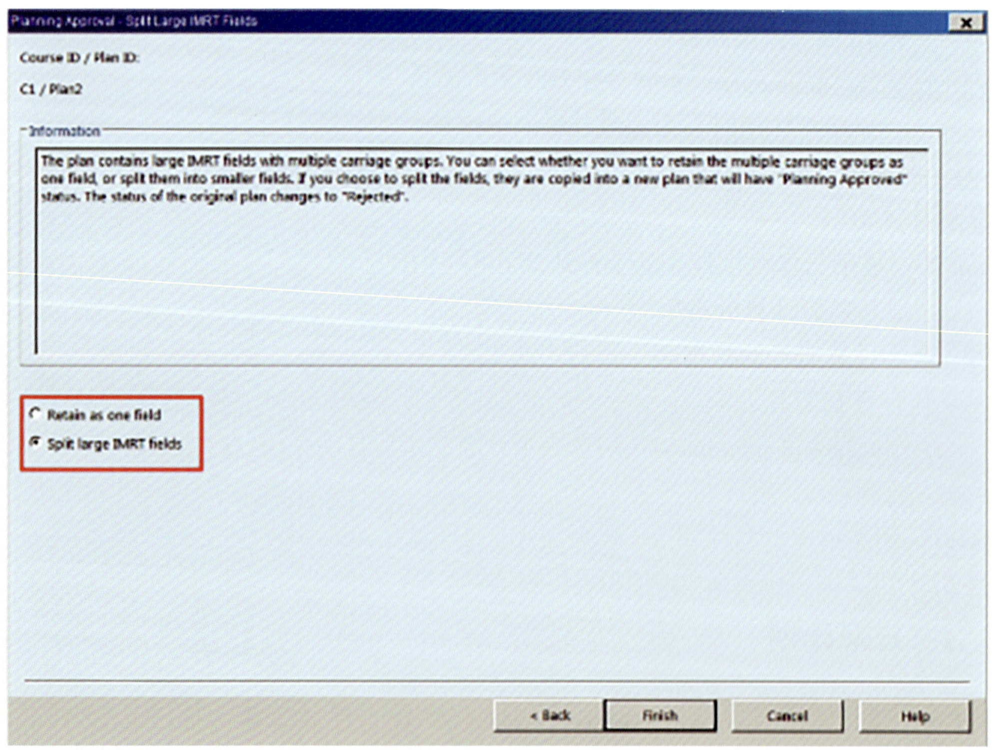

20.3 操作步骤

单击［Planning］，在下拉菜单中单击［Dose Calculation］，在弹出菜单中单击［Calculate Volume］。

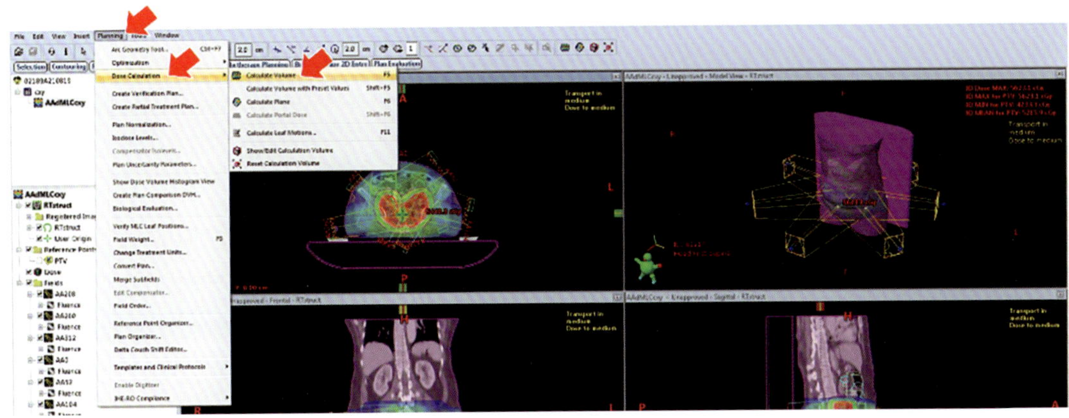

通常完成通量优化后会自动进行剂量计算。

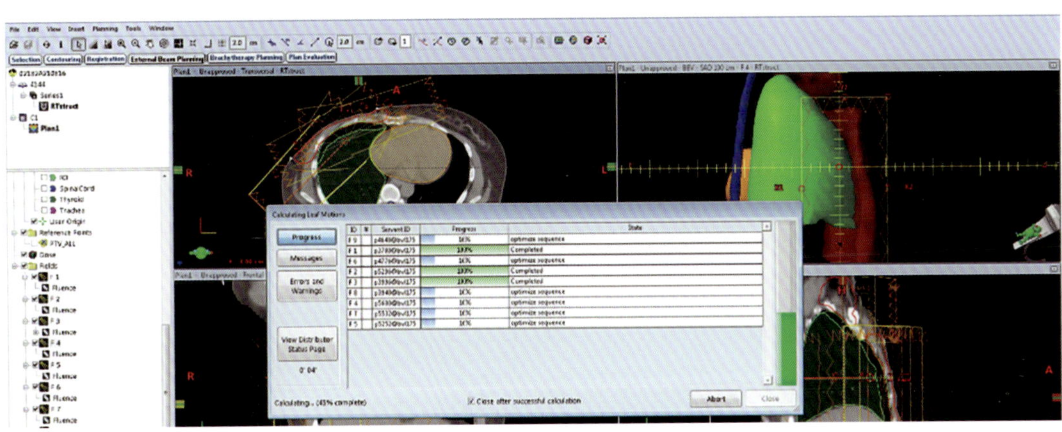

参考文献

[1] 胡逸民．肿瘤放射物理学．北京：中国原子能出版社，1999.

[2] Ahnesjo，Ahnes.M.M. Aspradakis，Dose calculations for external photon beams in radiotherapy. Phys Med Biol，1999. 44：p. R99-155.

[3] Boyer A L，Schultheiss T. Effects of dosimetric and clinical uncertainty on complication-free local tumor control. Radiotherapy Oncology，1988，11：65-71.

[4] 王若峥，尹勇．肿瘤精确放射治疗计划设计学．北京：科学出版社，2014.

[5] 姜炜，崔世民．临床调强放射治疗学．北京：人民卫生出版社，2011.

[6] 郑小康，陈龙华．三维适形放疗临床实践（CT 模拟与三维计划）．北京：人民卫生出版社，2001.

[7] 李晔雄．肿瘤放射治疗学．5 版．北京：中国协和医科大学出版社，2018.

[8] 王鹏程．放射治疗剂量学．北京：人民军医出版社，2007.

[9] 于金明，殷蔚伯，李宝生．肿瘤精确放射治疗学．济南：山东科学技术出版社，2004.

[10] 徐慧军，段学章．现代肿瘤放射物理与技术．北京：中国原子能出版社，2018.

[11] 冯宁远．实用放射治疗物理学．北京：北京医科大学、中国协和医科大学联合出版社，1998.

[12] ICRU，Determination of absorbed dose in a Patient irradiated by beams of X or Gamma rays in radiotherapy

procedures，ICRU Report 24，1976.

[13] 翁学军 . 放射治疗剂量计算的蒙特卡罗方法研究 . 东南大学，2003.

[14] Nikos P，Jerry J，Battista AL，et al. Tissue inhomogeneity corrections for megavoltage photon beams. Medical Physics Publishing，2004.

[15] 张鹏程 . 精确放射治疗剂量计算及方案优化方法研究 . 东南大学，2014.

[16] Asa K Carlsson，Pedro Andreo，Anders Brahme. Monte Carlo and analytical calculation of proton pencil beams for computerized treatment plan optimization：Phys.Med.Biol.（1997）1033-1053.

[17] E Mah，J Antolak，J W Scrimger and J J Battista. Experimental evaluation of a 2D and 3D electron pencil beam algorithm Phys. Med. Biol.(1989)34：1179-1194.

第二十一章　剂量归一

21.1　概述

在进行调强计划优化时会出现靶区剂量欠量的情况，可通过对靶区剂量重新归一后达到处方要求。

所谓归一，就是用给定的因子将 MU 和剂量整体放大或变小。改变射野权重，通常不需要重新归一。计划归一是在算法射野归一的基础上再次进行计划的归一。在对计划进行重新归一后，建议审核计划的绝对剂量，以保证安全。

默认固定野调强计划为未归一状态。当重新归一后，MU 根据剂量重新成比例调整，但是叶片运动在 MU 之前已经计算。所以归一计划超过了 5%，建议对新的 MU 值重新计算叶片运动。如果是非 Varian 治疗机器，进行归一后需要重新计算叶片运动。

21.2　本章使用的工具或功能介绍

Plan Normalization

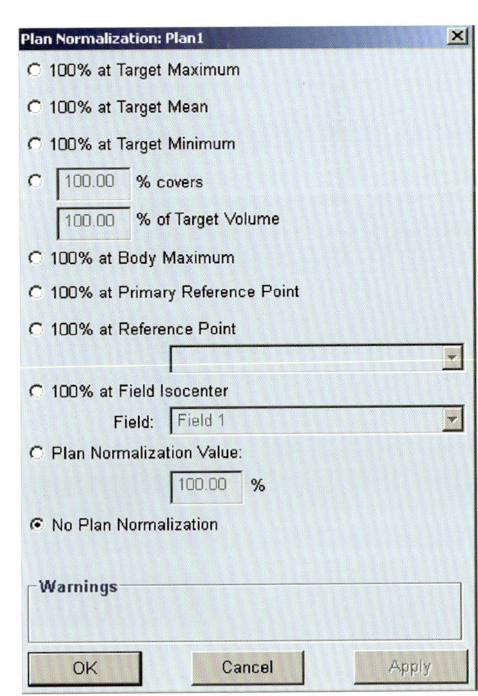

100% at Target Maximum：100% 在靶区最大点。

100% at Target Mean：100% 在靶区平均点。

100% at Target Minimum：100% 在靶区最小点。

？ % covers ？ % of Target Volume：？ % 剂量包括？ % 靶区。

100% at Body Maximum：100% 在身体最大点。

100% at Primary Reference Point：100% 在最主参考点。

100% at Reference Point：100% 在参考点（参考点需要设置）。

100% at Field Isocenter：100% 在射野等中心。

Plan Normalization Value：输入计划归一值，表示归一后相对于归一前的相对值。此种方法重新刻度 MU、相对剂量和绝对剂量。

No Plan Normalization：不归一。

改变 Prescribed percentage 值，只改变 MU 和绝对剂量，而相对剂量不变。

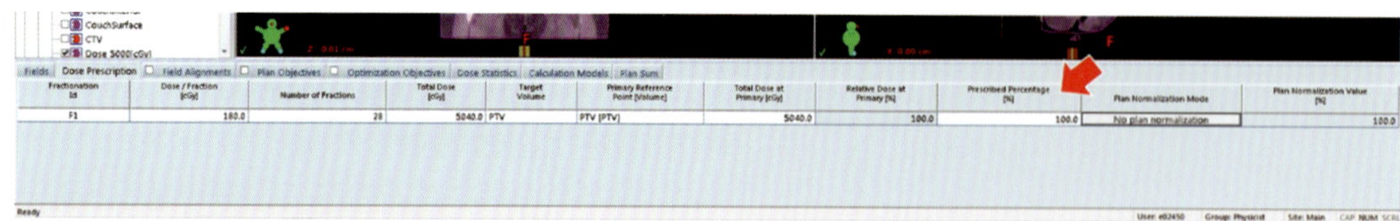

21.3 操作步骤

21.3.1 计划归一演示

在屏幕下方单击 Dose Prescription 标签，单击［Plan Normalization］下的按钮，在“Plan Normalization”对话框中选择其中一种归一方式，例如，？% covers ？% of Target Volume，即？% 剂量包括？% 靶区。

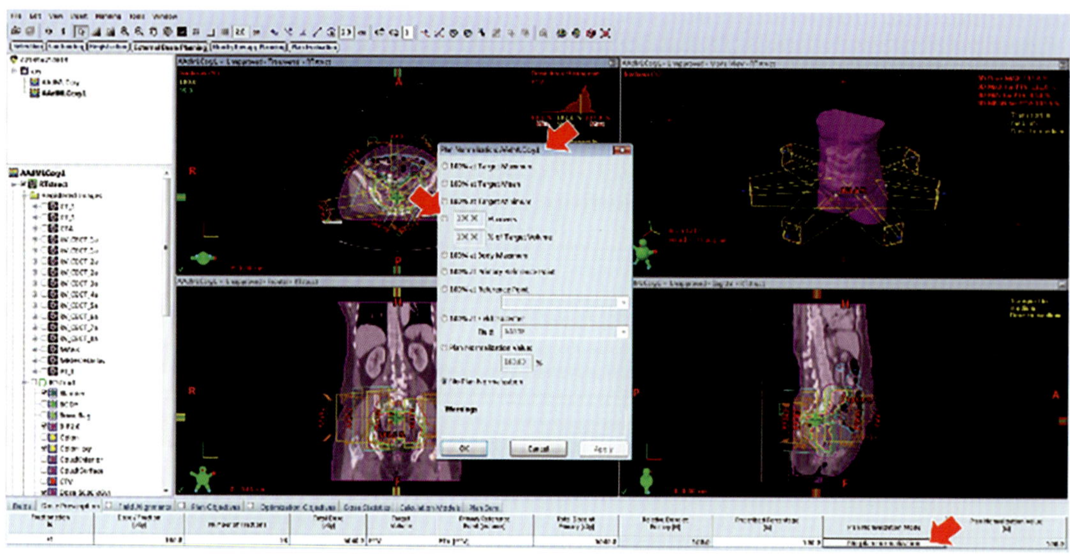

21.3.2 设置默认归一模式演示

单击［Tools］，在下拉菜单中单击［Task Configuration］，打开“Task Configuration”对话框。

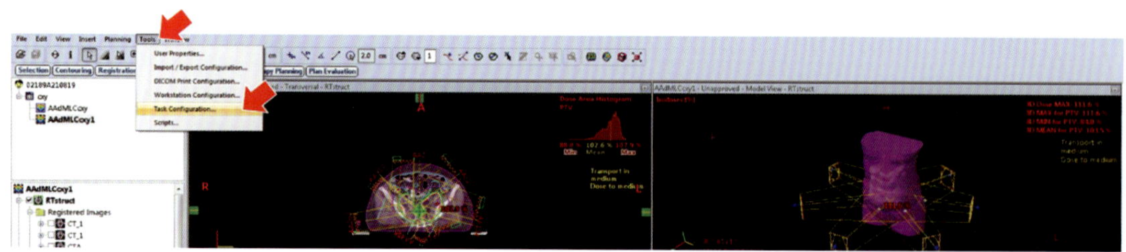

在“Task Configuration”对话框中单击［Default Plan Normalization Mode］标签，选择其中一种归一方式，例如，？% covers ？% of Target Volume：？% 剂量包括？% 靶区。

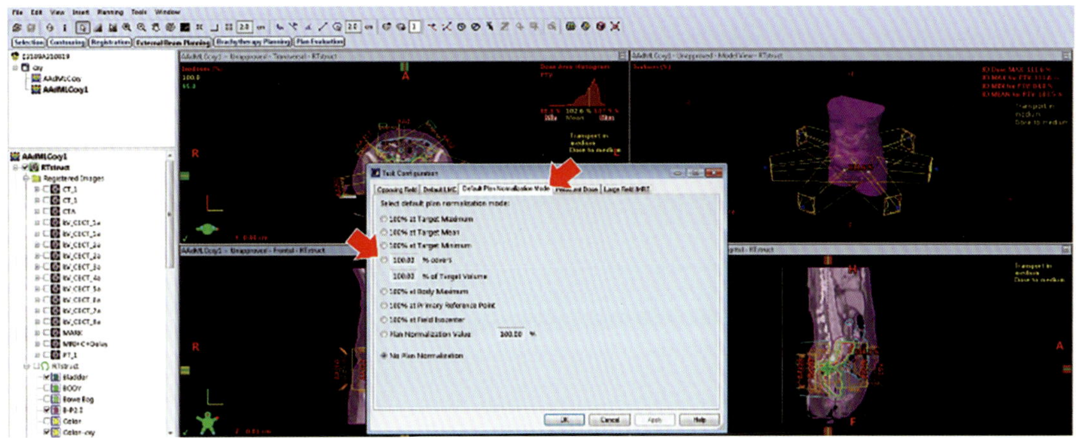

参考文献

［1］胡逸民．肿瘤放射物理学．北京：中国原子能出版社，1999.

［2］王若峥，尹勇．肿瘤精确放射治疗计划设计学．北京：科学出版社，2014.

［3］姜炜，崔世民．临床调强放射治疗学．北京：人民卫生出版社，2011.

［4］郑小康，陈龙华．三维适形放疗临床实践（CT 模拟与三维计划）．北京：人民卫生出版社，2001.

［5］李晔雄．肿瘤放射治疗学．5 版．北京：中国协和医科大学出版社，2018.

［6］王鹏程．放射治疗剂量学．北京：人民军医出版社，2007.

［7］于金明，殷蔚伯，李宝生，肿瘤精确放射治疗学．济南：山东科学技术出版社，2004.

［8］徐慧军，段学章．现代肿瘤放射物理与技术．北京：中国原子能出版社，2018.

［9］冯宁远．实用放射治疗物理学．北京：北京医科大学、中国协和医科大学联合出版社，1998.

第二十二章 计划评估

22.1 概述

IMRT 提供了一种在治疗计划制订和治疗实施过程中全新的射线给予方式。经过治疗计划系统优化生成的治疗计划会生成一系列符合特殊限制条件的治疗计划，治疗计划评估作为影响 IMRT 的众多因素中的一个重要因素需要得到足够的重视。

计划评估，也称为计划质量评价，是放射肿瘤医生非常重要的一项工作。IMRT 治疗计划质量评价是一个复杂过程，包括评估靶区和危及器官的勾画、合适的射野数量和合理的射野角度、剂量评估（包括靶区的三维剂量分布、剂量均匀性、靶区冷热点位置、危及器官受量）等多个方面。

放射治疗计划评估的目的是判断放射治疗计划是否满足临床剂量学四原则：①肿瘤剂量要求准确；②治疗的肿瘤区域内，剂量分布要均匀，剂量变化不能超过 ±5%，即要到达 90% 的剂量分布；③照射野设计应尽量提高治疗区域内剂量，降低照射区正常组织受量范围；④保护肿瘤周围重要器官（如食管癌治疗时保护脊髓）免受照射，至少不能使它们接受超过其允许耐受剂量范围的照射。

医师在评估一个治疗计划时，需要考虑所用的时间和精力，不要追求不可能实现的目标，例如要求毗邻靶体积的危及器官接受 0 剂量的照射。另外，还需要充分明确一些问题，例如需要明确哪些条件是绝对必须满足的，哪些又是可以进行折中的，这个过程与 3DCRT 相似。还需要理解的是 IMRT 所生成的治疗计划可能与期待的并不完全一致，但却可以很好地满足治疗目的。在某些情况中，将 IMRT 治疗计划与 3DCRT 进行比较，会有助于明确最佳的治疗途径。

物理师在评估一个治疗计划至少应考虑如下三个方面的内容。第一，也是最基本的，就是判断一个治疗计划是否可以顺利实施以及实施效率。如果计划设置的射野参数值超出了机器的允许范围，例如，某个射野要求治疗床等中心旋转 100°，而实际上该机器允许的旋转范围是 ±95°，则这个计划将不能顺利实施。又如，治疗某个射野时，机架会碰到患者或者治疗床，则该计划也是不能实施的。对于这类计划必须做修改。对于另一类计划，尽管可以执行，但实施起来很复杂，也需要考虑修改。第二，评价治疗计划需要看它是否满足临床的处方剂量要求。如果一个治疗计划不能满足临床处方剂量要求，如某个危及器官的受照剂量超过限值，则设计计划的物理师应反复调整射野参数（对正向计划方式）或调整优化参数（对逆向计划方式），争取满足临床要求。如果多次调整失败，则应向主管医师解释失败的原因，而主管医师应有针对性调整处方剂量要求，例如将一个疗程分为两段，在后一阶段视肿瘤缩小情况，缩小照射野或直接采用同步加量方案。第三，对一个能实施、能满足临床要求的计划，还需要看是否有改进的余地，也就是需要考虑一个最优化问题：在本部门现有设备条件下，该计划是否最优。

计划的执行效率也是一个值得关注的问题。外照射通常的剂量率为 1～4 Gy/min，一般在 10 min 内完成几个不同区域的照射。源自体外和腔内放疗的临床经验证明，在剂量率降低的情况下，每单位剂量杀伤的细胞数会减少。这与线性二次模型中的 β 部分相符。一般来说，随着时间的延长，放射损伤会减慢。因此，不能使用单一的指数模型去解释损伤修复。Fowler 的报告指出，可测量的由于辐射所致的脱氧核糖核酸（DNA）单链或双链断裂损伤的修复是动态的（时间依赖），这种模式与时间相互关联，即 DNA 碱基损伤的数量随着时间的增长按比例减少：从 10～20 min 和从 30～60 min 碱基损伤减少的比例是相同的（这两种情况下系数均为 2）。正如细胞杀伤实验中所计算和测量的结果那样，当某一剂量的照射由 5 min 延长至 20 min 时，杀伤效率会减少 5%～10%。这对 IMRT 的重要意义是 2 Gy 在 1～2 min 内完成与照射更长时间（如 20 min）相比可能会增加有效的生物效应。通过体外实验观察，修复动力学模型所致这样的效应预计为 5%～10%。对动物进行剂量率研究时发现，剂量率 1 Gy/min 和 0.1 Gy/min 之间的生物效应差异明显。这意味着较短时间内完成 IMRT 治疗所产生的生物效应较长时间内完成治疗所产生的生物效应更有效，除非肿瘤具有特殊的 α/β 比（可能包括前列腺）。

调强放疗治疗计划需要从定量和定性两个方面进行评估。定量评估包括靶区和正常组织的 DVH 评估。定性评估包括在三维空间（即横断位、矢状位、冠状位）上对等剂量分布的全面评估，逐层检查剂量适形度和所有的冷点与热点。热点和冷点的数目、大小和位置，以及其在个体患者所选定的治疗计划中在临床上显著的权重都要进行评价。通过 DVH 可以对治疗计划是否能够满足特定的目标和限制条件进行宏观观察，通过评价应确保至少 95% 的靶区接受处方剂量的照射，可以从中提取 GTV、CTV 和 PTV 中照射剂量不足体积的相关数据和每个正常结构超剂量照射体积数据。三维剂量显示可以显示热点和冷点所在的区域，可以作为 DVH 的有效补充。

DVH 评估

DVH（剂量 - 体积直方图）可用来定量评估靶区覆盖情况，是评估治疗计划的最有力的工具。如下图所示，X 轴表示绝对剂量（Gy），Y 轴表示相对体积。每一条不同颜色的曲线表示不同的组织结构，每条曲线表示该器官多少体积受到多高剂量水平的照射。

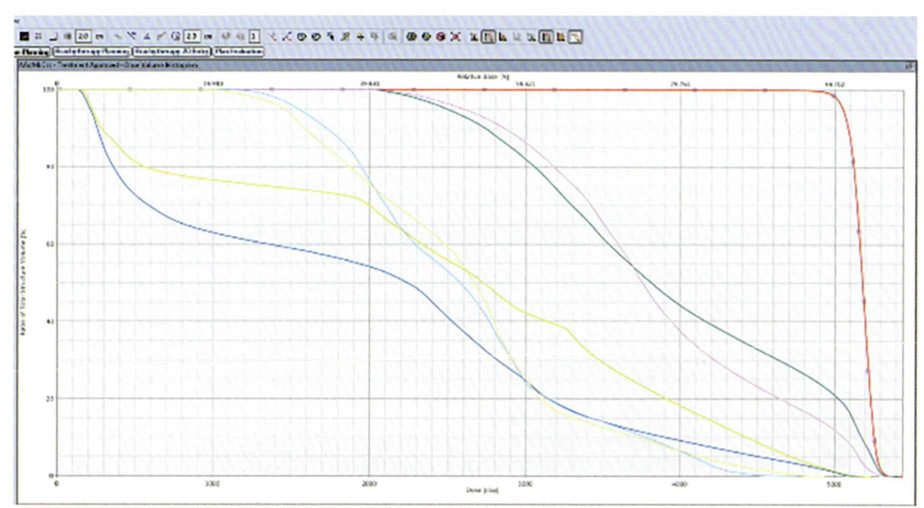

可以针对每条代表不同组织结构的曲线来评估其 V_X 或 D_X，其中 Vx 中的 V 是受到剂量至少为 D（Gy）的体积所占的百分比；Dx 是至少 V（%）的体积受到的剂量（Gy 或 %）。例如，V_{66} 是受到剂量至少为 66 Gy 的百分体积，$D_{95\%}$ 是至少 95% 的体积受到的剂量。$V_{40\%}$=50%，即 50% 的体积受到超过 40% 的处方剂量（假定处方剂量是 100%）。

当代表 PTV 的曲线达到处方剂量时对应的体积符合要求甚至更高，则认为靶区覆盖是足够的。DVH 能提供准确的剂量体积参数，局限性在于不能提供空间位置信息，尤其是无法明确剂量热点或冷点的位置。

2D/3D 等剂量曲线评估

在 CT 图像上逐层（2D）或在 BEV 界面（3D）观察等剂量线的分布。等剂量曲线评估具有更好的空间位置性，方便放射肿瘤医生根据解剖结构进行评估。不足之处是不易定量评估靶区及 OAR 的剂量体积参数。两种评估方法各有优点，互为补充。因此，审核任何一个放疗计划都绝不能单独使用其中一种评估方法，需要同时兼顾。建议先进行 DVH 评估，再在 CT 图像上观察剂量曲线分布与肿瘤及危及器官的空间位置关系。

等剂量线评估时可以使用相对剂量显示也可使用绝对剂量显示。由于剂量归一方式的不同，会对上述两种显示方式产生影响。例如，Eclipse 中的 Plan Normalization Value（输入计划归一值）归一方式表示归一后相对于归一前的相对值，此种方法重新刻度 MU、相对剂量和绝对剂量。建议使用绝对剂量显示的等剂量线进行评估，如给予 60 Gy 处方剂量，则用 60 Gy 处方剂量线检查覆盖 PTV 的情况。在使用绝对剂量等剂量线评估时，不仅要关注靶区处方剂量线包绕对应的 PTV 的情况，对处方剂量线覆盖不到的 PTV 区域以及处方剂量包绕的 PTV 之外的区域需要认真识别和评估。如果覆盖不到的 PTV 区域可能是肿瘤容易复发的部位或是处方剂量包绕的 PTV 之外的区域落在重要器官上，则需要修改计划。同时，还要了解不同百分比剂量的分布以及对危及器官的影响，当 PTV 甚至 GTV 与危及器官重叠时（如脊髓），要对重叠区域的剂量做出恰当的评估，以使计划调整至最优，减少放疗损伤。

其他评估指标

冷剂量区（cold volume）：内靶区（ITV）内接受的剂量低于临床靶区（CTV）规定的处方剂量的允许水平的剂量范围，即在 ITV 内剂量低于 CTV 处方剂量的下限（–5%）的范围。冷剂量区的体积应根据靶区内的剂量分布精确计算。

热剂量区（hot volume）：在患者坐标系中，组织接受的剂量高于临床靶区（CTV）规定的处方剂量的允许水平的剂量范围，即高于 CTV 处方剂量的上限（+5%）的范围。热剂量区的体积亦应根据靶区内、外剂量分布精确计算。

靶区最大剂量：计划靶区内最高剂量叫靶区最大剂量。当面积大于或等于 2 cm^2（直径 1.5 cm）时，临床上才认为有意义；当面积小于 2 cm^2 时，临床上不考虑其影响。

靶区最小剂量：计划靶区内最低的剂量。靶区最小剂量不能低于治疗区的剂量。

靶区平均剂量（MTD）：计划靶区内均匀分割的剂量矩阵内的剂量的平均值。平均剂量表示靶组织或正常组织内经照射所接受的平均能量，是临床治疗中的一个很重要的量，因为它不仅代表组织中的局部能量的吸收，而且与生物效应相关。对于质量密度与水近似的组织，质量平均的吸收剂量和体积平均的吸收剂量几乎相同。

靶区中位剂量：计划靶区内最大剂量和最小剂量的平均值剂量。

靶区模剂量：计划靶区内频率出现最多的剂量。

剂量热点：指内靶区（ITV）外大于规定的靶剂量的剂量区的范围。与靶区最大剂量一样，当剂量热点的面积等于或大于 2 cm^2（直径 1.5 cm）时，临床上才考虑，但对体积较小的器官，如眼、视神经、喉等，必须给予注意。

22.1.1 靶区剂量评估

在对靶区进行剂量评估时，需要使用 DVH 图和等剂量曲线两种评估方法。

DVH 图的优点是能提供剂量体积参数，但是不能提供空间位置信息，不能反映靶区内剂量热点和冷点的位置。等剂量曲线的优点是具有很好的空间位置性，可直观地对 CT 上的解剖结构进行评估，可以显示热点和冷点所在位置，不足之处是不能定量评估剂量体积参数。两种方法各有优点，互为补充，结合使用才能对靶区覆盖情况做出正确的评估。一般先对 DVH 进行评估，在 DVH 符合临床预期的情况下，再对靶区每层的平面剂量进行评估，对靶区的热点、冷点位置进行确认。

最佳的治疗计划是使靶区内 100% 体积接受剂量规定点的剂量（100%），但实际中很难达到。在 IMRT 治疗计划中，一般都会出现高剂量区（热点）和低剂量区（冷点）。热点是指接受大于处方剂量照射的组织体积，冷点是指接受小于处方剂量照射的组织体积，要求 95% 的体积达到处方剂量即可。利用 DVH 图评估时，先评估 95% 的靶区体积是否达到处方剂量，或先对靶区剂量进行归一，用 100% 的处方剂量包绕 95% 的靶区体积，然后再评估未达到处方剂量的体积占比和超过 110% 处方剂量的体积占比。

使用等剂量曲线对靶区评估时，在进行治疗计划设计的计算机上逐层对 IMRT 治疗计划进行评价是绝对重要的。通过逐层的评估，观察 GTV 和 CTV 与处方等剂量曲线的关系、95% 处方剂量与 GTV 和 CTV 的关系，处方剂量 90%、50% 和 30% 所包含的区域。需要对冷点和热点的数量、体积以及位置等情况进行充分的考虑，因为我们很难控制热点和冷点出现的部位。

一般设定三个等剂量曲线：110% 处方等剂量线，处方等剂量线和 95% 的处方等剂量线。三个曲线设定不同的颜色，医生在 CT 图像上逐层审查三个等剂量线对靶区的覆盖情况。

靶区内的剂量分布要均匀，与处方剂量的偏差在 –5% ～ 7% 范围内为最佳，而不是越高越好，靶区内剂量尽量不要超过此值，要控制到某个范围内。根据放射治疗肿瘤组织（RTOG）H-0222 试验指南，热点（此处定义为＞110% 处方剂量的区域）所覆盖的范围应该小于 PTV 内部体积的 20%，且小于 PTV 外部组织的 1%。这些点都应该在 CTV 之内，最理想的情况是位于 GTV 之内，而不应与正常组织出现重叠。靶区外的剂量热点更要仔细评估，尽量不能落在危及器官上。

一般认为，靶区内可接受的最低剂量为 95% 的处方剂量，因此处方剂量线可以审查靶区内剂量冷点。RTOG H0222 将冷点定义为 PTV 中接受小于 93% 处方剂量的区域。冷点所包含的全部体积应小于 PTV 体积的 1%，如果需要得到适形度更好的结果，则这个限制也许可以适当放宽。冷点所处的位置非常重要，任何冷点都不应该位于 GTV 之内，最理想的情况是所有冷点都位于 PTV 以外的区域，并且尽可能远离 GTV。如果冷点落在 GTV 内，计划需要重新优化。

在过去，我们了解最大剂量和最小剂量这样的点剂量在剂量计算网格中被作为单个体系进行计算。现在已经认识到如果最小剂量位于 PTV 边缘高剂量梯度区内，最小剂量不可能被精确确定，从而影响计算的分辨率以及 CTV 和 PTV 边界计算精度。而且，今天所用的治疗计划仅仅代表计算的剂量分布，在每天的放射治疗过程中，最小和最大剂量点可能会每天不同。ICRU 83 号报告建议停止使用最大和最小剂量，而是使用近似最大剂量（$D_{2\%}$）和近似最小剂量（$D_{98\%}$）。除此之外，中位剂量用 $D_{50\%}$ 表示，它被认为是最佳代表 ICRU 剂量参考点的剂量。最大点剂量经常用于表示串行器官或结构（Dmax 或 $D_{0\%}$）。先前报道的最大剂量仅与最小直径＜15 mm 的器官有关，而对一些尺寸较小的器官会更适合。例如眼睛、视神经或喉。ICRU 认为器官中最大剂量的区域最小直径不是很容易确定，因此建议使用 $D_{2\%}$。然而，ICRU 也指出应该注意观察最大剂量到近似最大剂量 $D_{2\%}$ 之间的变化。

通过鼻咽癌 IMRT 治疗计划，可以看到 IMRT 靶区覆盖与 3DCRT 相比差别很大，IMRT 剂量分布与 3DCRT 相比有以下几点区别：① IMRT 等剂量曲线较 3DCRT 在外形上更加的适形。② IMRT 靶区覆盖范围内的剂量差异性较大。因此，在 PTV 的 DVH 上常常可以看到一个较为显著的肩区和一个较小的高剂量尾巴。这些高和低的剂量区域在对一个治疗计划进行评估的时候必须要重视，因为它们可能会影响治疗相关毒性和肿瘤控制概率。

在 IMRT 中靶区覆盖的一个重要的原则就是，在适形程度和剂量均匀性之间取得平衡。适形程度的增加必然会降低剂量的均匀性。如果以最佳的适形度为出发点，就必须接受剂量不均匀性的增加。通过等剂量统计工具可以评估放疗计划的适形性和均匀性。对于靶区适形性，处方剂量线越包绕 PTV 则表示计划适形性越好。靶区内无 110% 处方等剂量线和 95% 处方等剂量线则表示靶区均匀性越好，靶区凹陷程度的增加以及射线数目的减少都会对剂量均匀性造成影响。

22.1.2 正常组织剂量评估

对正常组织剂量评估与靶区评估的方法一样，使用 DVH 和三维剂量显示两种方法进行评估。

不论是 IMRT 还是 3DCRT 的治疗计划的制订过程一般都遵守指南中提及的耐受剂量。但是指南中关于正常组织耐受相关数据均来自先前公布的整个器官的放射耐受性数据，目前仍缺乏局部组织放射耐受性相关数据。如果还需要进行同步化疗，耐受剂量的限制门槛降低 10% 更为合适。限制标准并非“一成不变”，还需要根据患者的具体情况对其进行适当的调整。例如，让正常组织（或器官）更多的体积接受低剂量还是让少的体积接受高剂量，需要根据具体情况给予区别对待。例如，对于脊髓、视神经和视交叉等串联器官，可以明确的选择，因为这些器官即使是小体积受损也会造成非常严重的后果。在这种情况下，选择虽然更多的体积接受低剂量照射，但最大剂量更低的方案。

有时，IMRT 会产生一个非常大的点剂量，并且可能会超过重要器官的耐受剂量。这时候回顾 DVH 非常重要，借此可以明确重要结构中具体有多少体积接受了超过特殊限制剂量的照射。在许多情况下，可能只有非常少的几个像素点受到影响，而且一般是可以接受的。但是，这点必须要进行个体化的考量，而且还要考虑其他的相关因素，之前所接受过的治疗（放射治疗或手术）、并存疾病，以及是否接受同步化疗。其中的一个主要原则就是，只允许正常结构轮廓内<5% 的体积接受超过耐受剂量的照射。对脑和脊髓这些一般不能完整勾画的组织来说，体积就成为更为重要的指标，这些组织一般只允许小于 1 ml 的体积接受超过耐受剂量的照射。如果需要关注毗邻且以最大剂量为基础重要结构的超剂量耐受情况，则需要评价与之相对应的等剂量线，或最高剂量对应的等剂量线以确定重要结构中接受高于约束剂量的体积和位置。例如，脊髓最高剂量限制在 45 Gy，而治疗计划中最高剂量为 46 Gy，此时就需要查看 46 Gy 等剂量线以确定脊髓内被该等剂量线覆盖的具体体积和位置，从而最终确定该计划是否可以接受。

综上所述，治疗计划设计者对使用的 IMRT 治疗计划系统进行充分的了解是必要的，可以对治疗计划系统能实现怎样的正常组织结构剂量进行预判，这点对 IMRT 计划设计者来说有重要意义。

整个治疗计划制订过程的目标就是实现最大的治疗比。在现实中完成上述目标可能比较困难，但计划设计者必须明白医师可能接受的重要结构的剂量限制条件是什么，并且必须尝试在靶区接受处方剂量照射的同时满足这些限制。在这个问题上，医生肩上担负着重要的任务，就是在靶区的覆盖和正常组织保护之间将如何权衡。这点对 IMRT 的预期来说是一个非常现实的基础。然而，IMRT 不能产生奇迹，因为物理学原理限制了剂量分布。使重要结构接受适当剂量照射，保证它们不超过耐受剂量，从而获得一个较 3DCRT 计划靶区适形度更高的治疗计划，这点也是非常必要的。在许多情况下，IMRT 与 3DCRT 相比，其重要结构中的一小部分体积可能会受到更高的照射剂量，但此时 IMRT 具有更好的剂量适形度。如果不能接受上述 IMRT 的劣势，那么此时 IMRT 就不是最佳选择。

医师和治疗计划设计者需要使用一种方法完成治疗计划的目标。该方法对 IMRT 新用户非常有用，甚至对有经验的用户在治疗新部位时也很有帮助。第一步，需要医师做出一个困难的决定，即在靶区治疗（例如，使正常组织受量接近耐受剂量）和重要组织保护（例如，降低部分靶区的剂量）之间进行选择。这个问题会有助于引导计划设计者在计划制订过程中的关注点。第二步，既需要明确对于某一个结构，接受多少剂量的照射是不能够接受的。无论这点是否明确的表达，每个医师在思想中都有一个剂量限制标准。IMRT 计划设计者的工作就是理解每个医师或每个实际情况下的剂量限制是多少。IMRT 计划制订的另一个方面就是在计划的制订过程中重要结构保护的目标可能会出现一些调整。医生可能会觉得某一个结构可以接受较高剂量的照射，但是一旦计划制订过程开始，计划设计者也许会意识到实际完成的剂量可能会低很多。在 IMRT 治疗计划制订过程中，应该考虑计划制订的目标进行轻微调整，除非医师和计划设计者在该方面已经获得了相当多的经验。

通过上面的讨论，医师和计划设计者之间进行充分的交流是实现成功的 IMRT 治疗计划的基础。其中一部分原因是由于实际上 IMRT 是一个相对较新的技术，并且缺乏长时间的观察数据。生成 IMRT 计划的过程中常常需要不断的反复。甚至对有经验的 IMRT 用户来说，医师和计划制订者也并不总是知道哪些是治疗计划可以完成的，而且是最为重要的部分。定义治疗目标，并就这点与计划设计者和计划系统进行交互是 IMRT 学习过程的一部分，这对临床经验的积累非常有价值。

22.2　本章使用的工具或功能介绍

本节主要讲述剂量评估。可以在 External Beam Planning 模块对计划进行评估，可以在 Plan Evaluation 模块对计划进行评估。Plan Evaluation 模块可以同时对两个计划进行比较，还可以进行计划叠加（Plan Sum）。

22.2.1　剂量显示

显示一个平面剂量分布，常用的方法是建立等剂量曲线图。等剂量曲线作为一种表达剂量分布的工具已经有 100 多年的历史了，最早在 1920 年由当时在德国弗莱堡工作的 Otto Glasser 建议使用。等剂量曲线图上的剂量轮廓线代表着剂量等级。在等剂量图中，沿着这些曲线上的剂量都是相同的。一幅等剂量图像上可以有若干条等剂量曲线，每一条等剂量曲线对应不同的剂量。等剂量图在一个平面上显示剂量的空间分布，等剂量曲线可以用绝对剂量显示，也可以用相对剂量显示。剂量设置为 100% 的点常被称为归一化点，如果最大剂量超过了归一化点处的剂量，就可能会有值大于 100% 的曲线。如果归一化点处的绝对剂量是已知的，那么任意点的剂量就很容易计算得到。

22.2.1.1　剂量评估默认显示设置

单击［View］，在下拉菜单中单击［Option］，进入 View Option 界面。

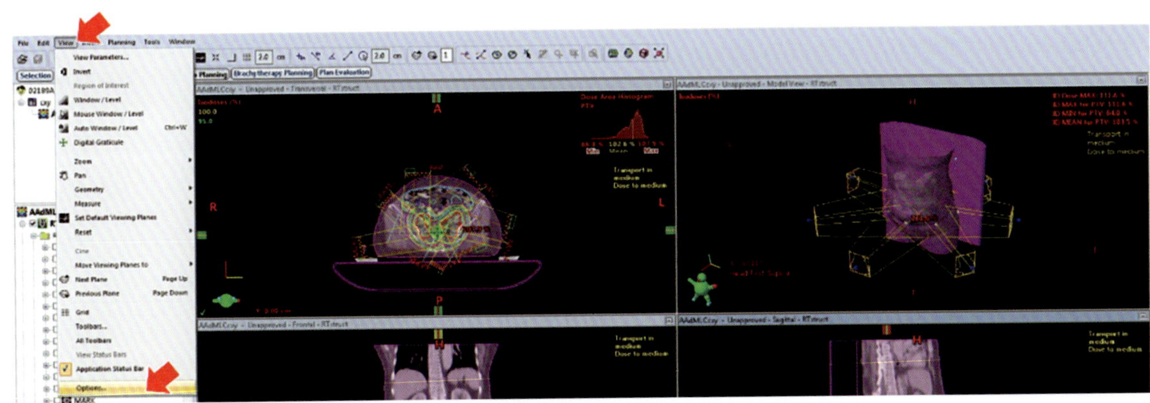

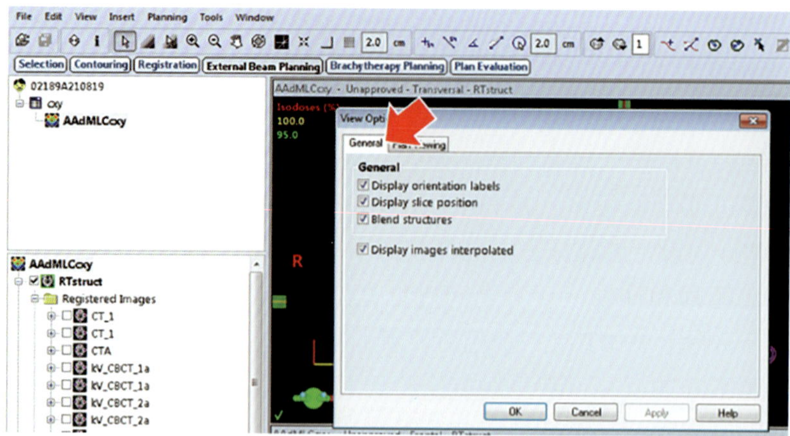

Display orientation labels：在患者影像上显示患者的方向字母标识。

Display slice position：显示滑杆对应平面的位置。

Blend structures：显示混合的结构。

Display Images Interpolated：显示被插值的影像。

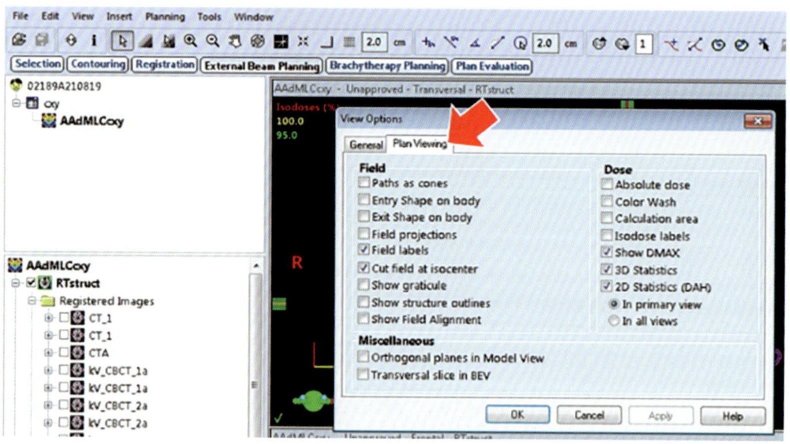

Paths as cones：在 Model 显示射野边界为锥形束。

Entry or Exit Shape on body：选中 Body，在 Model 或者 BEV 视图中显示射野入射或射出 Body 的形状。

Field projections：在轴位，矢状，冠状位显示射野的投影。

Field labels：在轴位，矢状，冠状位显示射野的尾标，可以用鼠标拖动。

Cut field at isocenter：在等中心处，减少射野的显示。

Show graticule：在 BEV 射野方向观视图显示十字线。

Show structure outlines：显示所选择结构的轮廓。

Show Field Alignment：在射野准直标签中显示射野准直的规则。

Absolute dose：显示绝对剂量。

Color Wash：将默认显示设置为剂量云图。

Calculation area：显示计算范围大小。

Isodose labels：在横断位、矢状位、冠状位显示等剂量曲线的标识。

Show DMAX：以红色点显示每个层面的最大剂量点。

3D Dose Statistics：在右上角 Model 视图中显示计划对应的靶区的最大剂量点，靶区的最大、最小剂量以及平均剂量。可以在计划的属性中修改靶体积为不同的结构，以显示不同结构的统计结果。

Orthogonal planes in Model View：在 Model 视图中显示正交的平面，在横断位、矢状位、冠状位拖动滑杆可以改变不同的层面。

Transversal slice in BEV：可以在 BEV 射野方向观显示横断位所对应的位置。

以上选项有部分也可在 Model/BEV 窗口右键菜单中选择。

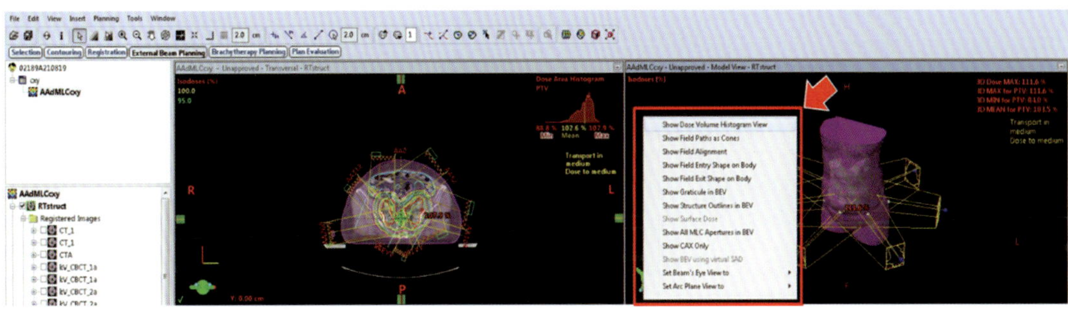

22.2.1.2　计划剂量显示

22.2.1.2.1　Move Viewing Plane to（移动观察平面到）

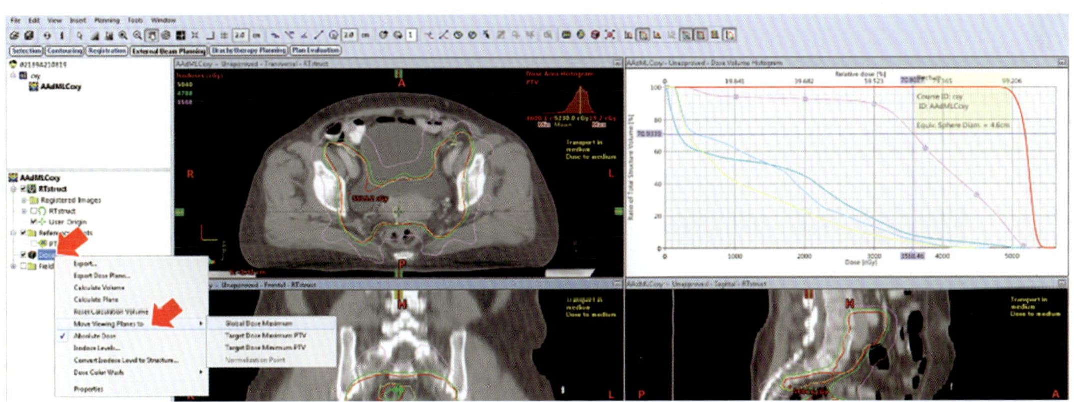

Global Dose Maximum：移动观察平面到身体剂量最大点。

Target Dose Maximum：移动观察平面到靶区剂量最大点。

Target Dose Minimum：移动观察平面到靶区剂量最小点。

Normalization Point：移动观察平面到归一点。

22.2.1.2.2　Convert Isodose Level to Structure（剂量曲线转换为结构）

切换绝对剂量，等剂量曲线，转换等剂量曲线为结构。

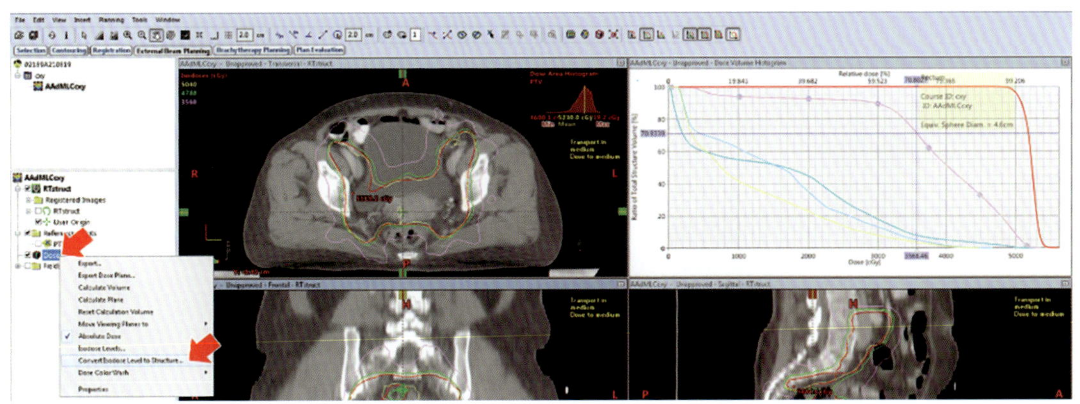

22.2.1.2.3 Dose Color Wash（剂量云显示设置）

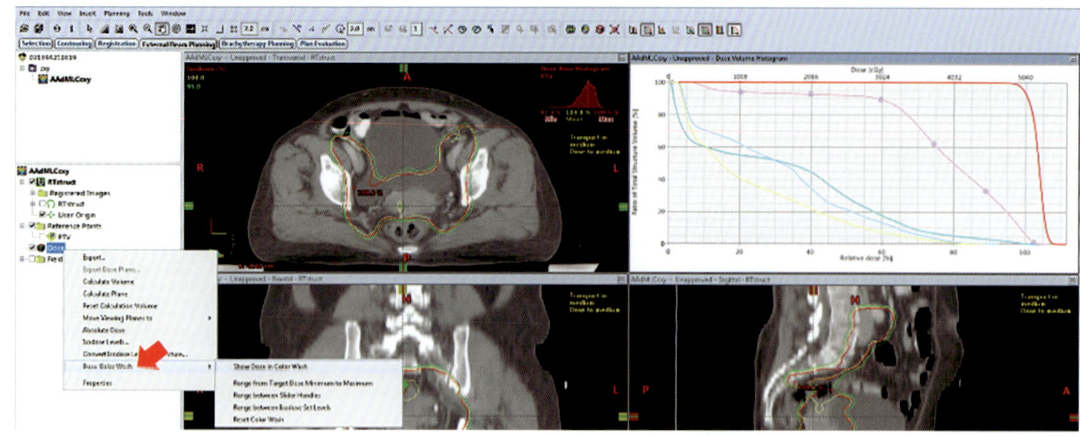

Show Dose in Color Wash：剂量云图显示。

Range from Target Dose Minimum to Maximum：设置剂量显示从靶区最小到最大剂量。

Range Between Slider Handle：手动拖拽滑杆可设置剂量显示区间。

Range Between Isodose Set Levels：设置剂量显示与等剂量线一致。

Reset Color Wash：重新设置剂量显示。

选择 Dose Color Wash，将以剂量云图模式显示。设置剂量显示从靶区最小剂量到最大剂量，手动拖拽滑杆可以设置剂量显示区间，可以相对剂量方式显示也可以绝对剂量方式显示。

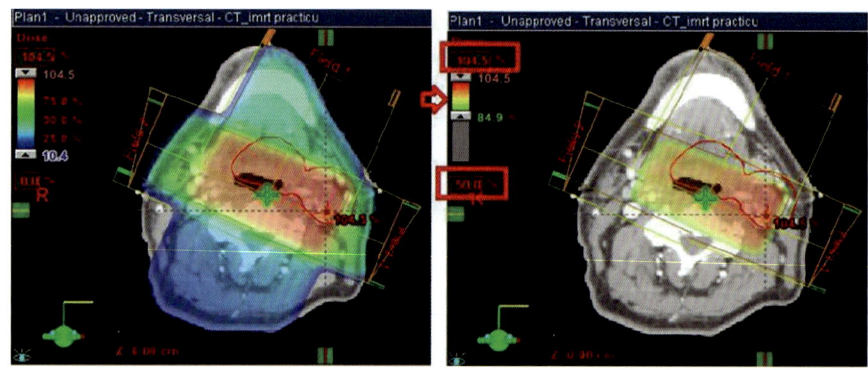

22.2.1.2.4 Isodose Levels（等剂量线显示设置）

在“Focus”窗口选中“Dose”，然后单击【鼠标右键】，在弹出的鼠标右键菜单中单击［Isodose Levels］，打开“Relative/Absolute Dose Isolevel Editor”对话框。

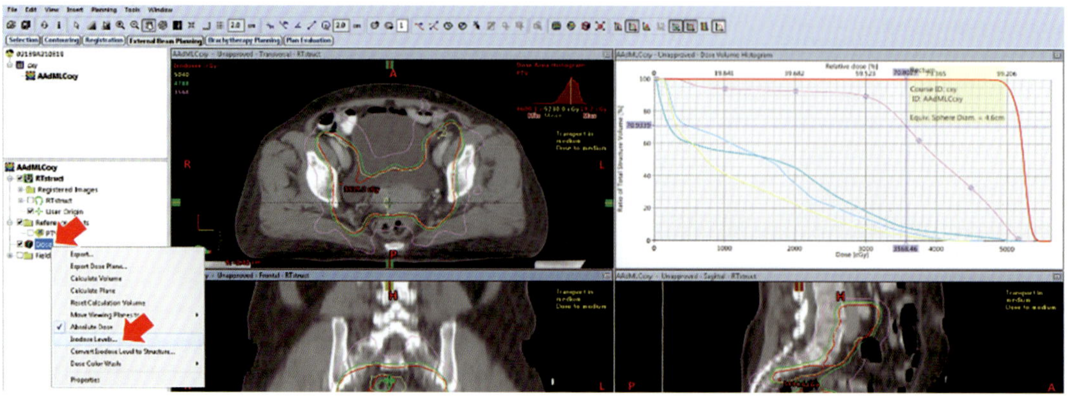

选择 isodose Levels 可以添加、删除相对或绝对剂量曲线，单独设置等剂量线颜色、线宽、在 2D 或 3D 是否显示，可以复制预设好的等计量曲线模板并进行修改，当计划计算完毕，剂量显示会调用默认模板。

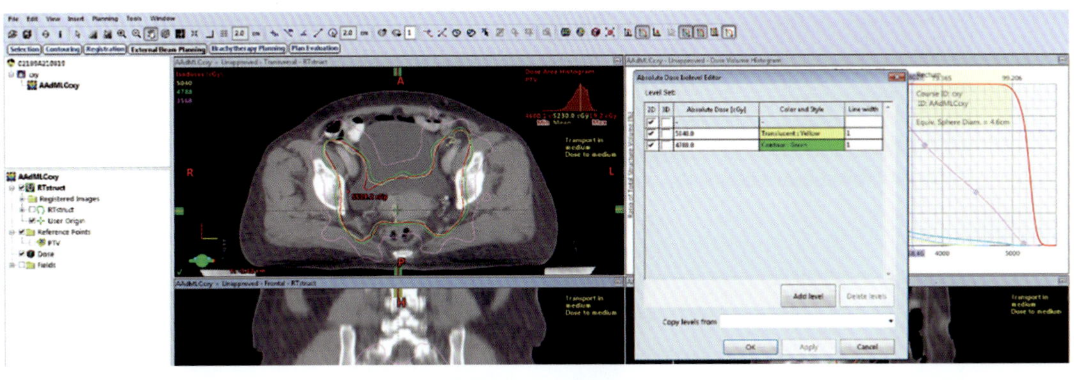

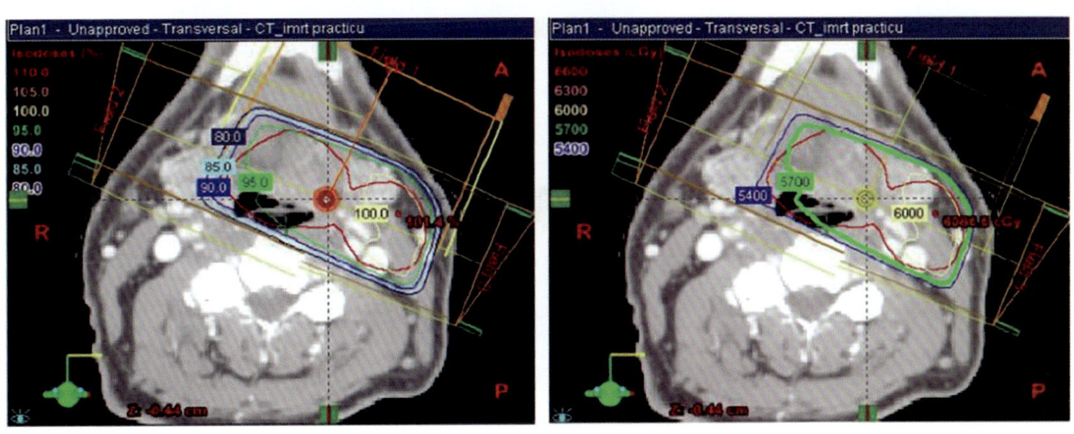

选择 Scale All 是将所有等剂量线按所改变的比例进行标定。选择 Add to All 是将某一条等剂量线所增加的相对剂量或绝对剂量运动到所有等剂量线。

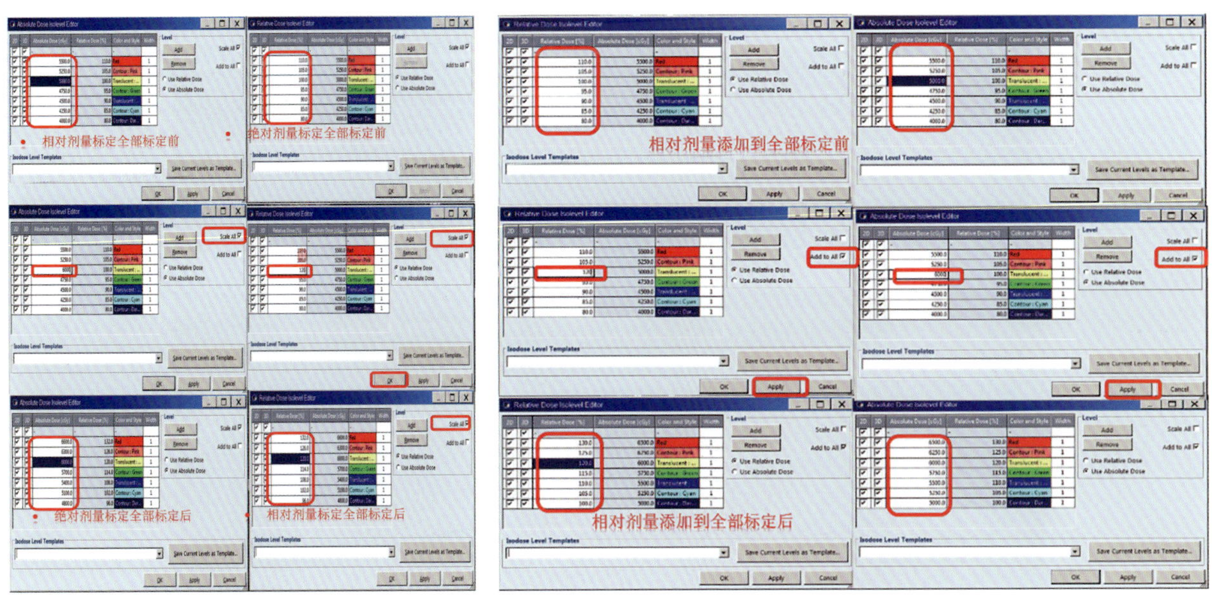

Scale All　　　　Add to All

可以直接单击图示中的“Color Wash”或“Isodose”相互切换等剂量线模式或剂量色阶模式。

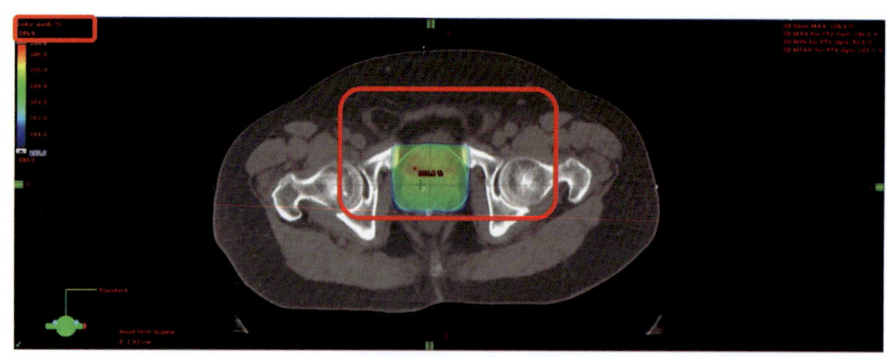

Color Wash 显示模式

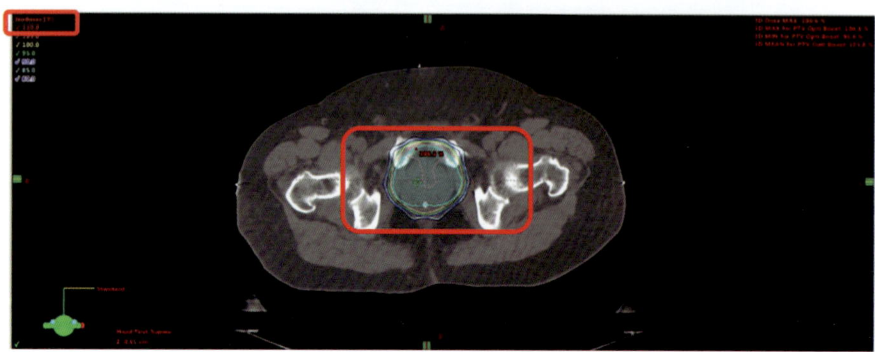

Isodose 显示模式

选择剂量色阶，可以通过单击［cGy］或［%］可以选择绝对剂量或相对剂量显示，设置剂量显示从靶区最小剂量到最大剂量，手动拖拽滑杆可以设置剂量显示区间，设置剂量显示与等剂量线一致，重新设置剂量显示。

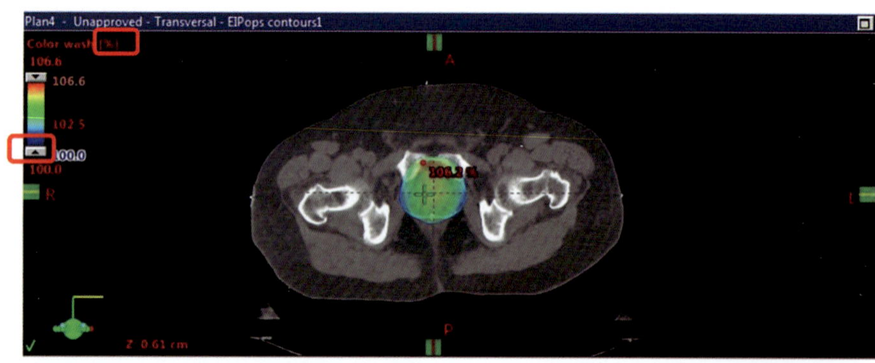

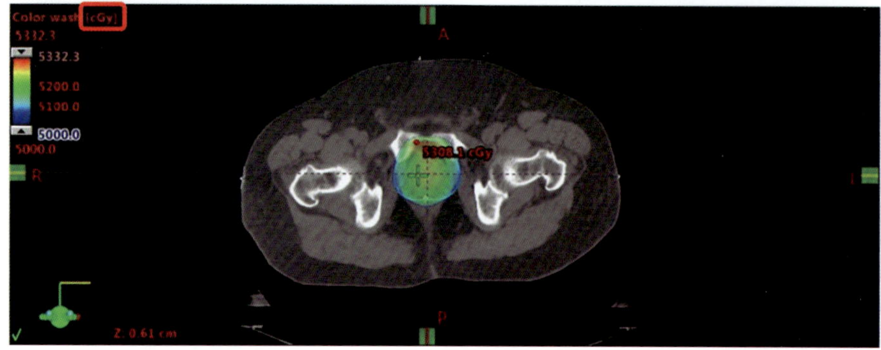

可直接输入查看所需的最低剂量。

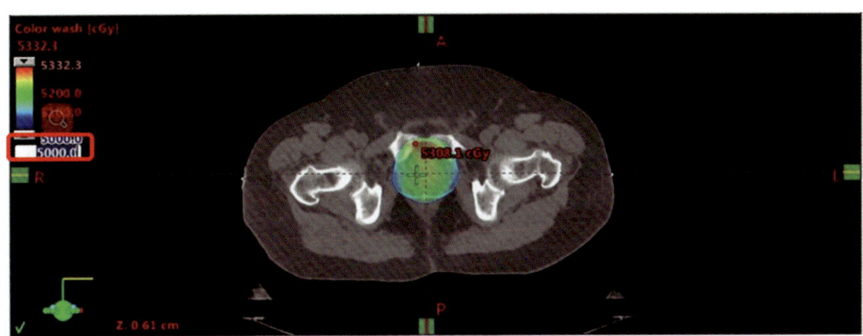

单击左侧的 Check 可以显示或隐藏剂量线。

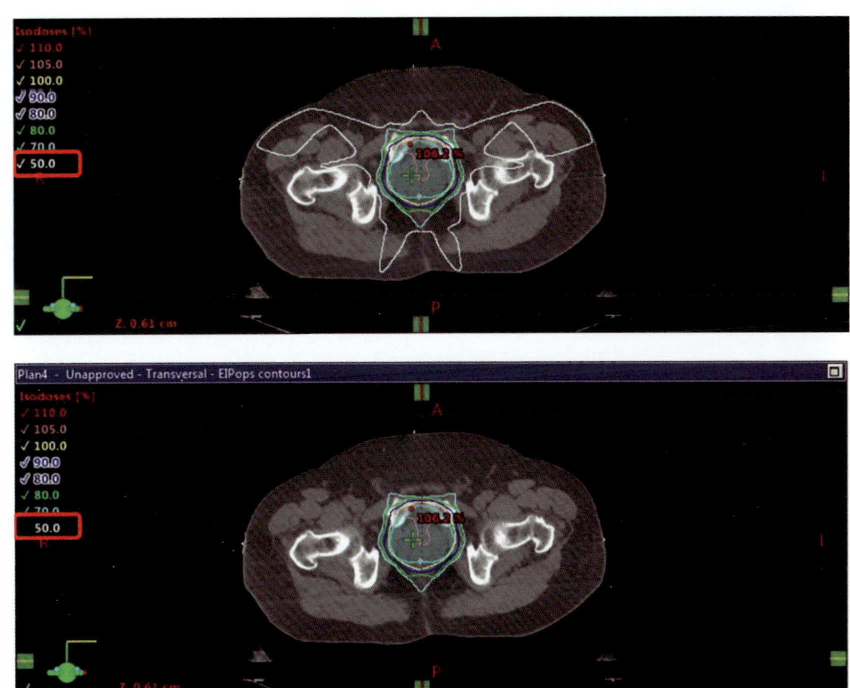

Shift+Click 关掉所有剂量线（下图 2）。Ctrl+Click 打开所有剂量线（下图 3）。双击数值可以直接修改（下图 4）。Shift and double-click 可以添加剂量线（下图 5）。Ctrl and double-click 可以标定全部剂量线（下图 6）。

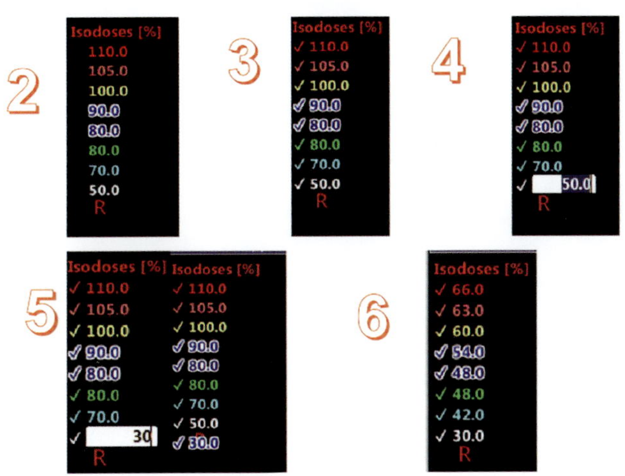

22.2.1.2.5　点剂量显示

兴趣点剂量可以给出靶区内或重要器官内特定点的绝对剂量，感兴趣点剂量的高低对治疗方案的取舍有相当的影响力。

在工具栏中选择“Dose Point”图标，将鼠标指向感兴趣点，“Point Tool”对话框打开，“Point Tool”对话框可以显示该点的位置、剂量和物理参数。需要时可以拖动红色方框改变点的位置。

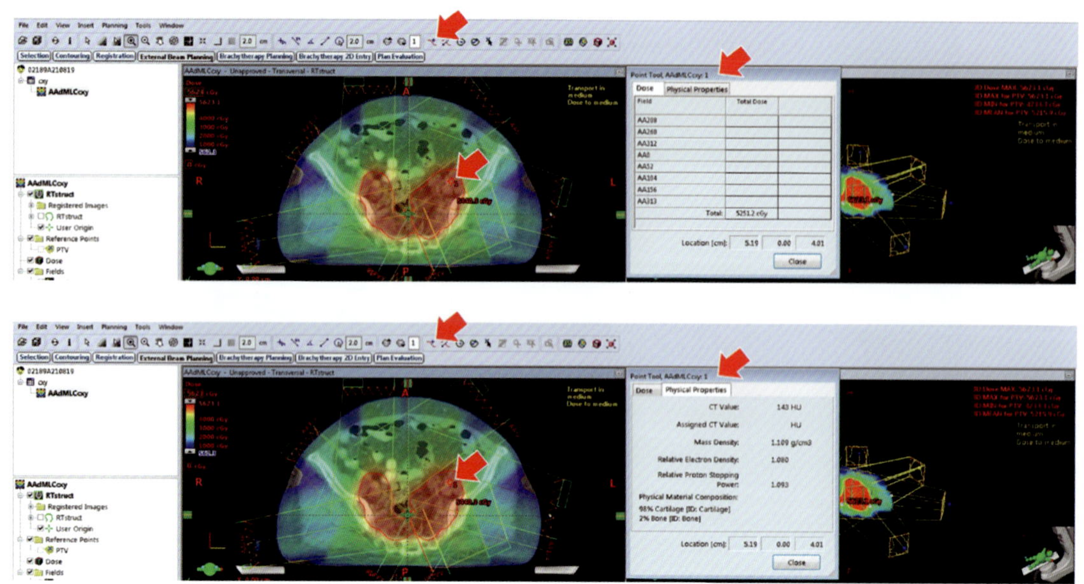

22.2.1.2.6 剂量剖面工具

Dose Profile（截面剂量分布）表示为在相应剂量显示平面（如横断面、冠状面、矢状面等）内沿某一平行主轴方向上诸点剂量的变化。此种显示方式是等剂量分布曲线的另一种形式，较直观地给出靶区内剂量分布的均匀性，剂量分布与靶区的适合度，以及靶周边和邻近重要器官的剂量变化梯度情况。

在工具栏中选择“Dose Profile”图标，在兴趣剖面选择起始和终止点，Dose Line Profile 对话框打开，拖动鼠标，可以观察感兴趣剖面兴趣点的位置，射野计量及总剂量。

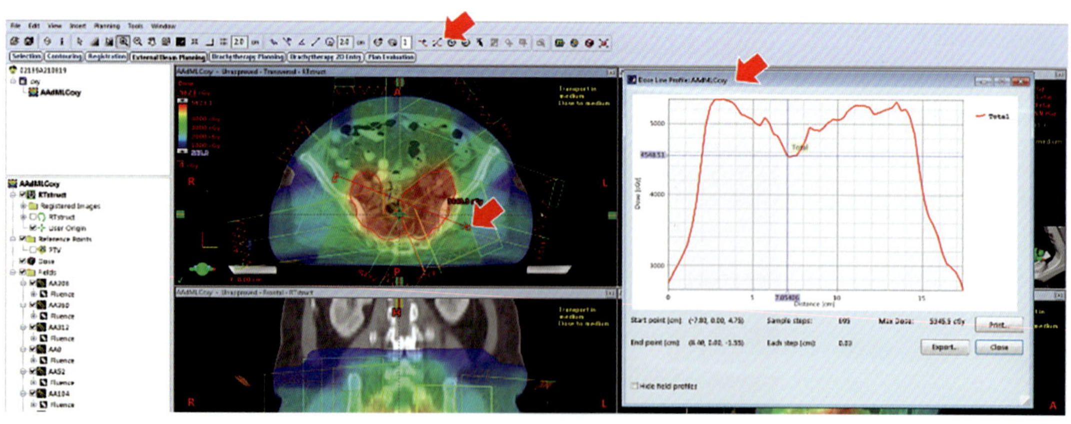

22.2.1.2.7 显示表面剂量

利用三维平移旋转技术，可使医生和设计者从不同角度和不同距离定性观察等剂量面与靶区形状的适合度，以及重要器官卷入高剂量区的程度。

仅勾画目标结构，右键选择 Show Surface Dose，则在 BEV 射野方向观视图中显示该结构的表面剂量。在剂量滑杆处单击【鼠标右键】，在弹出的鼠标右键菜单中选择“Range from Target Dose Minimum to Maximum”，可以调节显示范围为靶区的最小值到最大值。也可以手动拖动滑杆，或者直接输入上下阈值。

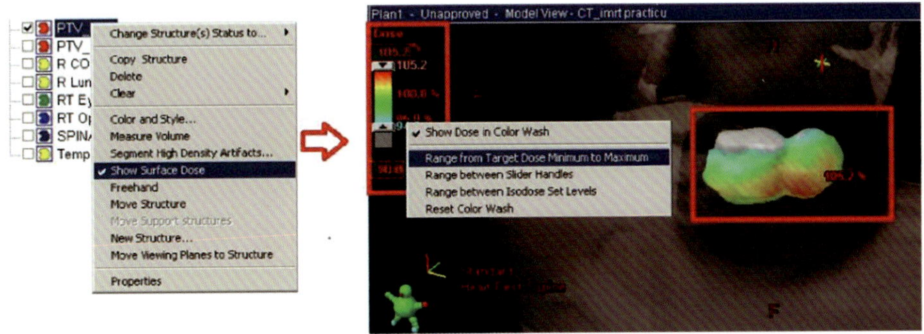

可以将计划的靶体积改为不同的结构，以显示不同结构的表面剂量。选中计划，单击【鼠标右键】，在右键菜单中单击［Properties］，在弹出的“Plan Properties”对话框“General”标签的“Target Volume”下拉菜单中选择感兴趣结构。

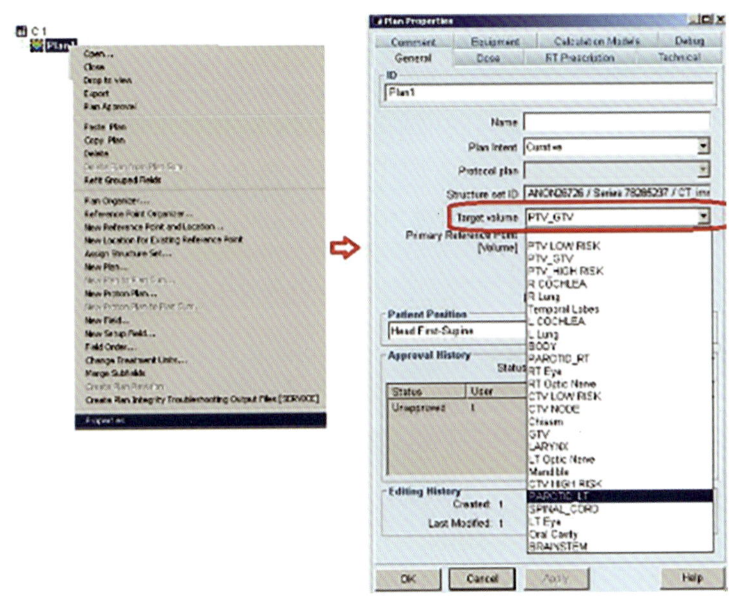

22.2.2　DVH

DVH是指在某一感兴趣的区域，如靶区、重要器官的体积内有多少体积受到多高剂量水平的照射。DVH用于治疗计划系统的剂量分布的分析是治疗计划设计系统的一项极其重要的功能。DVH图的基本形式是某一剂量区间（或范围）内出现的体积单元数即频率。为了计算这个频率，将靶区或重要器官或感兴趣区划分成体积矩阵，如下图所示。每个体积矩阵单元内的剂量数字标在相应的单元内。对所要计算DVH的靶区、重要器官或感兴趣区，一旦计划确定，都会产生矩阵单元剂量分布。DVH图有两种形式：位于某一剂量水平以上的体积相对于剂量的变化称为积分DVH图（cDVH）；位于某一剂量区域的体积相对于剂量的变化称为微分DVH图（dDVH）。积分DVH纵轴代表接受等于或大于横轴指定剂量的体积或百分体积，微分DVH图纵轴代表接受横轴所指示剂量的体积。积分DVH是体积元素的直方图，该体积元素接受至少给定的吸收剂量，通常描述为绝对体积或相对于总组织体积的体积接受至少给定的吸收剂量D。相对积分DVH乘以组织体积，可以得到绝对积分DVH。积分DVH图对同一治疗计划中不同器官间的剂量分布评估非常有用；而想要了解同一器官内受照体积与剂量间的相对关系，微分DVH图能告诉我们有多少个体积单元受到某一剂量范围的照射。

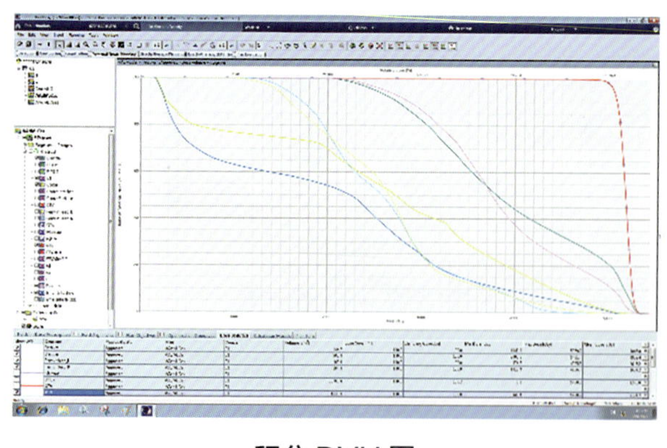

积分 DVH 图

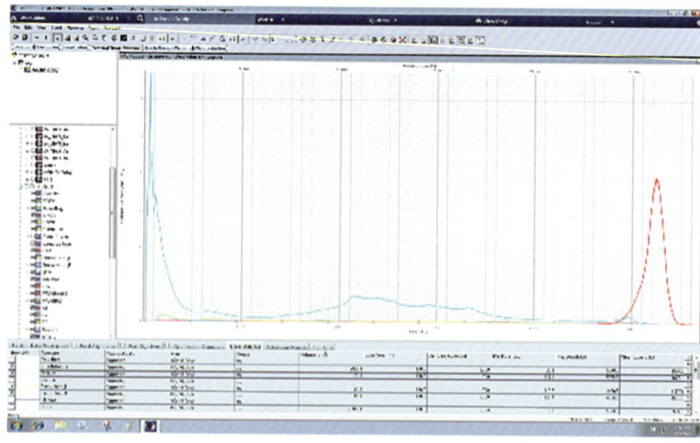

微分 DVH 图

在报告计划时，建议使用剂量 - 体积。提供覆盖特定体积 V 的吸收剂量 D_v。可以从积分 DVH 中得到该信息，因为某个百分比体积 V 的 DVH 吸收剂量值是特定的。D_v 以体积 V 为基础，V 应当如实在计划报告单中写出，或者将其作为下标值写出，例如，$D_{95\%}$=50 Gy，D_{median}=55 Gy。剂量体积参数 $D_{100\%}$ 通常称为最小吸收剂量，$D_{100\%}$ 值是恰好吸收剂量最低的单个或少数体素的吸收剂量。最小吸收剂量常位于 PTV 边缘的高梯度区域。因精确度不足确定 PTV 边缘每个体素的吸收剂量，最小吸收剂量报告应由定义更准确的近似最小吸收剂量 $D_{98\%}$ 取代，也标为 $D_{near-min}$。$D_{2\%}$ 通常称为近似最大吸收剂量，即最小组织体积内的最高吸收剂量。$D_{50\%}$ 通常称为中位吸收剂量，此值很容易根据积分 DVH 确定。

22.2.2.1 剂量均质性指数

均质性指数（homogeneity index，HI）用以评价靶区剂量分布均匀程度。1993 年 Shaw 等在 RTOG 指南中首次定义了 HI。

HI 是一种快速简单的评分工具，可以分析、量化靶区体积内的剂量均匀性。因此，它可用于评估、比较各种治疗计划的剂量分布，选择可用计划中的最佳计划。此外，还可借以比较不同设备和技术，可以作为未来技术和治疗方案的发展指南，这有助于找到改善治疗计划的方法。

剂量均质性描述的是靶区体积内吸收剂量分布的均匀性。剂量均质性和吸收剂量分布的一致性是同一意思。一般情况下，一个合理治疗计划的 PTV，其微分 DVH 近似高斯形状，紧紧围绕平均吸收剂量分布。

HI 也有多种定义方式，例如，2003 年，Wu 等提出的 HI 公式如下：

$$HI=\frac{D_{2\%}-D_{98\%}}{Dp}$$

$D_{2\%}$ 为 2% 的靶体积受到的剂量，代表靶区接受的最大剂量；$D_{98\%}$ 为 98% 的靶体积受到的剂量，代表靶区接受的最小剂量；Dp 为处方剂量。HI 理想值为 0，并且随着计划不均匀而增大，HI 越大说明剂量分布越不均匀。这是文献中最常使用的计算 HI 的公式。

2008 年 Semerenko 等提出的 HI 公式：

$$HI=\frac{D_{5\%}}{D_{95\%}}$$

$D_{5\%}$ 为 5% 的靶体积受到的剂量，代表靶区接受的最大剂量；$D_{95\%}$ 为 95% 的靶体积受到的剂量，代表靶区接受的最小剂量。HI 理想值为 1，并且随着计划不均匀而增大。

以上两个公式均采用的是体积剂量计算 HI，结果比采用点剂量计算的公式可靠。HI 的值取决于用于计算它的特定公式。因此，在计算时需要注意，且应清楚地指定 HI 对应的靶区体积，因为不同肿瘤体积（CTV 或 PTV）的选择和使用的边缘，结果可能有显著变化，导致错误的结论。

尽管均质性的改善应改善局部控制并减少并发症，但是关于临床数据和均质性指数之间相关性的信息有限，并且直到目前为止，没有研究表明具有均质性指数更好的计划与更好的临床结果相关。

22.2.2.2 剂量适形性指数

适形性指数（conformity index，CI）用以评价靶区与参考等剂量曲面的适形程度。CI 是逐层剂量分析和剂量 - 体积直方图（dose-volume histogram，DVH）的扩展，它可以客观地衡量放疗剂量分布体积与靶区体积的大小和形状的适形性。CI 除可以比较同一个患者的多个计划做出选择外，还可以用来比较不同的放疗技术，如 γ 刀、直线加速器和粒子加速器。

CI 最早是在 1993 年由 Shaw 等于放射治疗肿瘤协作组（radiotherapy oncology group，RTOG）指南中提出。随后又出现了 CI_{RTOG}、g、CN、RCI_i、dCN 等多种指数的描述。

1997 年 van't 等和 Paddick 等提出一种更为简单的计算方式，其采用单一数值评估适形程度，计算公式为：

$$CI=\frac{V_{\tau,ref}}{V_{\tau}}\cdot\frac{V_{\tau,ref}}{V_{ref}}=(CI1)\cdot(CI2)$$

式中，第一部分 CI1 指靶区体积的覆盖率，第二部分 CI2 指健康组织接受剂量等于或大于参考剂量的体积。Vτ 为靶区体积，Vτ，ref 为参考等剂量曲面所包绕的靶区体积，Vref 为参考等剂量曲面所包绕的体积。在此公式中，CI 取值范围是 0～1。越接近 1，适形度越高。CI=1 时，代表参考剂量线面可以精准覆盖靶区体积，且健康组织不受处方剂量以上的照射。CI=0 时，表示参考等剂量曲面所包绕的区域与靶区完全没有重叠。此外，为了使数据更加直观，CI 也可以百分比的形式表示。

CI 公式有效地结合了正常组织过量和靶区剂量不足这两个因素，因此不会得到错误的结果，可以客观地给出正确的适形分数。能够客观地描述靶区与参考等剂量曲面的适形程度，因此成为目前常用的 CI 计算方法。但也有缺点，CI 不能确定引起适形性不好的原因，即治疗欠剂量和过剂量 CI 的分数相同。

22.2.2.3 靶区覆盖率

靶区覆盖率（target coverage，TC）也是放疗中常用的量化指标，是放射外科治疗计划最常引用的评分参数之一。根据 RTOG 将其定义为剂量的比率。

$$Coverage=\frac{Dmin}{PD}$$

其值的范围是 0～1.0，理想情况下值为 1.0。0.9～1.0 是符合协议的，0.8～0.9 表示与协议有微小偏差，<0.8 被认为是与协议有主要偏差。

也可以采用处方等剂量覆盖靶区体积的比率进行定义：

$$TC=\frac{V_{\tau,ref}}{V_{\tau}}$$

Vτ，ref 指接受剂量等于或大于参考剂量的靶区体积，Vτ 为靶区体积。对于完全覆盖，TC=100%。在实践中，可接受的靶区覆盖率取决于肿瘤类型和靶区的位置，对于良性病变，90%～95% 的靶区覆盖率是可接受的，而对于转移治疗，靶区覆盖率应是 100%，即处方剂量必须完全覆盖靶区，TC=1.0。

当靶区位于危及器官附近时，通常具有低于肿瘤的治疗剂量的容忍剂量，则有必要使小体积的靶区剂量不足，但这个体积应该保持最小。此时，优选使用 TC=Vτ，ref/Vτ 计算方法。TC 在计算适形性指数时有很重要的意义，可以大大提高适形性指数的准确性。

随着放射治疗的发展，为了量化治疗计划的质量，将越来越多地使用适形性指数和均质性指数。适形性指数和靶区覆盖率一起使用将大大提高适形性指数的准确性，并便于理解。均质性指数使用体积剂量进行计算的准确性要高于使用点剂量进行计算。适形性指数和均质性指数在大部分情况下可以衡量放疗的质量，但靶区覆盖率、DVH 和对 CT 逐层的剂量检查仍是必不可少的，结合使用最终可获得正确且理想的结果。

22.2.2.4 DVH 显示设置

点击 DVH Options 图标，打开“DVH Options”设置对话框。

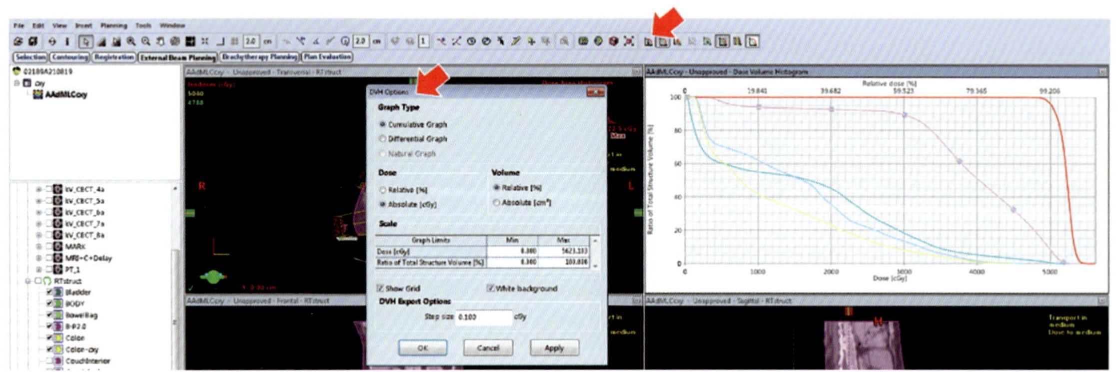

设置 DVH 曲线以微分或者积分显示，也可以在工具栏中点击“Cumulative Graph（积分）”图标、“Differential Graph（微分）”图标选择。

设置 Dose 和 Volume 以相对或者绝对量显示。

显示网格、剂量线或者切换白色背景，也可以点击“Show Graph On White Background”进行设置。

22.2.2.5 DVH 图中感兴趣点信息显示

在工具栏中选择“Show Cross-hair”图标，或者在 DVH 区域右键选择 Shown Cross-hair，点击 DVH 曲线上感兴趣点，即显示该点所对应的结构、计划、疗程，纵轴对应相对的体积，横轴对应相对剂量和绝对剂量。同时在横断位、冠状位、矢状位显示包括的区域。

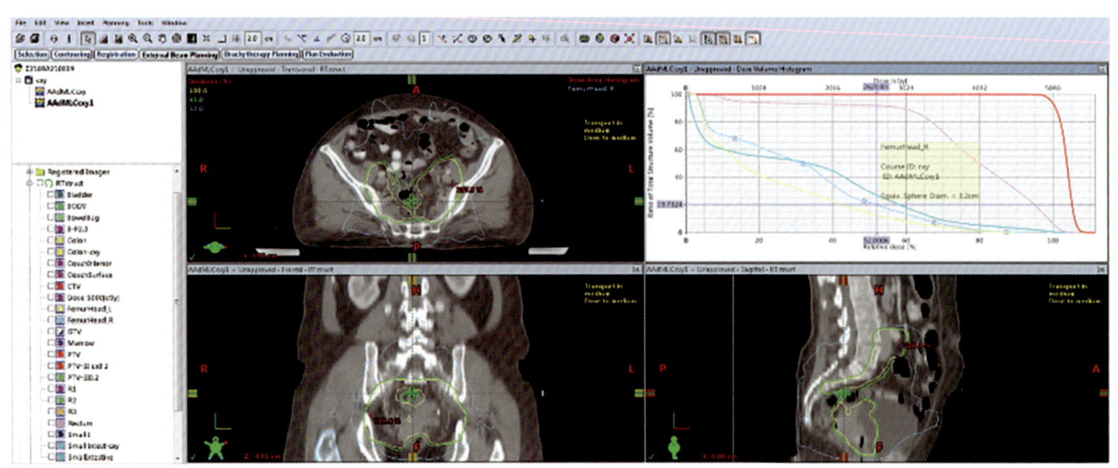

22.2.2.6　剂量统计显示设置

在 Dose Statistics 标签中可以进行剂量统计显示以及 DVH 显示设置。

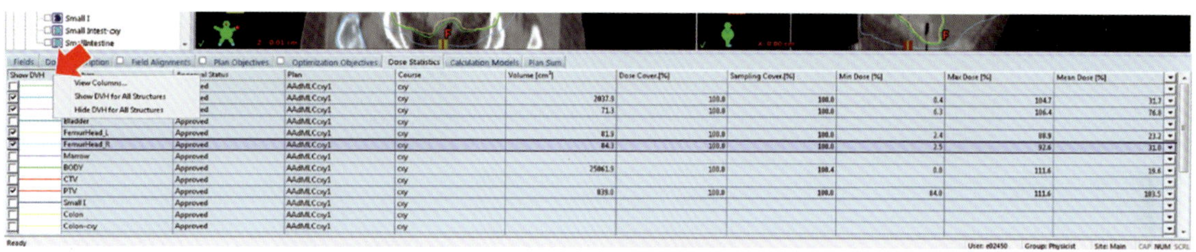

可以单独选择在 DVH 显示的结构，也可以右键全选或者全不选所有的结构，DVH 会被计算并且显示，如果结构是用临床协议产生，所关注结构的 DVH 则会自动计算显示。

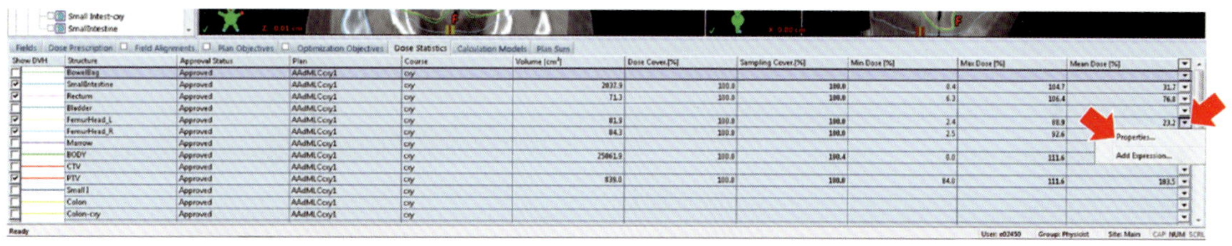

点击结构右侧的黑色下箭头选择“Properties”，或选中结构名称然后单击【鼠标右键】。在鼠标右键菜单中选择 Properties，可以设置该结构 DVH 显示的颜色、样式等。

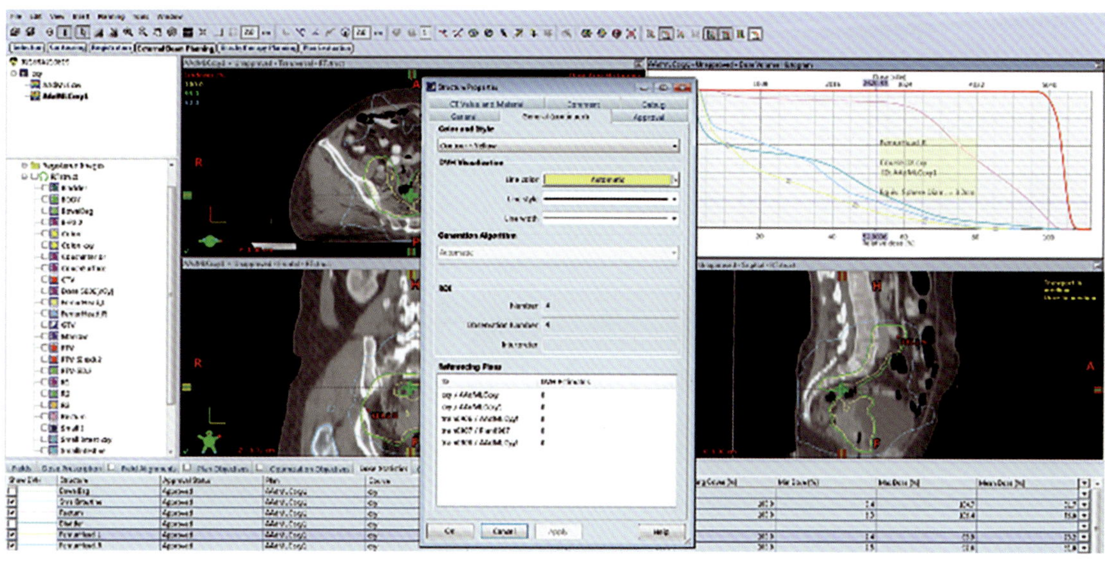

点击结构右侧的黑色下箭头选择“Add Expression”，在“Expression Properties”对话框中选择目标结构，以及计算布尔运算符和显示设置，则在 Dose Statistics 标签中和 DVH 中显示新产生的结构统计。

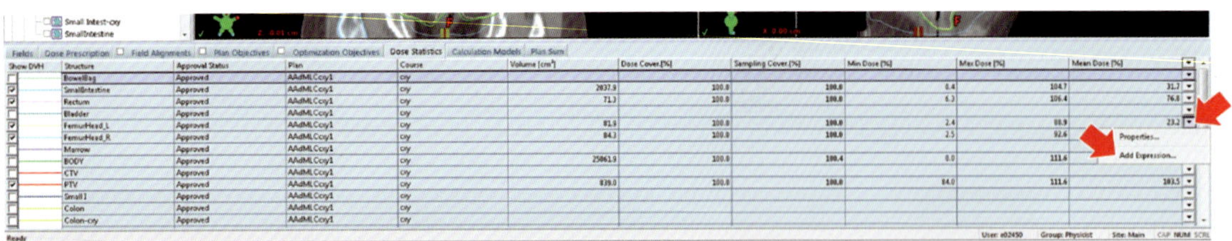

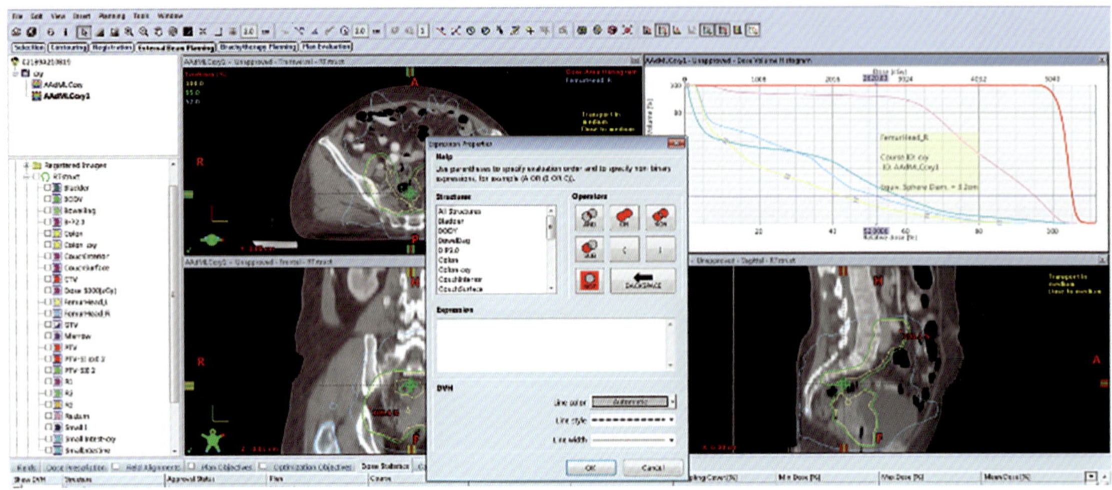

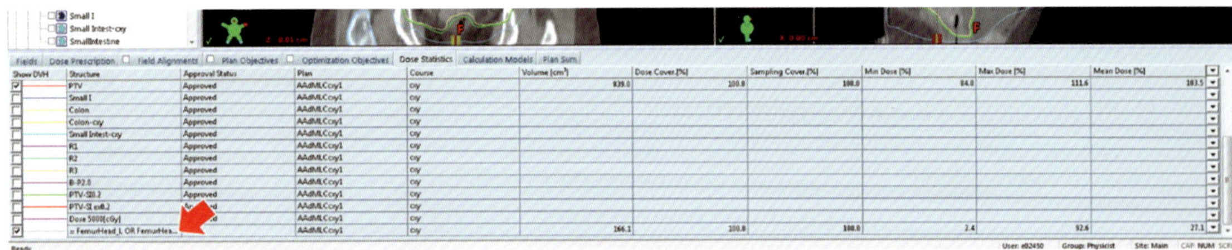

右键点击 Dose Statistics 空白处选择“Columns”，可以选择设置显示在 Dose Statistics 显示的条目，Volume，Dose Coverage，Sampling Coverage 选项默认一直显示。

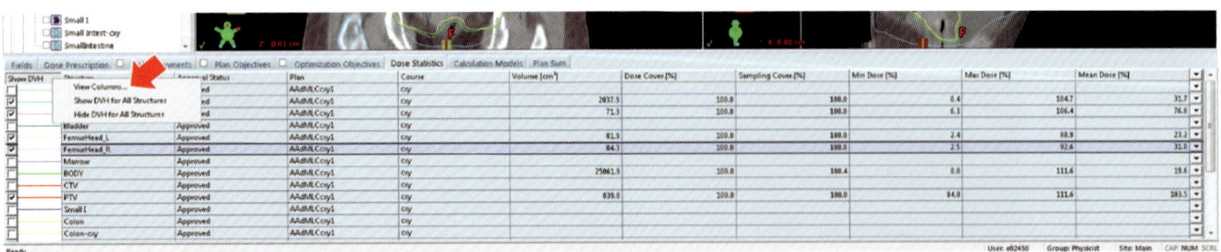

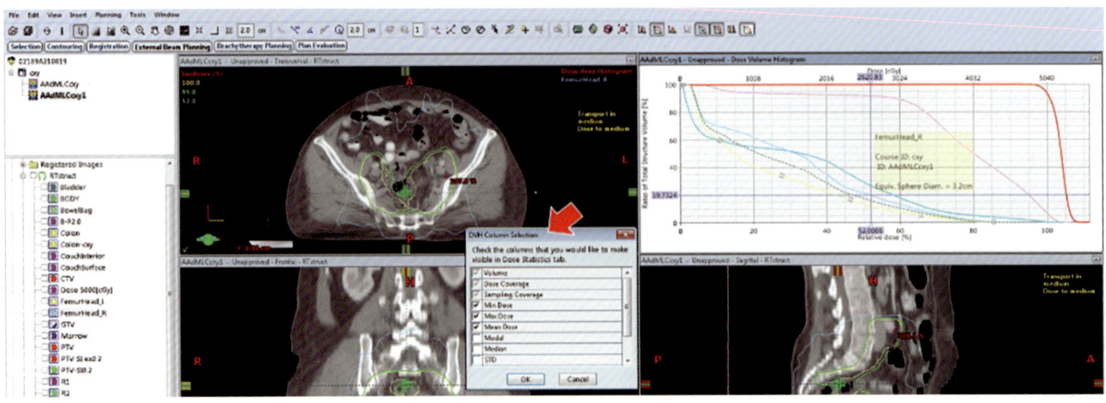

Dose Coverage：所选结构被剂量矩阵覆盖的百分比。

Sampling Coverage：所选结构被用来进行 DVH 计算体积所占的百分比。

添加 Dose/Volume 表达式，生成 Coumns，快速得到统计结果。

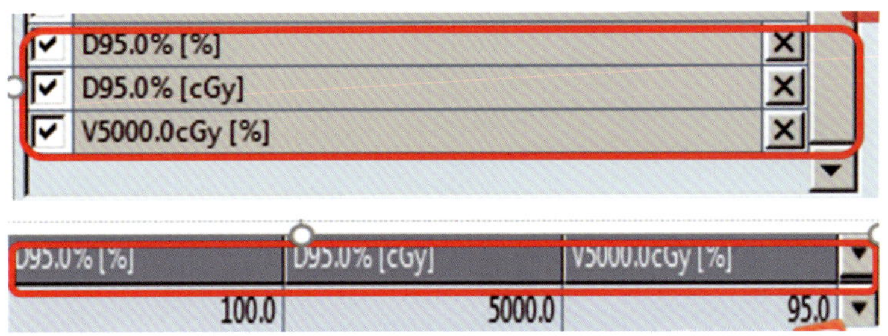

在同一 3D 图像或者做过配准的图像基础上产生的计划可以进行 DVH 对比。在菜单中单击［Planning］，在下拉菜单中单击［Create Plan Comparison DVH］，或者在 DVH 窗口单击【鼠标右键】，在弹出的鼠标右键菜单中单击［Create Plan Comparison DVH］。

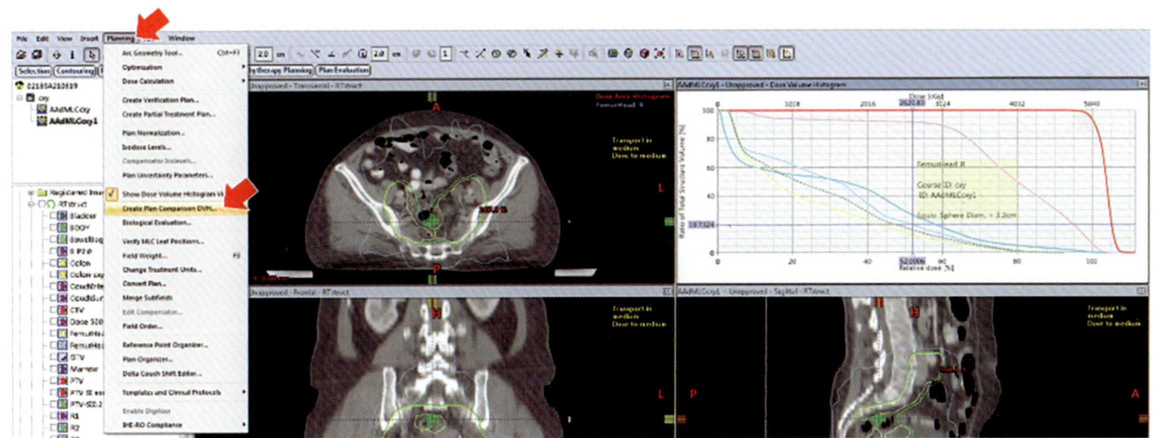

选择需要对比的计划，如 Plan1 和 Plan2，则在 Scope and Focus 窗口中出现计划对比图标，ID 为 PlanCompDVH1。

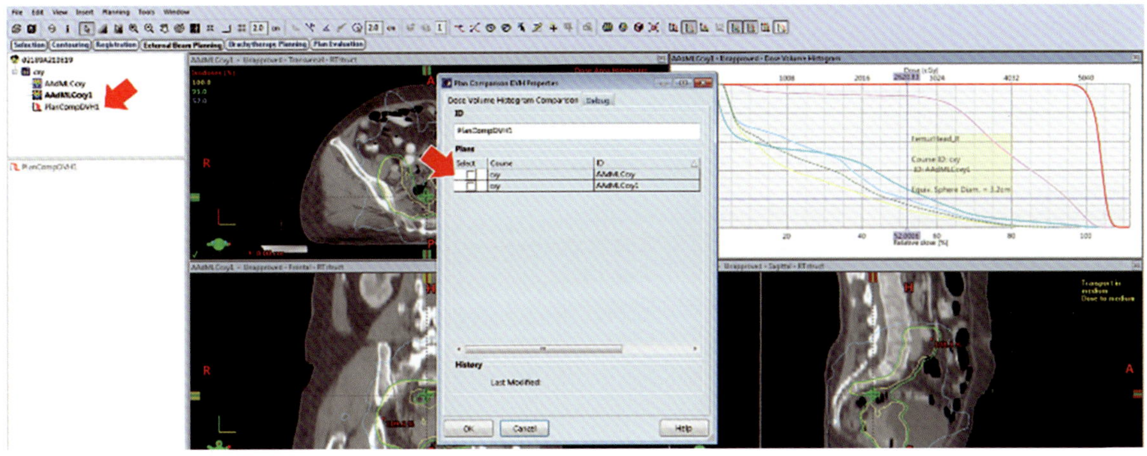

在同一 3D 图像创建的不同计划使用不同的符号表示，如方块代表 Plan1，三角代表 Plan2，相同结构的 DVH 曲线则有相同的颜色。

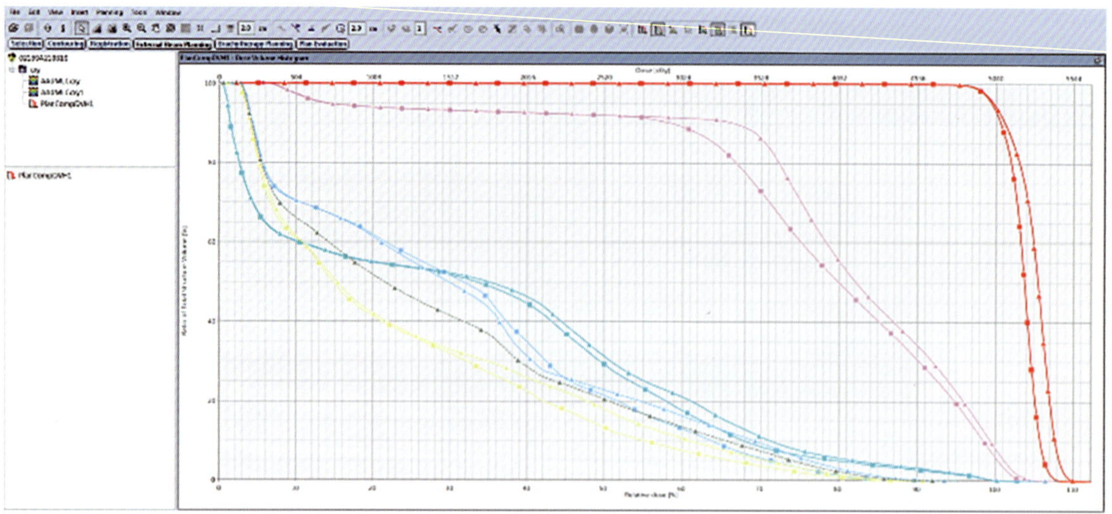

可以在点击“Structure”将结构按照字母顺序排列，以方便选择对比。

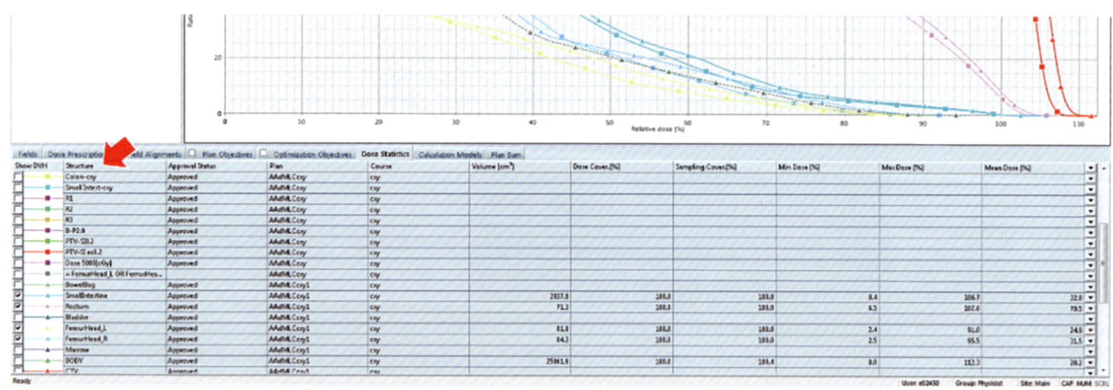

DVH 窗口右键选择 Export DVH in Tabular Format，可以导出 DVH 为表格格式。DVH 窗口右键选择 Print DVH Report，可以打印 DVH 报告。

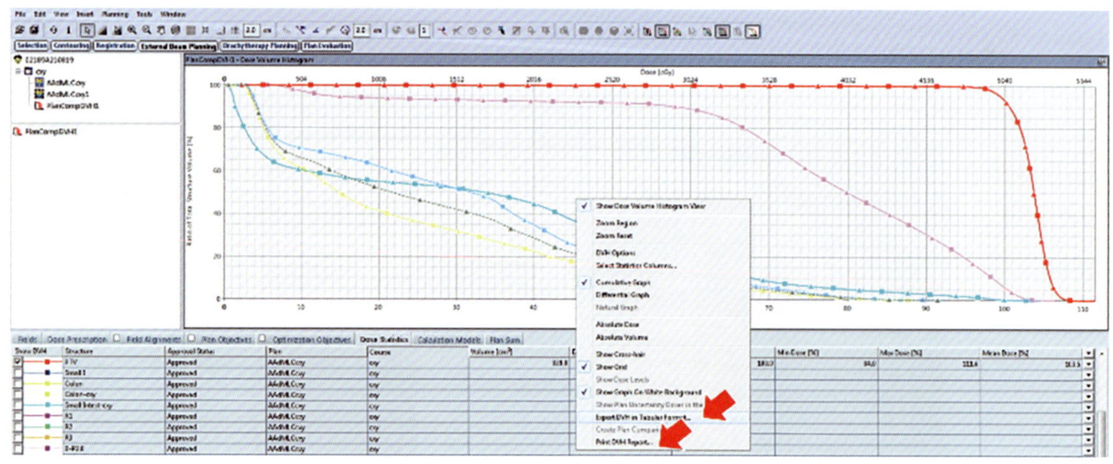

22.2.3　Plan Evaluation（计划评估）

单击［Quicklinks］，在下拉菜单中单击［Treatment Planning］，在弹出菜单中单击［Plan Evaluation］。

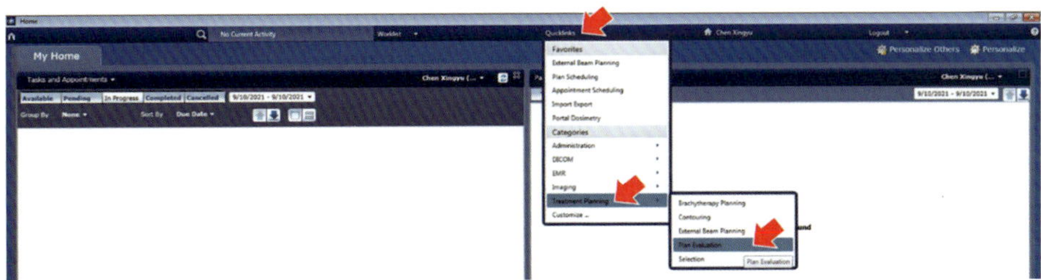

Plan Evaluation 中有不同的显示模式。在菜单栏中单击［Window］，在下拉菜单中可以选择显示模式，也可以使用快捷键切换不同显示方式。

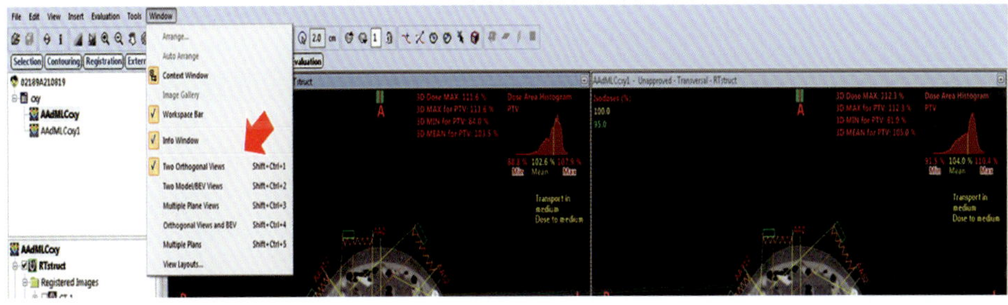

22.2.3.1　Two Orthogonal Views（两个正交计划共同显示模式）

将需要评估的两个计划依次拖入显示窗口，单击［Link View Geometries（锁定）］图标，对两个计划显示的同层面及放大比例进行锁定，然后可以同时调整两个计划显示的层面以及放大缩小显示比例。

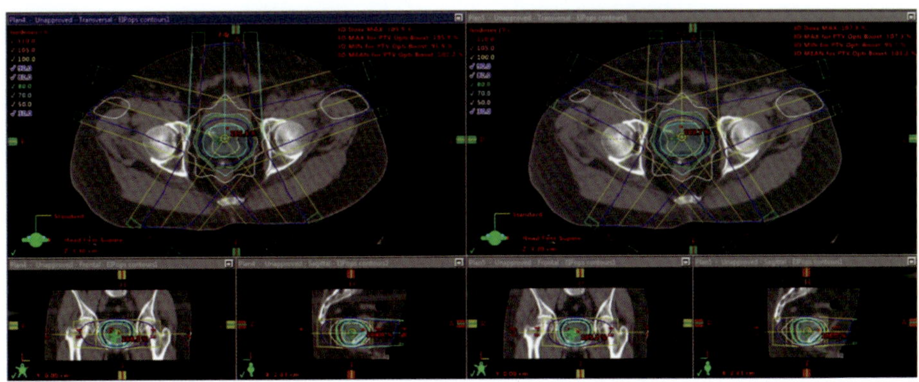

22.2.3.2　Two Modle/BEV Views（两个三维模型或 BEV 射野方向观显示模式）

通过鼠标右键菜单选择两个计划的显示模式为 Model 模式还是 BEV 模式。

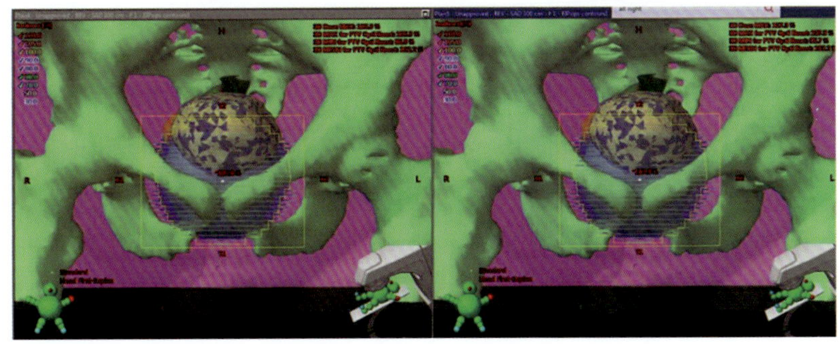

Model 模式

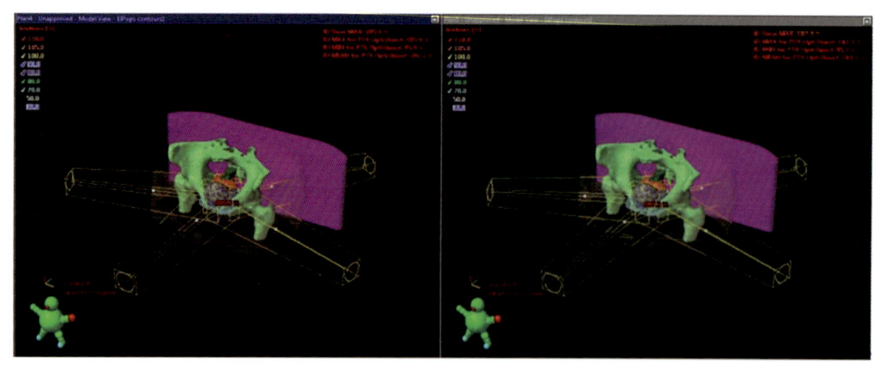

BEV 模式

22.2.3.3 Multiple Plane Views（显示一个计划不同层面模式）

可以显示一个计划的不同层面，默认每个层面是连贯的，也可在工具栏中单击上下翻层键并输入每次翻动的层数来翻动不同的层面。

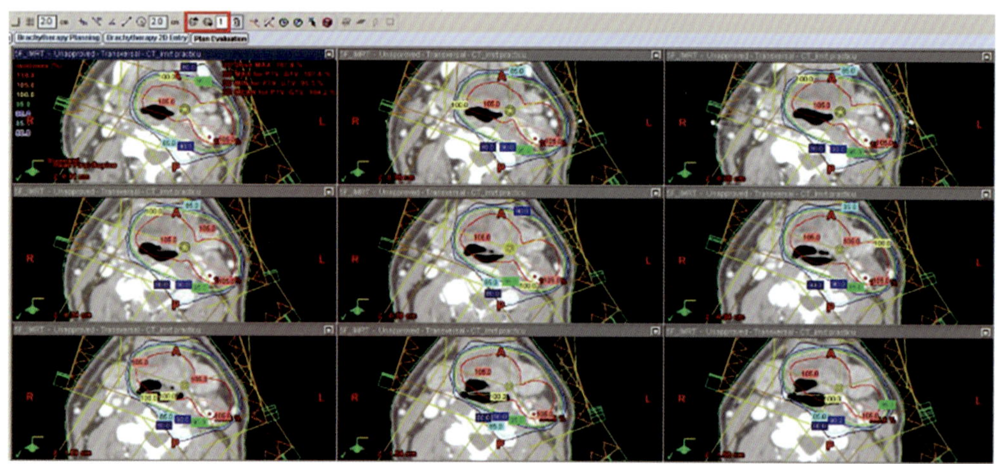

22.2.3.4 Orthogonal Views and BEV（正交和 BEV 射野方向观显示模式）

和 External Beam Planning 显示模式一样，只能显示一个计划。

22.2.3.5 Multiple Plane（多计划显示模式）

可以多个计划同时显示，最多可以同时显示六个计划。

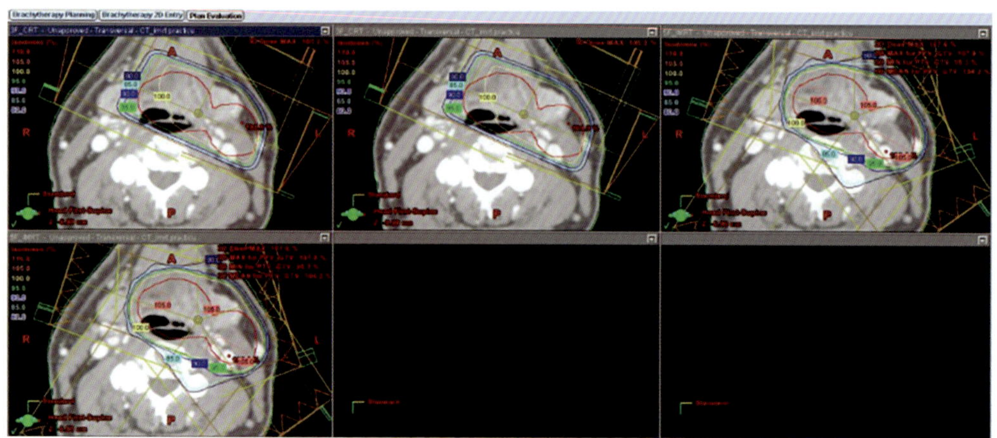

22.2.3.6　多计划 DVH 比较

选择合适的显示模式，将需要评估的计划激活，在菜单栏中单击［Evaluation］，在下拉菜单中单击［Show Dose Volume Histogram View］。

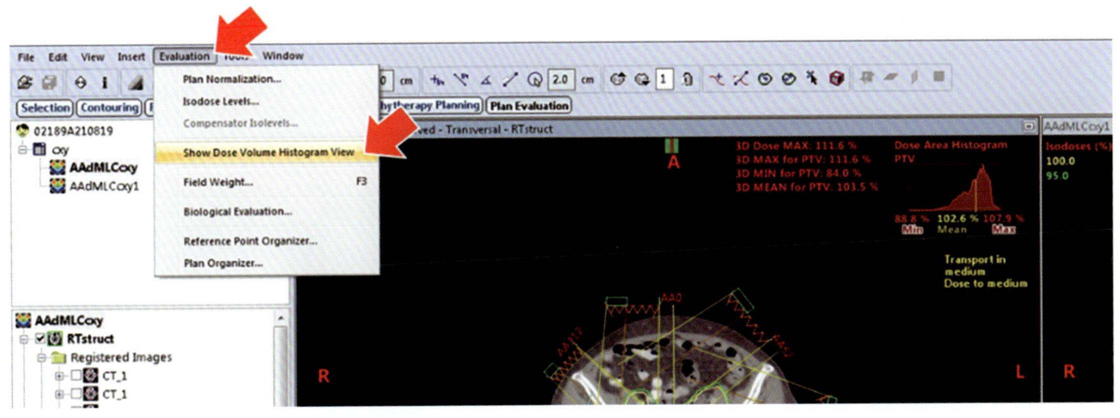

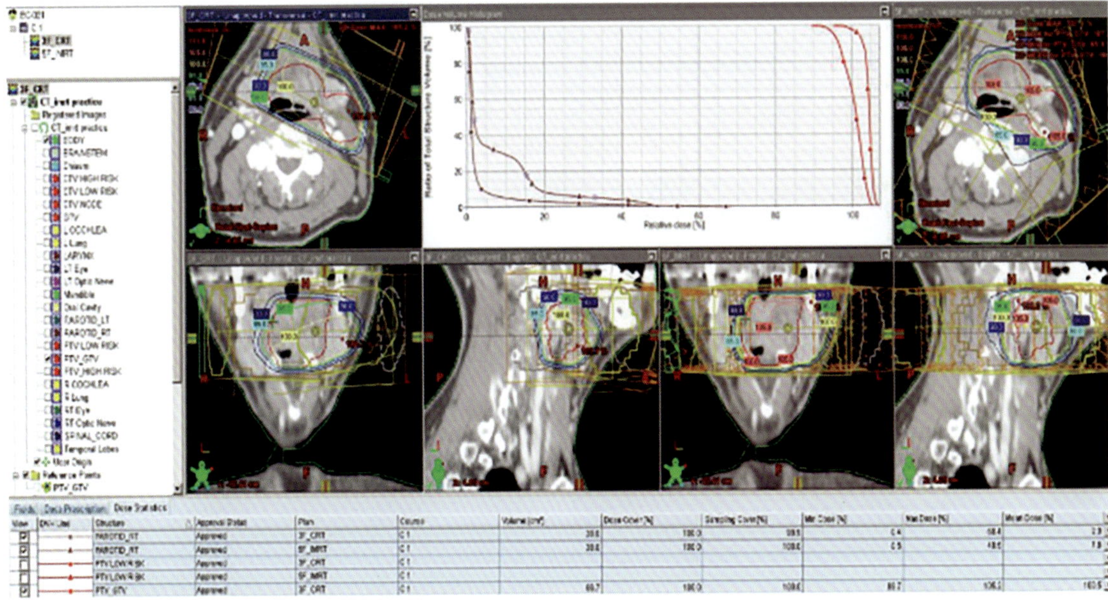

22.2.4　Plan Sum（计划叠加）

计划叠加用于评估两个或者多个计划叠加后的剂量分布，计划叠加可能照射相同或者邻近的靶区。计划叠加可以在 Plan Evaluation 或者 External Beam Panning 中进行。计划叠加可以在计划创建完成后进行，也可以在计划完成前进行，即先创建 Plan Sum，再创建 Plan，再创建 Field。当计划叠加创建后，修改计划叠加中的计划后，原计划也会被修改，反之亦然。计划叠加的原计划必须建立在相同的体积图像或者融合后的图像上。如果原计划建立的图像基于不同体积图像，则计划叠加计划可以创建，但是只能显示。如果患者有多个体积图像，建立计划叠加计划时应选择相应的体积图像。创建计划叠加计划的原计划必须属于同一个患者，而且需有处方。同一个患者可以创建多个叠加计划，叠加计划可以复制、粘贴、删除、导出、导入。

22.3 操作步骤

22.3.1 在右上视窗显示 DVH 演示

在右上视窗单击【鼠标右键】，在弹出的右键菜单中单击［Show Dose Volume Histogram View］。

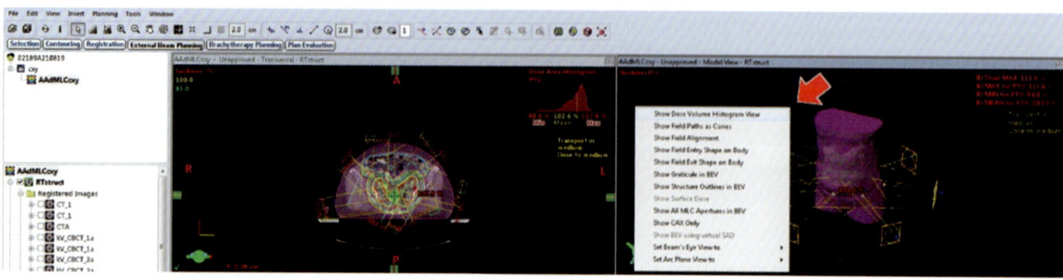

DVH 在右上视窗显示。

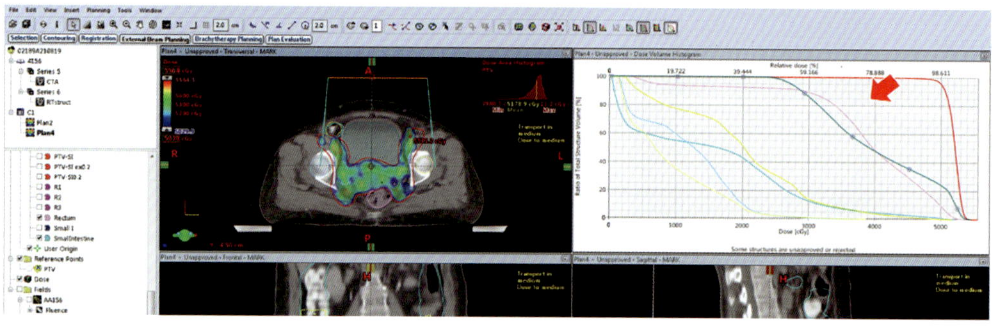

22.3.2 在横断位图像上显示剂量云图演示

在 Focus 窗口中选中 Dose，然后单击【鼠标右键】，在弹出的右键菜单中单击［Dose Color Wash］，在弹出的菜单中单击［Show Dose in color wash］。

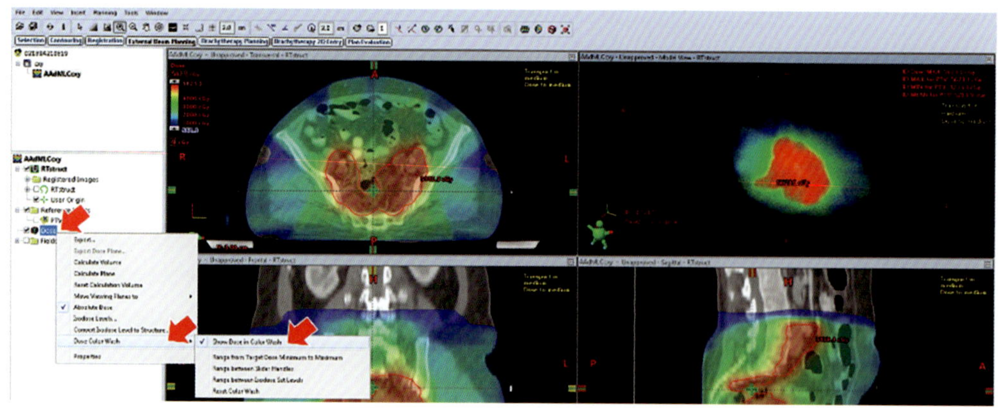

22.3.3 创建 Plan Sum（计划叠加）计划演示

单击［Insert］，在下拉菜单中单击［New Plan Sum］，进入“Insert New Plan Sum”对话框。

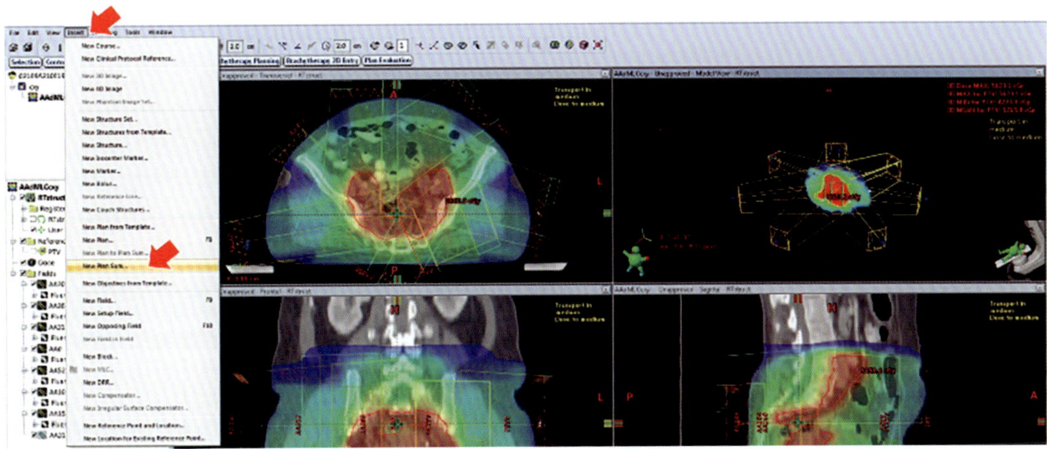

可以在“Plan Sum ID”处修改创建的叠加计划 ID，如果患者有多个 3D 图像，在“Image”处选择相应的 3D 图像，在“Select plans to include in the sum”中选择基础计划，然后单击［Add New Plan］，以选择的计划为基础建立新的计划，然后单击［OK］。叠加计划 Plan Sum 被创建，并且被激活显示，注意 Plan Sum 只显示绝对剂量。

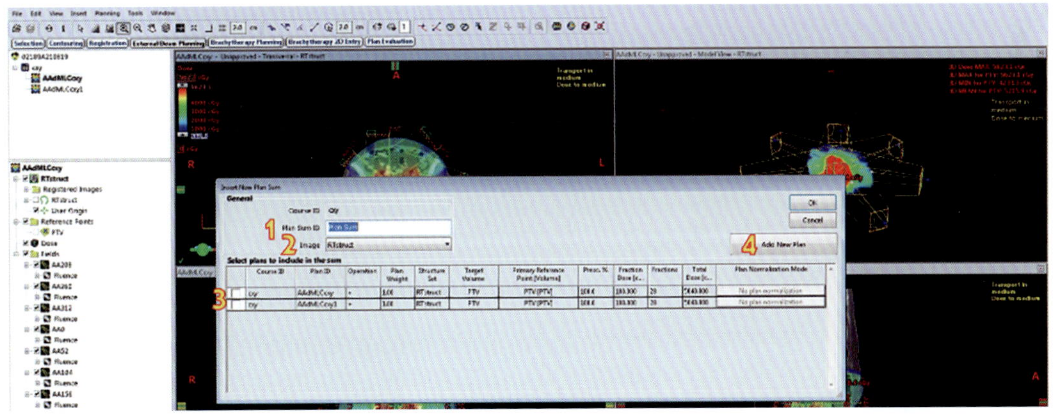

或者可以在“Select plans to include in the sum”中勾选多个计划，对叠加后的剂量进行评估。

22.3.4　剂量转化为结构演示

在“Focus”窗口中选中［Dose］，单击【鼠标右键】，在弹出的鼠标右键菜单中单击［Convert Isodose Level To Structure］。

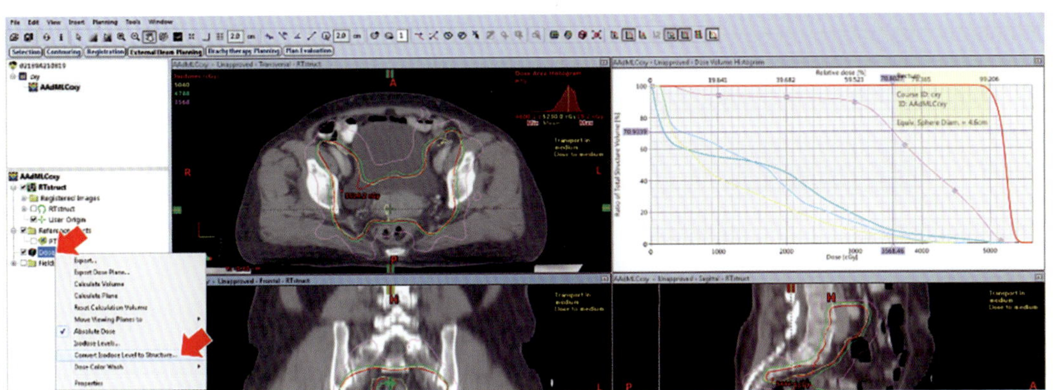

在弹出的“Convert Isodose Level To Structure”对话框中输入目标值，如 5000 cGy，如果剂量以相对剂量显示时需要输入相对剂量值，例如 104%。

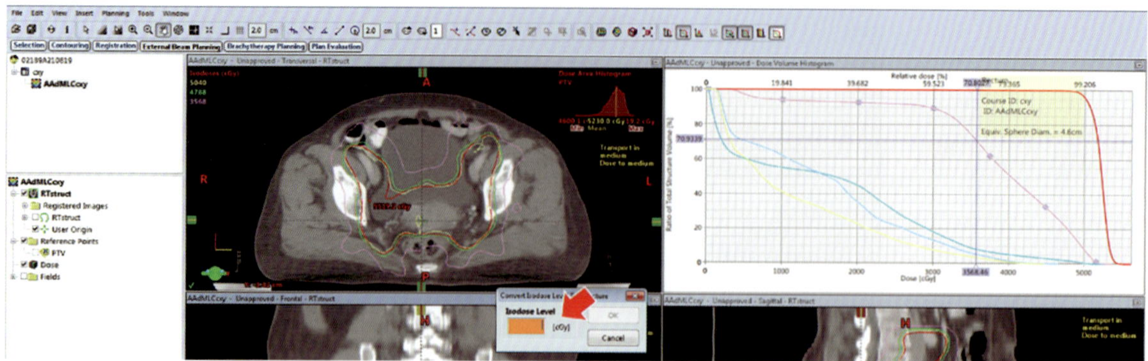

在“Structure Properties”对话框“General”标签的“ID”中输入名称。

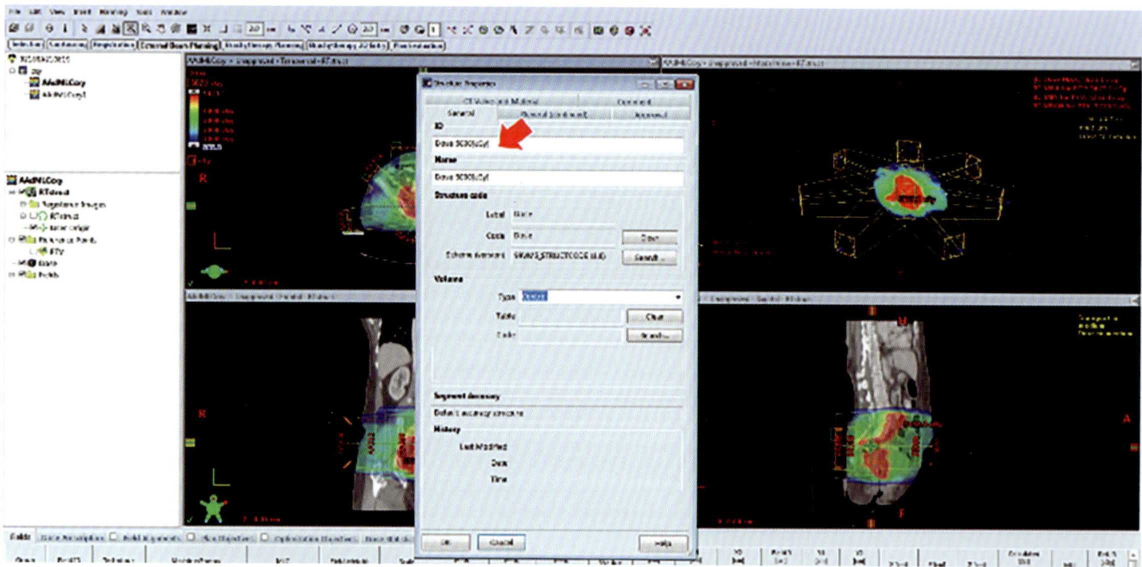

则在结构组中会显示结构 Dose 5000 [cGy]。

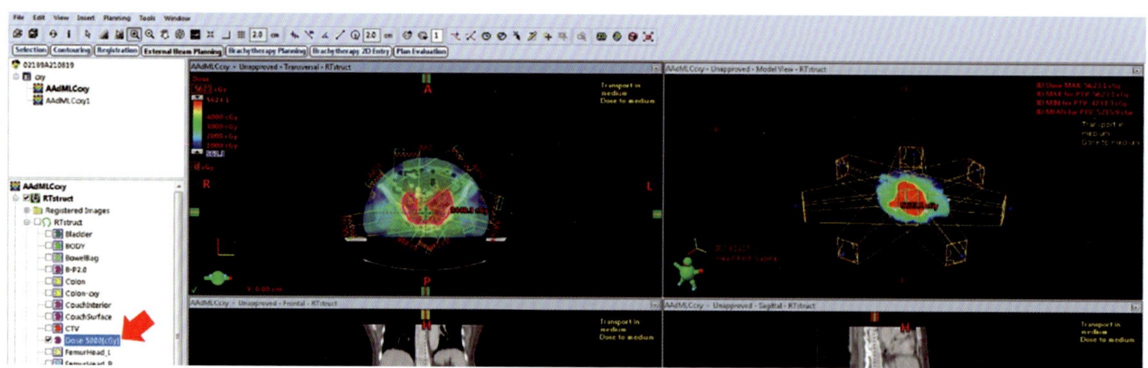

参考文献

[1] 胡逸民．肿瘤放射物理学．北京：中国原子能出版社，1999.

[2] 王若峥，尹勇．肿瘤精确放射治疗计划设计学．北京：科学出版社，2014.

[3] 王鹏程．放射治疗剂量学．北京：人民军医出版社，2007.

[4] 于金明，殷蔚伯，李宝生．肿瘤精确放射治疗学．济南：山东科学技术出版社，2004.

[5] Oozeer R，Chauvet B，Garcia R，et al. Evaluation dosim é trique d'une radioth é rapie conformationnelle：le facteur de conformation. Cancer，2000，4（3）：207-216.

[6] Shaw E，Kline R，Gillin M，et al. Radiation Therapy Oncology Group：radiosurgery quality assurance guidelines. International Journal of Radiation Oncology Biology Physics，1993，27（5）：1231-1239.

[7] 杨婕．调强放射治疗方案优化方法研究．中北大学，2018.

[8] Lefkopoulos D，Dejean C，El-Balma H，et al. Determination of dose-volumes parameters to characterize the conformity of stereotactic treatment plans. Manchester：ICCR，1994.

[9] 李晔雄．肿瘤放射治疗学．5 版．北京：中国协和医科大学出版社，2018.

[10] van't R A，Mak A C，Moerland M A，et al. A conformation number to quantify the degree of conformality in brachytherapy and external beam irradiation：application to the prostate. International Journal of Radiation Oncology Biology Physics，1997，37（3）：731-736.

[11] 邵琰，王昊，陈华，顾恒乐，徐志勇．适形指数和均匀性指数的临床应用．中华放射医学与防护杂志，2017，37（09）：717-721.

[12] Paddick I. A simple scoring ratio to index the conformity of radiosurgical treatment plans. Technical note. Neurosurg，2000，93（Suppl 3）：219-222.

[13] Wambersie A，Landberg T. ICRU Report 62. Prescribing，recording and reporting photon beam therapy（Supplement to ICRU Report 62）. Bethesda：ICRU，1999.

[14] 姜炜，崔世民．临床调强放射治疗学．北京：人民卫生出版社，2011.

[15] 郑小康，陈龙华．三维适形放疗临床实践（CT 模拟与三维计划）．北京：人民卫生出版社，2001.

[16] Feuvret L，Noël G，Mazeron JJ，et al. Conformity index：a review. Int J Radiat Oncol Biol Phys，2006，64（2）：333-342.

[17] Wu Q，Mohan R，Morris M，et al. Simultaneous integrated boost intensity-modulated radiotherapy for locally advanced head-and neck squamous cell carcinomas. Ⅰ：dosimetric results. Int J Radiat Oncol Biol Phys，2003，56（2）：573-585.

[18] Semenenko VA，Reitz B，Day E，et al. Evaluation of a commercial biologically based IMRT treatment planning system. Med Phys，2008，35（12）：5851-5860.

第二十三章　添加摆位野

23.1　概述

肿瘤放射治疗技术已进入以影像引导的三维适形放疗和调强放疗为代表的精确放疗新时代。影像引导的放射治疗（IGRT）技术的开展，尤其是锥形束 CT（CBCT）成像系统的使用，大大提高了放射治疗的精度。

23.1.1　影响治疗位置精确度的因素

影响治疗位置精确度的因素包括器官位移和摆位误差两部分。肿瘤和周围正常组织的空间位置可随时间和空间的变化而变化，多由器官位移（包括器官运动和变形）引起，分为三类。①与体位有关的器官位移：例如前列腺在仰卧位时器官移动比俯卧位小。要减少与体位有关的器官位移，关键在于要保持患者计划 CT 检查与治疗时的体位一致。②治疗间器官位移：主要指靠近消化系统的器官，随着胃肠道的状态和患者体重的改变有不同程度位移。例如膀胱充盈可使直肠癌和前列腺癌的靶区位移。③治疗中器官位移：主要指照射中呼吸运动、心脏跳动和不自主的肌肉收缩对胸、腹部器官的影响。如肺癌、乳腺癌、肝癌的放疗均明显受到呼吸影响。

摆位误差也是影响放疗精度的重要因素，即使是固定较好的头颈部肿瘤也不例外。不可靠的摆位设备、CT 与治疗床之间形状的不一致以及不同材料造成缓冲能力的不一致，使患者的摆位和计划体位之间存在系统误差。由于体表划痕的宽度、摆位激光的宽度和技术员的状态，使每天患者的治疗体位与计划体位存在随机误差。

23.1.2　位置验证实现方式

长期以来，影像学在保证放疗的精确性方面发挥了关键作用。近年来使用的高度敏感和自动实时电子射野影像（electronic portal imaging device，EPID）系统，通过每天的低剂量射野成像，使我们能够在每次治疗前显示和调整患者的位置。然而，使用实时射野验证系统来调整患者位置的方法受软组织成像质量，以及三维结构投射到二维平面成像的限制。正是这一点推动了对治疗床上的患者进行三维成像的研究发展。CT 是当前治疗计划中软组织器官和靶区定位的成像标准，因此人们对治疗机房内的 CT 成像越来越感兴趣。

（1）EPID 用于离线校正验证射野的大小、形状、位置和患者摆位。EPID 应用能量为兆伏（megavoltage，MV）级的 X 线，射野片骨和空气对比度都较低，而且骨的对比度比空气的低，软组织显像不清晰，一些靶区校正需结合内植标记才能进行。

（2）滑轨 CT（CT on rails），需要在机房内另外安装一台诊断 CT；Uematsu 等发展了该技术并进行了临床应用。在该方案中，模拟机、kV 级 CT 和直线加速器都安装在治疗室内，共用一张床，患者通过床沿轨道移动在这三者间转换，进行在线校正。据报道该系统的总的几何精度非常高，可以精确到 1 mm，可以精确校正摆位误差和分次治疗间的靶区位移。但是，该系统不是在治疗位置成像，无法对治疗时的肿瘤运动进行实时监测管理。而传统 kV 级 CT 的环形探测器排列和相对小的孔径决定了其不可能直接安装在加速器上，系统占用空间很大。

（3）kV X 线摄片和透视，可以把 kV X 线球管安装在直线加速器的机架臂上，也可以安装在治疗室的天花板或地板上。kV X 线摄片基于定位骨性结构或基准标记，摄片较清晰，足以辨认这些结构，但是难以检测放疗过程中软组织的相对形态变化。

（4）千伏级锥形束 CT（kV cone beam CT，kV CBCT），包括附加在治疗机架上的千伏 X 线球管和探测器。

（5）兆伏级锥形束 CT（MV CBCT），使用现有的治疗机和 EPID 成像；安装在直线加速器机架臂上的单球管 X 线成像系统只有在机架臂旋转的过程中能获得这些结构的三维信息。

（6）兆伏级 CT（MV CT），使用现有的治疗机附加一套拱形探测器。

（7）断层放疗系统（tomotherapy），使用 CT 环和兆伏级放射源代替传统的治疗机。

这些 IGRT 技术在临床应用的潜力将取决于成像的性能，其中，许多系统的成像性能方面都在不断改善。

23.1.3　IGRT

美国放射学会和放射肿瘤学学会的诊疗指南对影像引导的放射治疗（image-guided radiotherapy，IGRT）的定义为通过应用基于图像的靶区定位使得患者重新准确定位，以达到保证准确治疗和减少正常组织体积受到电离辐射的风险的目的，最终改善治疗照射传输的过程。

IGRT 是将放射治疗机与影像设备结合在一起，每天治疗时采集有关的影像信息，确定治疗靶区和重要结构的位置、运动，并在必要时进行位置和（或）放疗计划的校正。IGRT 包括一系列的技术应用，按照 IGRT 实现技术可以划分为：在线校位、自适应放射治疗、屏气和呼吸门控技术与四维放疗。在线校位（online correction）是最常见的技术，临床应用早。该技术在临床分次治疗过程中，采集患者在治疗床上病灶靶区二维或三维图像，通过与计划图像对比，确定摆位误差，并加以校正。在线校位是目前临床接受度最好的一种 IGRT 实现方式。四维影像引导放射治疗是一种四维放射治疗技术，它在三维放疗技术的基础上加入了时间因数的概念，充分考虑了解剖组织在治疗过程中的运动和分次治疗间的位移误差，如呼吸和蠕动运动、日常摆位误差、靶区收缩等引起放疗剂量分布的变化和对治疗计划的影响等方面的情况，在患者进行治疗前、治疗中利用各种先进的影像设备对肿瘤及正常器官进行实时监控，并能根据器官位置的变化调整治疗条件使照射野紧紧“追随”靶区，使之能做到真正意义上的精确治疗。随着使用室内三维成像对患者解剖变化的认识更多，IGRT 在临床上的应用意义也更加明显。一般来说，其目的是使患者摆位更精确，重复性更好。

IGRT 的发展是以影像引导设备的发展为基础的，按照定位图像产生技术分类分为二维摄片、三维透视、锥形束 CT 扫描成像或者是带有时间标记的四维图像；也包括利用超声波完成区的重建图像；或者是收集患者体表的红外线发射装置给出的电磁波等；或是以摄像方式记录患者的呼吸运动加以靶区的呼吸时相标记等。目前，国际主流的 IGRT 图像获取方式为低剂量的 X 射线成像系统，它可以是整合在加速器上，或者安置于治疗室内。包括 X 射线球管和高速非晶娃平板射线影像探测器。另有集成于该系统的专业化软件管理这些影像，并将其与诊断及模拟定位时的计划影像所对比，以此来完成对患者体位的调整。成像模式主要有：电子射野影像系统、X 射线正交摄片和透视模式以及 CT 扫描成像，锥形束 CT（CBCT）是其中的主要代表。

IGRT 旨在减少摆位和放疗间靶区位移误差，监测和校正治疗时肿瘤和正常组织运动引起的误差，实时监测肿瘤或其标记物。通过 IGRT，CTV 外放到 PTV 的边界进一步减小，相应安全地提高肿瘤放疗剂量以提高肿瘤局部控制率并减少放疗并发症。

IGRT 临床应用的关键问题之一是要对 CBCT 重建靶区影像与治疗计划 CT 进行精确快速的配准。自动配准方法多是基于骨形特征的配准和基于灰度的互信息方法。基于骨形特征的配准其精度依赖于骨形特征提取的准确性。但是，由于器官运动、变形以及治疗过程等方面因素会使肿瘤相对骨形的位置发生改变；同时，对于盆腔内部等不含骨组织的区域，无法进行骨形的配准。基于灰度的互信息的配准方法在医学图像，特别是多模态医学图像的配准中有着非常重要的作用，多分辨率策略用于基于互信息的三维医学图像配准可以有效加速配准过程，同时可以减少或者避免陷入局部极值，提高配准的准确性和鲁棒性。

23.1.4 IGRT 辐射生物学效应

电离辐射作用于人体后会产生两种类型的效应：第一类是确定性效应（非随机效应），经过辐照后由于细胞死亡导致的原组织或器官的功能失常或功能丧失，此类效应有阈值存在；第二类是随机性效应，当受辐射细胞没有进入死亡而是保留了辐射诱导的变异并存活下来，就有可能经过一系列多因素导致的演化过程以后，发生恶性的转化从而诱发癌症。随机性效应是没有阈值存在的，任何剂量的电离辐射都有可能引发随机性效应，但随机性效应产生的概率（不是严重程度）是随剂量的增加而增高的。医用诊断 X 射线已成为大众能接受到的最大的人工辐射，尽管 X 射线在医疗诊断中的应用为人类带来巨大的价值，但其本身辐射而诱发癌症的风险却不容忽视。目前，低剂量辐射的致癌风险来自高剂量风险的外推（0～4 Gy）。

IGRT 是先以低剂量成像定位，再给予大剂量照射的模式。IGRT 能够减少摆位误差，考虑了器官运动，因此能够改善疗效。IGRT 照射属于放射生物学中的低剂量范畴，CBCT 作为 IGRT 最常用的成像模式，在保证治疗位置精确的同时也为患者带来额外的辐射，辐射剂量的大小依赖于所采用的 X 射线参数以及扫描方式，会对放疗的后期疗效产生影响。因此，也引起了人们对其潜在的损伤风险的担忧。需要在最佳的成像手段与最小的额外照射之间寻找最优方案。

IGRT 成像所需的剂量因不同成像手段而有所不同，据报道，治疗同一例前列腺病例，共 39 个分次，使用 kV 级射线成像共累积的成像剂量为 40 mSv，而使用 EPID 成像剂量则高达 1560 mSv。这无疑加大了患者所受到的辐射，并影响后期的疗效。在 IGRT 中，患者经历了先接受低剂量照射，再接受高剂量照射的特殊过程。从生物学角度来看，IGRT 与 IMRT 等放疗模式的区别在于，在给予肿瘤细胞致死剂量之外又加入了成像剂量，这种成像剂量随 IGRT 设备的不同而变化较大。

一般认为当剂量小于 50 cGy 时会有低剂量效应的出现，包括超敏现象、自适应效应、旁观者效应等情形，较高剂量效应复杂。

低剂量一方面对正常组织造成了损伤，另一方面也有可能造成肿瘤细胞杀灭的效率下降。在诸多研究中表明，先期给予细胞低剂量照射会引起“适应性反应”，造成细胞对后期辐射抗性增加的现象。还需要考虑的是：虽然 kV 级的剂量较小，但有研究表明，低至 1 mGy 的剂量已经可以造成细胞的双链断裂；此外，kV 级射线的 RBE 要大于 MV 级（2～4 倍），其生物学效应也应当考虑。在采集靶区信息时，如果采用 CBCT 方式，加大了正常器官或组织的照射剂量，患者患二重癌风险要考虑。CBCT

的外周剂量也较高，也有增加二重癌风险的可能。国际上对不同的成像设备所造成的成像剂量已有较多研究，并提出一些剂量的管理规则，但还缺乏从实验方面证实成像剂量的危害以及最佳的使用频度。有研究显示，诊断级别的 X 射线锥形束扫描能够对正常组织或细胞造成一定的损伤，增加了潜在的辐射诱发癌症的风险。根据电离辐射管理条例 IRMER [ionizing radiation (medical exposure) regulations] 2000 提出了 ALARP 原则，把非靶区的正常组织或器官接受到的剂量尽可能地降到最低，在临床上，IGRT 的使用需要将精确定位和对正常组织器官损伤两者相权衡。

适应性反应是指细胞在预先接受小剂量照射后，在一定时间内能够削弱再接受大剂量照射下的生物学效应的现象。电离辐射诱发的细胞适应性反应与照射剂量有关，一般控制在 1 ～ 5 cGy 范围内，目前一般只在那些增殖速度快、代谢旺盛的细胞中，而在处于细胞周期 G0 期的休眠细胞中却未观察到。此外，电离辐射诱导的适应性反应在辐射后 4 ～ 6 h，并能够维持长达 24 h。IGRT 的实现方式是先给予靶区小剂量的成像照射，重建出靶区形状，并加以移动治疗床来进行患者体位的配准后，再给予患者每个分次处方剂量的照射。这从接受成像剂量的照射到历经处方剂量的照射之间需历经 5 ～ 10 min 的时间。如果是复杂病区，可能还需要半小时以上，在此时间内，机体有可能会因首次的小剂量辐射而产生相关细胞因子，减轻了接下来大剂量辐射的损伤。有研究显示，不会因 CBCT 引发肿瘤细胞产生适应性而削弱 X 射线对肿瘤细胞的杀灭作用。

23.1.5　CBCT

锥形束 CT (cone beam CT，CBCT) 是继单层，多层、多排螺旋 CT 后，医学图像的又一重大发展。根据所用辐射源的不同，分为 KV 级和 MV 级的 CBCT。

它们与常规 kV 级扇形 CT (kV-FBCT) 成像原理是不同的。常规 CT 使用窄束成像，需要通过床的移动和机架的旋转来完成扫描，它的优点是探测器得到的信号主要由透过组织的原射线组成，能够准确反映人体组织的真实信息，组织的电子密度与 CT 值呈一一对应关系，放射治疗计划系统通过组织的电子密度校正后，可以直接计算患者的剂量分布。CBCT 通过宽束成像，不需要移动床，探测器接收的信号既包括原射线，又包括通过其他组织的散射线。

kV-CBCT

CBCT 基于大面积非晶硅数字化 X 射线探测板，具有体积小、重量轻、开放式架构的特点，可以直接整合到直线加速器上。机架旋转 1 周就能获取和重建一个体积范围内的 CT 图像。这个体积内的 CT 影像重建后的三维患者模型可以与治疗计划的患者模型配准比较并得到治疗床需要调节的参数。CBCT 可以达到比传统 CT 更高的空间分辨率，密度分辨率也足以分辨软组织结构，可以通过肿瘤本身成像引导放疗。而且该系统的射线利用效率高，患者接受的射线剂量少，使它可以作为一种实时监测手段。CBCT 具有在治疗位置进行 X 线透视、摄片和容积成像的多重功能，对在线复位很有价值，成为目前 IGRT 开发和应用的热点。但其密度分辨率尤其是低对比度密度分辨率和先进的 CT 比还有差距，同时平板探测器 CT 系统中受散射的影响较大。

CBCT 系统具有空间分辨率高、数据采集时间短、射线利用效率高等显著的优点。CBCT 系统使用的面阵探测器可以分成两大类：①基于电荷耦合器件 (CCD) 的探测器；②基于薄膜晶体管 (TFT) 的探测器 (平板探测器)。平板探测器按将 X 射线转换成电信号的方式不同又可以分为直接转换型和间接转换型，而 CCD 探测器则都是间接转换型的。目前的 CBCT 系统主要有两种几何结构：一种的扫描射线束是完整的锥束，采用标准的锥束重建算法；另一种的扫描射线束为半个锥束。

以 CBCT 为代表的在线容积成像技术可以通过多个途径确定和跟踪靶区并引导放疗，大大提高了

IGRT 的精度。CBCT 成像有（FULL FAN）头部和（HALF FAN）体部两种模式。

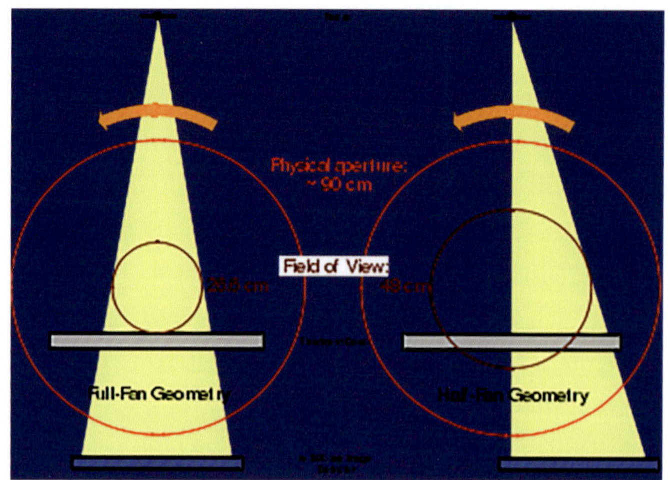

CBCT 头、体部扫描模式图示

MV-CBCT

早在 20 世纪 90 年代，就出现了利用直线加速器上安装的充液电离室探测器、基于视频的 EPID 及非晶硅平板探测器进行的 MV 级锥形束 CT 重建研究。

MV-CBCT 成像系统的主要结构为：X 线系统（直线加速器），探测器（EPID），影像重建及显示系统。MV-CBCT 利用治疗用的 X 射线来进行成像，成像采用的射线能量与治疗时一致，但为尽量减少患者成像时接受的剂量，成像时对 MV-CBCT 的剂量给予方式进行了调整。例如，直线加速器在治疗模式的剂量率可以为 50 MU/min 或 300 MU/min。两种剂量率下，每个脉冲的电子电流是一致的，相差的只是脉冲频率。而在 MV-CBCT 下，为获取更快的射束模式及在每个角度上更小的 MU 数，其电子束电流只有常规治疗模式下的 1/7 左右（见下图）。为获得成像时剂量率为 50 MU/min，脉冲频率需提高到 7 倍左右，提高了剂量的利用效率。

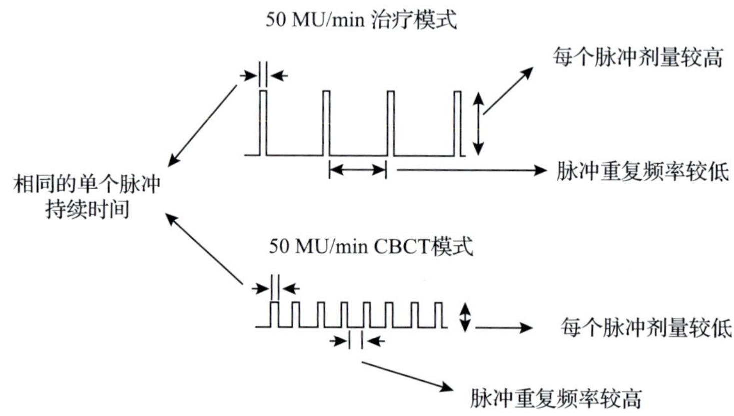

治疗模式与 MVCBCT 模式下的束流脉冲

MV-CBCT 的噪声、均匀性、空间分辨率及对比度分辨率都差于常规 KVCT。兆伏能量范围内射线进行成像的物理特性使其在影像质量与所采用的剂量上需进行妥协处理。MV-CBCT 应用于头颈部放射治疗时可采用 5～7 个 MU 以分辨骨、气腔及软组织；需进一步软组织的分辨率时可用 13～15 MU。

目前 CBCT 主要用在摆位误差的在线校正上，但在摆位误差在线校正的基础上实现治疗计划的在线和离线校正才是 CBCT 指导 IGRT 的根本目的。

23.1.6　DRR

数字影像重建（digitally reconstructed radiographs，DRR）是从射野方向或类似模拟定位机的 X 射线靶方向观视“3D 假体”。DRR 是利用加权的光电效应和康普顿效应，计算射线通过体素单元的 8 个顶角边（每个顶角三条边）的衰减，得到高质量的数字影像。

DRR 重建过程：

（1）从虚源沿类似 X 射线透视或照相方向，将虚源射线分成多条扇形线（tracing ray），每条扇形线对应 DRR 平面内的一个像素。

（2）每条扇形线上所通过 CT 体素（或像素）单元的交点，经插值后获得其对应的 CT 值。

（3）将每条扇形线上通过 CT 片上的交点的 CT 值转换成电子密度值并累加，求得每条扇形线通过患者体厚后相应的有效射线长。

（4）将射线长度按灰度分级并显示，形成 DRR 图像。

DRR 是计划系统最重要的三维展示功能。DRR 是利用数字重建技术获得和放射治疗条件完全一致的照射野的三维照片，可以利用数字处理技术方便医生提取所需要观察的靶区、某一组织或器官的一部分，或靶区与周围器官间的相互关系。使医生全面了解照射野与周围解剖结构的关系，有利于验证照射野的合理性和准确性。由于没有床的限制，利用 DRR 可得到模拟定位机难以拍摄的照片。例如，从头顶方向观察照射野情况，还可以在 DRR 上较容易附加照射野外轮廓及等中心位置。可见 DRR 比 X 线定位片提供更多的信息。

DRR 片有类似于常规 X 线模拟机中 X 线定位片的功能，较易附上射野外轮廓和等中心位置。DRR 影像质量劣于模拟定位机拍摄的 X 射线片（XR），比 X 线定位片的空间分辨率低。CT 机中像素单元（pixel）大小取决于 CT 机的探头数目、探头体积和扫描视野（SFOV）的大小。

DRR 是实现 CT 模拟的重要组成部分，它是替代常规模拟机对虚拟的“患者”进行 X 射线透视和照相。CT 模拟的前途取决于 DRR 的图像质量，直接关系定位的成败。因此，为保证重建出高质量的 DRR，提高 DRR 的空间分辨率至关重要，可以通过减薄扫描层厚以减少体素单元大小、增加扫描层数等方法提高分辨率。需要大热容量的 X 线球管满足上述需求。X 线球管热容量提高后，扫描时间可以进一步缩短，克服因长时间扫描中患者呼吸和器官运动对 DRR 图像的影响。在治疗计划工作站上，通过调整 CT 的窗宽、窗位、对比度、明亮度及感兴趣区的设定，也可以提高 DRR 的清晰度。

23.1.7　摆位野

摆位野是一种特殊的射野，用来驱动加速器到特定的位置拍片，用以修正患者的摆位误差等。摆位野可以为 CBCT 射野，也可以为一对正交的射野（一般为前野 / 后野和侧位野），正交的射野需要添加 DRR 图像。如果加速器配备了 OBI，侧位野的机架角度通常设置为 270°，以减少拍片时机架的旋转。摆位野不含 MU，对剂量没有剂量贡献。摆位野不含任何射野附件（如 MLC、楔形板等）。在创建摆位野时，所有附件会被自动删除。

摆位野可以通过复制原始的治疗射野生成，也可以通过创建一个新的摆位野添加。

23.1.8 光学表面成像系统

表面三维成像技术广泛应用于生产和生活中，其中光学测量解决方法被公认为最具实用性和发展潜力。三维成像按照其所需采集图像的幅数可分为仅需采集一幅图像和需采集多幅图像的两种方法，前者包括双目视觉空间编码光、空间相位检测、变换域轮廓术等方法，测量速度较快但准确度较低；后者包括相移轮廓术、格雷码编码光、调制度轮廓术等，测量准确度较高但速度较慢。由此，光学三维成像技术一直沿着两个方向发展，一个方向是以追求高测量速度为目标，其显著特征是利用尽可能少的图像实现成像，最理想的情况是仅利用一幅图像且投射图案固定不变；另一个方向是以追求高测量准确度为目标，其显著特征是利用多幅图像提供更多的信息实现成像，普遍采用数字码 - 模拟码组合编码方式来提供高准确度。

基于多幅图像的全场三维成像方法的基本原理是在不同时刻投射不同的空间编码图案而得到对应的表面编码图像，再将这些不同时刻编码图像在空间中对准，然后沿时间维进行解码得到投射编码图案像素与表面编码图像像素之间的对应关系，进而利用三角法得到像点对应物点的三维坐标实现三维成像。

早期以 1 个方向激光光源和摄像头的体表光学监测系统获取的影像，因获取的影像平坦，影响配准结果。目前已发展为从 3 个方向进行影像采集。

23.1.8.1 AlignRT

AlignRT 光学表面成像系统（optical surface monitoring system，OSMS）是近年来逐渐发展的一种新技术，由英国 VisionRT 公司生产。AlignRT 包括三套独立的 3D 立体摄像单元（安装于放疗床周缘的天花板上）、PC 图像处理工作站组成，采用光学手段来捕捉患者体位信息，可以监测患者的三维表面轮廓，具有非辐射性和实时性。

AlignRT 原理是利用激光可视系统通过重建患者的三维表面轮廓，从 3 个不同角度由 OSMS 系统实时采集患者在治疗床上的影像，并与定位 CT 重建的轮廓相对比，可以用于实时监测摆位误差。实现方式为在患者前方、左边和右边 3 个方向上由投影仪和摄像机组成的摄像单元，通过投射斑点图案到患者体表，再由 3 个方向上摄像单元的摄像机获取患者体表和斑点图案数据。通过立体视觉技术及三角测量法来创建一个含有上万个几何节点的高分辨率、高精度、非共面三维人体体表图像。追踪精度≤0.3 mm 和≤0.2°，可以获得 6 个维度的患者体位运动信息。经计算机重建形成三维影像后与以 CT 模拟的参照图像进行比对，确定患者治疗部位位置变化情况，可实时了解误差信息并加以调整。整个过程不产生射线，具有射线防护优势。

参考影像有两种：①由 CT 定位与治疗计划系统生成的身体体表结构影像，简称医学数字成像和通信（digital image and communications in medicine，DICOM）参考影像；②由 OSMS 系统利用静态技术采集患者在治疗床上的体表影像，简称 VisionRT 参考影像。建议在实际应用中，采用 DICOM 参考影像指导分次间摆位，分次内治疗采用校正误差后的 VisionRT 参考影像。同时，应注意整个治疗过程中的分次间体表光学监测不宜采用同一参考 VisionRT 影像，应至少在每周 CBCT 位置验证合格后建立本周的参考 VisionRT 影像。

光学表面成像系统可以减少从模拟定位到治疗实施过程中位置的不确定性，保证靶区照射准确同时降低靶区周边正常组织的剂量；主要有以下 3 个功能：①降低分次间位置的不确定性；②监测患者治疗中的分次内运动；③使用门控或屏气技术来实现与呼吸相关的治疗。

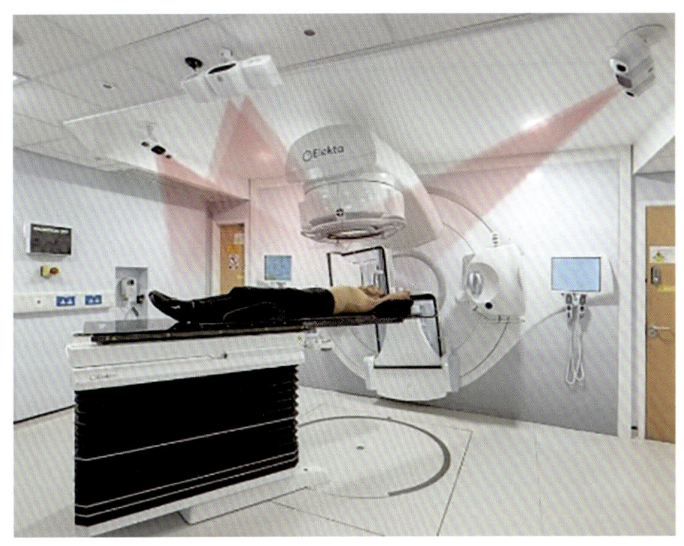

AlignRT 通过使用非接触式技术以亚毫米级的精度实时跟踪患者的皮肤表面，并确保仅在患者正确定位时才提供辐射，从而使治疗更安全。如果患者移动，AlignRT 可以自动向治疗输送系统发出信号，以暂停放疗。AlignRT 提升了患者的舒适度，可以消除对文身或其他永久性标记的需求，避免使用传统的封闭式口罩或基于框架的 SRS，并减少对儿科麻醉的需求。

23.1.8.2 Sentinel 和 Catalyst

Catalyst 体表追踪系统是由瑞典 C-RAD AB 公司研发生产，利用激光和远红外线对患者体表进行追踪的系统。

系统主要包括三个主要部分：Sentinel 4D CT 安装在 CT 模拟室，用于对患者进行治疗模拟，抓取 4D 呼吸曲线，对患者进行呼吸设定及训练；Catalyst 安装在加速器机房，由三个光学发生及追踪器组成；C4D 软件系统由服务器，相对应的软件及接口授权组成。整套系统覆盖从定位到治疗的完整流程，支持患者摆位、实时监控和呼吸门控，并于 2016 年在中国获得 CFDA 批准。Sentinel 和 Catalyst 利用光学三角原理和结构光技术进行体表成像。

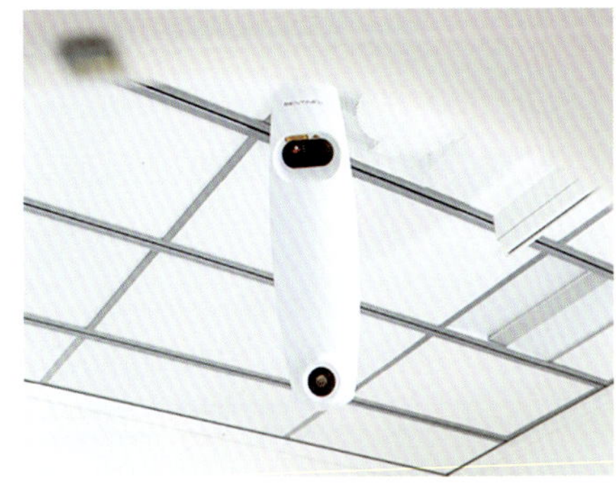

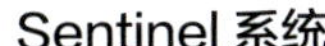
Sentinel 系统

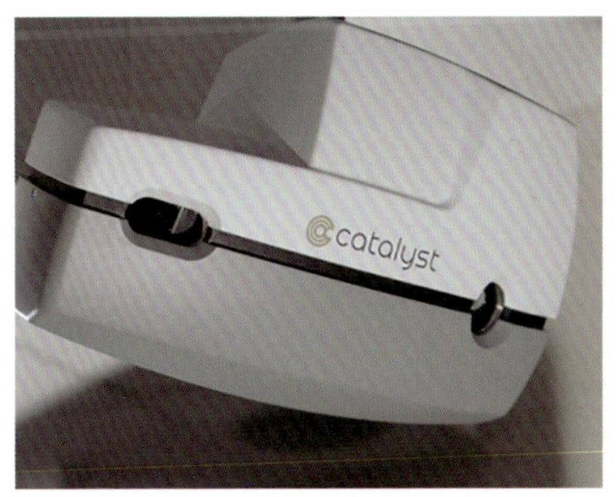

Catalyst 系统

Sentinel 采用激光扫描光源，在 CT 定位时获取患者的体表轮廓，检测患者呼吸幅度。系统主要硬件由安装在 CT 模拟定位机机架对面天花板上的激光发射装置和可以接收信号的特殊相机组成，并与安装有专用软件的电脑工作站相连接。Sentinel 能提供在治疗期间患者位置的运动监测，能够自动监测当前选定的患者，具有患者监测的哨兵功能。Sentinel 系统具有三大应用模块：① cPosition 用于快速而准确的辅助患者摆位；② cMotion 用于监测治疗过程中患者体位的变化情况；③ cRespiration 可应用于呼吸门控。

Catalyst 采用投影结构光技术，适用于不同机房环境和不同肤色部位的患者，不受环境光源影响。通过非刚性体表配准算法解决了传统刚性配准算法无法处理皮肤褶皱等区域，仅能计算体表偏差而非等中心处偏差的问题。C-RAD Catalyst 的非刚性配准算法通过建立体表至等中心的 FEM 模型，模拟真实组织从体表到靶区的过程，精准计算六维等中心配准结果引导摆位。该系统具有可以提高摆位精度，降低治疗过程中发生的患者消瘦等对摆位精度的影响，分次间摆位重复性好，使用反投影技术，可以提高摆位速度，简化工作流程。自动移床技术可以方便技师准确找到患者摆位的位置。治疗过程中可以进行实时运动监控，通过和加速器联网实现对加速器束流的控制，对治疗过程中出现的咳嗽、呕吐，以及由于长时间治疗引发不适而产生的身体挪动，可以及时关闭束流，从而最大可能地降低患者被误照的可能性。患者可以通过呼吸控制 VR 眼镜，对治疗进行控制，实现自由呼吸治疗或深呼吸屏气治疗（DIBH），并且可以在 CT 模拟室完成呼吸的模拟和对患者的训练。同时，也可以用于配合开展头部立体定向放射治疗（SRT）和体部立体定向放射治疗（SBRT）。

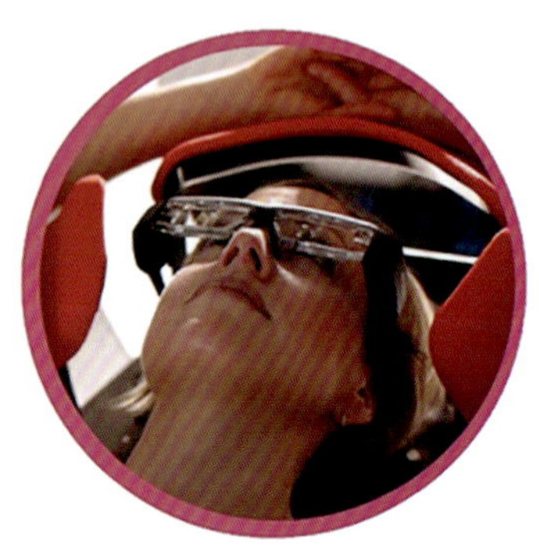

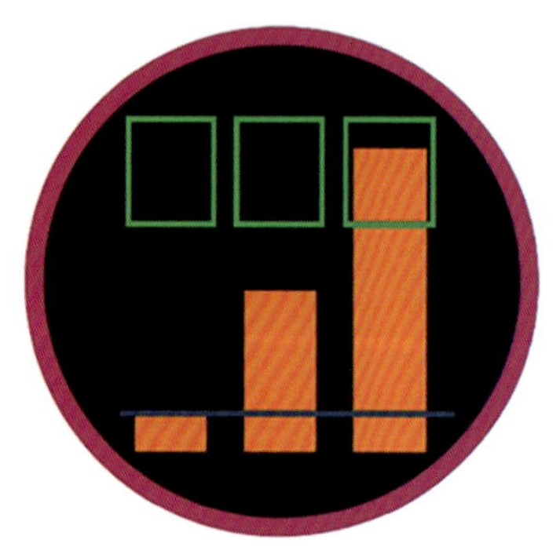

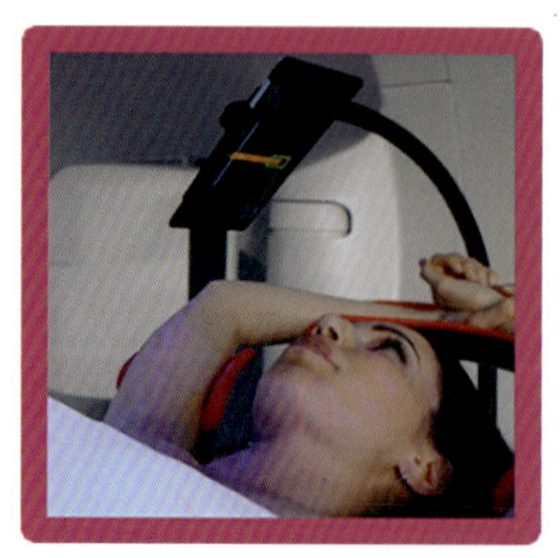

23.1.8.3　AccuTrak

AccuTrak 体表追踪系统是由中国科莱瑞迪公司研发生产，利用结构光成像技术对患者体表进行追踪的系统。系统主要包括三大主要功能：体表定位、治疗监测以及呼吸门控，整个系统覆盖从定位到治疗的完整流程。

定位端：AccuTrak 采用结构光成像技术，在 CT 定位时获取患者的体表轮廓，检测患者呼吸幅度。系统主要硬件由安装在 CT 模拟定位机机架对面天花板上的 500 万高清结构光相机，以及安装专用软件的电脑工作站相连接。AccuTrak 在 CT 端支持回顾性扫描与前瞻性扫描两种扫描方式，可以完成 4DCT\DIBH\EEBH 等扫描。

治疗端：AccuTrak 采用成像技术，适用于不同机房环境和不同肤色部位的患者，不受环境光源影响。融合刚性配准、非刚性配准和等中心梯度加权配准，形成独特算法，提高配准结果准确性。该系统可实现每次治疗前获取患者实时体表信息，与参考表面配准计算出分次间摆位误差，帮助治疗师提高摆位效率；提供治疗前摆位提示姿态纠正功能，利用自动移床校正功能进行患者位置纠正，提高摆位重复性；患者在进行治疗时，可利用该系统实时监测患者的体位变化，一旦监测到患者体位变化超过阈值范围，系统通过加速器接口让加速器自动暂停束流，保证治疗期间不脱靶，降低误照的可能性；同时该系统可以监测患者治疗时的呼吸运动，实现 DIBH/EEBH 呼吸管理治疗技术，确保肿瘤照射的精确性，不会脱靶。治疗完可以输出当次摆位误差和分次内体位误差分析报告，并可以统计分析疗程中的误差变化。AccuTrak 系统让患者在手机端查看柱状图，更直观地看到自己呼吸周期的变化情况，以便于配合门控治疗。

23.1.9　光学体表引导放疗

光学体表引导放疗（surface guided radiation therapy，SGRT）是一种无创无辐射的图像引导放疗技术。它利用三维体表成像原理获取患者体表影像，实时追踪患者体表的位置和形态变化，并进行分析评估，进一步提高了放疗的准确性和安全性。SGRT 技术通过使用一个或多个高精度摄像头单元，在患者体表映射多个任意点，并捕获这些点的反射光束来快速获取患者的体表轮廓信息，这些信息随后被用来生成高精度的 3D 体表轮廓模型，为放射治疗提供精确的患者定位和实时监测功能。

SGRT 系统可以减少分次间和分次内的患者摆位误差，确保放射束精确对准治疗区域，从而提高放疗的精确性，并减少对周围正常组织和器官的辐射暴露。可在放射治疗过程中实时监测体表的变化，使医疗专业人员能够及时调整患者位置，同时也可以使用门控或深吸气屏气技术实现放射治疗中的呼吸运动管理。使用非侵入性的光源进行体表映射，具有无创、无辐射特性，改善了患者的治疗体验。

SGRT 系统可以用于模拟定位与治疗前摆位，通过捕捉患者体表的实时图像，与治疗计划中的预设模型进行比对，确保患者的初始定位精确无误。也可以用于治疗过程中监测，通过对患者体表进行连续实时跟踪，如果患者的体表位置与治疗计划中基于 CT 图像设定的参考点偏移，或者计算出的等中心偏差超出特定限值，治疗的辐射束会相应自动暂停，增强了治疗的安全性。还可以用于配合呼吸运动管理治疗，如深吸气屏气（deep inspiration breath-hold，DIBH）技术，监测患者的呼吸模式，确保在呼吸周期中的特定阶段释放辐射，从而减少呼吸运动对治疗精确性的影响。并且可在共面和非共面颅内肿瘤治疗中，配合开放式面部固定面罩实时监测患者的体表变化，进行门控放射治疗。

23.2　本章使用的工具或功能介绍

DRR Option

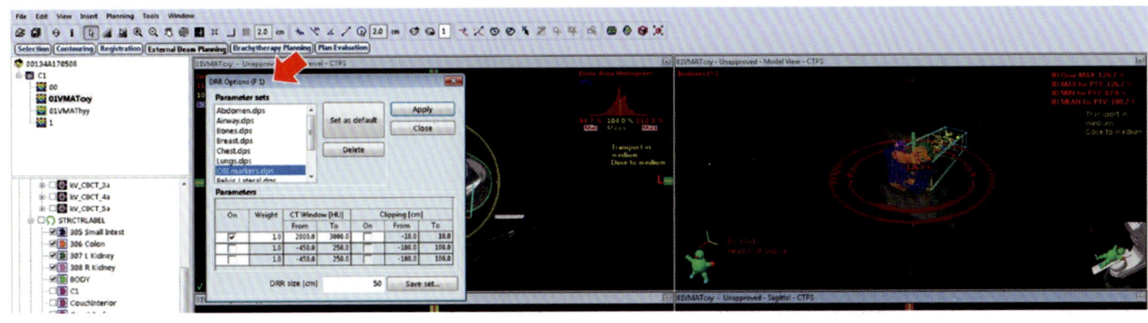

Parameters sets 中可以选择预设的 DRR 模板。

Parameters 中可以创建和编辑 Multi-channel 多通道 DRRs。每张 DRR 图像最多可由三幅图像叠加而成。多幅图像叠加合成时由 Weight 权重因子决定重叠时的显示比重。Weight 权重为负值时代表从其他图像中减去此幅图像。CT Window（HU）中可设置尽在规定 HU 范围内的组织参与重建 DRR 图像。Clipping（cm）允许用户使用全部或者部分人体组织来重建 DRR 图像。

23.3　操作步骤

23.3.1　添加 CBCT 摆位野演示

单击［Insert］，在下拉菜单中单击［New Setup Field］。

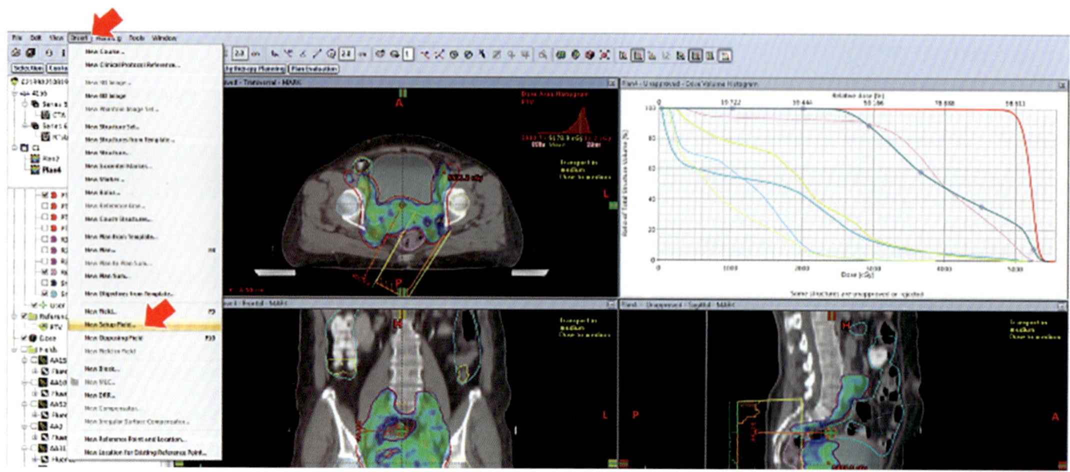

将摆位野名称修改为 CBCT。

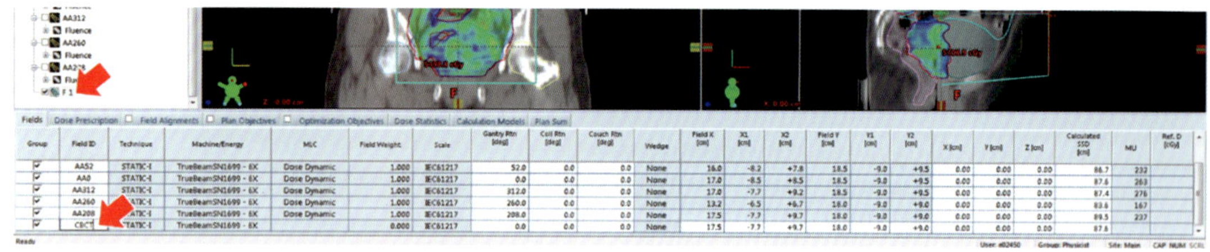

23.3.2　添加正交摆位野演示

单击［Insert］，在下拉菜单中单击［New Setup Field］。

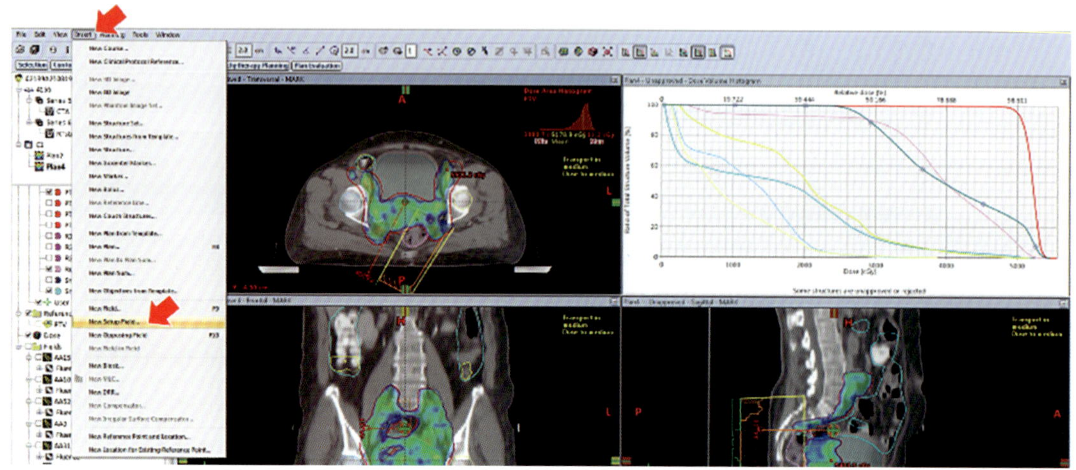

选中摆位野，单击【鼠标右键】，在右键菜单中单击［Properties］，在弹出的“Setup Field Properties”对话框中单击［Geometry］标签，在“Geometry”标签的Gantry/Source Rtn中输入“270”，然后单击［OK］。

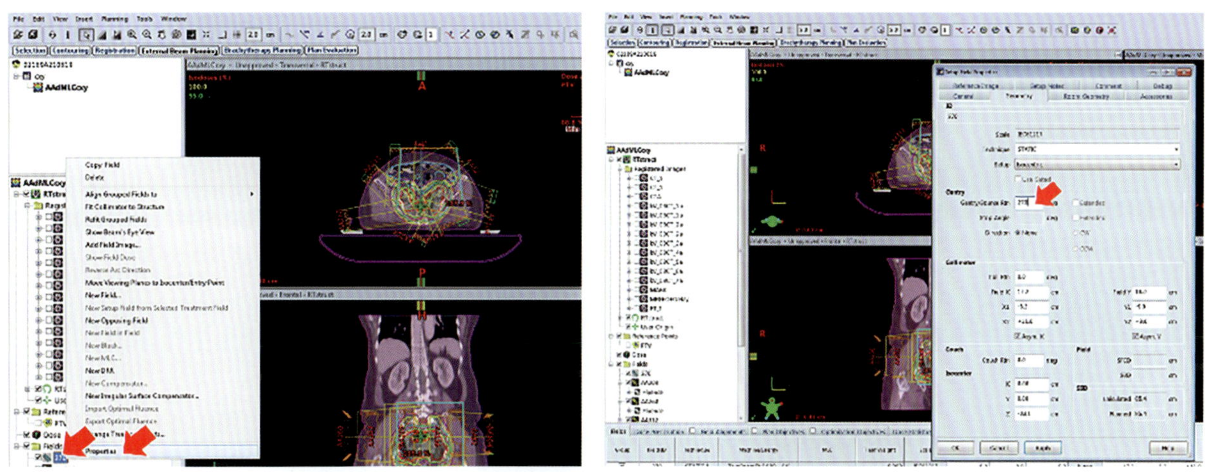

选中摆位野，单击【鼠标右键】，在右键菜单中单击［New DRR］。

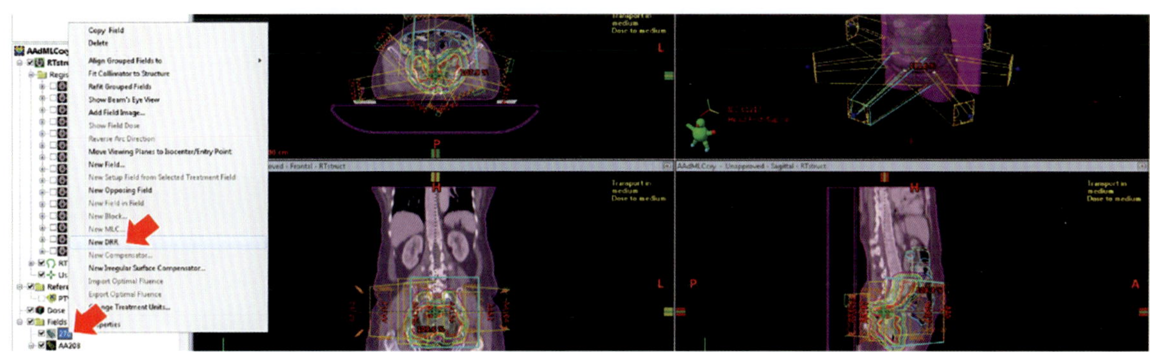

在弹出的“DRR Option”对话框中选择适当的DRR模板，或者手动在Parameter栏中调节合适的参数，单击［Apply］，生成的DRR在右上视窗中显示。然后单击［Close］。

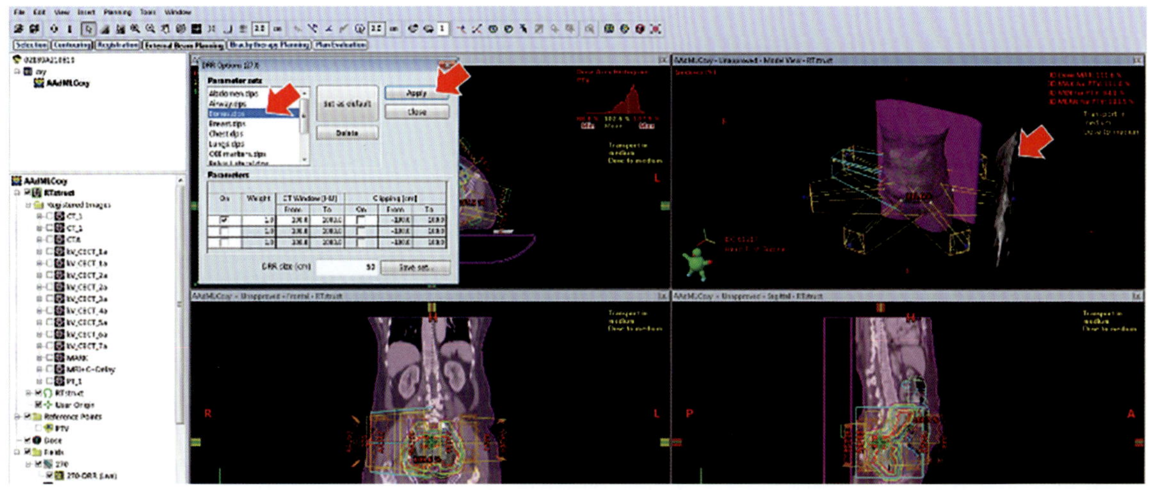

23.3.3　由原始射野生成摆位野演示

选中原始射野，单击【鼠标右键】，在右键菜单中单击［New Setup Field from Selected Treatment Field］。

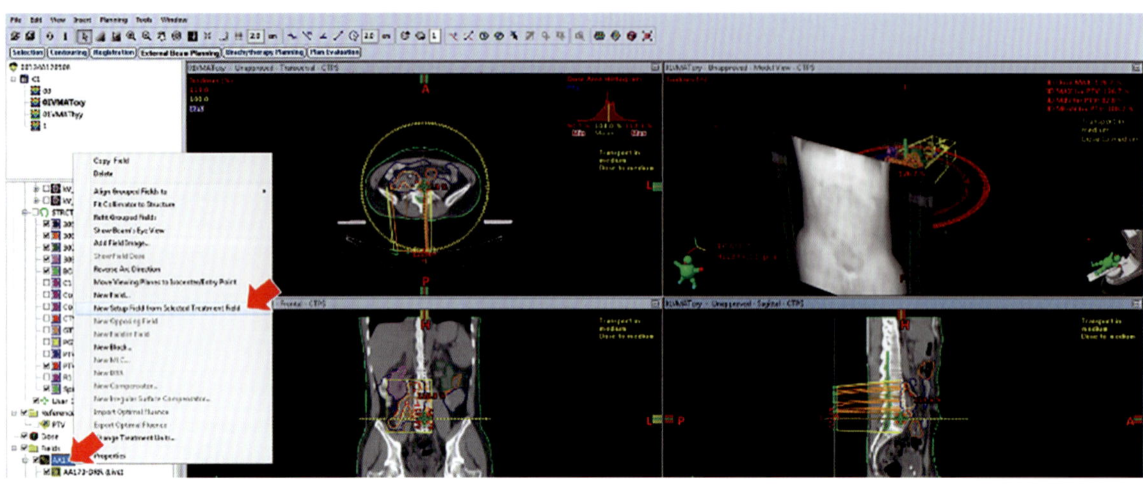

在弹出的“External Beam Planning”对话框中告知此操作会移除所有射野附件，单击［OK］。

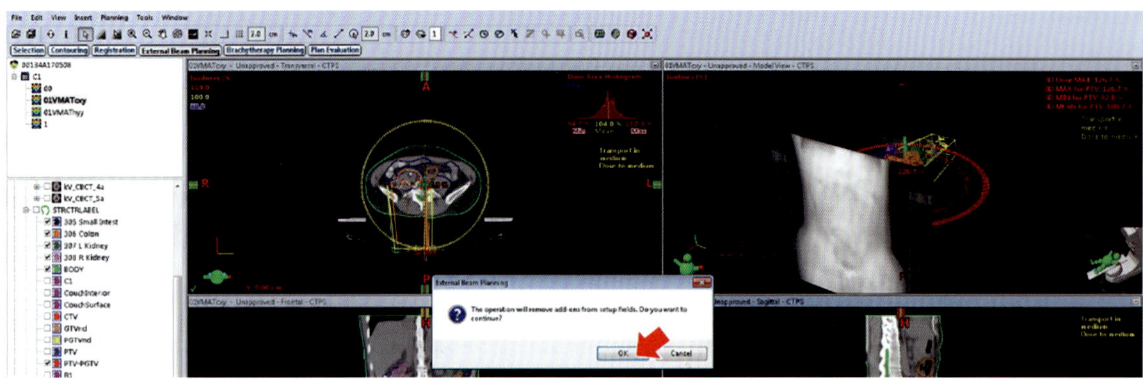

选中摆位野，单击【鼠标右键】，在右键菜单中单击［New DRR］。

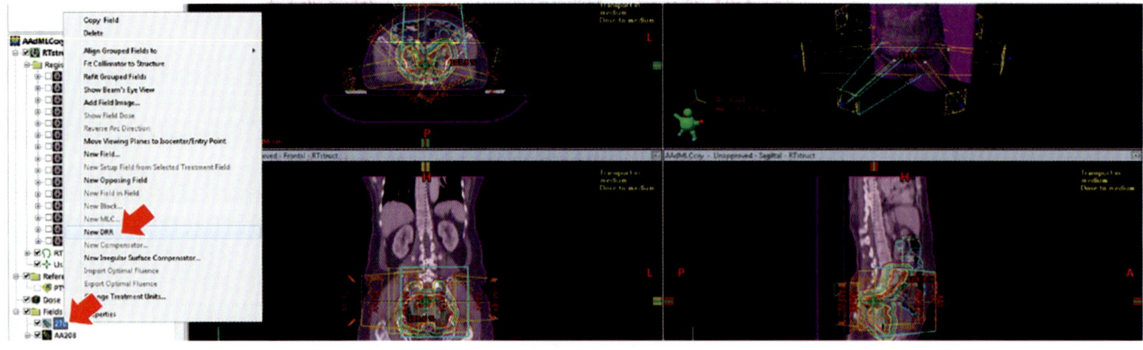

在弹出的“DRR Option”对话框中选择适当的 DRR 模板，或者手动在 Parameter 栏中调节合适的参数，单击［Apply］，生成的 DRR 在右上视窗中显示。然后单击［Close］。

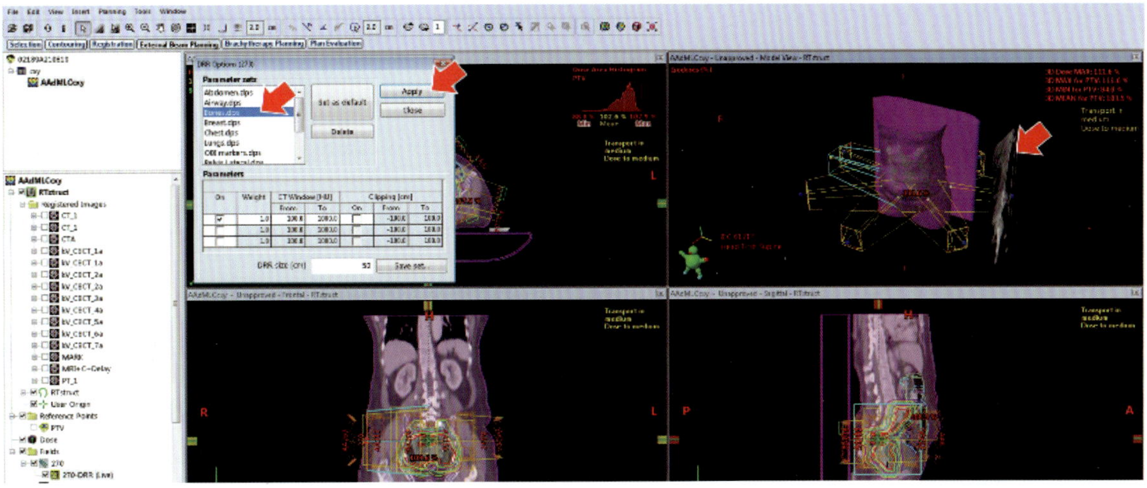

参考文献

[1] Wong JR，Cheng CW，Grimm L，et al. Clinical implementation of the world's first Primatom，a combination of CT scanner and linear accelerator for precise tumor targeting and treatment. M Physica Istituti Editoriali e Poligrafici Internazionali. Italy. Medica Physica，2001，17：271-276.

[2] Sillanpaa J，Chang J，Mageras G，et al. Developments in megavoltage cone beam CT with an amorphous silicon EPID：reduction of exposure and synchronization with respiratory gating. Med Phys，2005，32：819-829.

[3] Gildersleve J，Dearnaley DP，Evans PM，et al. A randomised trial of patient repositioning during radiotherapy using a megavoltage imaging system. Radiother Oncol，1994，31：161-168.

[4] Evans PM，Gildersleve JQ，Rawlings C，et al. Technical note：The implementation of patient position correction using a megavoltage imaging device on a linear accelerator. Br J Radiol，1993，66：833-838.21.

[5] Mackie TR，Kapatoes J，Ruchala K，et al. Image guidance for precise conformal radiotherapy. Int J Radiat Oncol Biol Phys，2003，56：89-105.

[6] 于金明，李宝生. 调强放射治疗的临床应用现状与存在的问题，中华肿瘤杂志，2005，27（3）：188-190.

[7] Yinyong，The Effect of Respiratory Montion On the GTV Contoured with PET Image，Medical Physics，2007（34），p2398 27.

[8] Ling CC，Yorke E，Fuks Z. From IMRT to IGRT：frontierland or Neverland. Radiother Oncol，2006，78（2）：119-122.

[9] Jaffray DA，Siewerdsen JH，Wong JW，et al. Flat-panel cone-beam computed tomography for image-guided radiation. Int J Radiat Oncol Biol Phys.，2002，Aug 1；53（5）：1337-1349.

[10] 尹勇. CBCT 图像引导放射治疗中若干关键问题的研究. 天津大学，2008.

[11] Kitamura K，Shirato H，Seppenwoolde Y，et al. Three-dimensional intrafractional movement of prostate measured during real-time tumor-tracking radiotherapy in supine and prone treatment positions. Int J Radiat Oncol Biol Phys，2002，53：1117-1123.

[12] 金雏凤. 图像引导放射治疗模式下精确放射治疗生物学效应研究. 中国科学技术大学，2012.

[13] Nuyttens JJ，Robertson JM，Yan D，et al. The variability of the clinical target volume for rectal cancer due to internal organ motion during adjuvant treatment Int J Radiat Oncol Biol Phys，2002，53：497-503.45.

[14] Britton KR，Takai Y，Mitsuya M，et al. Evaluation of inter and intrafraction organ motion during intensity modulated radiation therapy（IMRT）for localized prostate cancer measured by a newly developed on-board image-guided system. Radiat Med，2005，23：14-24.

[15] Mcgee KP，Das IJ，Sims C，et al. Evaluation of digitally reconstructed radiographs used for clinical radiotherapy：a phantom study. Med Phys，1995；22：1815-1827.

[16] 李谭谭，郇福奎，戴建荣 . 光学体表引导放疗技术的临床应用 . 中华放射肿瘤学杂志，2021，30（06）：648-652.

[17] Christoph B，Katherine GM，Karen D，et al. A phantom evaluation of a stereo-vision surface imaging system for radiotherapy patient setup. Med Phys，2005，32（9）：2753-2762.

[18] Stefania P，Livia M，Marco C，et al. A phantom evaluation of SentinelTM，a commercial laser /camera surface imaging system for patient setup verification in radiotherapy. Med Phys，2012，39（2）：706-712.

[19] Moser T，Habl G，Uhl M，et al. Clinical evaluation of a laser surface scanning system in 120 patients for improving daily setup accuracy in fractionated radiation therapy. Int J Radiat Oncol BiolPhys，2013，85（3）：846-853.

[20] Zhong R，Wang J，Zhou L，et al. Implementation of single-breath-hold cone beam CT guided hypofraction radiotherapy for lung cancer. Radiat Oncol，2014，9（1）：77.

[21] Stieler F，Wenz F，Shi M，et al. A novel surface imaging system for patient positioning and surveillance during radiotherapy. A phantom study and clinical evaluation. Strahlenther Onkol，2013，189（11）：938-944.

[22] Cervino LI，Gupta S，Rose MA，et al. Using surface imaging and visual coaching to improve the reproducibility and stability of deep-inspiration breath hold for left-breast-cancer radiotherapy. Phys Med Biol，2009，54（22）：6853-6865.

[23] Betgen A，Alderliesten T，Sonke JJ，et al. Assessment of set-up variability during deep inspiration breath hold radiotherapy for breast cancer patients by 3D-surface imaging. Radiother Oncol，2013，106（2）：225-230.

[24] 樊琪 . 胸腹表面的三维视觉成像和呼吸运动机器学习预测研究 . 哈尔滨工业大学，2020.

[25] Mancosu P，Fogliata A，Stravato A，et al. Accuracy evaluation of the optical surface monitoring system on EDGE linear accelerator in a phantom study. Medical Dosimetry，2016，41（2）：173-179.

[26] Zhao B，Maquilan G，Anders M，et al. Feasibility of open mask immobilization with optical imaging guidance（OIG）for H&N radiotherapy. Medical Physics，2016，43（6）：3409.

[27] Mhatre V，Patwe P，Dandekar P. Commissioning and acceptance testing of optical surface monitoring system on TrueBEAM STx as per task group 147. Medical Physics，2016，43（6）：3682.

[28] Geiger A，Ziegler J，Stiller C. Stereoscan：Dense 3D reconstruction in real-time. IEEE Intelligent Vehicles Symposium，Baden-Baden，Germany，2011：963-968.

[29] Evans P M. Anatomical imaging for radiotherapy. Physics in Medicine and Biology. 2008，53（12）：R151-R191.

[30] Zhang H H，Zhang Q C，Li Y，et al. High speed 3D shape measurement with temporal Fourier transform profilometry. Applied Sciences-Basel，2019，9（19）：4123.

[31] Heist S，Lutzke P，Schmidt I，et al. High-speed three-dimensional shape measurement using GOBO projection. Optics and Lasers in Engineering，2016，87：90-96.

[32] Wu Z J, Guo W B, Li Y Y, et al. High-speed and high-efficiency three-dimensional shape measurement based on Gray-coded light. Photonics Research, 2020, 8 (6): 819-829.

[33] Zheng D L, Da F P, Kemao Q, et al. Phase-shifting profilometry combined with Gray-code patterns projection: unwrapping error removal by an adaptive median filter. Optics express, 2017, 25 (5): 4700-4713.

第二十四章　修改射野名称

24.1　概述

射野名称（Filed ID）命名以“第一个大写字母＋第二个大写字母＋数字”格式进行命名。

第一个大写字母：代表此组 CT 模拟定位图像为患者接受的第 n（n=1、2、3……）次 CT 模拟定位扫描所获得的图像。

第二个大写字母：代表基于此组 CT 模拟定位图像所设计，并执行的第 n（n=1、2、3……）个放射治疗计划。

数字：代表机架的角度。

固定野以实际角度表示。

旋转野以起始角度表示（注：180° 起始时，顺时针旋转时标注为 181°，逆时针旋转时标注为 179°）。

示例 1：

患者 ×××，在 2018 年 7 月 26 日接受了第 1 次 CT 模拟定位，在此次获得的 CT 模拟定位图像上，医生勾画了靶区和周围正常器官并选择了使用固定野调强方式为患者进行治疗，物理师张三设计了计划，放射治疗计划中固定野的照射角度分别为 0°、52°、104°、156°、208°，则此计划 Filed ID 名称为“AA0”“AA52”“AA104”“AA156”“AA208”。

示例 2：

患者 ×××，在 2018 年 10 月 24 日接受了第 2 次 CT 模拟定位，在此次获得的 CT 模拟定位图像上，医生勾画了靶区和周围正常器官并选择了使用旋转调强方式为患者进行治疗，物理师张三设计了计划，放射治疗计划中给予两个旋转野，顺时针旋转时起始角度为 181°，逆势针旋转时起始角度为 179°，则此计划 Filed ID 名称为“BA181”“BA179”。

示例 3：

患者 ×××，在 2018 年 10 月 24 日接受了第 2 次 CT 模拟定位，在此次获得的 CT 模拟定位图像上，医生勾画了靶区和周围正常器官并选择了使用旋转调强方式为患者进行治疗，物理师王五设计了计划并用此计划对患者进行治疗，经过十次治疗后，医生需要对患者治疗方案进行修改，治疗方式改为固定野调强，放射治疗计划中固定野的照射角度分别为 0°、52°、104°、156°、208°，则此计划 Filed ID 名称为“BB0”“BB52”“BB104”“BB156”“BB208”。

24.2　本章使用的工具或功能介绍

无。

24.3　操作步骤

在“Field ID”处对射野名称进行修改。

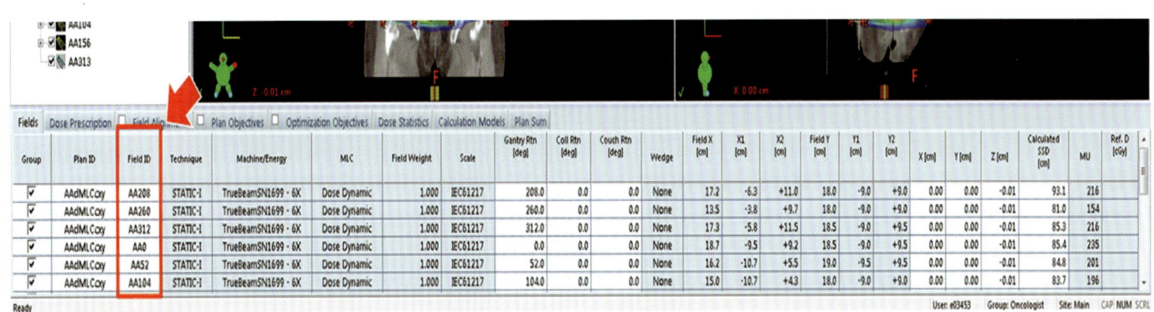

参考文献

[1] 胡逸民 . 肿瘤放射物理学 . 北京：中国原子能出版社，1999.

[2] 王若峥，尹勇 . 肿瘤精确放射治疗计划设计学 . 北京：科学出版社，2014.

[3] 姜炜，崔世民 . 临床调强放射治疗学 . 北京：人民卫生出版社，2011.

[4] 郑小康，陈龙华 . 三维适形放疗临床实践（CT 模拟与三维计划）. 北京：人民卫生出版社，2001.

[5] 李晔雄 . 肿瘤放射治疗学 . 5 版 . 北京：中国协和医科大学出版社，2018.

[6] 王鹏程 . 放射治疗剂量学 . 北京：人民军医出版社，2007.

[7] 于金明，殷蔚伯，李宝生 . 肿瘤精确放射治疗学 . 济南：山东科学技术出版社，2004.

[8] 徐慧军，段学章 . 现代肿瘤放射物理与技术 . 北京：中国原子能出版社，2018.

[9] 冯宁远 . 实用放射治疗物理学 . 北京：北京医科大学、中国协和医科大学联合出版社，1998.

第二十五章　为射野排序

25.1　概述

虽然机架可以处于360°的任意位置，但是只能从180°开始按照顺时针或逆时针方向旋转，为了提高治疗效率，需要对射野进行顺时针或逆时针排序。

25.2　本章使用的工具或功能介绍

无。

25.3　操作步骤

单击［Planning］，在弹出的下拉菜单中单击［Field Order］。

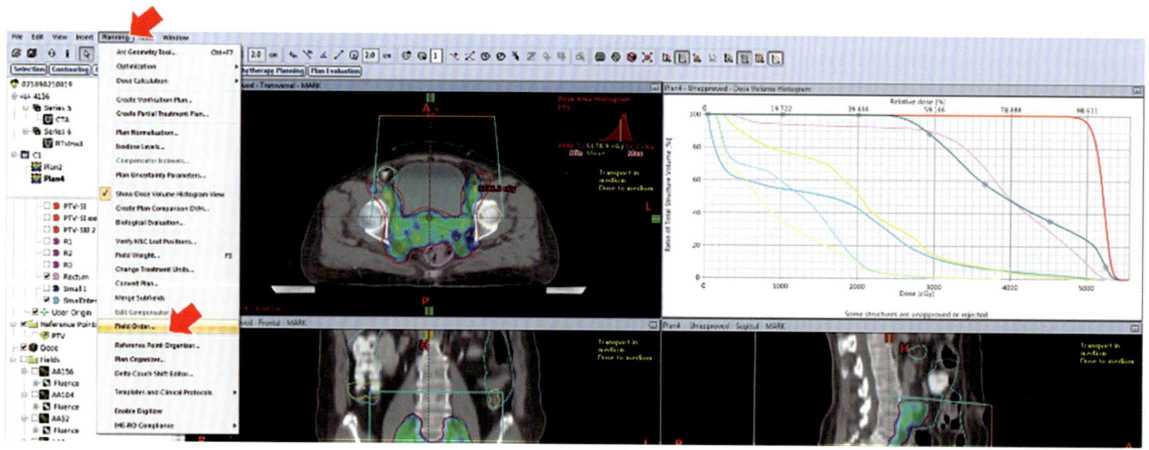

在Field Ordering对话框中，单击［Clockwise］。

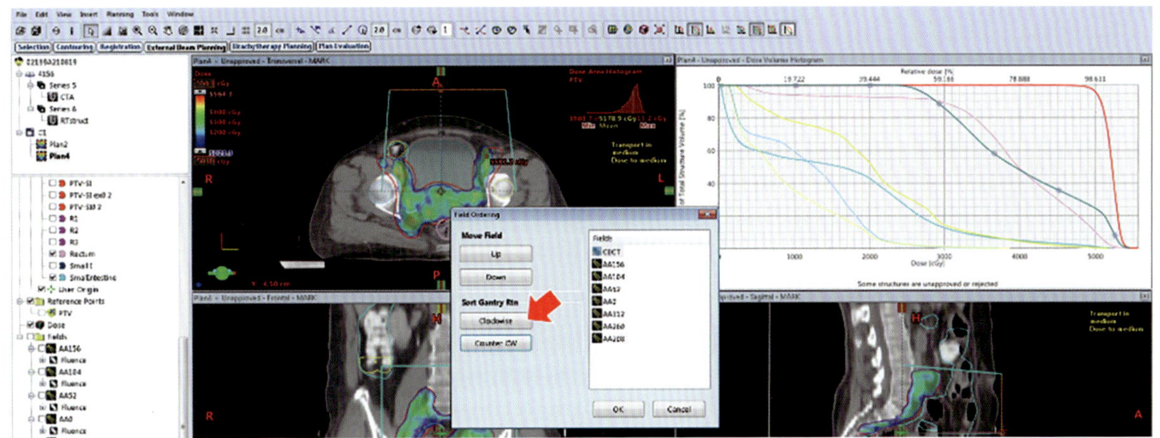

参考文献

[1] 胡逸民．肿瘤放射物理学．北京：中国原子能出版社，1999.
[2] 王若峥，尹勇．肿瘤精确放射治疗计划设计学．北京：科学出版社，2014.
[3] 姜炜，崔世民．临床调强放射治疗学．北京：人民卫生出版社，2011.
[4] 郑小康，陈龙华．三维适形放疗临床实践（CT模拟与三维计划）．北京：人民卫生出版社，2001.
[5] 李晔雄．肿瘤放射治疗学．5版．北京：中国协和医科大学出版社，2018.
[6] 王鹏程．放射治疗剂量学．北京：人民军医出版社，2007.
[7] 于金明，殷蔚伯，李宝生．肿瘤精确放射治疗学．济南：山东科学技术出版社，2004.
[8] 徐慧军，段学章．现代肿瘤放射物理与技术．北京：中国原子能出版社，2018.
[9] 冯宁远．实用放射治疗物理学．北京：北京医科大学、中国协和医科大学联合出版社，1998.

第二十六章 修改计划名称

26.1 概述

Plan ID 命名以“第一个大写字母 + 第二个大写字母 + 治疗方式 + 计划物理师姓名拼音首字母小写”格式进行命名。

第一个大写字母：代表此 CT 模拟定位图像为患者接受的第 n（n=1、2、3……）次 CT 模拟定位扫描所获得的图像。

第二个大写字母：代表基于此 CT 模拟定位图像所设计并执行的第 n（n=1、2、3……）个放射治疗计划。

治疗方式：适形计划使用“CRT”表示，固定野调强计划使用“dMLC”表示，旋转调强计划使用“VMAT”表示。

计划物理师姓名拼音首字母简写：张三使用“zs”表示，李四使用“ls”表示，其他人员以此类推。

示例 1：

患者 ×××，在 2018 年 7 月 26 日接受了第 1 次 CT 模拟定位，在此次获得的 CT 模拟定位图像上，医生勾画了靶区和周围正常器官并选择了使用固定野调强方式为患者进行治疗，物理师张三设计了计划并用此计划对患者进行治疗，则患者 ××× 此计划的名称为“AAdMLCzs”。

示例 2：

患者 ×××，在 2018 年 10 月 24 日接受了第 2 次 CT 模拟定位，在此次获得的 CT 模拟定位图像上，医生勾画了靶区和周围正常器官并选择了使用旋转调强方式为患者进行治疗，物理师李四设计了计划并用此计划对患者进行治疗，则患者 ××× 此计划的名称为“BAVMATls”。

示例 3：

患者 ×××，在 2018 年 10 月 24 日接受了第 2 次 CT 模拟定位，在此次获得的 CT 模拟定位图像上，医生勾画了靶区和周围正常器官并选择了使用旋转调强方式为患者进行治疗，物理师王五设计了计划并用此计划对患者进行治疗，经过十次治疗后，医生需要对患者治疗方案进行修改，治疗方式改为固定野调强，物理师王五在接到医生的修改方案后又重新进行了计划设计，并用此计划对患者进行治疗，则患者 ××× 此计划的名称为“BBdMLCww”。

26.2 本章使用的工具或功能介绍

无。

26.3 操作步骤

在“Focus”窗口处，选中需要修改的计划，然后单击【鼠标右键】，在弹出的右键菜单中单击［Properties］。

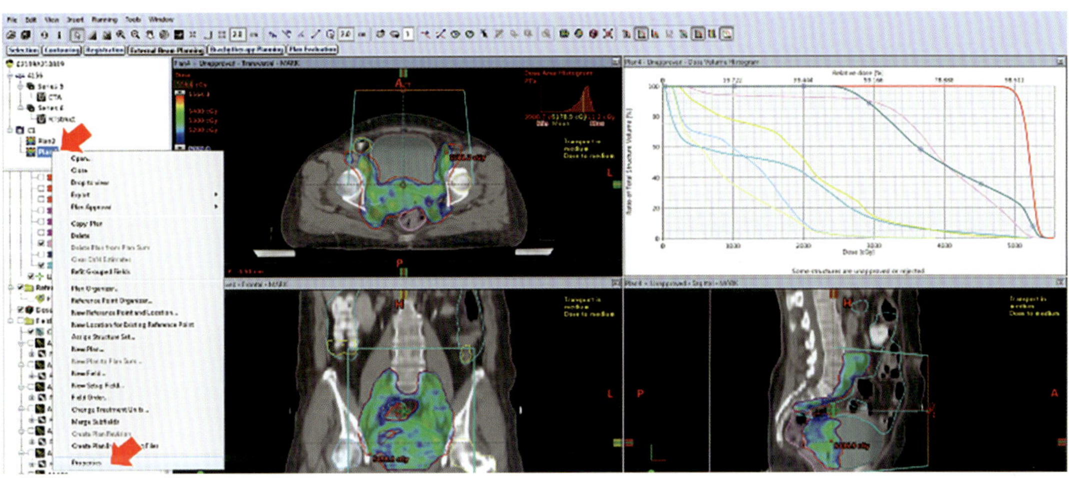

在“Plan Properties”对话框“ID”处输入计划名称，然后单击［OK］。

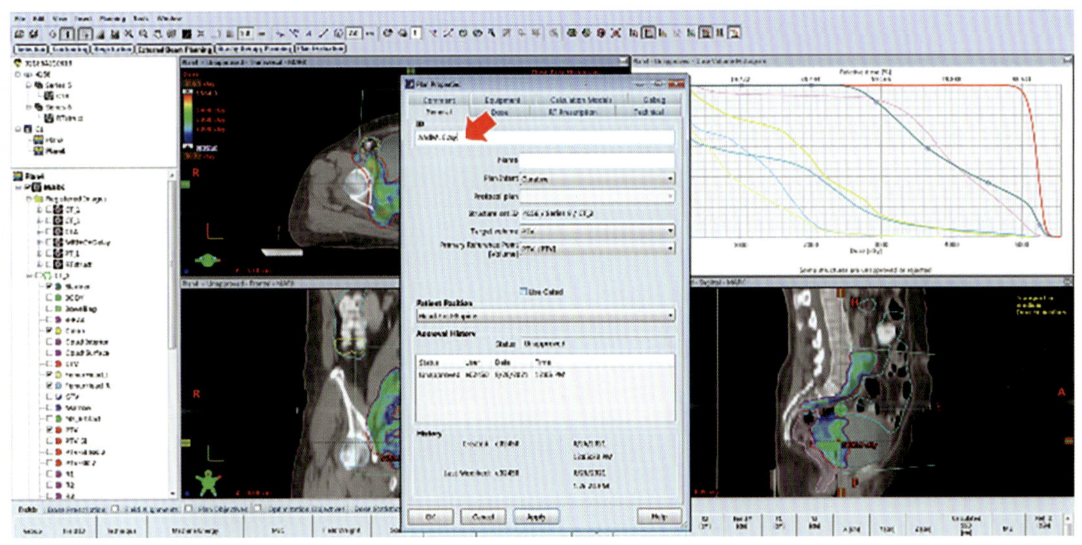

参考文献

［1］胡逸民．肿瘤放射物理学．北京：中国原子能出版社，1999.

［2］王若峥，尹勇．肿瘤精确放射治疗计划设计学．北京：科学出版社，2014.

［3］姜炜，崔世民．临床调强放射治疗学．北京：人民卫生出版社，2011.

［4］郑小康，陈龙华．三维适形放疗临床实践（CT 模拟与三维计划）．北京：人民卫生出版社，2001.

［5］李晔雄．肿瘤放射治疗学．5 版．北京：中国协和医科大学出版社，2018.

[6] 王鹏程 . 放射治疗剂量学 . 北京：人民军医出版社，2007.
[7] 于金明，殷蔚伯，李宝生 . 肿瘤精确放射治疗学 . 济南：山东科学技术出版社，2004.
[8] 徐慧军，段学章 . 现代肿瘤放射物理与技术 . 北京：中国原子能出版社，2018.
[9] 冯宁远 . 实用放射治疗物理学 . 北京：北京医科大学、中国协和医科大学联合出版社，1998.

第二十七章　计划批准

27.1　概述

当医生或物理师认可计划可采纳后，需要进行计划确认才能在加速器上调用执行。在 ARIA 环境中，计划需要进行两次确认，其中 Planning Approve 一般在 External Beam Planning 中进行，Treatment Approve 可在 Treatment Preparation 或 Plan Schedule 或 Reference Point 界面进行。批准后的计划剂量学参数被锁定，且不能被修改。

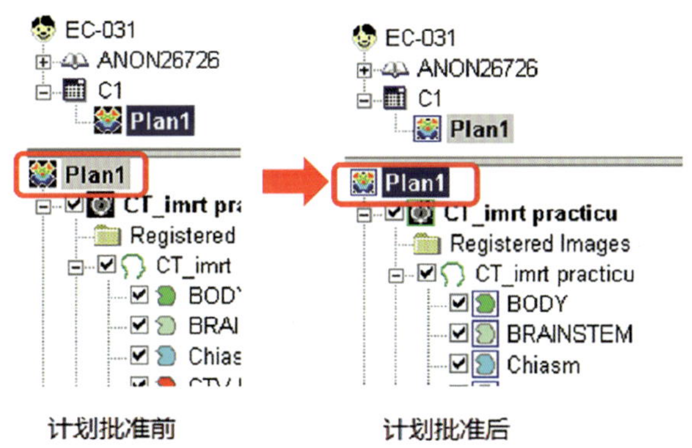

计划批准前　　计划批准后

27.2　本章使用的工具或功能介绍

无。

27.3　操作步骤

在“Focus”窗口中，选中需要批准的计划，单击【鼠标右键】，在弹出的右键菜单中单击［Plan Approval］，在弹出的菜单中单击［Planning Approved］。

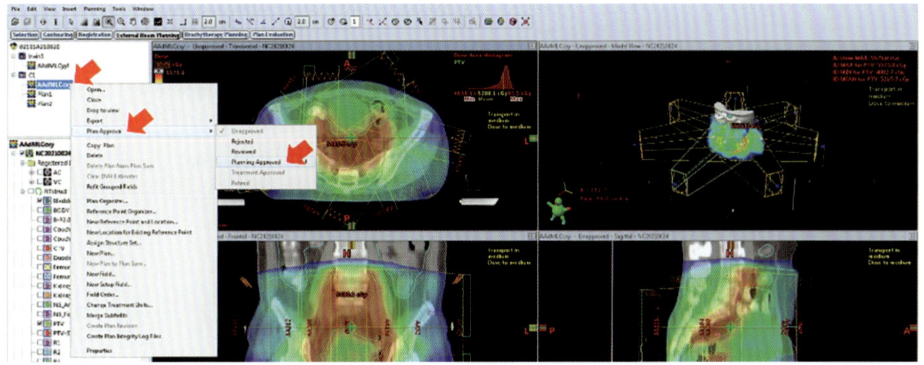

在“Planning Approval-Dose Summary”对话框中单击［Next］。

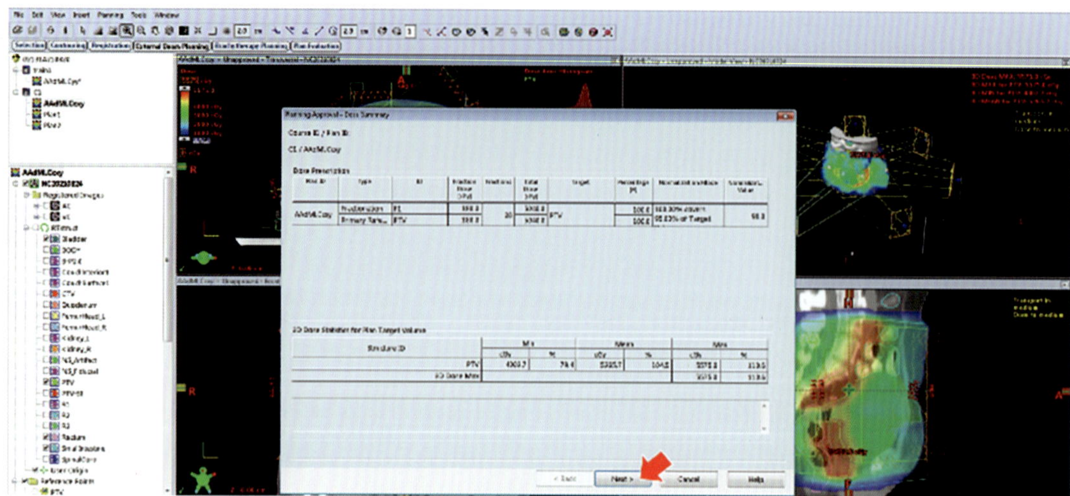

在“Planning Approval-Delta Couch Shift”对话框中单击［Use values calculated from user origin］，单击［Next］。

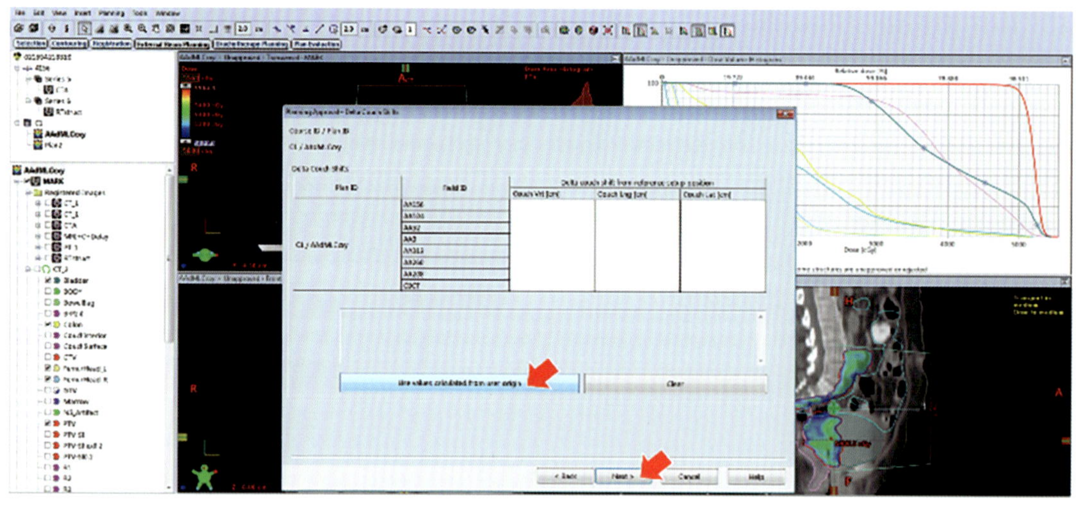

注释：

Delta Couch Shift 页面中，可以计算计划中心相对于用户原点的移床值，如果没有进行移床值计算，则此计划的治疗报告单中将不会显示用于移床的示意图。单击“Use values calculated from user origin”即可自动计算，单击“Clear”则清除移床值。注意：必须保证 User Origin 用户原点事先正确设置，否则计算的移床数值可能错误。如果没有设置原点，则会出现如下提示，此时的坐标系原点为定位 CT 的 DICOM 原点。

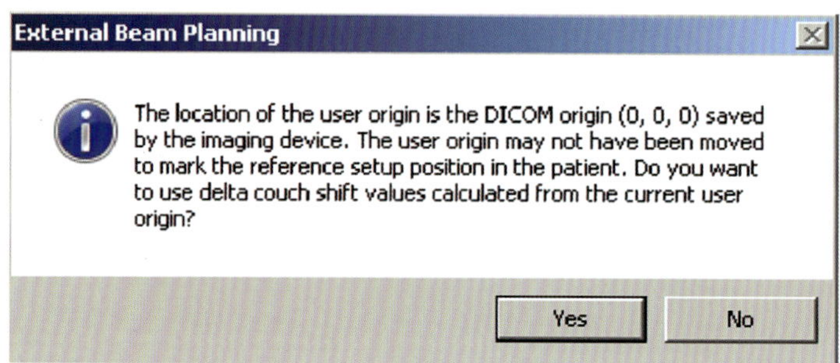

在“Planning Approval-Parameters”对话框“Treatment time”区域中勾选“Calculate treatment times”，在“Multiply with factor”中输入“2”，单击［Next］。

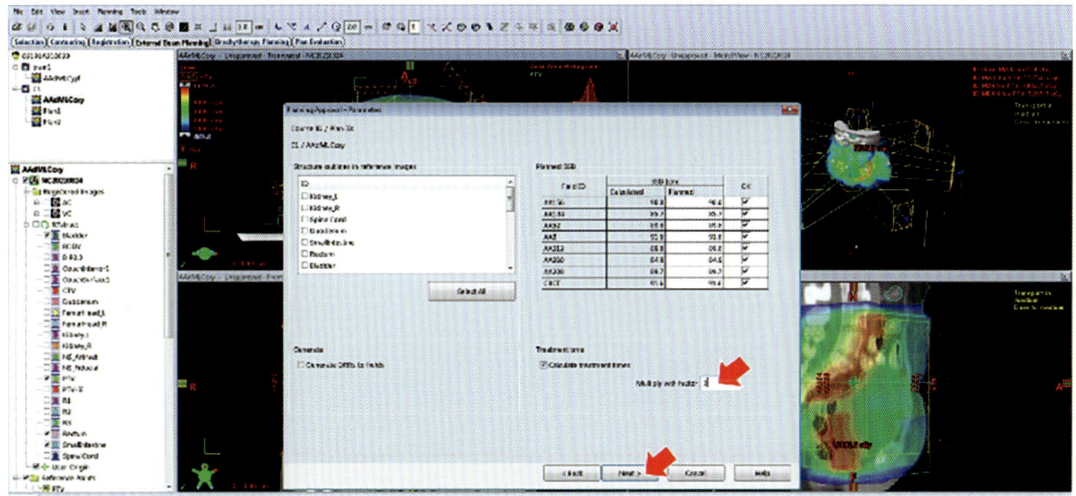

注释：

勾选“Generate DRRs to fields”表示为每个射野自动生成DRR图像。

Treatment Time（治疗时间）表示给定治疗时间乘积因子。加速器治疗时间通道T=（MU÷Doserate）×120%，时间因子默认为1.2。对于3DCRT/IMRT（SW，固定野滑窗调强）/VMAT计划的实施，需要适当改变时间因子。例如，当前计划为IMRT（MSS），时间因子可以设置为1.5或更大，否则会造成出束未完成时，就报出Time联锁，加速器会Beam Off。注意此因子数值一定不能小于1.0。

在“Planning Approval-Split Large IMRT Field”对话框中选择“Retain as one field”，单击［Next］。

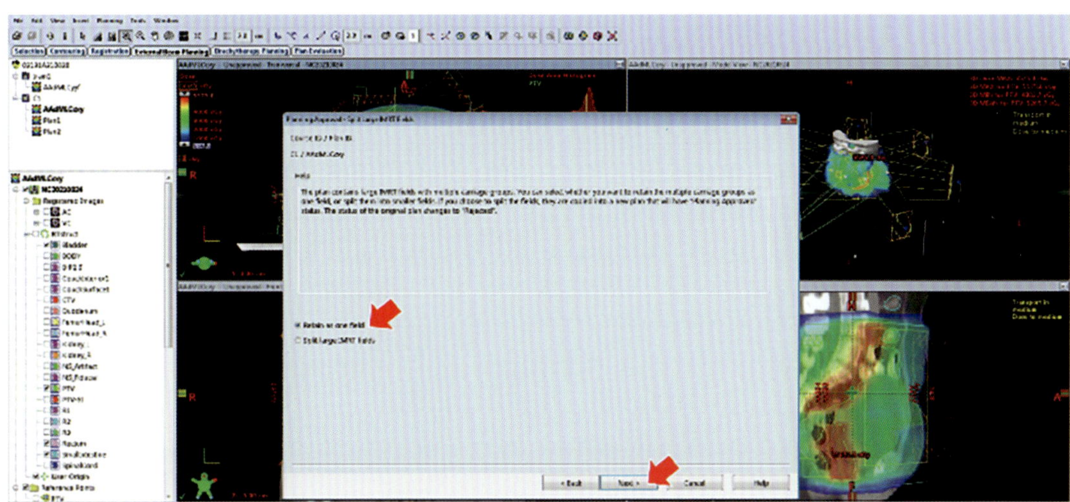

注释：

在计划确认之前，计划并不会实际分成单独的射野，在计划确认过程中，会出现“Planning Approval-Split Large IMRT Fields”对话框，对于有大野调强（large Field IMRT）技术的加速器，在投照时可以执行多Carriage位置计划，可以选择Retain as one field；若没有大野调强技术，在计划确认时需要选择Split Large IMRT fields，选择“Split large IMRT fields”表示对大野IMRT射野进行分野，原计划状态变为Retired状态，同时生成新的分野计划。

在“Planning Approval-User Authentication”对话框 Username 中输入主管医生 ID，在“Password”中输入主管医生 ID 密码，单击［Finish］。

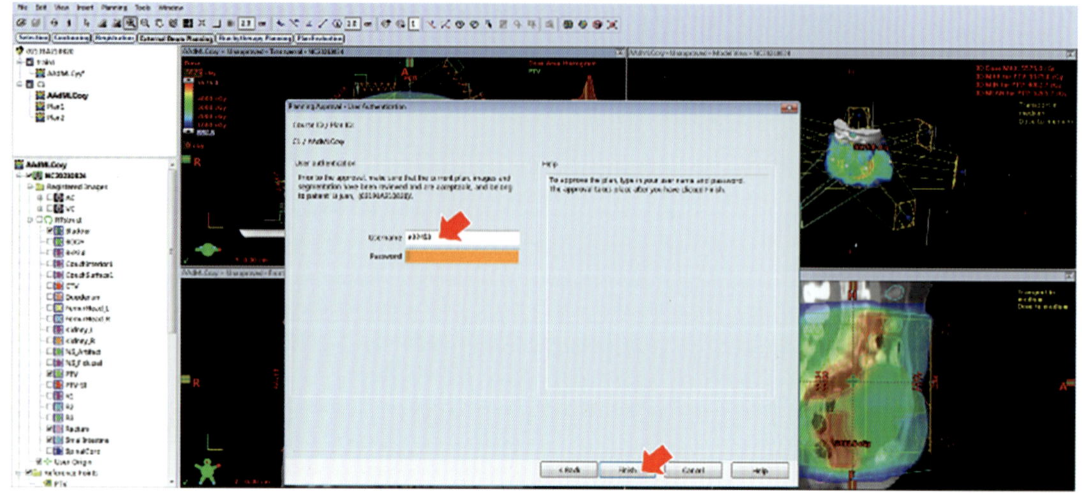

参考文献

［1］胡逸民. 肿瘤放射物理学. 北京：中国原子能出版社，1999.

［2］王若峥，尹勇. 肿瘤精确放射治疗计划设计学. 北京：科学出版社，2014.

［3］姜炜，崔世民. 临床调强放射治疗学. 北京：人民卫生出版社，2011.

［4］郑小康，陈龙华. 三维适形放疗临床实践（CT 模拟与三维计划）. 北京：人民卫生出版社，2001.

［5］李晔雄. 肿瘤放射治疗学. 5 版. 北京：中国协和医科大学出版社，2018.

［6］王鹏程. 放射治疗剂量学. 北京：人民军医出版社，2007.

［7］于金明，殷蔚伯，李宝生. 肿瘤精确放射治疗学. 济南：山东科学技术出版社，2004.

［8］徐慧军，段学章. 现代肿瘤放射物理与技术. 北京：中国原子能出版社，2018.

［9］冯宁远. 实用放射治疗物理学. 北京：北京医科大学、中国协和医科大学联合出版社，1998.

第二十八章　计划打印

28.1　概述

当医师和物理师确认一个计划后，物理师应打印一份完整的治疗计划，包括射野参数的详细列表、靶区剂量和分次方式、若干断层面的剂量分布、靶区和危及器官的 DVH 图、射野的 BEV 和（或）DRR 等。

28.2　本章使用的工具或功能介绍

无。

28.3　操作步骤

在菜单栏中单击［File］，在下拉菜单中单击［Print］，在弹出菜单中单击［Report］。

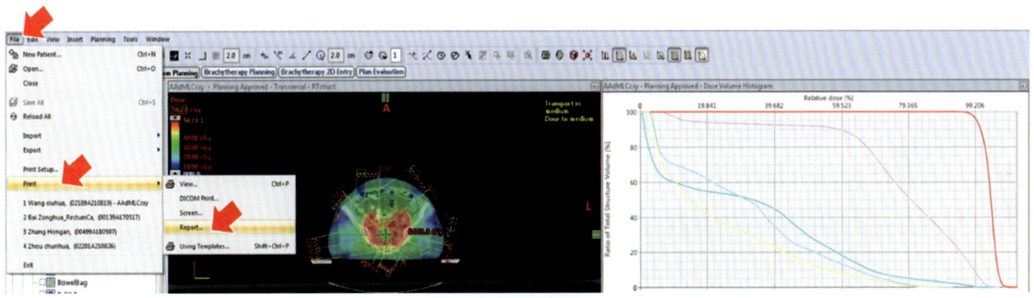

在弹出的“Print Treatment Report”对话框中，选择打印机名称，在“Options”区域的“Layout”中选择报告模板，然后单击［OK］。

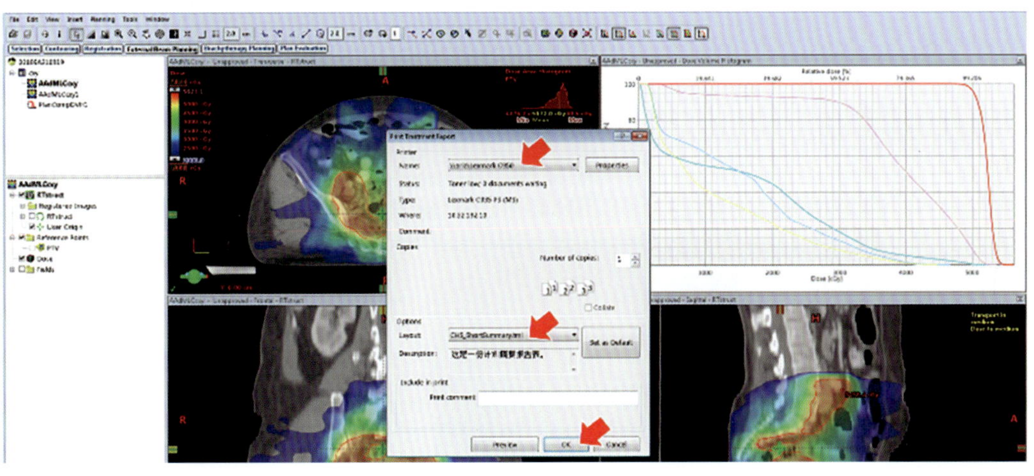

注释：

报告模板可以用写字板或记事本打开进行修改。可以将所需要打印的内容存为一个模板，一次性打印所需内容。

如果 Delta Couch Shift 之前被计算，则在报告打印时会打印复位移床示意图。从 ARIA 11 版本开始，Full、Short Summary、Short Summary Tabular 报告模板都支持复位移床示意图打印。

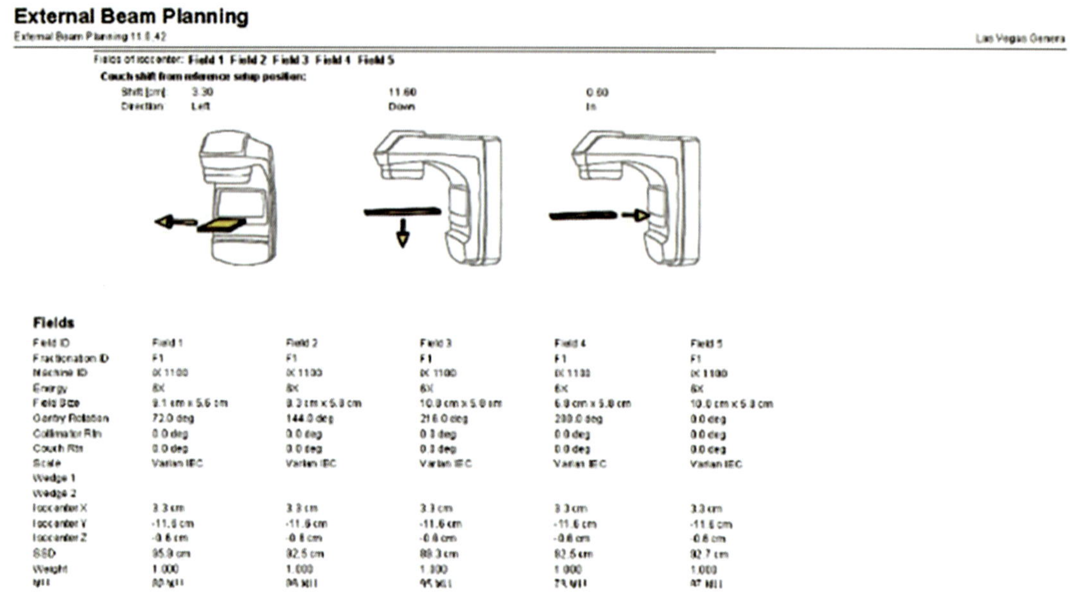

External Beam Planning

External Beam Planning 11.0.42 　　　　Las Vegas Genera

Fields of isocenter: Field 1 Field 2 Field 3 Field 4 Field 5

Couch shift from reference setup position:

Shift [cm]	3.30	11.60	0.60
Direction	Left	Down	In

Fields

Field ID	Field 1	Field 2	Field 3	Field 4	Field 5
Fractionation ID	F1	F1	F1	F1	F1
Machine ID	IX 1100	IX 1100	IX 1100	IX 1100	IX 1100
Energy	6X	6X	6X	6X	6X
Field Size	9.1 cm x 5.6 cm	9.3 cm x 5.8 cm	10.0 cm x 5.0 cm	6.0 cm x 5.8 cm	10.0 cm x 5.8 cm
Gantry Rotation	72.0 deg	144.0 deg	216.0 deg	288.0 deg	0.0 deg
Collimator Rtn	0.0 deg	0.0 deg	0.0 deg	0.0 deg	0.0 deg
Couch Rtn	0.0 deg	0.0 deg	0.0 deg	0.0 deg	0.0 deg
Scale	Varian IEC	Varian IEC	Varian IEC	Varian IEC	Varian IEC
Wedge 1					
Wedge 2					
Isocenter X	3.3 cm	3.3 cm	3.3 cm	3.3 cm	3.3 cm
Isocenter Y	-11.6 cm	-11.6 cm	-11.6 cm	-11.6 cm	-11.6 cm
Isocenter Z	-0.6 cm	-0.6 cm	-0.6 cm	-0.6 cm	-0.6 cm
SSD	95.0 cm	92.5 cm	88.3 cm	92.6 cm	92.7 cm
Weight	1.000	1.000	1.000	1.000	1.000
MU	[illegible]	[illegible]	[illegible]	[illegible]	[illegible]

使用【鼠标左键】单击需要打印的视窗，将此视窗激活，然后在菜单栏中单击［File］，在下拉菜单中单击［Print］，在弹出菜单中单击［View］。

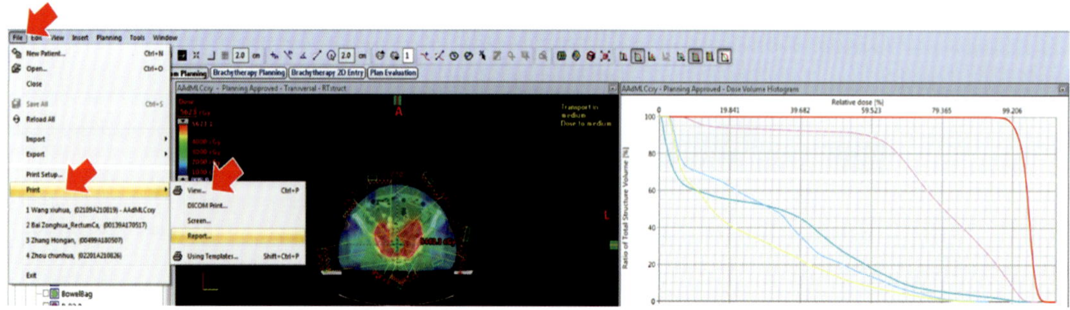

在菜单栏中单击［File］，在下拉菜单中单击［Print］，在弹出菜单中单击［Screen］，对计划屏幕进行打印。

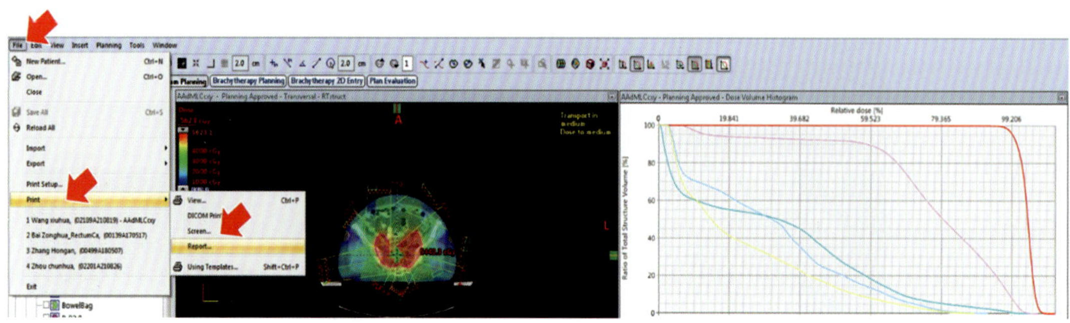

打印前在打印机属性里改为 Landscape 横向打印。

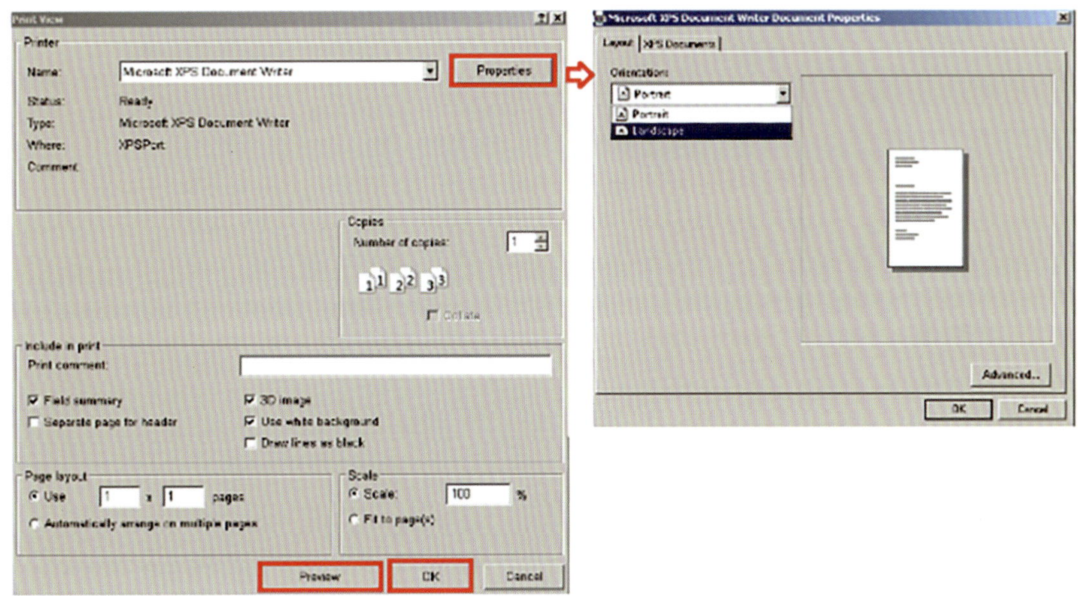

参考文献

[1] 胡逸民．肿瘤放射物理学．北京：中国原子能出版社，1999.
[2] 王若峥，尹勇．肿瘤精确放射治疗计划设计学．北京：科学出版社，2014.
[3] 姜炜，崔世民．临床调强放射治疗学．北京：人民卫生出版社，2011.
[4] 郑小康，陈龙华．三维适形放疗临床实践（CT 模拟与三维计划）．北京：人民卫生出版社，2001.
[5] 李晔雄．肿瘤放射治疗学．5 版．北京：中国协和医科大学出版社，2018.
[6] 王鹏程．放射治疗剂量学．北京：人民军医出版社，2007.
[7] 于金明，殷蔚伯，李宝生．肿瘤精确放射治疗学．济南：山东科学技术出版社，2004.
[8] 徐慧军，段学章．现代肿瘤放射物理与技术．北京：中国原子能出版社，2018.
[9] 冯宁远．实用放射治疗物理学．北京：北京医科大学、中国协和医科大学联合出版社，1998.

第二十九章　计划排程

29.1　概述

无。

29.2　本章使用的工具或功能介绍

无。

29.3　操作步骤

单击［Quicklinks］，在下拉菜单中单击［EMR］，在弹出菜单中单击［Plan Scheduling］。

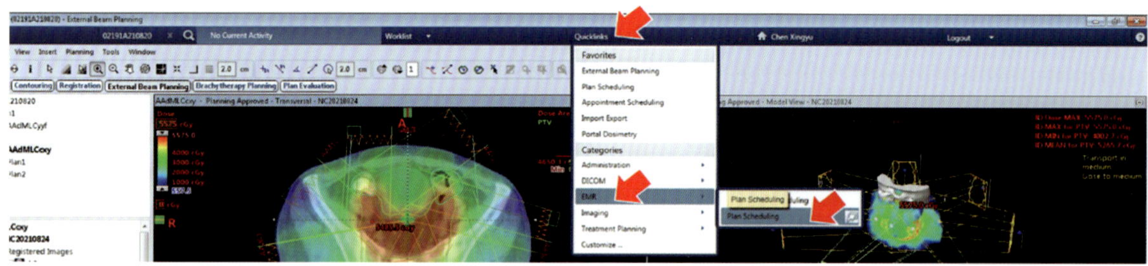

在“Plan Schedule”界面中单击［Schedule］。

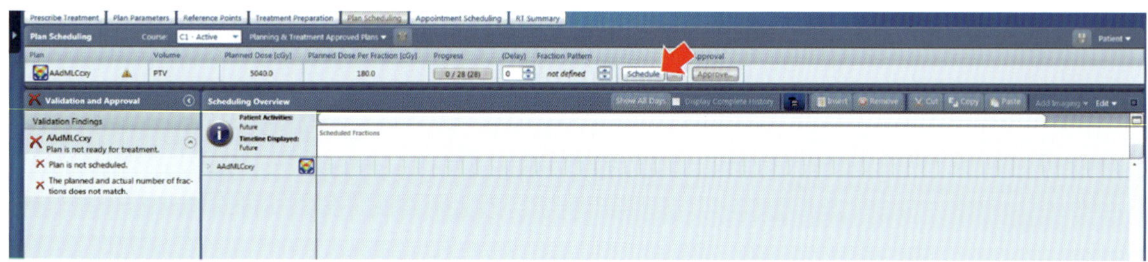

注释：

计划被排程后显示下图式样。

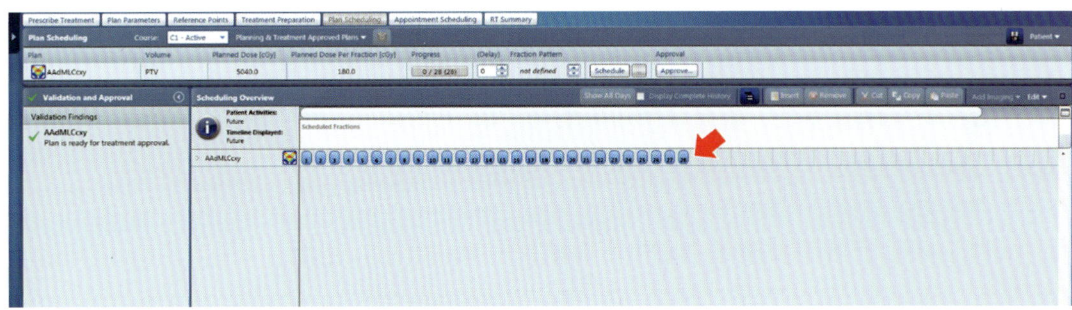

如果该计划不是每日治疗 1 次，在“Fraction Pattern”区域单击蓝色上 / 下箭头。治疗日可以是 1 到 7，即周一到周日，但不会对应日历真实日期。单击蓝色箭头多次，可以安排 bid（每日 2 次）或每日多次治疗。但是即便该患者为 bid 治疗，显示上也只能看到一个分次。Delay 下方的蓝色上 / 下箭头可以安排计划推迟开始，如安排 Boost Plan 在 Primary Plan 结束后再开始执行。

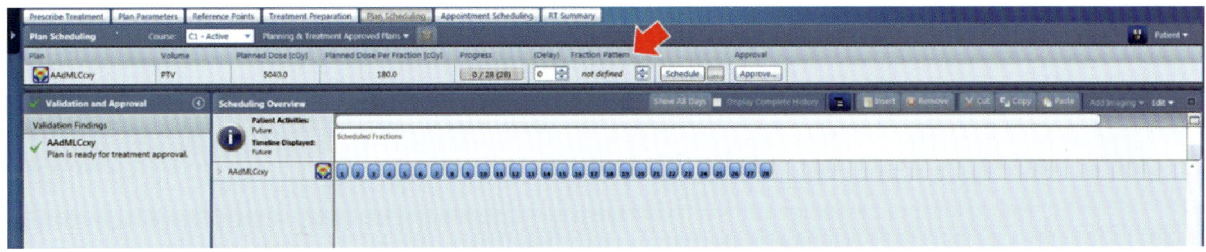

单击［Approve］，在 Approve 对话框中输入用户名和密码，对计划进行治疗确认。

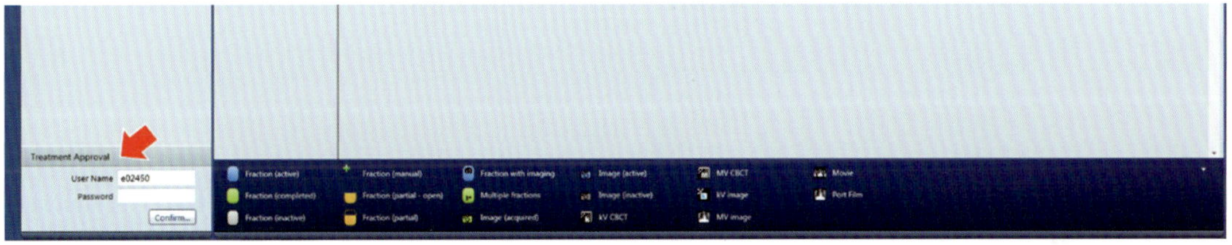

注释：

计划被 Treatment Approved 后图标再次发生改变。

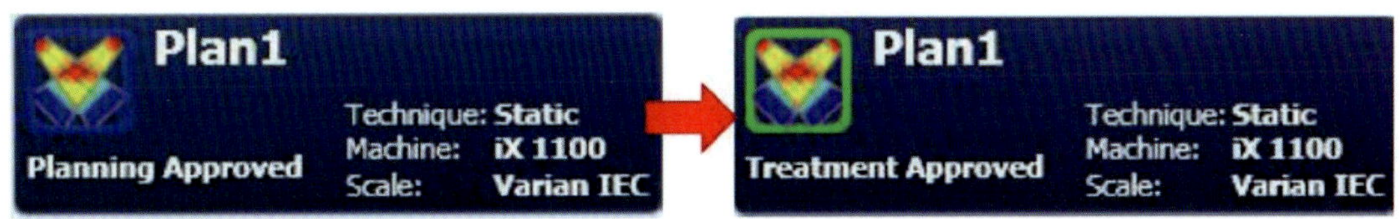

在计划名称处单击以展开计划，在 CBCT 所在行选择所有的治疗分次。

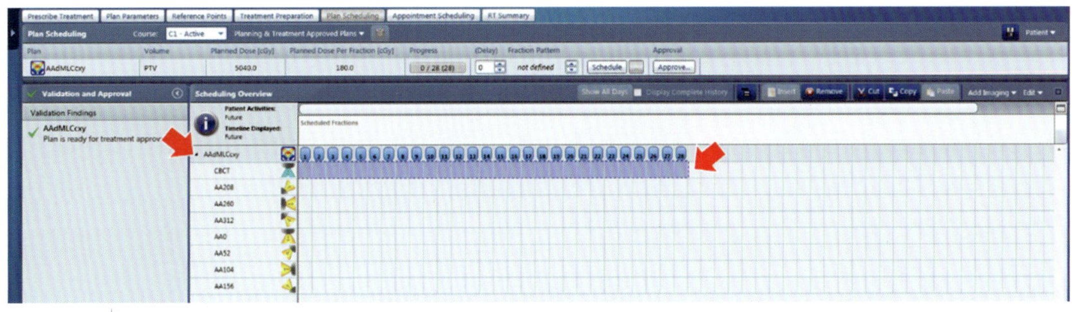

注释：

可以选择单个 Fraction（治疗分次），或者按住【Ctrl】键选择多个 Fraction 来进行排程。摆位野上除了可以添加兆伏级成像程序外，还可添加 kV 或者 CBCT 的成像程序，而治疗野上只能添加兆伏级成像程序。在“Add Imaging”下拉菜单中可以选择适当的成像程序。

单击［Add Imaging］，在下拉菜单中单击［CBCT］。

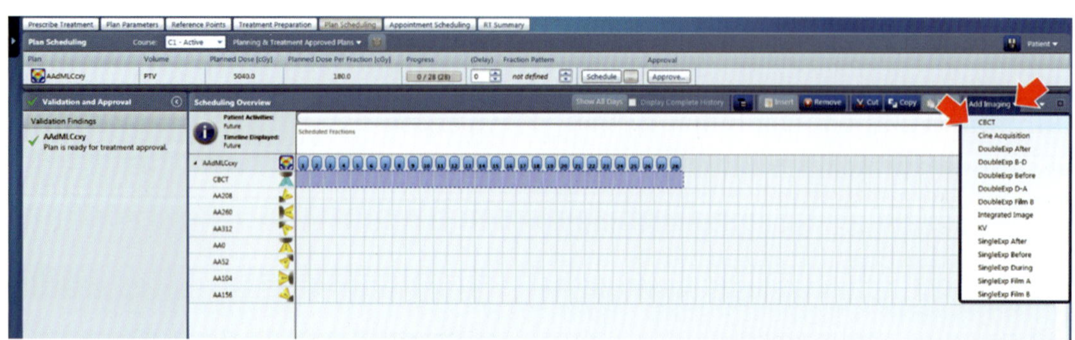

完成计划排程和 CBCT 添加，如下图所示。

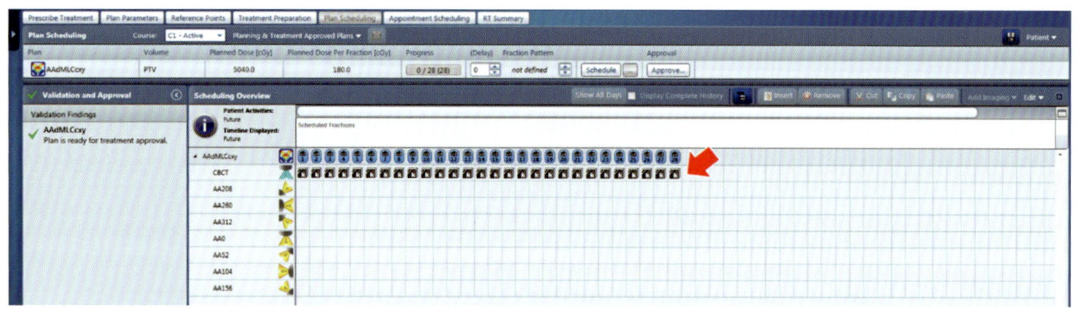

参考文献

［1］胡逸民 . 肿瘤放射物理学 . 北京：中国原子能出版社，1999.

［2］王若峥，尹勇 . 肿瘤精确放射治疗计划设计学 . 北京：科学出版社，2014.

［3］姜炜，崔世民 . 临床调强放射治疗学 . 北京：人民卫生出版社，2011.

［4］郑小康，陈龙华 . 三维适形放疗临床实践（CT 模拟与三维计划）. 北京：人民卫生出版社，2001.

［5］李晔雄 . 肿瘤放射治疗学 . 5 版 . 北京：中国协和医科大学出版社，2018.

［6］王鹏程 . 放射治疗剂量学 . 北京：人民军医出版社，2007.

［7］于金明，殷蔚伯，李宝生 . 肿瘤精确放射治疗学 . 济南：山东科学技术出版社，2004.

［8］徐慧军，段学章 . 现代肿瘤放射物理与技术 . 北京：中国原子能出版社，2018.

［9］冯宁远 . 实用放射治疗物理学 . 北京：北京医科大学、中国协和医科大学联合出版社，1998.

第三十章　治疗预约

30.1　概述

Appointment Scheduling 预约日程管理是 ARIA 中用来对患者、设备、工作人员进行日程管理的专用模块。如果患者的计划要通过 ARIA 网络中在加速器上调用治疗，必须模块中为患者在加速器上预约治疗时间，以便将患者和加速器关联，否则无法调用患者计划。

30.2　本章使用的工具或功能介绍

无。

30.3　操作步骤

30.3.1　正常预约演示

单击 [Quicklinks]，在下拉菜单中单击 [EMR]，在弹出菜单中单击 [Appointment Scheduling]。

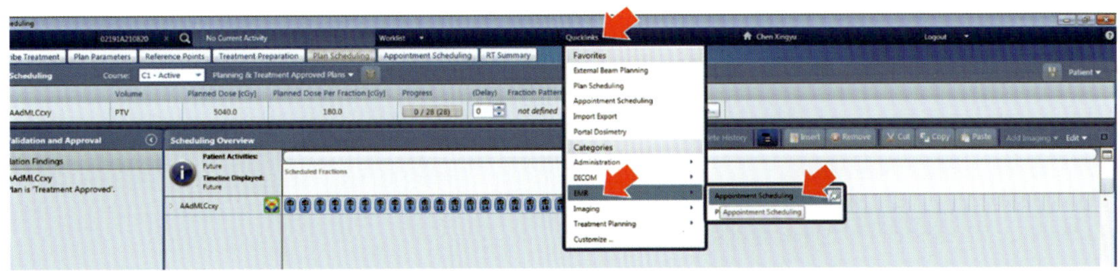

先在日程表时间区域选择合适的时间段（或在合适的时间段上双击【鼠标左键】），然后单击 [New Appointment]。

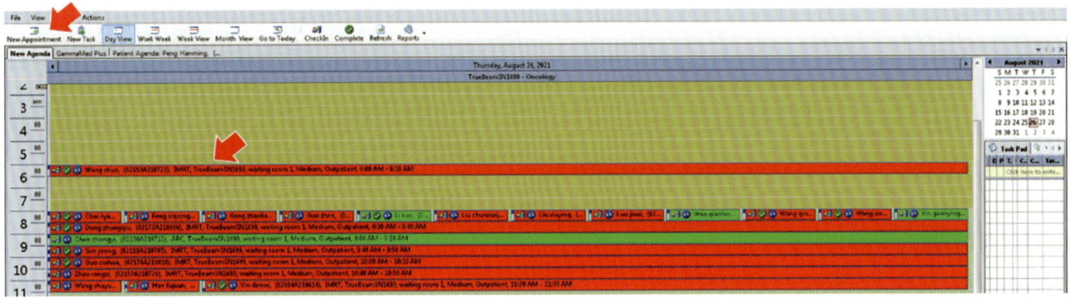

在弹出的“Appointment Dialog”对话框“Activity”中选择合适的预约项目，然后在“Select Patient”中选择进行预约的患者，然后单击［Repeat］。

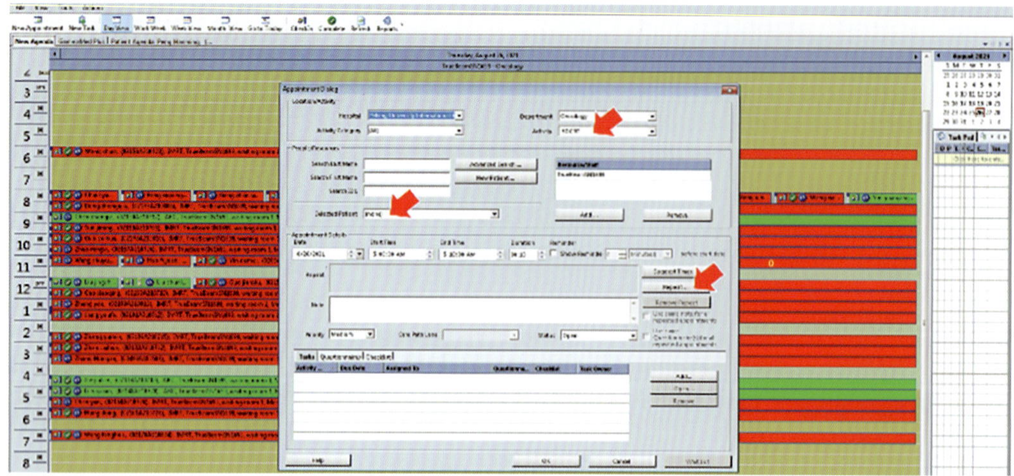

在弹出的“Repeat Pattern Dialog”对话框中勾选重复周期，默认是周一至周五为一个周期；在“Ranger of Repeat”中选择开始日期，在End After中输入预约重复次数，一般为该疗程的治疗总次数，然后单击［OK］。

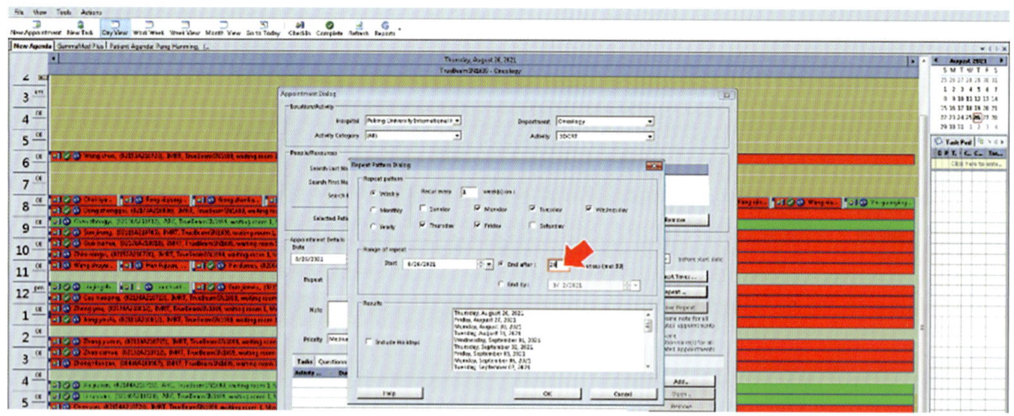

在“Appointment Dialog”对话框中单击［OK］。

30.3.2 周末或故障日补充预约演示

在实际工作中，可能会遇到因为机器故障，需要在周末补充治疗的情况，这种情况下需要批量移动或复制故障日的Appointment到周末。

在右上角的日历中，按住【Ctrl】键然后在故障日和周末日期上单击【鼠标左键】。

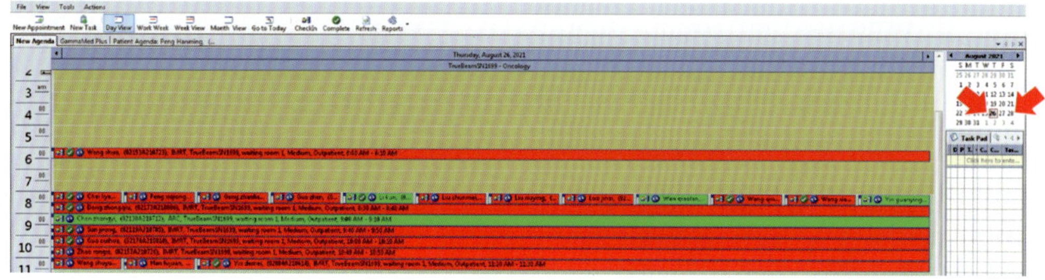

按住【Shift】键然后使用鼠标左键将故障日所有未完成 Appointment 第一个患者和最后一个患者选中。

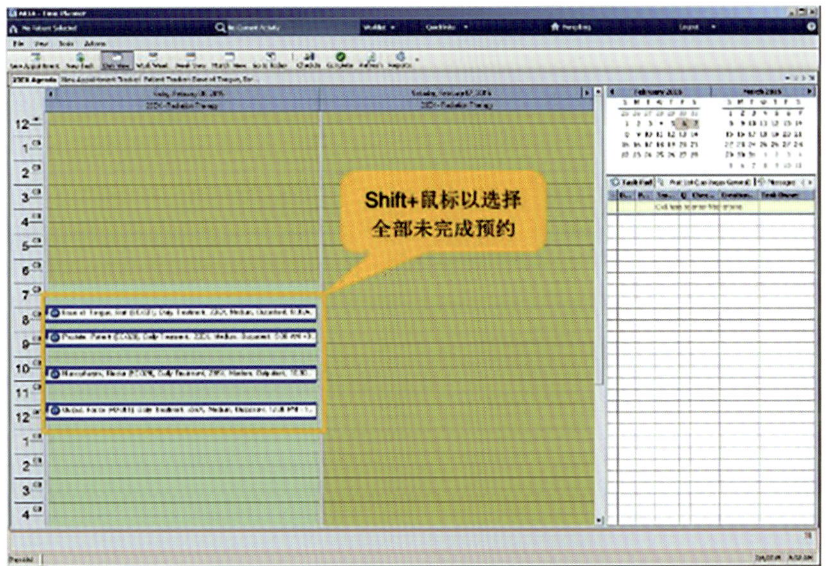

将选中的 Appointment 拖至右侧周末，或者使用鼠标右键复制粘贴到右侧周末。

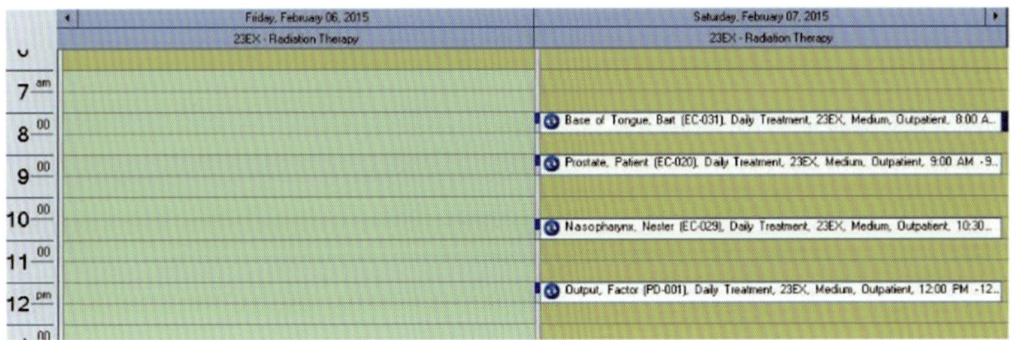

参考文献

[1] 胡逸民 . 肿瘤放射物理学 . 北京：中国原子能出版社，1999.

[2] 王若峥，尹勇 . 肿瘤精确放射治疗计划设计学 . 北京：科学出版社，2014.

[3] 姜炜，崔世民 . 临床调强放射治疗学 . 北京：人民卫生出版社，2011.

[4] 郑小康，陈龙华 . 三维适形放疗临床实践（CT 模拟与三维计划）. 北京：人民卫生出版社，2001.

[5] 李晔雄 . 肿瘤放射治疗学 . 5 版 . 北京：中国协和医科大学出版社，2018.

[6] 王鹏程 . 放射治疗剂量学 . 北京：人民军医出版社，2007.

[7] 于金明，殷蔚伯，李宝生 . 肿瘤精确放射治疗学 . 济南：山东科学技术出版社，2004.

[8] 徐慧军，段学章 . 现代肿瘤放射物理与技术 . 北京：中国原子能出版社，2018.

[9] 冯宁远 . 实用放射治疗物理学 . 北京：北京医科大学、中国协和医科大学联合出版社，1998.

第三十一章 导出治疗计划数据到 ONIS

31.1 概述

目前，我国部分医院的放疗科仍处在手工操作的运行模式，医疗服务和管理上存在许多问题：例如治疗流程的复杂化使医生在制订治疗计划时陷入混乱的表格与参数中，易引起数据交叉错误；放射治疗计划申请单丢失与查阅困难；门诊病历管理工作量大；随访困难；治疗室秩序混乱；欠费。为了解决手工管理模式存在的上述问题，医院放射治疗科需要有专业的放射治疗信息系统进行管理。放射治疗信息管理系统数据库中应当集中存储大量信息，这些信息产生于局域网络中的各个工作站，又被相关授权工作站提取、使用，以便提高工作效率，保证治疗质量。

21 世纪是数字化、信息化和网络化的时代，国内许多大中型医院的信息化建设正在蓬勃发展中，实践证明，放疗信息管理系统网络体系的建设能够推进放射治疗全过程的数字化、网络化，在更大范围内实现了医疗信息资源的共享。

放疗信息系统（radiotherapy information system，RTIS）是医院信息系统（hospital information system，HIS）的一个分支。放疗信息系统是医院放射治疗科的医疗信息网络系统，也是具有管理放疗科内所有患者资料和科室日常工作的综合管理信息系统，同时还是高效率进行科研、教学、学术交流，全面提高科室医疗水平和信息化水平的现代化信息网络平台。

放疗信息系统为放射治疗部门提供了一个信息管理工作平台，建立在一个中央服务器上，实现了对患者信息、计划、报告、质控进行统一管理。放疗信息系统通过整合、重建科室网络资源，将放射治疗目前所涉及的各种设备、网络及软件系统进行统一管理，把放疗全部业务及数据囊括其中，实现了放疗数据的综合分析、统一存储与管理；放疗流程的优化与质控管理；不同品牌直线加速器配套网络之间数据的传输与控制；降低了治疗成本，实现了无纸化办公；明显提高了放疗科的治疗质量和工作效率；提升了医院社会形象；推动了精确放疗的使用和发展。

医院放疗信息系统既要立足医院实际情况和经济能力，又要着眼于建设发展规划和未来发展潜力。放疗信息系统除要具有普通信息系统具备跟踪处理能力外，还要有辅助医疗、教研和管理等。放疗科信息化水平的高低是评测一家医院放疗科综合实力的一项重要指标。在发达国家，是否拥有功能完整的放疗信息系统已经成为衡量一个医院放疗科是否具有良好形象和先进水平的重要标志。

放疗信息系统以数据库为中心，以网络硬件作为技术支撑；它以放疗科医疗业务为主线，以提高放疗科工作质量与效率和辅助科研为主要目的。因此，放疗信息系统的建设是一项十分复杂的系统工程，是放疗科利用计算机工具实施新的放疗管理方法和放疗工作流程的一种重大的变革，具有建设周期长、投资大、涉及面广等特点，是一项融硬件、软件与管理于一体的庞杂工程。

一个完整的放疗信息系统（RTIS）应该能够规范管理放射治疗流程：患者登记，从视频设备获取患者头像，计划管理、打印计划、预约和治疗等；应该能够从一些 DICOM 设备如 CT、MR、PET、CR、DR 获取医学影像，在中央服务器里存储医学影像信息，并与医院的 HIS、RIS、PACS 互相连接；

能够储存和传递患者的治疗信息，例如，CT 模拟机定位扫描参数、直线加速器上治疗参数，以及治疗前验证设备所验证的结果数据等。

放疗信息系统的功能

一个完整的放疗信息系统（RTIS）应该具备这样的功能：

（1）可以实现工作任务管理，合理调配科室资源。

（2）应该有基于病历卡的患者信息管理功能与基于模板的各类报告及申请单填写功能，如计划的申请、完成、修改、确认、验证等，可以有效提高办公效率。

（3）能够整合、重建放疗科室网络资源，实现放射治疗各设备系统间数据的传输与交互。

（4）能够建立起严谨的放射治疗流程规范，从患者登记、CT 扫描到申请和设计放疗计划、确认和验证计划、预约计划和实施计划，保证放疗流程各环节间数据传输的一致性与安全性。

（5）明确放射治疗各岗位规范与权限，建立规范化、标准化、统一化的临床路径管理。

（6）遵循医疗健康信息集成规范，可以与医院现有网络信息系统相融合，如 HIS、PACS、RIS。

（7）可以对放疗数据进行统计查询与管理并为科研教学管理服务。

（8）能对放射治疗设备进行维护与质量控制管理，并保存各种质量控制的数据；需要组建中心服务器，通过双机热备与冗余数据存储方案，实现数据的统一存储备份与灵活调用，保证数据安全。

31.2 本章使用的工具或功能介绍

无。

31.3 操作步骤

31.3.1 导出治疗计划数据

单击［File］，在下拉菜单中单击［Export］，在弹出菜单中单击［Wizard］。

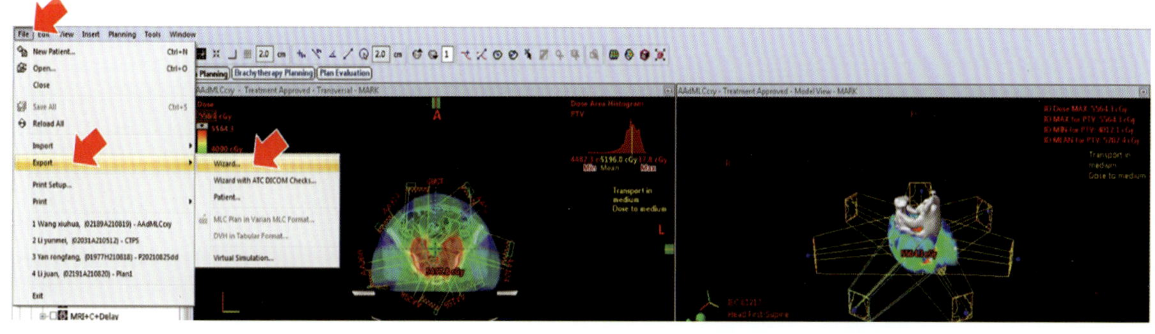

在弹出的“Export Wizard：Select object to be exported”对话框中选择“Plan”，然后单击［Next］。

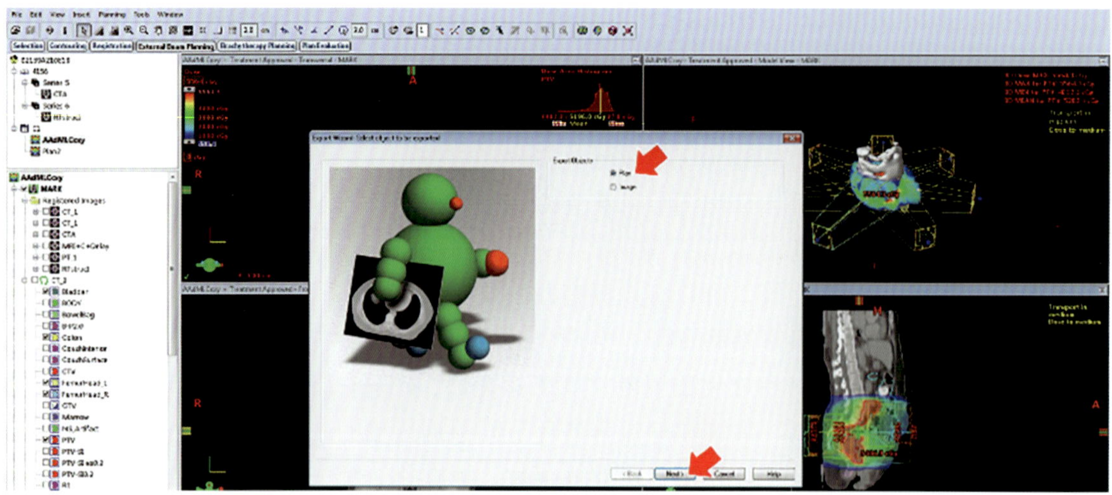

在“Export Wizard：Plan export details”对话框中选择需要的参数，然后单击［Next］。

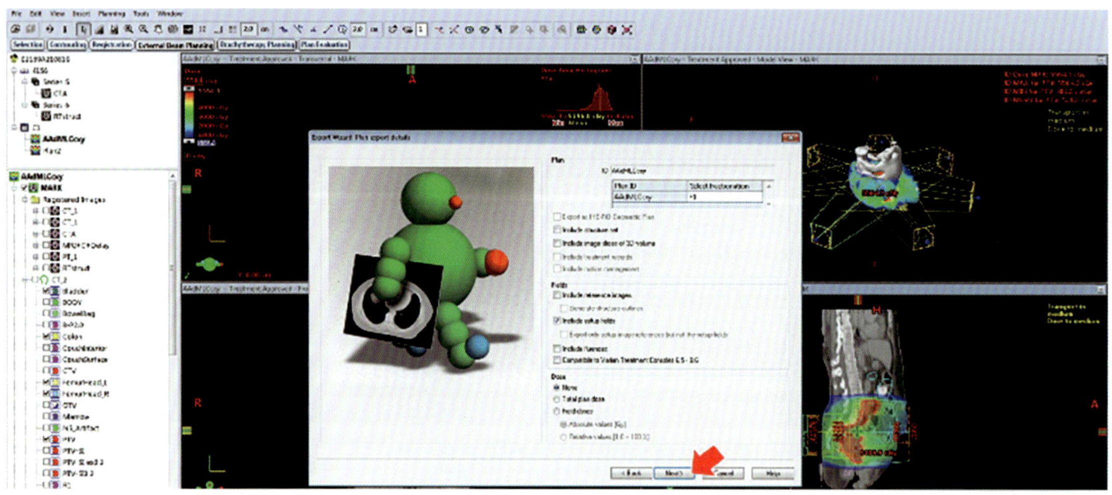

在“Export Wizard：Plan export details”对话框“Available Export Configuration”中选择“RTPACS”，然后单击［Next］。

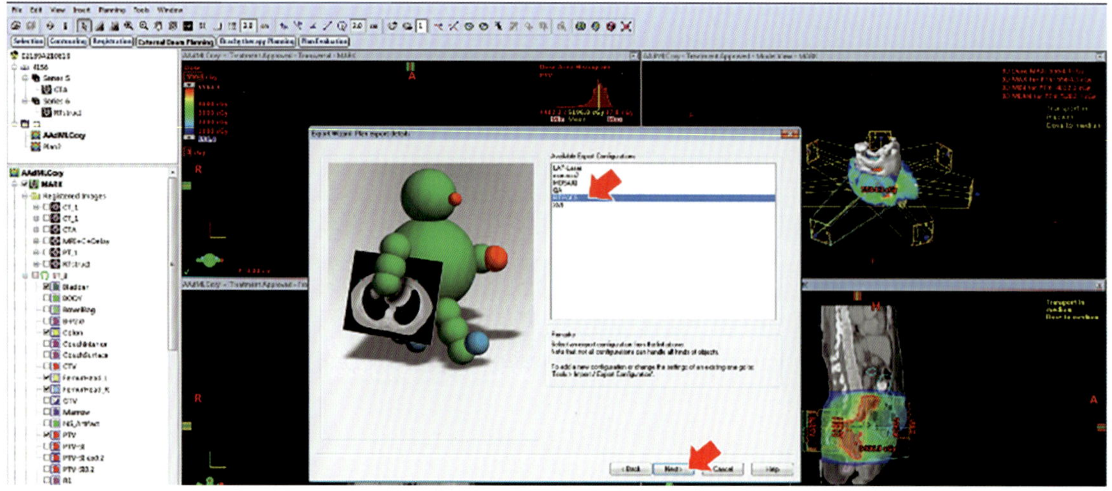

在“Export Wizard：DICOM Storage Service”对话框中选择需要导出的文件，然后单击［Finish］。

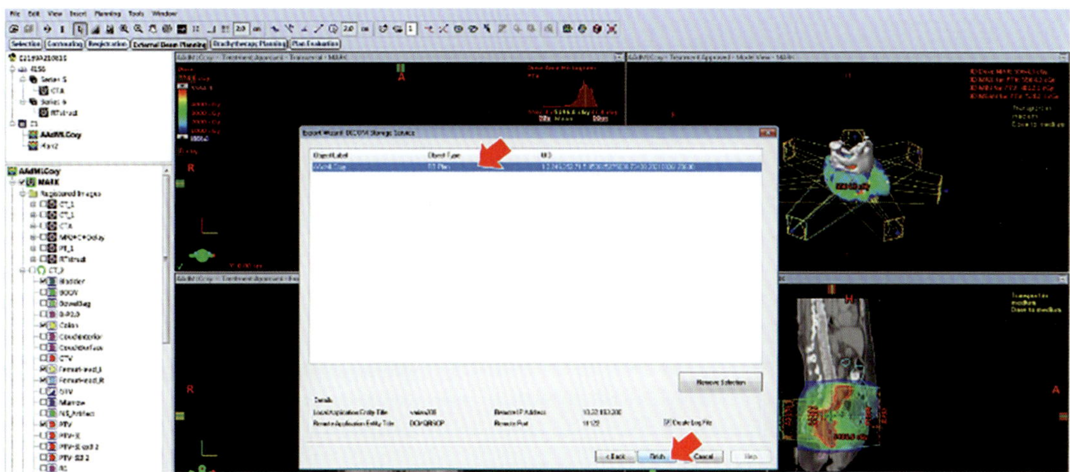

进入 ONIS 查看导出的治疗计划数据结果。

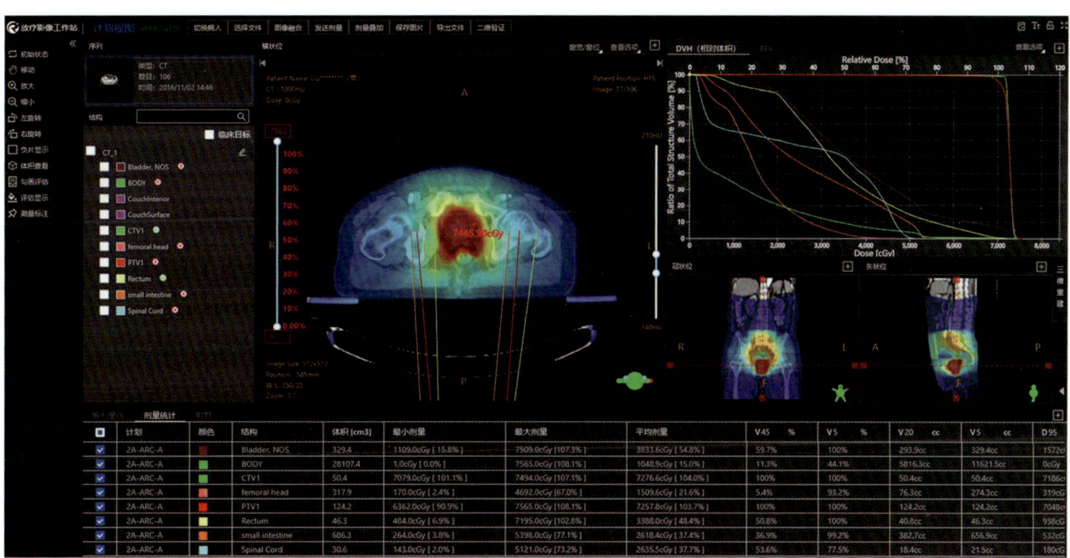

31.3.2　导出治疗计划报告

单击［File］，在下拉菜单中单击［Print Setup］。

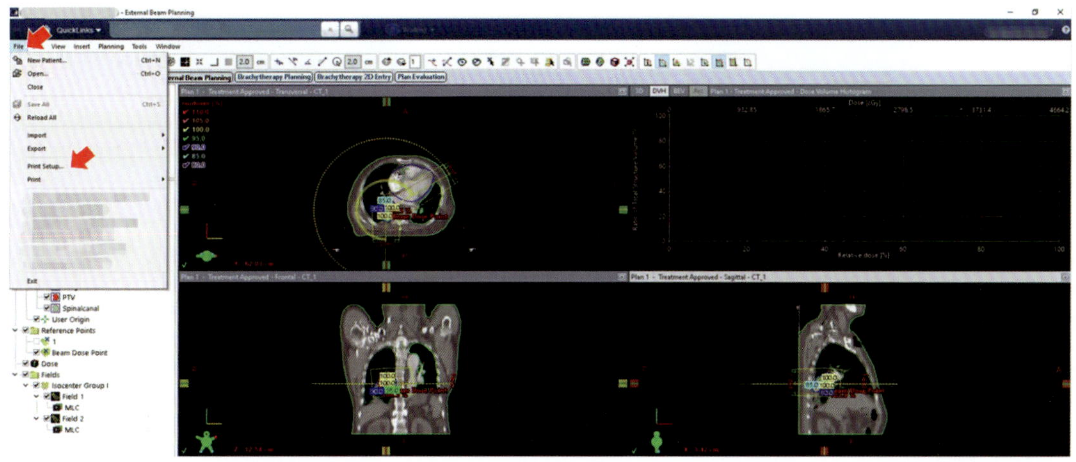

在弹出的 Print Setup 对话框的［Name］下拉框中选择预先设置好的 ONIS 地址。单击［OK］。

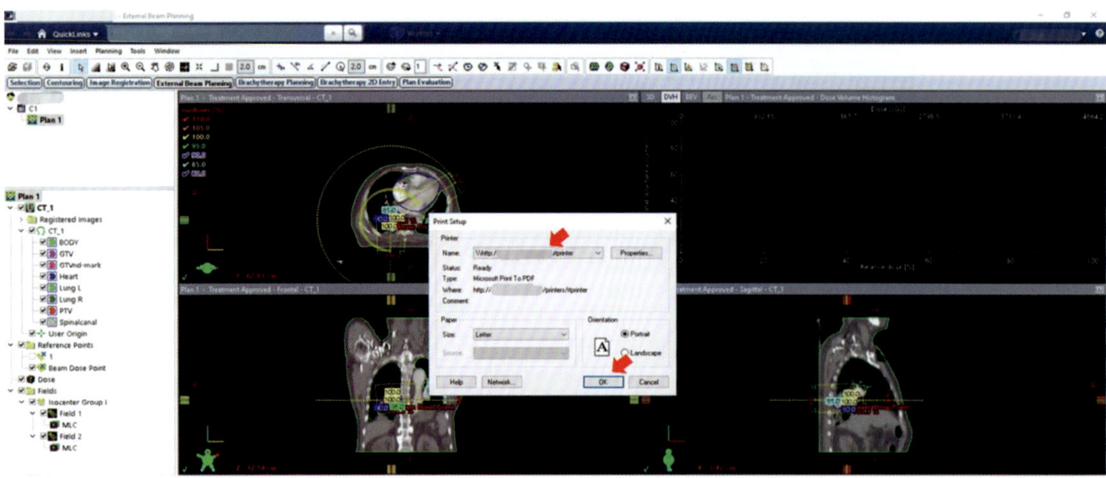

单击［File］，在下拉菜单中单击［Print］，在弹出菜单中单击［Report］。

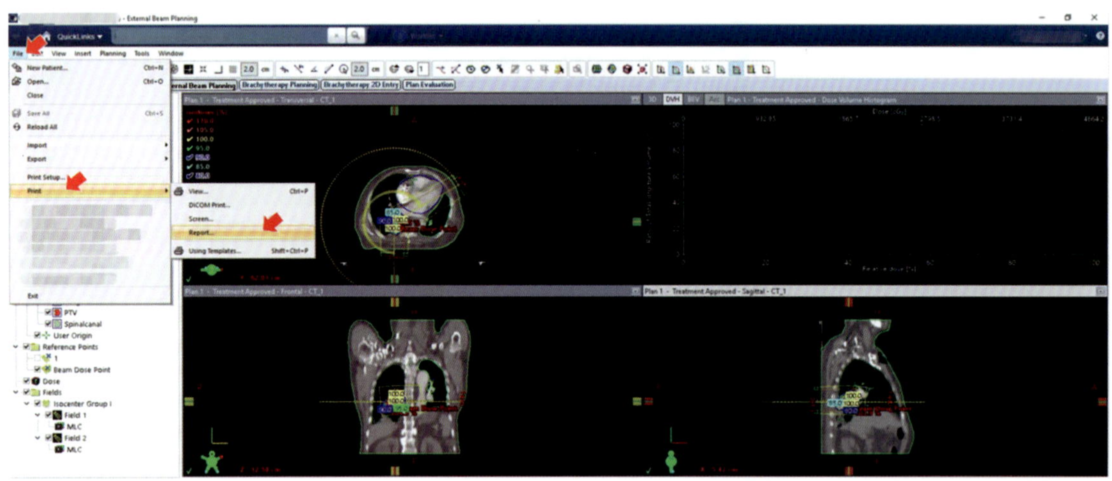

在弹出的“Print Treatment Report”对话框的［Name］下拉框中选择 ONIS 对应地址，然后在［Layout］下拉框中选择［Full. html］，单击［OK］，导出治疗计划报告到 ONIS。

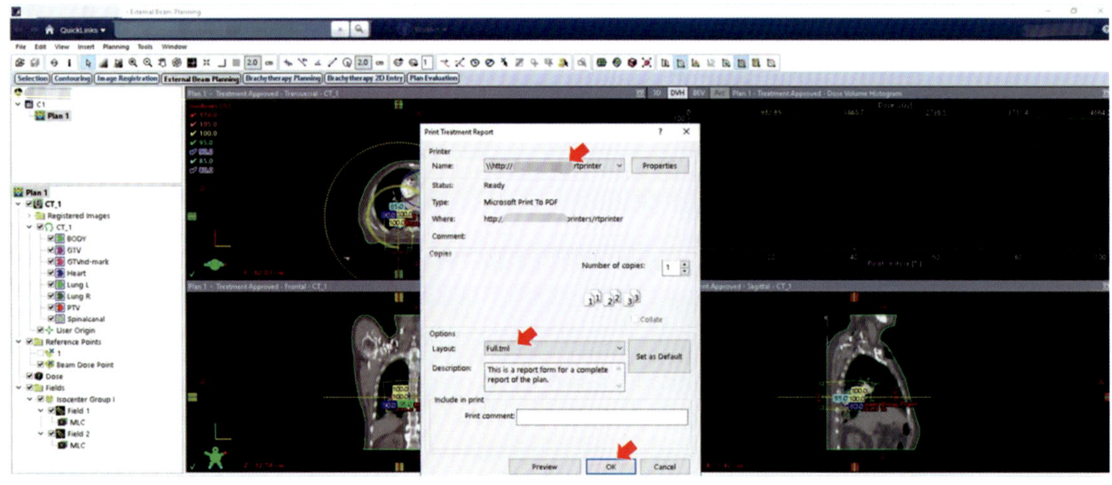

打开 ONIS 查看治疗计划报告。

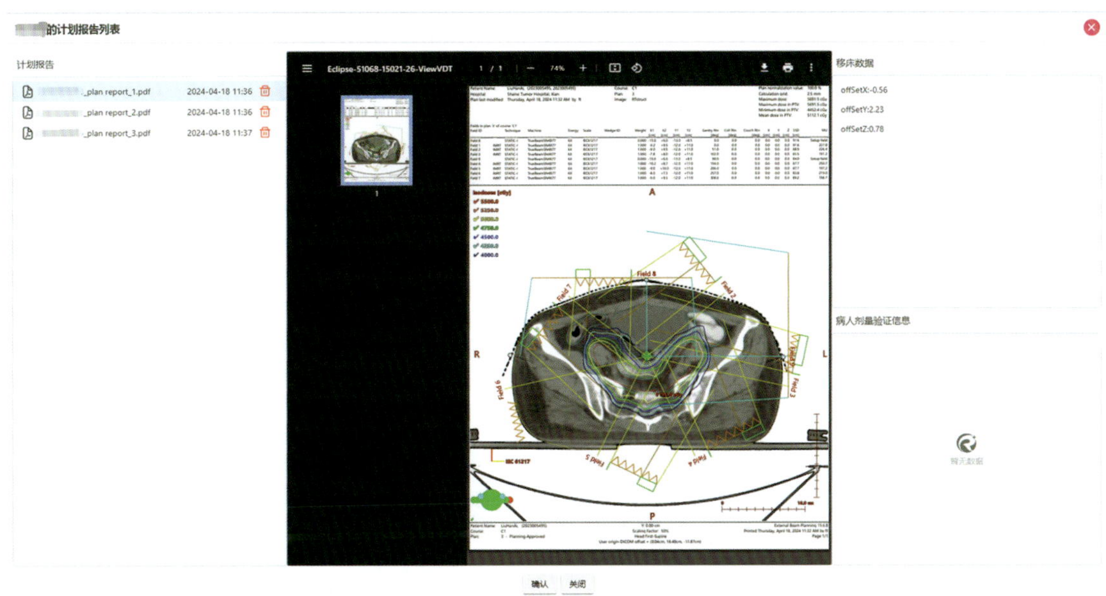

参考文献

[1] Cellini N. Valentini V. Radiation therapy information systems (RTISs): state of the art and new perspectives.. Rays. 1996 Apr-Jun; 21 (2): 187-195.

[2] 沈海龙，姜增斌，王志军，等. 基层医院放射信息系统的研究. 实用放射学杂志，2006，22 (7): 877-878.

[3] Lemke HU. PACS developments in Europe. Comput Med Imaging Graph，2003，27 (2-3): 111-120.

[4] 李乐升. 放射治疗前期工作管理信息系统的设计与实现. 电子科技大学，2013.

[5] Cellini N，Valentini V. Radiation therapy information systems (RTISs): state of the art and new perspectives.. Rays. 1996 Apr-Jun; 21 (2): 187-195.

[6] 刘浩，刘宗藩，马栋辉，王巨武等. 放疗计划管理系统设计与实现医疗信息，2006，19 (5): 779-780.

[7] 胡逸民. 肿瘤放射物理学. 北京：中国原子能出版社，1999.

[8] 王若峥，尹勇. 肿瘤精确放射治疗计划设计学. 北京：科学出版社，2014.

[9] 姜炜，崔世民. 临床调强放射治疗学. 北京：人民卫生出版社，2011.

[10] 郑小康，陈龙华. 三维适形放疗临床实践 (CT 模拟与三维计划). 北京：人民卫生出版社，2001.

[11] 李晔雄. 肿瘤放射治疗学. 5 版. 北京：中国协和医科大学出版社，2018.

[12] 王鹏程. 放射治疗剂量学. 北京：人民军医出版社，2007.

[13] 于金明，殷蔚伯，李宝生. 肿瘤精确放射治疗学. 济南：山东科学技术出版社，2004.

[14] 徐慧军，段学章. 现代肿瘤放射物理与技术. 北京：中国原子能出版社，2018.

[15] 冯宁远. 实用放射治疗物理学. 北京：北京医科大学、中国协和医科大学联合出版社，1998.

第三十二章　计划审核

32.1　概述

放疗新技术的发展给治疗计划的设计和实施带来了更多的风险和安全隐患。放射治疗中精确的剂量和准确的位置是保证治疗疗效的前提，同时也可以避免事故的发生。IAEA 和 WHO 均通过对放射性事故和差错事件的分析，发现放射性事故和差错多发于计划设计阶段。独立核对（independent check）是一种有效的质控措施，是保证放疗精准实施的必要条件。通过独立方核对一项工作中的各项条件、参数，易于发现潜在的错误。计划审核作为独立核对的一项重要工作，主要由高年资物理师完成，高年资物理师丰富的经验和基于标准化的计划审核流程起到了至关重要的作用，同时也强烈建议高年资医师、技师参与到这项工作中。在发达国家，法规要求需要对每一个患者的计划进行独立核对，并且医保有对应的收费项目，各家医院基本都能按要求执行。在国内，还没有相应的法规要求，并且医保也没有与之对应的收费项目，部分医院不具备开展独立核对的条件和能力，制约了独立核对工作执行。

近年来，随着计算机辅助系统的应用，独立核对的自动化程度增加，在准确性和效率方面都得到了提高。同时，放疗 QC 的重心由传统的机器和软件转移到整个治疗流程，独立核对的实施也越来越具有系统性和针对性。

独立核对是放射治疗质量保证和质量控制最有效的措施之一，核对的内容是对整个放疗流程梳理和检查。

32.1.1　独立核对的阶段和重点

计划的独立核对在三个阶段完成：计划疗前核对、疗中核对和疗后核对。

计划疗前核对内容包括：操作计划系统核对 / 评价计划，核对打印的计划报告和传输到 R&V 系统的计划，核对 MU/ 剂量。

计划疗中核对内容包括：首次治疗前核对、首次治疗后核对和每周核对。首次治疗核对内容包括：在患者摆位前，物理师和技师应共同核对 MLC 或挡块形成的射野形状；在患者摆位完成后，技师应设置机器至每个照射野的位置，检查楔形板方向是否正确，床梁应该处于什么位置才能避免射线照射床梁；应拍摄正侧位射野片或射野影像，将其与 DRR 比较来核对等中心位置。首次治疗后核对内容包括：检查技师确认计划时仅修改治疗床位置数据和射野验证片 MU 数据；检查所有签名。每周核对内容包括：检查治疗记录剂量跟踪信息和记录验证系统相一致，检查总剂量和预计相一致，检查治疗参数是否被修改，检查所有签名。计划疗后核对内容包括：检查所有记录的签名确认，检查剂量跟踪，检查所有签名。

独立核对的重点包括：①操作计划系统的核对 / 计划评价；②核对打印的计划报告和传输到 R&V

系统的计划，核对 MU/ 剂量；③第一次治疗前在机器上核对计划。

32.1.2　独立核对的流程

（1）计划物理师完成治疗计划设计并与医生一起完成计划评估后，在计划系统中打印电子计划单（PDF 格式），传输至 R&V 系统并关联治疗处方。

（2）计划物理师依照计划审核内容参考表自查。

（3）独立核对物理师（高年资物理师）依照计划审核内容参考表复查。

（4）在 ONIS 系统中设置软件连锁，要求电子计划单必须通过两名物理师（计划物理师和独立核对物理师）的电子签名，治疗计划才能实施。

32.1.3　核对规则

化独立核对的工作内容包括一致性、命名规范、计划参数、处方剂量、危及器官、摆位参数、射野排程、参考影像、优化参数、剂量计算等项目（表 32-1）。自动独立核对的结果分为四类：①已通过，表示该项目符合核对逻辑，无错误或异常值；②未通过，表示该项目所涉及的参数有误或存在异常值；③警告，表示该项目可能存在潜在风险，需要进一步确认；④ N/A，表示治疗计划无须核对此项目。

表 32-1　独立核对项目的划分及部分相关内容

核对项目	核对内容
一致性	计划系统和记录验证系统中的计划参数是否一致
命名规范	处方、计划、射野的命名是否符合科室规范
计划参数	所有射野的射线类型、射线束能量、加速器类型、等中心点是否统一； 所有射野的计算引擎选择是否合理、统一
计划参数	CT- 电子密度转换表选择是否正确； 治疗床角度旋转是否合理； 有无碰撞风险； 参考点与激光灯指示位置是否一致； 为感兴趣区手动设置的密度是否准确； ……
处方剂量	放疗计划单次剂量与处方剂量是否一致
危及器官	重要危及器官（如肺、脊髓、脑干等）受照射剂量是否符合临床常规限制要求
摆位参数	记录验证系统中摆位和摆位射野的参数设置是否正确
射野排程	记录验证系统中射野排程和剂量追踪设置是否正确
参考影像	参考影像是否传输至记录验证系统并关联对应摆位射野
优化参数	VMAT/IMRT 计划的优化参数设置是否符合科室制订的治疗计划设计规范
剂量计算	剂量计算网格大小、范围的设定是否合理

32.1.4 自动评估与审查核对

计划评估与审查核对工作的数据来源较多，工作繁重，一些重复性图表核对工作不仅易使人疲劳，而且也易分散核对人员对重点核对项目的关注；再加上个人经验不同也会在一定程度上影响独立核对结果，因此人工核对难免会出现错查、漏查、结果不统一等现象。采用计算机自动化核对治疗计划可以有效减少上述情况发生。建立合理有效的自动计划评估与审查核对规则，不仅扩展了计划评估与审查核对范围，而且提高了计划评估与审查核对的准确率和工作效率。

32.2 本章使用的工具或功能介绍

32.2.1 计划评估软件 PCT

根据瓦里安公司的用户参考指导手册，ESAPI 可以编写自定义的脚本并将它们整合进入 Eclipse 用户界面，利用 API 读取以往的计划信息，如图像、结构模型、优化参数、处方信息、DVH 等。在放射治疗设计和制作过程中，往往会产生一些错误与误差，如轮廓勾画误差、参考点误差、OAR 命名错误等，而利用 API 可以对历史计划库和计划前计划进行质量保证（Quality Assurance）、Covington 等对计划评估软件（plan-checker tool，PCT）进行分析，PCT 是由 Varian 公司基于 application programming interface（API）开发的计划审查评估工具，此软件可用于提升首次计划质量，减少患者计划延迟，提升工作流程效率等，结果显示，相比人工检查，使用 PCT 能减少更多计划错误，比较明显的是参考点剂量错误减少了 70%，与补偿物相关的错误减少了 67%，在计划审查过程中相比人工检查总共节省的时间为 29 326 min（488.8 h）。D Barbee 等使用 Eclipse Script API 的进程控制可以在自适应计划系统（ART）内进行计划检查，从而降低自适应放疗系统的错误率和提高其效率。

32.2.2 计划审核内容参考表（表 32-2）

表 32-2 Eclipse TPS 计划审核内容参考表

放疗号		姓名		计划名	
临床诊断		计划部位		处方剂量	

编号	审核内容	剂量师审核	问题记录	物理师审核	问题记录
Infomation					
01	患者放疗号是否正确 **（特别注意：当多套定位图像接收到同一个放疗 ID 时，仅检查放疗号前 5 位）**	□正确 □不正确		□正确 □不正确	
02	患者姓名拼写是否正确	□正确 □不正确		□正确 □不正确	
03	计划名称书写是否正确	□正确 □不正确		□正确 □不正确	

续表

编号	审核内容	剂量师审核	问题记录	物理师审核	问题记录
Structure					
04	用于计划设计的 CT 图像是否正确 （**特别注意：当多套定位图像接收到同一个放疗 ID 时**）	□正确 □不正确		□正确 □不正确	
05	用于计划设计的 CT 图像命名是否正确 （**如：第一次定位平扫图像命名为 CTPS，第二次定位平扫图像命名为 CTPS-B******，以此类推**）	□正确 □不正确		□正确 □不正确	
06	CT 图像导入后左右位置是否正确 （**特别注意：如患者定位是采用脚先进、俯卧位等与常规定位体位不同的情况时**）	□正确 □不正确		□正确 □不正确	
07	皮肤轮廓勾画是否正确 （**特别注意：鼻腔、耳道等空腔开口处是否进行了轮廓封闭**）	□正确 □不正确		□正确 □不正确	
08	靶区轮廓是否符合计划要求（**如临近皮肤时，靶区是否回缩 3～5 mm**）	□符合 □不符合		□符合 □不符合	
09	靶区位置显示是否正确（**如左乳癌保乳术后勾画的靶区是否位于左侧乳腺**）	□正确 □不正确		□正确 □不正确	
10	正常器官位置显示是否正确（**如左肺勾画的位置是否正确**）	□正确 □不正确		□正确 □不正确	
11	正常器官勾画是否完整（**是否有漏画、少画、画到皮肤以外等情况，特别是脑干、脊髓**）	□完整 □不完整		□完整 □不完整	
12	Contour 之间结构处理和命名是否合理（如 PTV-Rectum+0.5）	□合理 □不合理		□合理 □不合理	
13	CT 值与电子密度（**或物质密度**）转换表选择是否正确	□正确 □不正确		□正确 □不正确	
14	定位原点标记是否正确 （**如在乳腺癌计划时需要对定位铅点与乳腺轮廓标记铅丝进行区分**）	□正确 □不正确		□正确 □不正确	
Prescription					
15	Dose/Fraction 是否正确（**是否和医嘱一样**）	□正确 □不正确		□正确 □不正确	
16	Number of Fraction 是否正确（**是否和医嘱一样**）	□正确 □不正确		□正确 □不正确	
17	Primary Reference Point 是否正确（**是否和医嘱一样**）	□正确 □不正确		□正确 □不正确	
Beam					
18	照射方式（CRT / dMLC / VMAT 等）选择是否和医嘱一样	□一样 □不一样		□一样 □不一样	

续表

编号	审核内容	剂量师审核	问题记录	物理师审核	问题记录
19	Field ID 是否正确	□正确 □不正确		□正确 □不正确	
20	Machine/Energy 是否正确	□正确 □不正确		□正确 □不正确	
21	治疗等中心点位置选择是否合理（如坐标是否为整数、乳腺癌适形计划中心位置……）	/		□合理 □不合理	
22	处方剂量计算点位置选择是否合理（如 3D 切线野计划时不能靠近射野边缘）	/		□合理 □不合理	CRT 时重点检查
23	Reference Point 设置是否正确（如图标显示是否正确）	/		□合理 □不合理	VMAT 时重点检查
24	Gantry Rtn 设置是否合理	/		□合理 □不合理	
25	Coll Rtn [deg] 设置是否合理	/		□合理 □不合理	
26	Couch Rtn [deg] 设置是否合理	/		□合理 □不合理	
27	床参数设置是否正确	/		□正确 □不正确	□未使用此设备
28	楔形板参数设置是否正确	/		□正确 □不正确	□未使用此设备
29	Bolus 参数设置是否正确	/		□正确 □不正确	□未使用此设备
30	Check Optimization	/		□已做 □未做	
31	Check Plan Information（如 Fixed Jaws、Jaw Tracking 等）	/		□已做 □未做	
32	Check Normal Tissue Objective	/		□已做 □未做	
33	Check Settings	/		□已做 □未做	
Review					
34	Check 横断面剂量分布（如靶区的剂量包绕度、正常器官剂量限值等）	/		□已做 □未做	
35	Check DVH			□已做 □未做	
36	Check 每个主野 Mu（适形计划）及子野 Mu（调强计划）	/		□已做 □未做	单野 Mu>300 计划总 Mu>1000 时应仔细查找原因

续表

编号	审核内容	剂量师审核	问题记录	物理师审核	问题记录
37	Check 每个主野的 Collimator 大小是否与靶区大小一致 **（特别注意：有些计划因个别参数设置不对，导致计划优化完成后 Collimator 尺寸改变，致使更多的 OAR 暴露到射野中，此项一定要严格审核）**	/		□已做 □未做	
38	Check 每个主野的 MLC 走位	/		□已做 □未做	
Print & Output					
39	等中心坐标是否正确 **（注：定位时进行 CT sim 步骤的等中心坐标应为 0）**	□正确 □不正确		□正确 □不正确	
40	复位图是否正确	□正确 □不正确		□正确 □不正确	
41	Planning Approved 是否正确	□正确 □不正确		□正确 □不正确	
42	打印内容是否正确、齐全	□正确 □不正确		□正确 □不正确	
43	Eclipse 计划传输是否正确	□正确 □不正确		□正确 □不正确	
44	Eclipse 计划排程是否正确	□正确 □不正确		□正确 □不正确	
45	Onis 治疗表单中 Beam 参数与计划单打印内容是否一致	□一致 □不一致		□一致 □不一致	

审核物理师签字:________________　日期:_____年___月___日

32.3　操作步骤

无。

参考文献

[1] 国家肿瘤诊疗质控中心放疗质控专家委员会，赫捷，王绿化，等．放射治疗质量控制基本指南．中华放射肿瘤学杂志，2018，(4)．

[2] 沈九零，李光俊，李丽琴，等．放疗独立核对的实施和发展．中华放射肿瘤学杂志，2017，(6)．

[3] Tarek，Halabi，Hsiao-Ming，et al. Automating checks of plan check automation. 2014，15（4）．

[4] Eric C. Ford，Stephanie Terezakis，Annette Souranis，etc. Quality Control Quantification（QCQ）：A Tool

to Measure the Value of Quality Control Checks in Radiation Oncology. 2012，84（3）.

[5] Goddu S. M，Brame，et al. Technical Note：Electronic chart checks in a paperless radiation therapy clinic. 2012，39（8）.

[6] Moore K. L，Yang，et al. Automated radiotherapy treatment plan integrity verification. 2012，39（3）.

[7] R Alfredo，Siochi，Edward C，etc. Radiation therapy plan checks in a paperless clinic. 2009，10（1）.

[8] 黄鹏，徐英杰，田源，等．放疗计划自动独立核对软件的实现及应用．中华放射肿瘤学杂志，2019（12）：909-913.

[9] Gopan O，Novak A，Zeng J，et al. TU-G-BRD-01：Quantifying the Effectiveness of the Physics Pre-Treatment Plan Review for Detecting Errors in Radiation Therapy. 2015，42（6）.

[10] 李晔雄．肿瘤放射治疗学．北京：协和医科大学出版社，2018.

[11] Eli E. Furhang，James Dolan，Jussi K. Sillanpaa，et al. Automating the initial physics chart-checking process. 2009，10（1）.

[12] Covington E L，Chen X，Younge K C，et al. Improving treatment plan evaluation with automation. Journal of Applied Clinical Medical Physics，2016，17（6）：16-31.

[13] Barbee D，Mccarthy A，Galavis P，et al. SU-F-T-241：Reduction in Planning Errors Via a Process Control Developed Using the Eclipse Scripting API. Medical Physics，2016，43（6）：3517-3518.

[14] Shafiq J，Barton M，Noble D，et al. An international review of patient safety measures in radiotherapy practice. Radiother Oncol. 2009；92：15-21.

[15] Yang D，Moore KL. Automated radiotherapy treatment plan integrity verification. Med Phys. 2012；39：1542-1551.

[16] Yang D，Wu Y，Brame RS，et al. Electronic chart checks in a paperless radiation therapy clinic. Med Phys. 2012；39：4726-4732.

[17] Li HH，Wu Y，Yang D，et al. Software tool for physics chart checks. Pract Radiat Oncol. 2014；4：e217-e225.

[18] Covington EL，Chen X，Younge KC，et al. Improving treatment plan evaluation with automation. J Appl Clin Med Phys. 2016；17：16-31.

[19] Siochi RA，Pennington EC，Waldron TJ，et al. Radiation therapy plan checks in a paperless clinic. J Appl Clin Med Phys. 2009；10：43-62.

[20] Furhang EE，Dolan J，Sillanpaa JK，et al. Automating the initial physics chart - checking process. J Appl Clin Med Phys. 2009；10：129-135.

第三十三章 创建验证计划

33.1 概述

随着放疗技术的发展，特别是调强放疗技术的出现，极大改善了肿瘤区剂量适形度，降低了正常组织受量，提高了治疗增益比。与常规的放射治疗技术（conventional radiotherapy，CR）相比，IMRT技术过程较复杂，调强放射治疗的射野强度是非均一的，每个射野都是由数个不同形状、不同强度的子野构成，以此来实现射野强度调制。放射治疗的过程中存在许多不确定的因素，相比普放或三维适形放疗，调强放疗技术增加了从计划设计到计划执行整个过程的复杂度，每个阶段或治疗单元更有可能会引入误差，例如：①计划设计时，治疗计划系统计算出的光栅位置错误，导致不能实现理想的强度分布；②计划传输中，治疗计划参数没有正确传输给治疗加速器；③治疗时，加速器无法正常执行放疗计划（如光栅走位偏差、剂量输出偏差等）。这些误差会引起肿瘤靶区欠量或正常组织过量，不仅影响调强放疗的治疗效果，还会造成肿瘤复发或严重的放疗并发症，所以IMRT技术的治疗剂量准确性的高低影响治疗效果。因此，对于调强放疗计划，只有在经过严格的剂量验证后才可以用于治疗患者。国际辐射单位与测量委员会（international commission on radiation units and measurements，ICRU）第24号报告中明确指出：辐射剂量 ±5% 左右的改变就会导致肿瘤局部控制率的明显变化，为使辐射剂量变化控制在 ±5% 以内，必须对IMRT计划进行临床剂量学的验证和位置验证。

调强放射治疗计划的剂量梯度大，使用单一点剂量测量不足以验证这种不均匀的剂量分布，由多叶准直器MLC实施的IMRT，射野由多个子野组成，其中有很多面积很小的子野，在小野中会发生侧向电子失衡，计划系统有可能不能准确地计算这种情况下的剂量，计划系统对叶片漏射的计算也可能不准确，从而导致治疗计划的剂量计算误差。而采用手工计算来验证调强计划是不可能的。另外，叶片序列文件通过网络传输到加速器进行治疗，在传输过程中有可能发生系统误差，治疗实施时也可能发生叶片的位置偏差，产生治疗时的剂量误差。当误差超出3%以上，作为精确的放射治疗技术是无法接受的。因此，需要对具体的每个个体进行验证。

剂量验证是确认患者实际接受的照射剂量是否等于计划给予剂量的过程。可以通过1D点剂量验证、2D平面剂量验证、3D剂量验证等多种方式进行验证。基于测量的剂量验证，通常是将患者治疗计划中的所有射束照射到专用模体上，这个过程包含两个步骤：第一步，治疗计划系统要把射束加载到模体上，并计算模体中剂量分布（或特定点的剂量）；模体可以是任意的，只要它有CT图像存储在治疗计划系统中；通常是一个几何模体，也可以是简单的堆叠在一起的等效水模体。第二步，把整个治疗剂量照射到模体中，模体内放置剂量仪测量剂量，并和期望的剂量分布（或特定点的剂量）进行比较。基于计算的剂量验证方法不涉及任何测量，该方法利用独立的剂量算法基于从TPS导出的DICOM RT PLAN对患者CT数据集执行三维剂量计算，然后将该方法计算的剂量分布与原始TPS计算的剂量分布进行比较。常用的剂量算法为蒙特卡罗算法和筒串卷积算法。

剂量验证更是对治疗计划系统和剂量传输系统两个方面进行检查的过程，通过验证保证这两个系统都能正常运转。

33.1.1 点剂量验证

目前临床上主要运用的点剂量仪（point dosimeter，PD）有电离室、热释光剂量计（thermos luminescence dosimeter，TLD）和半导体剂量计。电离室具有良好的稳定性、剂量线性和能量响应，角度依赖性小，空间分辨率高的特点。半导体探测器的有效体积远小于电离室，接近于“零”的体积、具有非常高的灵敏度（20～100倍于电离室）、能量依赖性、角度响应差别明显。金属场效应半导体探测器（metal oxide semiconductors field-effect transistors，MOSFET）具有极小的测量体积，较好的中高能量光子的能量响应与剂量线性，较小的角度依赖性，低能过响应（kV），剂量寿命（～50 Gy），适用于in vivo测量。鉴于电离室有较好的能量响应度，较小的角度依赖性，AAPM推荐使用电离室作为点剂量测量工具。

在进行点剂量测量时，一般是将点剂量仪放置于模体内、患者身体表面或者空腔内的感兴趣点上进行，例如，用半导体、热释光剂量仪可以在患者体表监测入射剂量（entrance dose）和出射剂量（exit dose）。点剂量仪有体积小，剂量分析对比过程简单，方便快捷等优势，可在临床上被广泛使用。已经有研究显示，可以运用半导体剂量计通过联机进行剂量测量。同时，自动热释光剂量仪简化了分析的流程，极大地减少了分析的时间。但是，点剂量仪容易受到环境温度、湿度、气压等因素的影响，测得剂量的准确性较低，尤其是热释光剂量计的衰退效应等。同时，点剂量仪本身存在一定的体积，与实际需要测量的感兴趣点存在一定的距离差异，如果该感兴趣点位于剂量梯度较大的区域，则有可能导致较大的剂量误差。由于调强计划采用多子野优化，每个计划包含较大数量的子野，应当使用小灵敏体积的电离室，同时，电离室存在电路设备，容易受到电流电压以及漏电、辐射电磁场的干扰，会对测量的结果产生影响。研究显示，0.600 cm^3、0.125 cm^3、0.009 cm^3 电离室在未进行漏电修正时，测量值与TPS计算值差异可达0.5%、1.5%、7.0%，修正后的差异减小至0.3%、0.5%、1.5%～1.7%。电磁辐射干扰由于没有固定的差异，没有准确简单的修正公式。在使用大电离室进行调强放射治疗计划验证时，应取灵敏体积的平均值，且测量的感兴趣点尽量不要位于剂量梯度较大的区域。而在使用小体积电离室时，由于其灵敏体积小，精度高，电流电压以及漏电、电磁辐射的干扰都应该尽可能排除或减少。因受上述多种因素的影响，在调强放疗或旋转调强放射治疗中点剂量验证现已较少应用。

对点剂量测量，建议使用组织或空气等效材料制作的电离室，一是尽量减小探测器对光谱变化的过度响应，后者与测量位置存在函数关系。由于IMRT计划中使用了陡峭的剂量梯度和较多的小射野子野，所以电离室应有足够级别的空间分辨率来避免剂量测量误差。比较计算剂量和测量剂量时，计算剂量的确定可以通过在计算的剂量分布中进行点取样，也可以取平均电离室体积剂量。通常是在治疗计划中勾画出电离室的有效体积，并使用剂量-体积数据得到平均剂量值。建议对探测器体积进行平均处理，除非不可能或不可操作。如果使用了体积平均处理，则电离室体积可以稍大，可以减少空间定位误差对测量剂量的灵敏度。

点剂量验证具有快速简单、省时省力的特点，其结果一般被视为剂量测量的金标准。但是单点测量获得的信息量少，只能进行少数几个点的剂量验证，很难反映平面以及三维体积内的相应剂量差异；易受空气湿度、温度和气压等外界因素的影响；同时探测器具有体积效应，测试剂量梯度较为陡峭的位置时偏差可能较大。

测量步骤

（1）选择一个均匀模体（等效固体水模体），根据移动激光灯在模体表面贴好金属标记点，用于标记电离室的中心点，将模体放在 CT 上进行扫描。

（2）把扫描的模体 CT 图像传输至 TPS，根据 CT 图像勾画出电离室室腔作为感兴趣区，根据金属标记点确定坐标原点。

（3）把调强计划移植到模体 CT 图像上，中心放在坐标原点上，计算其在模体上的剂量分布，得到电离室的平均剂量。在移植计划时，应使等中心处的剂量保持均匀，使电离室处于剂量梯度较小的区域。

（4）将原计划传至加速器的工作站，根据加速器上的激光灯，把模体放在治疗床上，模拟实施治疗，通过电离室测量模体内的某点剂量，得出结果与计划得出的电离室的平均剂量进行比较误差率。

点剂量验证误差率 $= \frac{\text{（TPS 计算的电离室平均剂量 − 测量的剂量）}}{\text{TPS 计算的电离室平均剂量}} \times 100\%$，误差一般要控制在 3% 之内。

33.1.2 二维剂量验证

尽管点剂量计可以实现独立点的 IMRT 绝对剂量分布验证，但是 IMRT 剂量分布的验证和质量评估要求更高维度的测量。

目前，临床上常用的二维平面剂量验证主要有电子照射野影像装置（electronic portal image device，EPID）、胶片（溴化银胶片 XV/EDR2 和放射性铬胶片 EBT）剂量验证、半导体探测器（Mapcheck）验证以及空气电离室（MatrixX）验证等。

33.1.2.1 EPID 剂量验证

电子照射野影像装置（electronic portal imaging device，EPID）是采用电子技术在高能 X 射线出射方向获取图像的一种新的放射治疗辅助装置。EPID 是一个辐射探测器，最初设计目的和主要功能是进行位置验证，通过获取照射野信息，了解摆位误差大小和分析误差来源。经过适当的刻度和校准也可以用于治疗前和在体剂量放射治疗剂量学测量。由于其存在验证速度快，且获得的单野剂量分布图可保存以用于分析对比等优势，而被更多地应用于患者的计划验证。

在实际的临床 IMRT 剂量验证中，很少直接测量患者体内的剂量，而是将治疗前的模体均匀模体或人仿真模体中剂量验证与治疗时的摆位验证相结合。尽管治疗前剂量验证测量的不是患者体内的剂量，但是它可以有效地验证治疗计划、传输及加速器治疗实施的准确性和可靠性。另外，在实际患者治疗时，由于摆位误差、患者器官运动，使体内剂量分布的测量复杂化，很难区分误差是因实施引起，还是患者移动造成，所以治疗前剂量验证是计划和实施过程的有效治疗保证。

1958 年 Andrews 设计了第一套用于检测 2 MV X 射线治疗的 EPID。1962 年 Benner 设计了第一套用于检测 30 MV X 射线治疗的 EPID。20 世纪 80 年代后，固体探测器和液体探测器开始用于 EPID 的设计。EPID 主要由射线接收装置和信号处理装置两部分组成，经历了荧光探测器、液体电离室探测器和固体探测器三个发展阶段。

33.1.2.1.1 荧光型 EPID

荧光型探测器一般包括三部分：探头部分、控制单元及用户界面。具有视野大、空间分辨率高、成像速度快，可达每秒 30 帧等优点。缺点是光子收集效率低，一般是 0.1%～0.01%。

33.1.2.1.2 液体电离室型 EPID

1985 年，芬兰癌症研究所 Meertens 等首次介绍了由他们开发的液体电离室型 EPID，采用扫描液体电离室（Scanning Liquid Ionization Chamber，简称 SLIC）作为射线探测器，探头采用 128 × 128 的电离室矩阵。后来经过改进，矩阵单元数增加到 256 × 256 个。

液体电离室系统主要由探头系统、控制单元、系统软件三部分组成。该系统的探头部分由两套相互垂直的高压电极组成，两层电极之间填充满 1 mm 左右厚异辛烷液体作为电离介质。每套电极由间距为 1.27 mm 的 256 条线组成，形成 256 × 256 液体电离式矩阵，灵敏面积约为 32.5 cm × 32.5 cm，横向排列的电极与 300 V 左右高压转换开关连接，纵向排列的电极与 256 个静电计相连。获取图像时，通过依次接通每一行电离室相应的极化电压，纵向的个静电计就可以读取这一行电离室的电离电流。一般来说，每一行的取样时间为 20 ms，整幅图像的读取时间为 5.12 s，更短的读取时间可以通过降低空间分辨率实现。最新型的液体电离式系统每一行的取样时间缩短为 5 ms，整幅图像的读取时间为 1.28 s。控制单元用于控制图像采集，将模拟信号变成数字图像信号。系统软件用于显示或增强图像、探测摆位误差、存储图像及其他后续处理。

液体电离室系统的主要优点有：① SLIC 和相关的读取线路封装在一个 52 cm × 52 cm × 4 cm 的盒子中，可以很方便地安装在加速器机架上，即使是配有射线遮挡器的加速器，因此它的结构紧凑、轻便，重量为 7 kg，能采用机器手臂支撑，使探头收放自如；②因各个探测单元位置固定、均匀分布，不会使图像发生几何失真。该系统的主要不足是：①因同一时间只能有 256 行高压电极中的 1 行导通，故射线利用率低；②因采用扫描方式采集图像信号，在整幅图像读取过程中加速器计量率的不稳定性可能影响图像质量。

33.1.2.1.3 固体探测器型 EPID

固体探测器通常由不同数目的非晶硅或非晶硒组成不同大小的二维探测器矩阵，具有原材料结构稳定，不易辐射变性且原材料获取便捷等特点。

EPID 根据是否使用荧光屏将射线转换为荧光，一般可分为间接转换型（光电二极管式阵列，如非晶硅阵列）和直接转换型（光导体阵列，如非晶硒阵列）两种形式。非晶硅也称无定型硅，它是由硅蒸气沉积成的非晶态的薄膜，不易被射线伤，且不受晶体生成的限制，可以在玻璃或金属基板上做成较大面积的影像阵列。其制作方法是在反应器中采用等离子增强化学蒸气沉积（PECVD）技术，将掺有乙硼烷或磷化氢等气体的硅烷沉积在基板上，制作出各种非晶硅器件如光电管和薄膜晶体管（TFT）。

非晶形硅影像阵列（an amorphous silicon imaging array）可以克服半导体线阵的缺点，它由光电二极管（photodiode）和场效应管（field effect transistor，简称 FET）组成，紧贴金属荧光转换板，每一个二极管偶合到一个场效应晶体管。光电管从底层向上分别是铬层、40 nm 厚的 N 型层、1000 nm 厚的本征型层和 20 nm 厚的 P 型层和顶层的透光金属。薄膜晶体管是一种场效应管，其源极与光电管相连、栅极与控制线相连、漏极与数据线相连，它在控制信号作用下处于开通或截止状态。当采集图像信号时，所有的 FET 线保持负电压以便使整个 FET 阵列不导电。荧光高效地转换为光电二极管本征层的电子空穴对，随后被收集、贮存在光二极管的电容中。当为一幅图像采集足够的信号后，改变某一条 FET 的电压使位于相应行的所有 FET 导电。于是存贮在光二极管的信号经 FET 传到数据线，经外部电子仪器转换为一行数字图像。这条 FET 线的电压回到初始状态，类似地改变下一条 FET 的电压便可以得到下一行的图像，逐行进行直至所有行的信号被读出、得到整幅图像。这种探测器有可能提供大面积、高效率、高分辨率的影像系统图。这种系统中的金属荧光转换板和荧光系统的金属荧光转换板是完全相同的，而非晶形硅影像阵列的作用是代替荧光系统中的光路和摄像机。

自扫描非晶形硒探测器（a self-scanned a-Se detector）用非晶形硒做成的光导体直接将射线转换成代表图像的电荷，后者可以用一个有源矩阵（active matrix）读取。非晶形硒层的下表面与有源矩阵接触，而其上表面接高压偏置电极，因而可以在非晶形硒层中形成电场。有源矩阵的每个像素由一个薄膜晶体管（TFT）、一个像素电极和一个贮存电容构成。水平布置的门线每次打开一行 TFT，使图像电荷从像素电极传输到垂直布置的数据线，再经数据线传到外部电荷放大器，最后由同轴电缆将放大了的并行信号转换成串行输出，与非晶形硅影像阵列比较，此方法不需要金属荧光转换板，因此它是一种更直接的方法。但它要外加数千伏高压，对 TFT 开关管构成一定威胁。

非晶硅型 EPID 主要结构分为四个部分：①电子建成区部分，通常为 1 mm 厚的铜板，用于 X 射线辐射光子和反冲电子的吸收屏蔽，以达到减弱康普顿效应的作用，从而提高成像系统的质量。②转化部分，通过磷光发生体将射线辐射产生的反冲电子变化成为可见光。③光电二极管部分，有非晶硅探测序列和 TFT 电子线路组成，主要用于探测可见光。④输出部分，通过相关电路将电信号转化为剂量图像信息进行输出。EPID 探测板可通过直接的方式将射线转化为电信号，也可通过间接的方式将射线信号转化为光电信号，再由 TFT 电路进行转化输出。

固体探测器系统具有体积小、DQE 高、分辨率高、动态范围大等优点，因而已成为目前商用 EPID 应用的主流。目前，此类 EPID 产品以 Varian 公司的 PortalVision aS1000 和 Elekta 公司的 iVewGT 系统为代表。

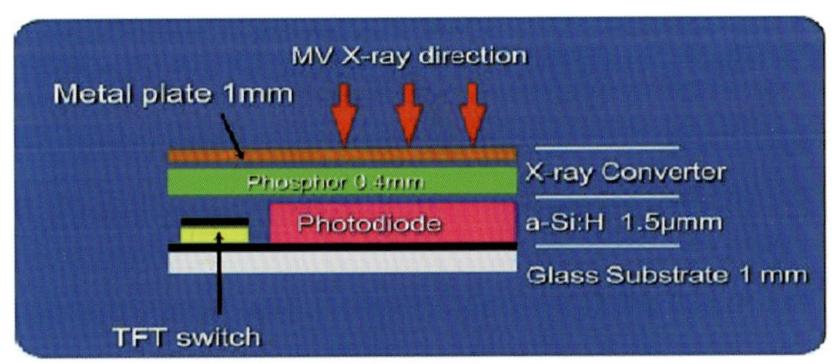

Varian a Si1000 探测器的结构示意图

EPID 成像质量与许多因素有关，如射线探测器的性能、噪声、散射线的多少等。成像系统的物理参数，如系统结构、探测器材料、探测器面积、探测器单元尺寸、显示矩阵大小、探测器所在的位置、放射远的大小、成像时间等，决定了成像系统的性能。

评价 EPID 及其所生成的图像的优劣性能的主要指标有空间分辨率和对比分辨率，其他的参数还有信噪比、扫描时间、FOV 和显示矩阵大小等。

在 EPID 用于剂量验证之前需要对其进行图像刻度和剂量刻度，确定照射野影像的像素值与参照剂量率之间的关系，用特征曲线来表示。不同类型 EPID 系统，特征曲线不同。通过进行有效的质量保证和质量控制，可以获得很好的剂量响应稳定性。

EPID 在患者治疗剂量验证方面的应用研究大致可以分为正向验证算法和逆向验证算法两类。正向验证算法通过设置的射野条件及其输出剂量特性参数和患者或模体的物理数据计算出射到 EPID 探测器平面的剂量，并与 EPID 测量结果进行比较验证。由于商业治疗计划系统（treatment planning system，TPS）中一般并不包含这类出射剂量计算，需要自行开发能够计算出射剂量图像（portal dose image，PDI）的算法软件来支持此类验证。逆向验证算法是由 EPID 捕获出射剂量图像，再由此反推计算出模体或患者体内平面的剂量分布，将之与 TPS 计算的该平面剂量分布进行比较验证。因其可以验证靶区平面的剂量分布，通常比验证 EPID 平面的剂量（正向验证）更加具有实际意义。应用这种方法，通常采用一种算法来反投影出患者或模体中平面的入射剂量图像分布，再与基于 TPS 的卷积 / 叠代算法重建的患者剂量分布反卷积计算得到的该平面射野注量分布图进行比较，从而使患者或模体内计算和照射的剂量分布进行比较成为可能。原理上，这两种方法均适合进行计划剂量分布和体内实际剂量分布的验证。正向验证算法只能实现测量平面的剂量分布验证，而逆向验证算法在进行患者体内三维剂量分布的验证方面更具有可能性。

33.1.2.1.4 基于 EPID 的正向剂量验证方法

正向剂量验证方法是在分次治疗前采用解析方法或蒙特卡罗方法根据射野参数和模体物理数据计算出射到 EPID 面的射野透射剂量图（portal dose image，PDI）作为预测 PDI，通过比较 EPID 实测的 PDI 与预测 PDI 来验证剂量准确性的方法。目前，商用放射治疗计划系统（TPS）中通常不包含 EPID 面射野透射剂量预测的功能，需要自行研究开发 EPID 射野透射剂量预测算法、剂量刻度算法和相应的软件。正向剂量验证方法能够快速发现治疗时的剂量误差，但无法区分误差来源是来自患者本身摆位偏差或是加速器出束误差，更不能定量分析患者体内三维剂量场分布的准确性。

33.1.2.1.5 基于 EPID 的逆向剂量验证方法

逆向剂量验证方法是首先由 EPID 捕获射野透射剂量图像，再基于射野透射剂量图通过一定的反演算法重建出患者体内某一平面的二维剂量分布，甚至是体内三维剂量场分布，并与放射治疗计划系统计算输出剂量进行比较验证的方法。应用这种验证方法，通常首先采用一种算法重建源或模体中某一平面的入射注量分布，再基于卷积叠加算法或其他剂量计算算法重建模体内平面剂量甚至是三维剂量场分布，相比正向剂量验证方法，逆向剂量验证方法可以验证患者体内的面剂量和三维剂量，更具有临床实际意义，且使剂量引导放射治疗成为可能。

33.1.2.2 胶片剂量验证

在放射治疗领域中，胶片主要应用在检测加速器机械性能（如检查光野射野一致性，射野的平坦度、对称性等）和 IMRT 相对剂量学验证中。胶片具有良好的剂量重复性、高空间分辨率和剂量响应均一性的特点。

胶片剂量验证，即运用胶片剂量仪通过分析接受辐照后光密度值发生改变的感光胶片，来获得放疗计划不同层面或不同射野的平面剂量沉积（其光学密度的改变与吸收剂量密切相关），通过与 TPS 中相应层面的剂量分布进行分析对比，从而进行放射治疗计划平面剂量验证的一种方法。胶片验证主要应用了光学密度（optical density）和胶片灵敏度这两个概念。胶片剂量验证具有应用方便，能较快测量得到不同深度的二维平面剂量分布，空间分辨率较高（可达亚毫米级，在小野测量时有优势），组织分辨率高，便于长时间保存和分析等优势，但其同时又受射线能量、射野大小、辐射剂量、胶片放置深度、扫描仪设置、胶片生产批次不同，扫描分析流程复杂，时间较长等因素的影响，在相对剂量验证方面运用更准确。临床应用的胶片存在一定的剂量测量范畴，在其可测量的剂量阈值范围内的一定区域中，胶片的光密度值和吸收剂量存在一种线性的对应关系，超过该区域则为非线性区域，在进行剂量分析时，应加入相应的校正因子进行修正，因此在进行剂量验证时，应该尽可能将辐射剂量总量及相应的吸收剂量保持在线性区域内。当吸收剂量处于非线性区域（如连续谱高能光子等）时，胶片的光密度值与吸收剂量在修正的过程中无法得到精确的值，且受到测量、扫描、等剂量线分析环节误差等因素的影响，无法准确通过光密度来获得某平面的绝对剂量分布，因此通常只能用作相对剂量检测，即分析对比胶片与 TPS 对应层面的等剂量曲线分布。胶片相比于点剂量测量，除可以提供更多的点剂量信息之外，还可以获取感兴趣深度二维平面剂量信息。具有操作简便、数据读取快、测量准确程度较高等特点。胶片具有分辨率高，角度依赖性较小、能量线性响应好，适合于剂量较为陡峭区域的测量，但其重复利用率低、处理费时且条件较难控制、不同胶片之间存在差别、易受冲洗曝光等外部条件的制约；免洗胶片在灵敏度和剂量测量准确度上都做了较大的改进可以用作患者治疗前的质量保证，但其使用成本高、处理麻烦的缺点制约了其发展。

近年来研究成功了新型的利用辐射显影的剂量胶片——EBT 胶片。EBT 胶片可以在经过射线辐照后直接进行色度显示，不再需要像传统胶片一样进行光学、热学或化学处理，验证分析的过程更为方便快捷。EBT 胶片的有效原子序数为 6.8，在低能量光子照射射，其剂量偏差通常小于 5%。EBT 胶片有极高的分辨率，可以在可见光下操作，避免洗片带来的不确定因素，组织等效密度接近人体，可以任意裁剪大小而不影响边缘区功能。EBT 胶片与 EDR2 相比有较小的能量依赖性，射野大小依赖性微弱。

EBT2 是在 EBT 的基础上发展而来，Gafchromic EBT2 的反应层内物质与 EBT 胶片相同，所以有着近似 EBT 的剂量响应，但在辐照后，剂量 EBT2 较 EBT 更快稳定下来，而对扫描角度的依赖性有所降低。EBT2 胶片是一个非对称的排列构，只有一个反应层，这个反应的层使用黄色染色合成聚合物作为黏合剂，而不像 EBT 胶片使用透明胶，可以保证反应活性物质在反应层内，减少对能量依赖的响应度。EBT2 由聚酯涂层、胶粘层、反应层和聚酯基层构成。反应层有 28 μm，是涂在 175 μm 的透明的聚酯衬层在衬层的由一个 50 μm 清晰的聚酯衬底与丙烯酸酯的基层、25 μm 的压敏胶粘剂组成。

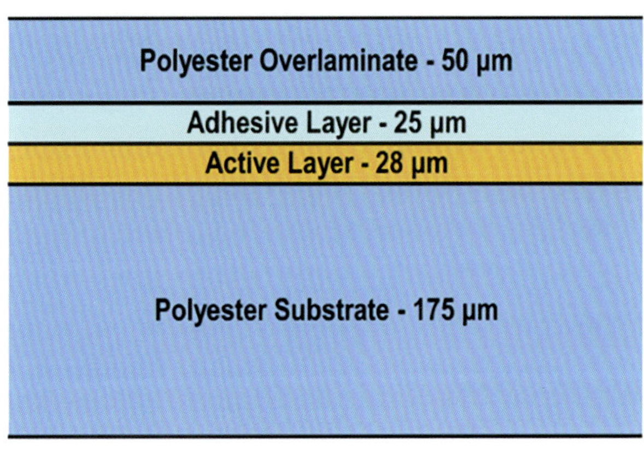

Gafchromic EBT2 构造图

EBT2 较 EBT 改进：反应层包含与之前的 EBT 具有相同的辐射敏感组件，但 EBT2 的反应层组成由之前的自然聚合物、明胶改为合成聚合物，提供一个更好的控制原子的活性成分层，也为合并抗氧化剂和稳定剂在反应层提供条件；活性成分是包含在一个单一的层，对辐射敏感的单体是分散在一个合成绑定聚合物，而不是明胶作为黏合剂，减少在生产批次之间可变性。EBT2 另一个突出改进为黄颜色外形，因为其反应层纳入黄色染料，黄色染料修正反应的层内剂量响应横向变化，可以降低胶片对自然光的敏感性。有研究曾对这层黄色染料对剂量响应度的影响做分析，结果显示这层黄色结构对胶片的密度均匀性有一定影响，此影响虽然在红色通道不明显影响剂量响应，但是在蓝色区域有较大差异，因此厂商建议使 RGB（混合颜色红蓝绿）扫描仪校准胶片和相应软件，改善剂量依赖性测定方法，以保证数据的完整性和准确性，即扫描器依赖校准函数采用三个颜色通道（红、绿、蓝三种颜色）。但是因为临床使用数据剂量低于 10 Gy，红光扫描通道有明显优势，因此仍沿用采用红光扫描通道扫描。

EBT2 胶片特性：对光线敏感性、扫描仪条件一致性、对扫描方向依赖性、对扫描方式敏感性、辐照后剂量稳定性、同盒胶片的差异性。

EBT2 扫描通道选择及存储：10 Gy 采用红光扫描通道，10～40 Gy 采用绿光扫描通道，临床剂量学应用上主要为红光扫描通道区域内。EBT2 减少了对可见光的敏感性，可用于高能光子吸收剂量测量，但 EBT2 对 100 keV 和 6 MV 光子的响应度差别约 5%。因此，虽然 EBT2 可以在可见光下操作，但是鉴于胶片对紫外线波长特别敏感，即使几分钟暴露于阳光下会导致剂量变化，建议将胶片避光存储。胶片密封在胶片黑色信封内，房间环境温度（20～25℃）并远离辐射源，放在相对湿度20%～30%的干燥箱中。

EBT2扫描方向：GAFCHROMIC EBT2有较好的密度均匀性，胶片可以裁剪成任意大小的形状。EBT2的衬层板的使用与压敏胶黏剂使EBT2胶片不容易在切割边缘外形的剂量学特性发生改变，但是鉴于扫描方向的依赖性，在裁减的胶片上做好标记点以保证扫描方向一致性。EBT2受不同批次剂量差异和胶片不均匀性影响，这些不确定性是胶片本身因素造成无法避免，因此胶片扫描误差应尽量通过规范操作规程来降低。扫描模式中应用相应参数，而胶片扫描方向一致。扫描方向：聚合物晶体在胶片中的扫描方向是至关重要的，在扫描中保持一致。胶片刻度是轴向扫描，即胶片长轴垂直扫描方向，扫描沿纵向方向，避免玻璃的边缘板，避免扫描数据此区的不准确。

同一批次的EBT2胶片在进行平面剂量验证前，应对该批次的胶片进行刻度：即取一块胶片，裁成数块相同大小的小片，分别放置在加速器下进行100 MU、200 MU、400 MU、500 MU、600 MU照射，将其输入胶片分析软件，获得该组胶片的剂量校正曲线，且该刻度曲线只能应用于同一批次的胶片剂量分析。

在实际剂量验证中，将测量得到的胶片通过刻度曲线进行模数转换（analogue-to-digital，AD），通过推算胶片的光学密度与吸收剂量的函数关系得到该层面的绝对剂量分布。免洗的EBT胶片在扫描的过程中，可以使用平板CCD探头彩色扫描仪来获取显影图像，通过Film QA软件进行分析转化为具有高灵敏度的剂量曲线分布。由于其本身仍是胶片，具有感光性，在进行剂量分析前仍需对扫描仪进行光源散射校正。

33.1.2.3 半导体探测器验证

半导体探测器主要由硅单质组成，体积较小，其物质密度为2.3 g/cm^3，电离辐射能量为3.5 ev，由于其物质密度远远高于空气且电离辐射能量远远低于空气，因此其灵敏度远高于空气电离室。半导体探测器经射线辐照可长期稳定保存，是临床上广泛应用的一种二维平面调强放疗计划验证的剂量学验证工具，存在良好的重复性和剂量-脉冲依赖性，射野大小的依赖性小和剂量线性响应良好等优势。目前临床上主要使用的半导体探测器阵列有适用于调强放射治疗计划二维平面验证的Mapcheck与Mapcheck2。

Mapcheck

Mapcheck的有效探测面积为22 cm × 22 cm，共有445个N型半导体固体探测器，其中心区域分布着间隔为7.07 mm的221个探测器，其余224个探头在四周均匀分布，间隔为1.414 mm。

Mapcheck2

Mapcheck2包含1527个SunPoint型半导体探测器，间距为7.07 mm，测量最大射野面积为32 cm × 26 cm，响应时间为50 ms。Mapcheck2中所选的SunPoint型半导体探测器的灵敏体积为0.64 mm^3，探测器距离上表面距离的等效深度为2 cm。具有尺寸小、灵敏度高、稳定性好、没有体积平均效应等优点。Mapcheck2可以用来测量相对剂量和绝对剂量，不仅可以用来检验加速器对治疗计划的执行能力，还可用于检验射束的平坦度、对称性等。

Mapcheck2外接SNC Patient软件，软件操作简便，只需一键就可以完成距离或者剂量的比较，并用Gamma通过率表示，Gamma值小于1为通过。没有通过的点用红色或者蓝色的点表示，方便找出剂量不通过区域，更容易查找原因。Mapcheck2不仅可以用于比较机架角度固定的射野剂量分布，还可以用于旋转调强，只需要把Mapcheck2放置在SunNuclear生产的IMF支架上，使Mapcheck2放置在加速器的等中心处或者在 Mapcheck2 外加上 MapPHAN。MapPHAN 是由虚拟水模体组成，尺寸为 35 cm × 38 cm，上层水模体等效深度为 3 cm。

33.1.2.4 空气电离室验证

空气电离室具备准确测量绝对剂量的优势，其电离室体积小，探测灵敏度高，能量响应好，目前临床上常用的空气阵电离室矩阵有 MatrixX 等。

MatrixX

MatrixX 二维电离室矩阵兼具点剂量和二维剂量在线测量的功能。由 1020 个电离室组成有效测量体积为 24 cm × 24 cm，电离室由直径 4.5 mm，高 5 mm 的圆柱体探测器组成，有效探测体积为 0.07 cm^3，相邻电离室中心间距 7.62 mm。有效测量点位于探测器上表面以下 3 mm。MatrixX 配有 Multic cube 模体，其材质为等效固体水，上下厚度为 11 cm 左右，体积为 31 cm × 34 cm × 22 cm，平放和侧立时均有足够的建成和散射区，在能量 150 keV ～ 100 MeV 剂量范围内，与水中测量剂量误差小于 0.5%。MatrixX 具有测量高效率性，MatrixX 系统的摆位、刻度和数据分析的时间通常几分钟内可以完成，测量的最快时间为 20 ms，数据采集期间不存在测量死时间；MatrixX 系统还具有灵敏度稳定，不存在随照射剂量的增加而改变的特点。MatrixX 分析软件为 Omnipro I'm RT，采集数据实时显示并做分析，包括数据求和、差值、乘积、Gamma 分析等。Omnipro I' m RT 软件可以对单独的序列（one snap）评估，也可以是复合剂量（planar dose）评估。

MatrixX 使用时，先在计划系统中选取相应的层面，通过验证设备测量这一层面深度处的剂量分布，然后比较计算和测量结果之间的差异。MatrixX 运用与半导体探测器相似的验证方法进行测量，能够同时实时在线测量点剂量和二维平面剂量，同时，MatrixX 采用并行处理技术，没有测量死时间，能够在较短的时间内完成剂量测量，同时保存数据。MatrixX 还具有灵敏度不随累计照射剂量的增加而改变的特点。与二维胶片剂量验证相比，MatrixX 受到探测器数目及间距的制约，空间分辨率较低，但其在临床实际验证的运用却更为广泛，是因为 MatrixX 存在着简单快捷，效率高且精确率高等优势。相对于传统胶片剂量验证系统线性范围窄、重复性差、操作麻烦等诸多缺点，MatrixX 剂量验证简洁方便，具有测量准确度高、剂量线性好、使用方便等优点，能同时测量点剂量和面剂量的剂量分布，但是由于空气电离室数目的限制，其空间分辨率相对较差，且在剂量梯度较大的地方存在较大的误差，MatrixX 综合各方面因素分析，可为调强放疗剂量提供最优的解决方案。

Seven29

Seven29 是由德国 PTW-Freiburg 公司生产的二维电离室矩阵。PTW 矩阵与大多数平面探测器一样，主要由二维矩阵平板、数据处理及转换器、计算机数据分析系统等组成。PTW 的 729 个柱型电离室平均分布在测量面积为 27 cm × 27 cm 的平板上，每个电离室大小为 0.125 cm^3，相邻电离室中心间距为 10 mm，电离室有效测量中心上覆盖一层 0.75 cm 的矩阵平板。PTW 二维电离室矩阵在出厂之前，都利用 ^{60}Co γ 射线对矩阵中的 729 个电离室进行了水下吸收剂量校准，因此在实际测量时只需将气压和温度输入系统就会自动给出测量值，即吸收剂量值。

二维矩阵相比于点剂量测量，除可以提供更多的点剂量信息之外，还可以获取感兴趣深度二维平面剂量信息。具有操作简便、数据读取快、测量准确程度较高等特点。二维探测器矩阵与胶片相比能直接、快速地获取模体的平面剂量数据，过程简化，效率高，是目前大多数医院采用的主要验证方法，但由于其方向性的影响不能满足诸如旋转容积调强放疗剂量验证的要求。因此，二维矩阵设备在测量时必须考虑角度响应，部分二维矩阵探测器在实际测量过程中需要将机架角归零，在验证 VMAT 旋转调强计划时很难发现在其他角度下多叶准直器的实际到位精度情况。

33.1.3 三维剂量验证

在 VMAT 治疗过程中，治疗机器的机架旋转角度准确性、多叶光栅的走位精度、加速器输出剂量的稳定性都会影响最终的治疗准确性。而调强放疗的靶区剂量高，靶区与周围器官之间的剂量梯度比较陡峭，一旦发生小的输出误差，会对治疗产生比普通放射治疗更加严重的后果。有研究表明调强放射治疗中，MLC 出现 1 mm 左右的误差就能产生 10% ～ 20% 的通过率变化。因此，VMAT 等高精度的调强放疗要进行更加严格的质量控制。

传统二维剂量测量得到的是某一特定平面的相对剂量，而放疗已经进入精确放疗时代，靶区结构一般都是三维立体形状，二维测量提供靶区和正常器官的受量验证信息还远远不够，且二维探测器通常适宜放在均匀模体中且需要把射野的加速器机架归一到零度进行测量，这就没有考虑不同机架角度 MLC 角度依赖性的问题，因此对于 VMAT 调强放疗计划的验证，三维验证是非常有必要的。三维剂量验证不仅包括 γ 分析通过率，还包括三维等剂量分布和 DVH 比较，可提升剂量验证的精确度，能为治疗计划提供更充分的质量保证。

利用非 EPID 的探测器阵列进行三维验证是利用验证设备的探测器阵列采集各射野的实际照射通量，通过自带软件内置的独立三维剂量算法来重建出基于模体或者患者 CT 图像的三维剂量分布，其结果再与计划系统的计算剂量进行比较。

利用 EPID+ 软件方法进行三维剂量验证是从 EPID 的透射剂量分布中提取原射线能量注量，对其沿射线路径做反向投影，计算患者或模体内的原射线能量注量分布。当原射线能量注量分布确定后，可以重建患者或模体内三维剂量分布。但直接提取原射线能量注量很困难，使用迭代重建算法可以巧妙避开这一步骤。首先假设探测器平面的原射线能量注量等于射野剂量图像，经反向投影得出体内原射线能量注量分布，然后计算射野剂量图像，最后计算原射线能量注量与射野剂量图像计算值的比值，将这个比值与射野剂量图像测量值之积作为新的原射线能量注量，开始又一轮迭代。经数次迭代，射野剂量图像的计算值收敛到相应的测量值，用此时的原射线能量注量重建三维剂量分布。一般需要做 5 次迭代，重建精度在 3% 以内。

目前临床上常用的三维剂量验证系有 Delta 4、ArcCheck、Compass 和 EPID+ 软件（如 Mobius 3D、EDose）等。

Delta4

Delta4 探测器由两块 20 cm × 20 cm 的平板探测器以垂直方式排列，两个平板探测器共由 1069 个有效探测面积为 0.78 mm^2 的 P 型硅半导体探测器组成，其中心 6 cm × 6 cm 的范围内，相邻探测器间的间距为 5 mm，其余区域的间距则为 10 mm。Delta4 通过两个平板探测器进行剂量测量，通过空间三维重建的方式获得模体内的剂量分布，从而确定剂量偏差较大的区域位于哪个部位，从而对计划做出相应的调整，其误差评价方式为 DTA（distance to agreement，DTA）或者 Gamma 方法。Delta4 是一种面向模体的剂量验证方法，有研究显示在静态调强和容积旋转调强情况下，其入射角度对剂量验证的影响小于 0.5%，与电离室感兴趣点的绝对剂量差异在 2.5% 以内。所以 Delta4 既可以用作固定野调强的剂量验证，也可用于容积旋转调强。其探测器剂量的重复性差异与剂量响应线性度在 0.1% 以内，剂量率导致的差异及绝对剂量误差均在 0.4% 以内。

ArcCHECK

ArcCHECK 是一种随半导体技术发展应运而生的三维空心圆柱形验证设备，该探测器长 21 cm，总共有 1386 个半导体呈螺旋状分布在厚度为 2.85 cm 的建成材料内部，每个探测器大小为 0.8 mm × 0.8 mm，间距为 10 mm。由于 ArcCHECK 本身是圆柱形模体，故而可以测量合成剂量和任意弧段剂量，收集的数据与其他验证设备相比也更多，所以可以提供更全面的剂量验证分析。作为第三方验证设备，ArcCHECK 可以与目前主流计划系统 ECLIPSE、Pinnacle 和 Raystation 等相兼容，在验证过程可以实现单野或多野的剂量验证。与 ArcCHECK 模体配套使用的是 SunNuclear 公司提供的 SunPatient 软件，该软件功的主要功能是比较实际治疗计划的剂量分布与验证计划的剂量分布。

根据 SunNuclear 公司官方提供的使用和校准说明，ArcCHECK 在数据采集之前需要进行本底校准、半导体探头校准和吸收剂量校准。

Commpass

Compass 是一种全新的面向患者的剂量验证方法，由带有角度感应器的二维电离室矩阵和剂量计算分析软件组成。在使用过程中，将 MatrixX 二维电离室通过特定的固定架固定在加速器机头上，电离室可以跟随机架作 360° 旋转实时采集射野注量影像，利用射束模型和通量重建技术重建射野强度，再通过剂量计算得到患者的三维剂量分布进行评价或通过独立计算的方法，反推出加速器输出的射线剂量，从而得出患者体内真实的三维剂量分布。Compass 采用 DVH 图，二维剂量分布等方法相结合的方式与计划计算剂量进行比较，真实反映患者实际治疗过程中的剂量分布，方便医生和物理师判断误差的来源，从而对计划进行相应调整，以达到治疗的最优化。

Compass 既可以对静态调强计划进行验证，也可以对动态调强计划进行验证，相比传统的二维电离室调强验证系统，其主要有两个优点：①可以在不改变患者原始计划照射野角度的前提下（不用将野调整为垂直野），对调强计划进行验证；②评价的是三维剂量，相比只比较等中心平面的二维剂量，更加精确。MatrixX 存在角度响应，在对调强计划实际角度测量时需要进行必要的角度修正，且修正因子随能量不同有所变化。

由于 Compass 不能用于获取患者实际照射时的射野强度，只能在治疗前对放疗计划进行剂量验证，因此它还不完全是剂量引导调强系统，只能说是一个较先进的调强计划验证系统。

Dolphin

Dolphin 是基于 IBA 公司独一无二的专利技术——高分率穿透式电离室进行通量测量，然后利用加速器射束模型重建源通量。通过重建通量和前向剂量计算方法在患者的解剖图像上完成 3D 剂量分布重建。

Dolphin 利用穿透式电离室可以实时获取患者治疗过程中的加速器源通量，因此相比 Compass，Dolphin 不仅可以进行治疗前计划验证，还可以重建患者实际接收的剂量，通过和计划剂量比较来指导后续治疗。但由于穿透式电离室对射线并是完全穿透的，射线衰减率达到 5%，在用它进行通量测量时有可能改变了原始源通量，导致重建出的患者剂量不准确，使用时需要进行剂量修正，否则会对整个治疗计划产生严重影响。

Octavius 4D

Octavius 4D 是将 Seven29 电离室矩阵插入一个可以随机架同步旋转的模体（见下图）中，在测量中电离室测量探头始终垂直射线束，消除了角度依赖性，三维空间剂量分布利用了软件中预先载入的 PDD 数据重建得出，在三维方向上对计划预算剂量与测量剂量进行比较，已成为旋转调强计划验证的有力工具。

圆柱型等效固体水旋转模体直径为 32.0 cm，长度为 34.3 cm，可随机架旋转 360°，其相对电子密度为 1.016，HU 值为 16，物理密度为 1.05 g/cm^3；Seven29 电离室矩阵有效测量范围为 27 cm × 27 cm，分布 729 个电离室单元，电离室面积 5 mm × 5 mm，电离室中心间距为 1 cm，该电离室矩阵剂量范围：0.1 ～ 45 Gy/min，2 ～ 1000 Gy。分辨率≥1 mGy，重复性≤ ± 0.5%，长期稳定性≤ ± 1%，线性≤ ± 0.5%。

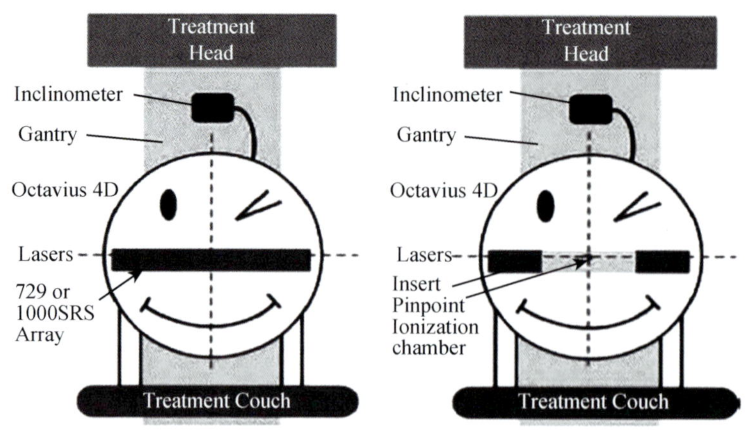

Octavius 4D 模型图示

Mobius 3D

Mobius 3D 软件使用从 TPS 导出的治疗参数，根据患者的 CT 数据集执行全剂量重新计算，使用卷积叠加算法计算光子剂量分布。卷积叠加算法使用来自代表特定加速器的辐射传输特性的束流模型为输入数据。然后从直线加速器的每个照射野计算一次二维能通量。接着将能量投影到整个患者体内并计算三维 TERMA 分布。最后将 TERMA 与剂量扩散函数进行卷积以计算三维剂量沉积。

EDose

EDose 软件先运用反卷积方法对 EPID 测量结果进行反卷积计算，获取 EPID 测量表面的射野强度分布，其卷积核为 K1；然后通过卷积核 K2 和 K3 进行离轴比曲线的修正，并通过卷积核 K3 修正射野散射半影，由此获得加速器的射野主入射通量。结合 CT 图像和射野的主入射通量，通过筒串卷积算法进行三维剂量正向计算。具体步骤为：在无模体条件下采集患者 VMAT 计划实施中的射野剂量图像，在 EDose 三维剂量验证工具中根据测得的剂量图像，利用反卷积和卷积算法在患者的 CT 定位图像中重建患者体内的三维剂量分布，并与 TPS 计算的三维剂量分布进行比较，得到不同分析 γ 标准下的验证通过率。

采用 EDose 5.0 系统三维剂量验证测量时使源至探测器平面距保持 160 cm，为确保剂量图像的采集质量，测量前需先对 EPID 平板进行本底和增益校准，以消除探测器内部的暗电流，保证所有测量点响应性一致。

ArcherQA

ArcherQA 采用蒙特卡罗算法，完整考虑了光子与物质相互作用的 3 种方式：光电效应、康普顿散射、电子对生成，保证了剂量计算的精准度。该算法模型不受材料属性、截止能量、最小输运尺寸的限制，并对加速器机头中次级准直器以上的部件使用虚拟源替代，主要包括初级、次级光子源和污染电子源。采用相空间环的方式将相空间压缩描述为虚拟源的相关参数，用一系列函数进行解析定义，能够有效生成粒子，使参数方便调试且具有较好的鲁棒性，可适用于不同医用加速器的模型构建和调试。而且全面考虑人体三维、非均匀介质中粒子相互作用，通过 GPU 加速和并行处理技术，具有耗时短、精准度高等优点，“实时蒙特卡罗辐射剂量计算”实现了在患者治疗过程中进行实际剂量验证和跟踪，提高放射治疗的准确度和治疗效果。同时，在小野验证中可以获得与胶片同样的验证结果。

ArcherQA 系统包括放疗数据质量管理平台、基于 GPU 的快速蒙特卡罗剂量计算、加速器日志读取及分析和基于 CBCT 的自适应分次剂量验证。ArcherQA 可以与治疗计划系统建立端口连接，TPS 上做完计划后可传输到 ArcherQA 端进行计划的独立验证计算，实现基于患者真实解剖结构的三维剂

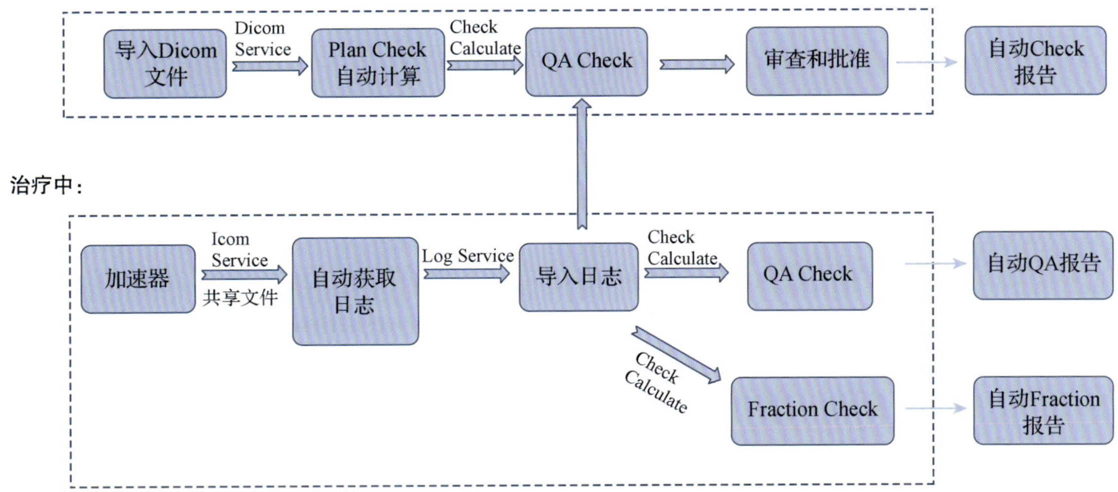

ArcherQA 工作流程图

量验证。首先，在 Eclipse 计划系统中将患者的 CT 影像数据和计划数据以 DICOM 文件形式传输至 ArcherQA 软件服务器端，然后将数据导入 ArcherQA 的患者数据库中，打开对应的患者病例，核对患者信息，确认无误后，点击计划核查按钮，软件会根据原始计划参数自动调用蒙特卡罗计算引擎完成计划的独立验算。计算完成后，软件界面中会显示独立验算后的各种结果信息，包括验算的三维剂量分布、计划参数比较、整体 γ 通过率（3 mm/3%，阈值为 10%）、感兴趣区域 ROI 的 γ 通过率、DVH 曲线、各靶区覆盖信息、射束信息、临床目标等，最后可创建 QA 报告。ArcherQA 不占用加速器治疗时间，可以在治疗前完成患者剂量验证。

33.1.4 剂量验证分析方式

33.1.4.1 DD 分析

剂量偏差（dose difference，DD）分析是最简单的，可以对剂量分布进行定量分析的比较方法，由 Van Dyk 等 1993 年提出。

DD 分析是使用参考图像和测量图像对应点的剂量差作为相似性的度量。如果某点的剂量差异小于用户指定的数值（例如 3% 最大参考剂量），则认为该点通过了测试。

DD 分析采用逐点计算剂量差进行剂量比较分析，分为对同一点的绝对剂量差比较和相对剂量差比较。绝对剂量差比较有利于在临床上快速判断剂量冷点和热点的存在，将绝对剂量差比较的计算结果通过剂量分布图像显示出来，可以定性观察到靶区以及感兴趣区不同空间位置处剂量差异的程度。研究剂量分布差异时，如需要考虑相对生物效应，则要对百分剂量差进行比较，但百分剂量差通常只能用于剂量分布比较平坦的区域。因为在高剂量梯度区域（≥30%/cm），即使微小的位置偏差也可能导致较大的剂量误差。因此，对于剂量分布的陡峭区域，不适合用剂量偏差进行剂量差异的比较。

33.1.4.2 DTA 分析

Van Dyk 等 1993 年提出了在 QA 治疗计划中使用距离一致性（distance to agreement，DTA）的观

点，他们强调在剂量梯度陡峭区域应该考虑使用剂量分布的距离标准而不是剂量偏差标准来作为评估标准。

DTA 分析是通过参考图像中的点和测量图像之间具有相同剂量点的最近距离来度量相似性。

DTA 分析是通过搜索某个点的某个半径范围内所有计算的剂量值来得到的。对任意一点，如果在搜索的半径范围内满足：①计算的剂量值等于这个半导体探测器的测量值，或者②有一个计算的剂量值大于测量值的同时有一个计算的剂量值小于测量值，只要满足以上两个条件中的一个，就认为这个点通过了 DTA 的标准。

与剂量偏差分析相反，DTA 评估是用于剂量梯度陡峭区域的理想方法。尽管在低剂量梯度区域用它来评估显得过于敏感，一个很小的剂量偏差可能导致相关等剂量线离参考点很远的距离。

33.1.4.3 γ 分析

以往剂量比较只考虑等剂量线的距离（DTA）或者剂量值（DD）的差异，当遇到以下两种情况就容易得到错误判断：①在高剂量梯度区两条很靠近的等剂量线，虽然距离很小，但剂量值差异很大；②在剂量平坦区的两条距离很大的等剂量线，但剂量值的差异很小。由于 DD 和 DTA 两种分析各有自己的局限性，Low 等在 1998 年提出了一种新的分析方法，即 γ 分析。采用这种方法可以克服以上所有方法的缺陷，逐渐被国际上普遍采用。

γ 分析法是以测量的剂量分布作为参考，与计算的剂量分布进行比较的方法。γ 分析由 DD 和 DTA 共同组成。γ 分析法将距离和剂量差异结合起来一起考虑，定义一个验证通过标准即 γ 值：如果一个点的计算值在 γ 值以外，另一个在 γ 值以内，则认为测量结果仍然是通过的，如果两个参数（距离和剂量差异）都在 γ 值以外，则表示该点未通过验证；对于一个剂量分布（剂量分布矩阵）中，所有验证通过点所占的百分比，即为 γ 通过率。确定验证计划能否通过看整体的 γ 通过率。剂量误差标准和距离误差标准可以设定范围为 1%～4%，位移偏差为 1～4 mm；阈值误差范围可设定为 5% 或 10%，分析 γ 通过率；如果至少有一个参数在 γ 值内，则表示该点通过验证。γ 值在 0 和 1 之间表明在剂量和距离标准上都通过了。

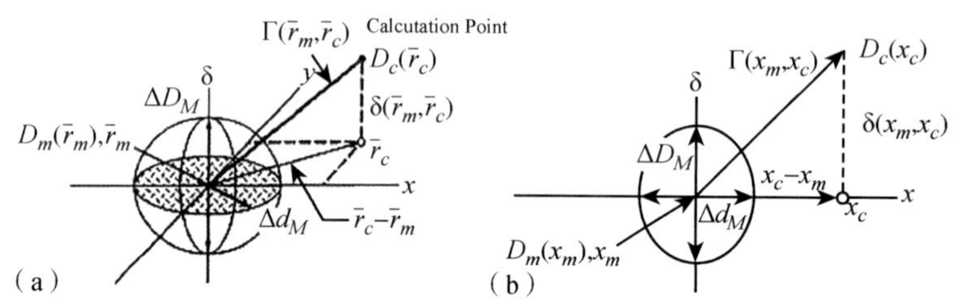

γ 分析方法示意图：（a）二维，（b）一维

$$\Gamma(\vec{r}_e,\vec{r}_r)=\sqrt{\frac{r^2(\vec{r}_e,\vec{r}_r)}{\Delta d^2}+\frac{\delta^2(\vec{r}_e,\vec{r}_r)}{\Delta d^2}}$$

$$\gamma(r_r)=\min\{\Gamma(\vec{r}_e,\vec{r}_r)\}\ \forall\{\vec{r}_e\}$$

γ 分析公式

式中，r_r 与 r_e 分别为参考图像和测试图像中点的坐标，γ（r_r）为点 r_r 的伽马指数。r（r_r，r_e）为点 r_r 与点 r_e 之间的距离。δ^2（r_r，r_e）为点 r_r 与点 r_e 之间剂量差值。ΔD 代表剂量偏差（DD）的阈值，Δd 代表距离一致性（DTA）的阈值。如果 γ（r_r）<1，则点 r_r 通过了伽马测试。实际计算伽马通过率

时，通常忽略无临床意义的低剂量区域，常用的阈值为 10% 参考图像的最大剂量。

33.1.4.4　归一方式

归一在剂量比较结果的说明上起着至关重要的作用。归一点分为整体归一和局部归一两种。整体归一是把 TPS 计算值和测量值的差值与测量值中的最大值作比较，公式如下：

$$\text{Diff}\%=\frac{\text{Cal}-\text{Mea}}{\text{Mea}_{max}}\times 100\%$$

局部归一则是把 TPS 计算值和测量值的差值与当前测量值作比较，公式如下：

$$\text{Diff}\%=\frac{\text{Cal}-\text{Mea}}{\text{Mea}}\times 100\%$$

33.1.4.5　阈值剂量

在进行 DD 和 DTA 分析时，应排除无临床意义却会影响剂量验证分析结果的低剂量区域。为了避免低剂量区对通过率的影响，引入了阈值的概念。分析时应结合临床病例选择合适的阈值，也就是只对超过剂量阈值的点进行比较分析，更关注与临床相关的较高的剂量区域的分析。

阈值通常设置为 10%。10% 表示参考图像的最大剂量的 10% 剂量。对剂量超过参考图像的最大剂量 10% 范围内的点分别计算剂量偏差和距离一致性的通过率。对低于参考图像的最大剂量 10% 的区域（即射野外的低剂量区域）不予考虑。

33.2　本章使用的工具或功能介绍

Eclipse 验证计划分为两种：①基于模体的验证计划；②基于 Portal Dosimetry 的验证计划。

Portal Dosimetry

Portal dosimetry 是 Varian 公司镶嵌在 eclipse 计划系统上的一种治疗前的剂量验证软件，其数据采集部分是基于 EPID 的机载探测器矩阵在射野出束方向获取图像的一种成像装置。本研究采用的 aSi1000EPID 非晶硅平板探测器，在 40 cm × 30 cm 的有效探测平面上分布 1024 × 768 个探测器，分辨率可达 0.392 mm/pixel。由于 EPID 图像的灰度值与接受到的剂量直接相关，因此经过校准和刻度后，可将其用于患者治疗前的剂量验证。目前 EPID 在剂量验证方面的研究方法主要有两种：正向验证法和逆向验证法。前者主要根据 EPID 采集的实际剂量分布与计划系统计算的剂量分布进行正向比较，portal dosimetry 采用的就是该种研究方法。后者主要是根据 EPID 获取的出射剂量图像反推患者体内某一层面的剂量分布，目前该种验证方法被广泛研究和探讨。

Portal Dosimetry 是利用 EPID 的剂量特征曲线将射野图像转换为射野剂量图像。如果计划系统可以计算患者体外探测器平面的透射剂量分布，也就是说，可以预测射野剂量图像，则可以通过比较射野剂量图像来验证患者摆位、布野和治疗计划系统的剂量算法。

Portal Dosimetry 最新发展的一种名为二维射野剂量修正（2D beam profile correction）的算法，能够准确地校准探测平面背部支撑臂的背向散射与探测器的离轴响应，使 Portal Dosimetry 测量结果更准确。EPID 本身是加速器的一部分硬件，在使用方面与第三方验证相设备相比更加方便快捷；此外，其还具有操作简单、成像面积大、空间分辨率高、数据采集快、无须角度响应校准等特点，因此基于 EPID 的剂量验证工具 portal dosimetry 会成为一种快速和常规的验证工具，能被广泛使用。

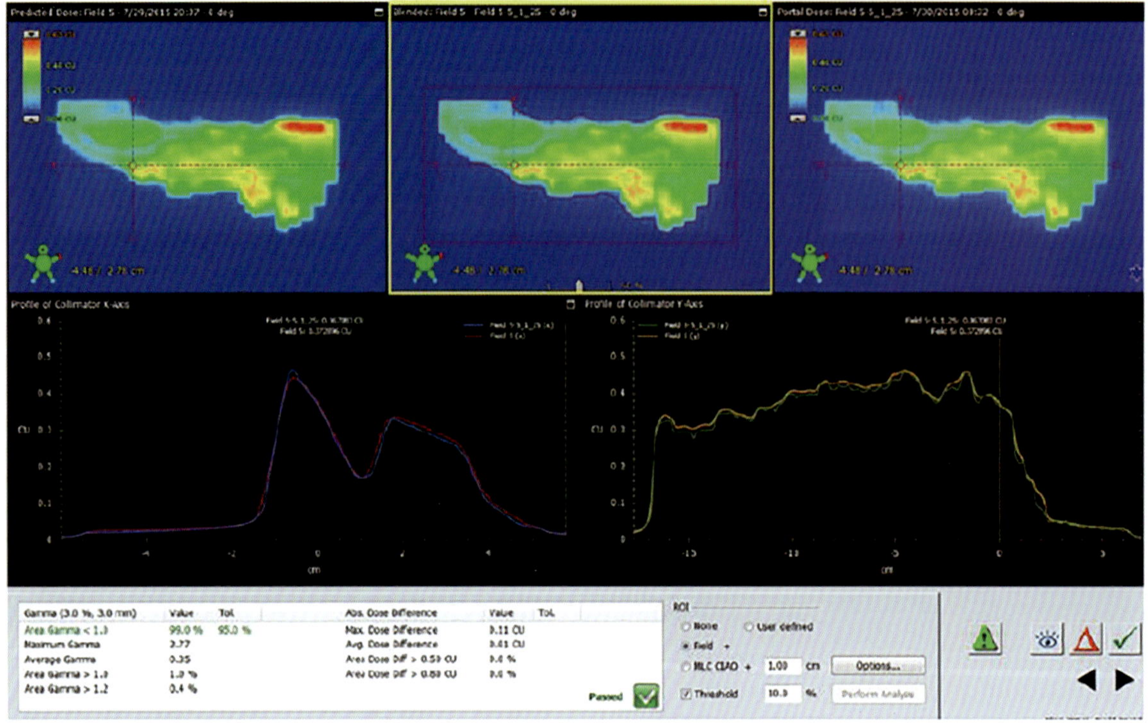

33.3 操作步骤

33.3.1 创建基于模体的验证计划演示

在菜单栏中单击［Planning］，在下拉菜单中单击［Create Verification Plan］。

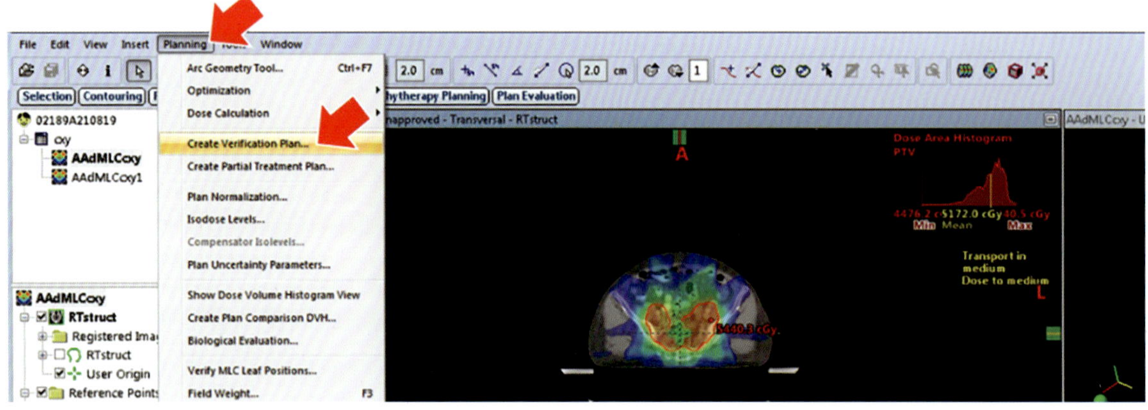

在弹出的“Create Verification Plan - Select Course”对话框中单击［New Course］。

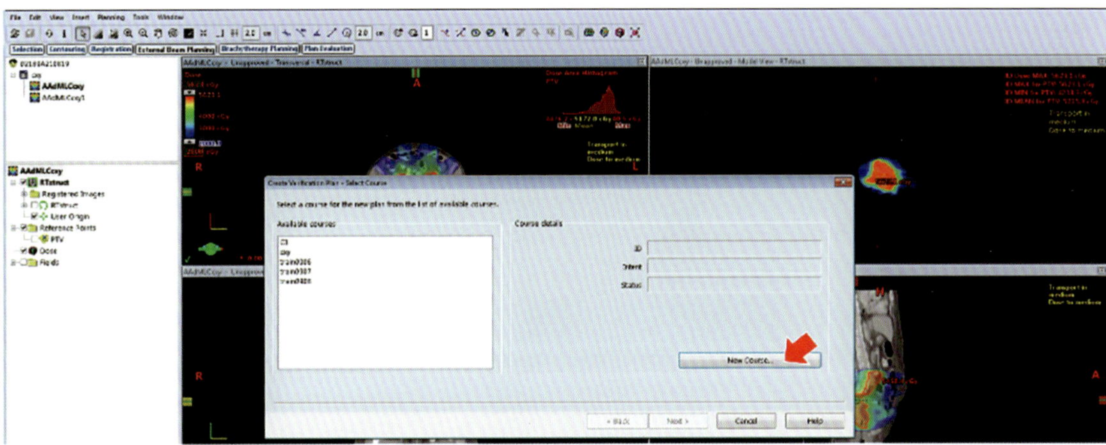

在弹出的“Course Properties”对话框“General”标签中将“ID”名称修改为“QA”，然后单击[OK]。

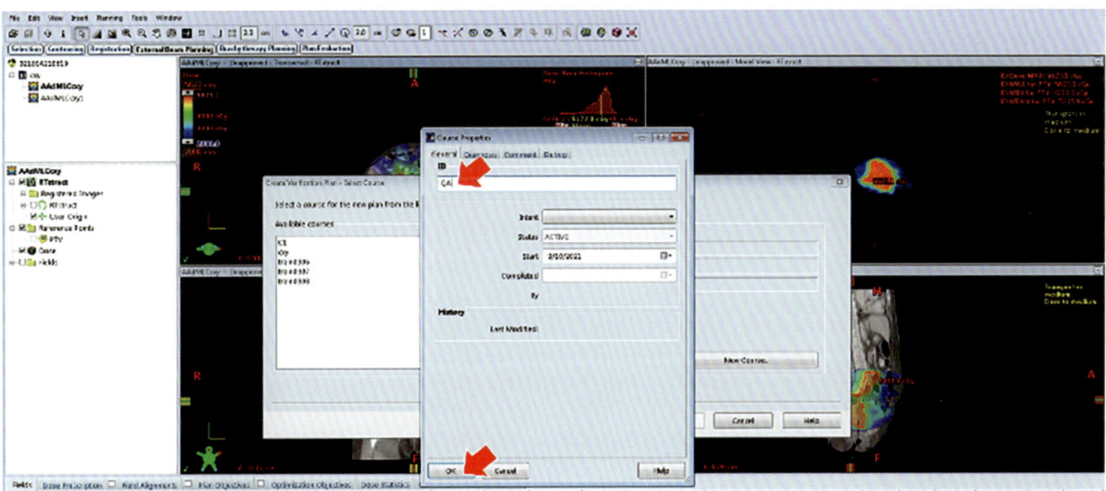

在“Create Verification Plan - Select Course”对话框“Available course”区域中选择“QA”，单击[Next]。

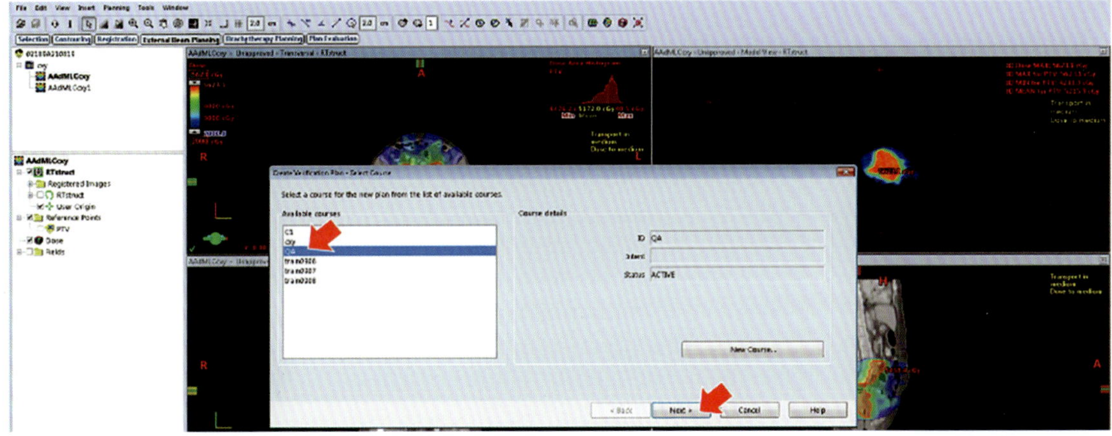

在“Create Verification Plan - Select verification method”对话框中选择“Phantom or Structure Set”，在“Phantom or Structure Set”选择对应的验证模体，然后单击[Next]。

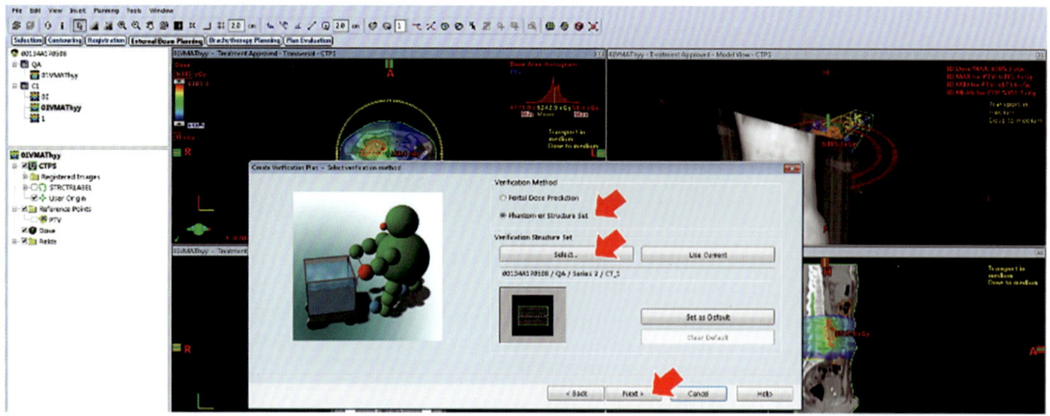

注释：

Phantom or Structure Set：创建基于模体的验证计划。

Verification Structure Set：此方法将射野移植到一个模体上，如果默认的模体没有设置，单击“Select”进入“Object Explore - Select Verification Structure Set”对话框选择模体结构组。在弹出的“Object Explore - Select Verification Structure Set”对话框中单击［Change Patient］，转到患者浏览界面。

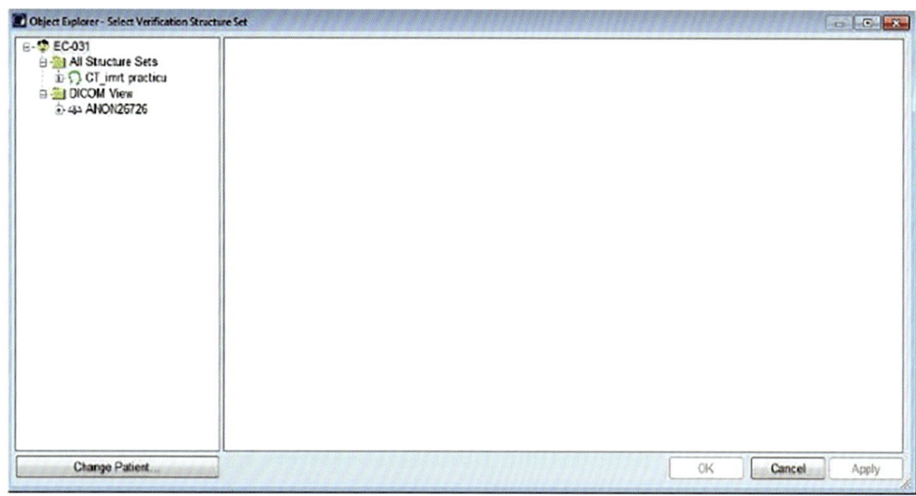

在患者浏览界面找到并进入所需的模体病例，在左侧窗口中选中“All Structure Set”，然后再右侧窗口中选中相应的结构组，然后单击［OK］。

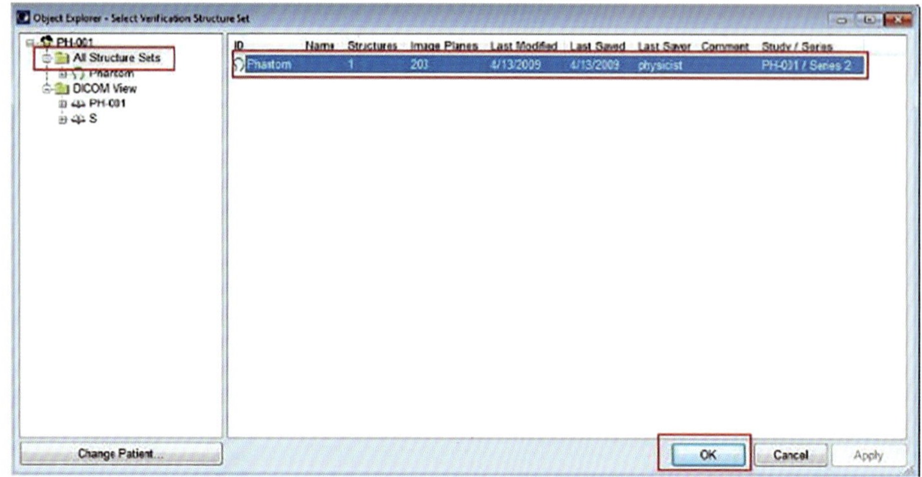

如果在将来验证中一直使用此模体，单击［Set as Default］，则以后系统在创建验证计划时默认选中此模体结构。

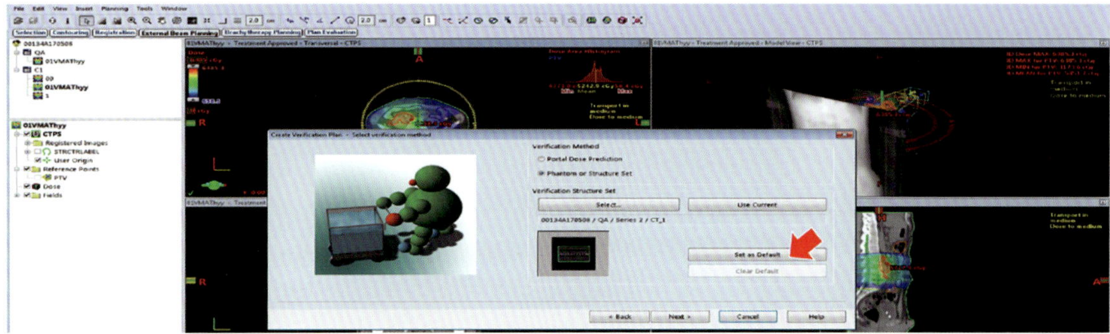

在 V15.5 版本中最多可以设置三个默认的模体，other 选项可以使用其他的模体做验证计划。

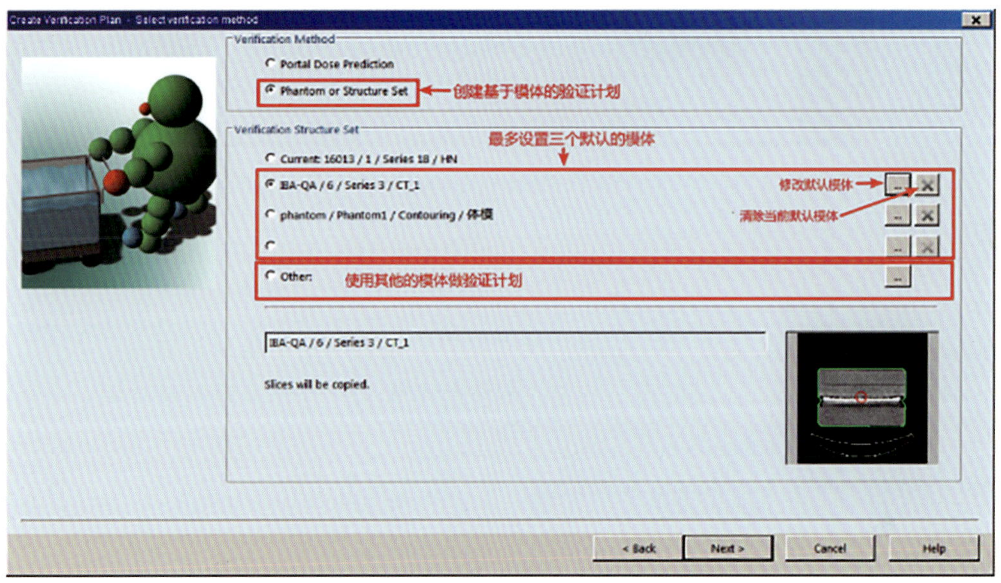

在“Create Verification Plan - Select Geometry Parameters”对话框中设置验证时加速器的几何参数。

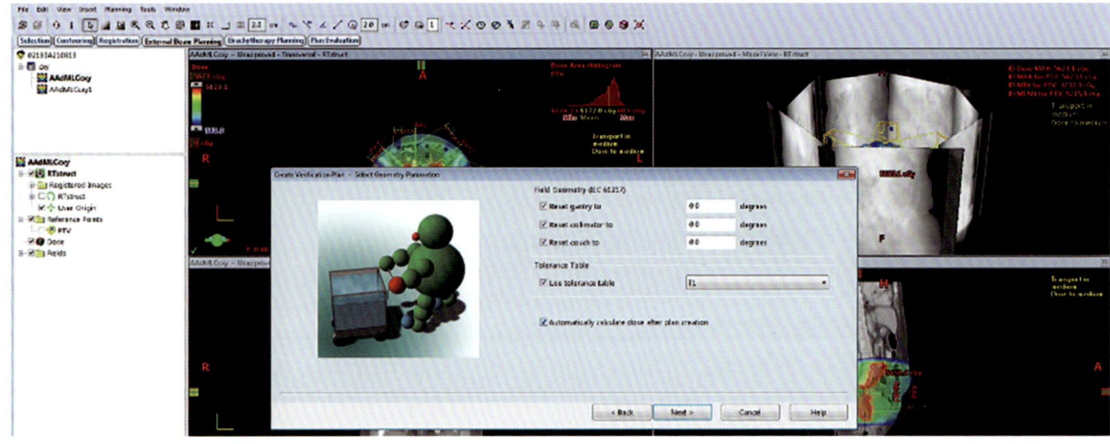

注释：

可以将射野的几何位置重设为所需的角度，例如，将所有射野 Gantry、Collimator 和治疗床角度设置为 0°。

勾选“Automatically calculate dose after plan creation”，在计划创建后自动进行剂量计算。

在“Create Verification Plan - Select Field Parameters”对话框中设置射野及计划参数，然后单击[Next]。

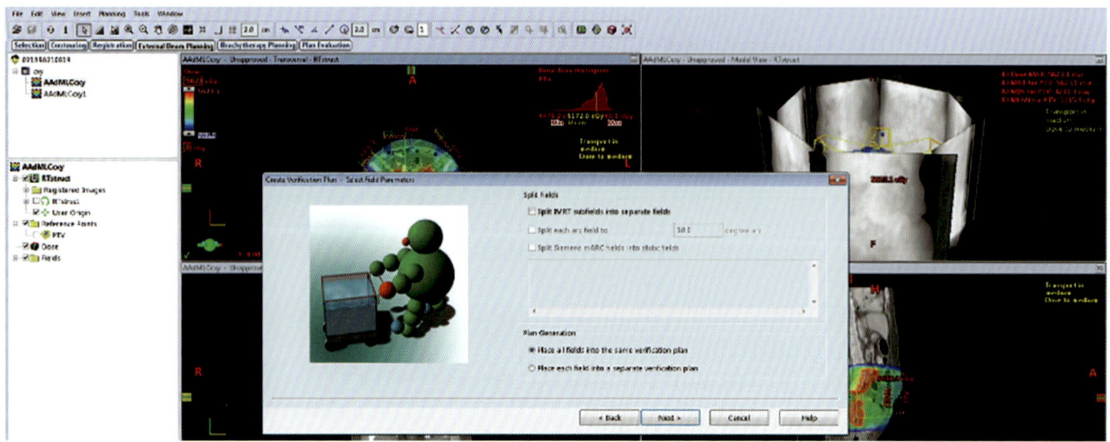

注释：

Split IMRT subfields into separate field：IMRT 大野计划是否在此被分成多个独立射野。

Split each arc field to：ARC 计划是否将一个弧再次分成几个小弧。

Place all fields into the same verification plan：所有射野是否放入一个验证计划内。

Place each field into a separate verification plan：每个射野生成一个独立的验证计划。

在“Create Verification Plan - Review selections”对话框中单击[Finish]结束 QA 计划创建并开始剂量计算。

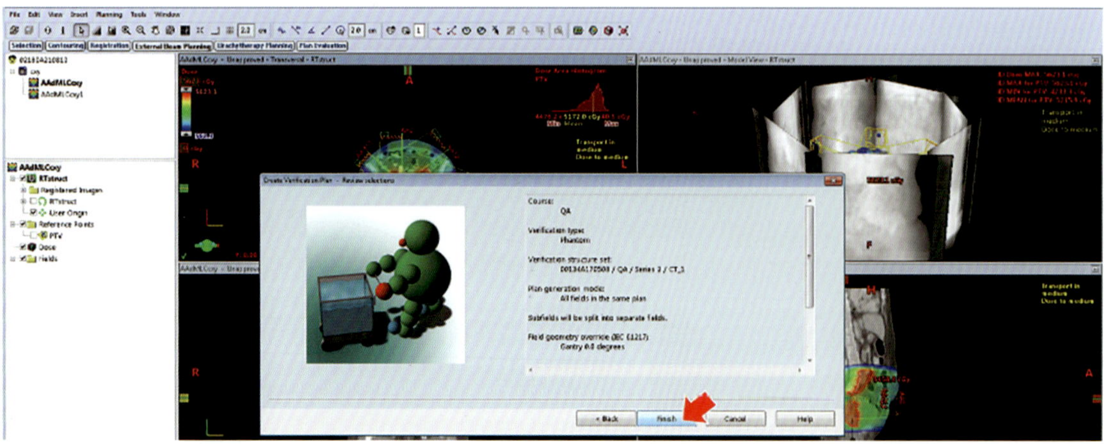

注释：

计划自动创建后，射野的等中心会放在模体影像的用户原点处，如有必要可以修改验证计划的等中心位置。若前面没有选择剂量自动计算，需要单击“Calculate Volume”图标或者【F5】快捷键进行剂量计算。

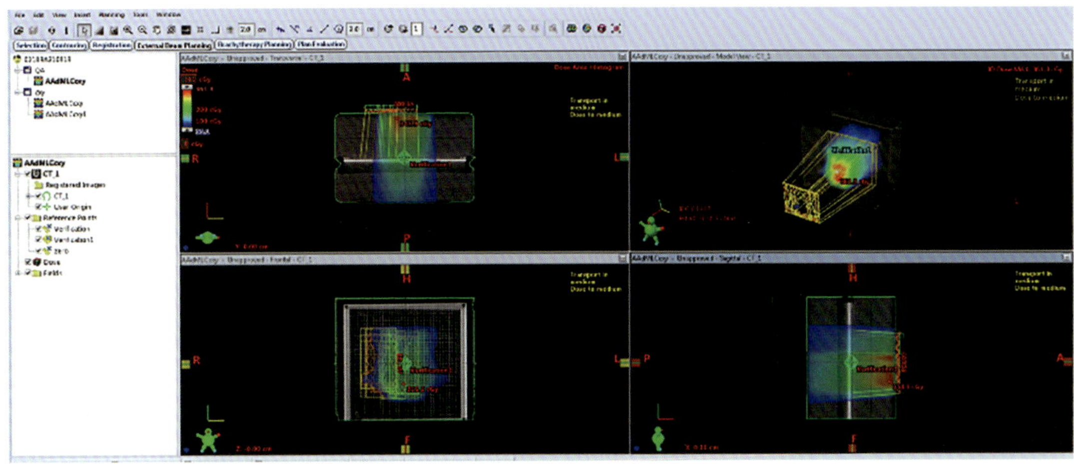

33.3.2　导出中平面剂量演示

通常二维验证矩阵需要冠状位（以患者头先进、仰卧位为例）的剂量平面以进行比较分析。需要先将横断位视窗（Transversal）中的水平观察平面移至所需的深度。在“Focus”窗口中选中“Dose”然后单击【鼠标右键】，在弹出的鼠标右键菜单中单击［Export Dose Plane］。

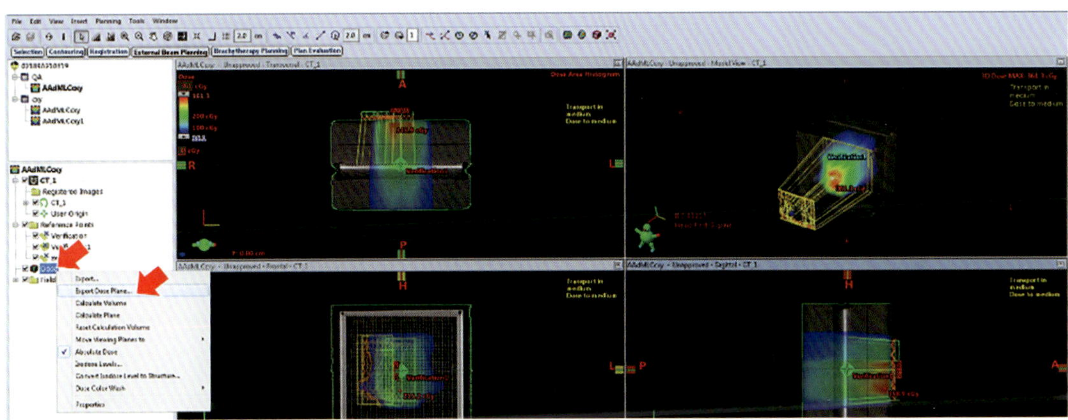

在弹出的“Export Wizard：Dose export details”对话框中设置相应的参数，然后单击［Next］。

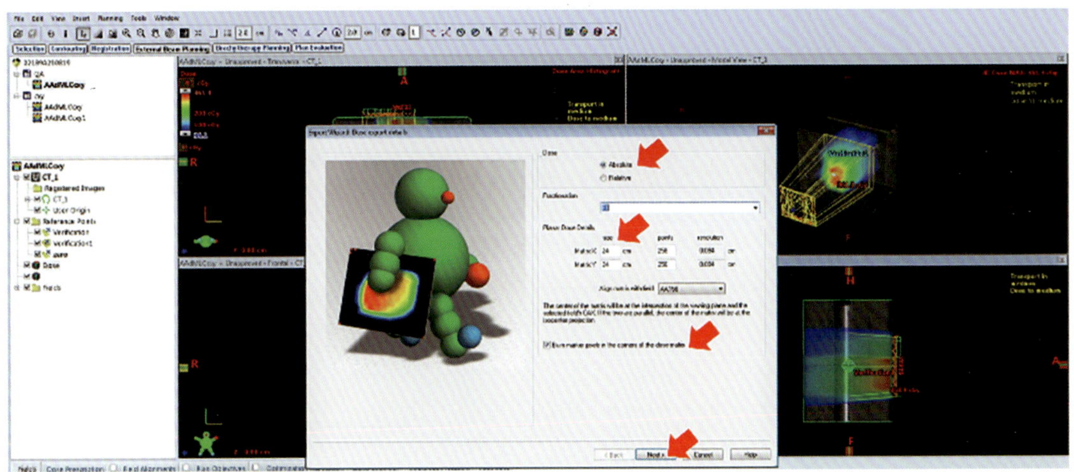

注释：

在“Dosimetry”区域选择导出 Absolute Dose（绝对剂量）还是 Relative Dose（相对剂量）。

在“Exported Doses”中选择 Planar plan dose（导出整个计划的剂量）还是 Planar field doses（导出单个射野的剂量）。

在“Planar Dose Details”区域中输入 Size 值（即导出剂量矩阵的尺寸）和 Pixels 值（即采样分辨率，根据所用的验证设备进行设置）。

如果使用胶片进行验证，需要勾选“Burn marker pixels in the corners of the dose matrix”，可以在剂量平面角落处出现高剂量，用于胶片验证时识别方向。其他的验证方法不需要勾选。

在“Export Wizard：Dose export details”对话框“Available Export Configurations”中选择存储位置，然后单击［Next］。

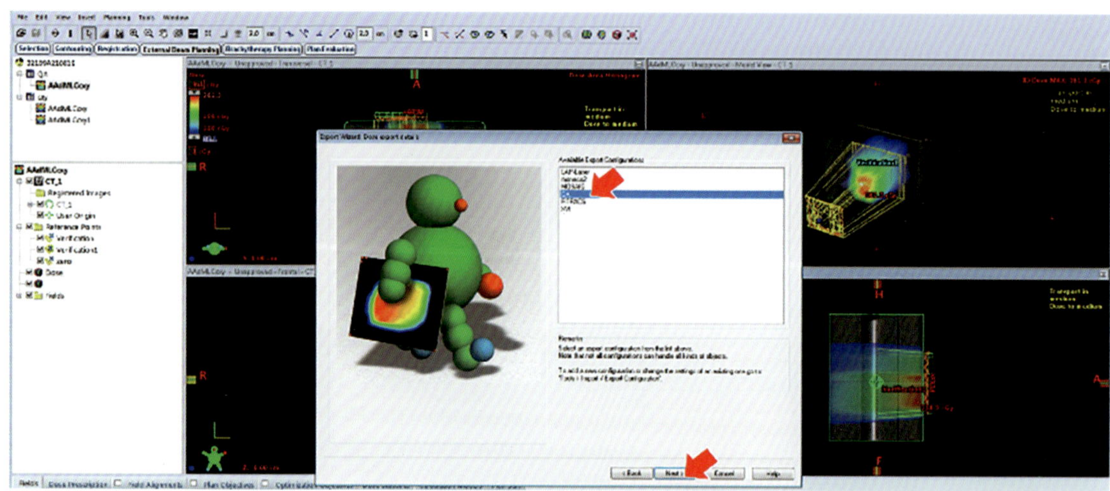

在弹出的“Export Wizard：File export Filter”对话框中设置导出路径，然后单击［Finish］。

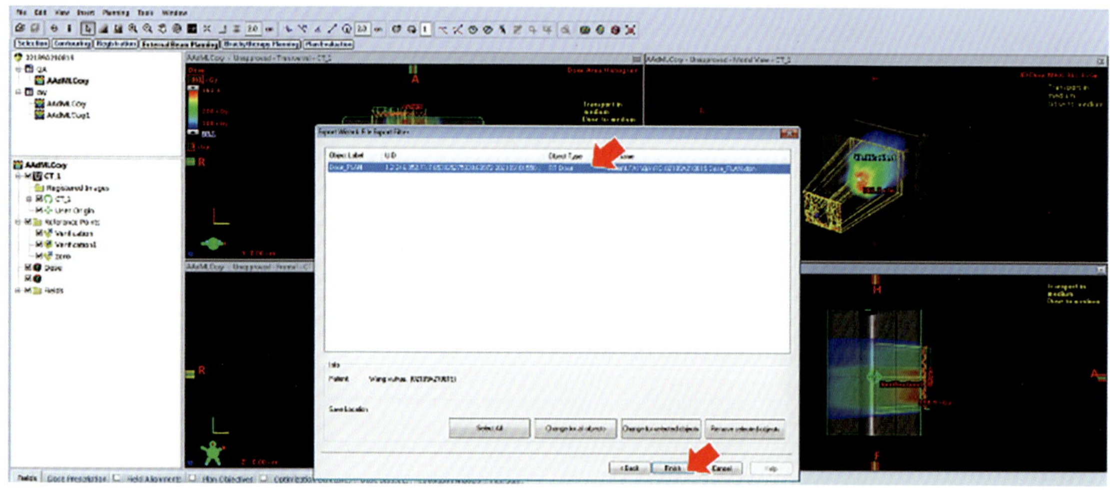

注释：

修改当前导出设置可以选择 Select all、Change for all object、Change for selected objects、Remove selected objects。设置默认导出选项单击“Configure”进行设置。

在弹出的“VDicom Export Filter”对话框中单击［OK］，完成平面剂量导出。

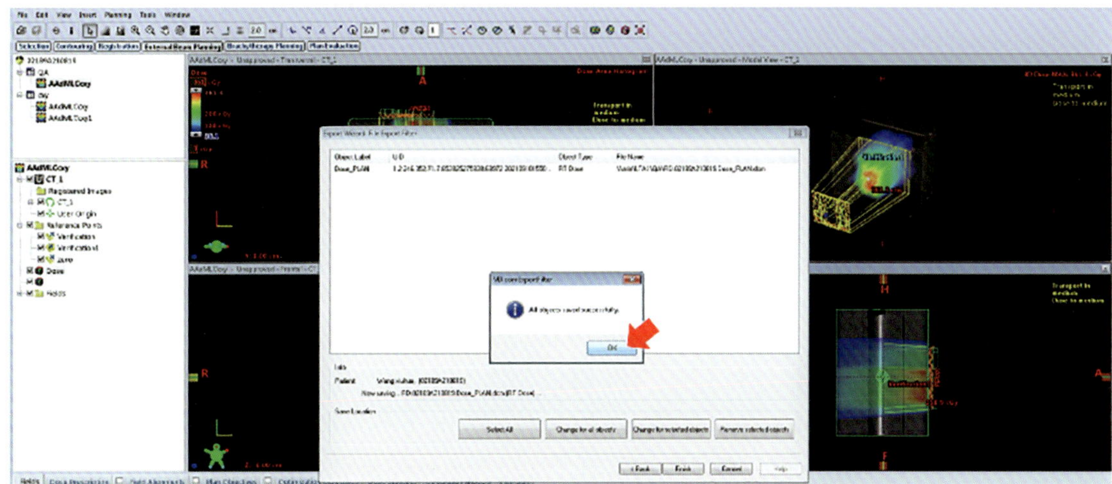

33.3.3　创建基于 Portol Dosimetry 的验证计划演示

基于 Portol Dosimetry 的验证计划流程与基于模体的验证计划流程是相同的，只是在选择验证方法时设置成 Portal Dose Prediction 并设置成 SID 即可，最后不需要进行剂量导出，操作更加方便。

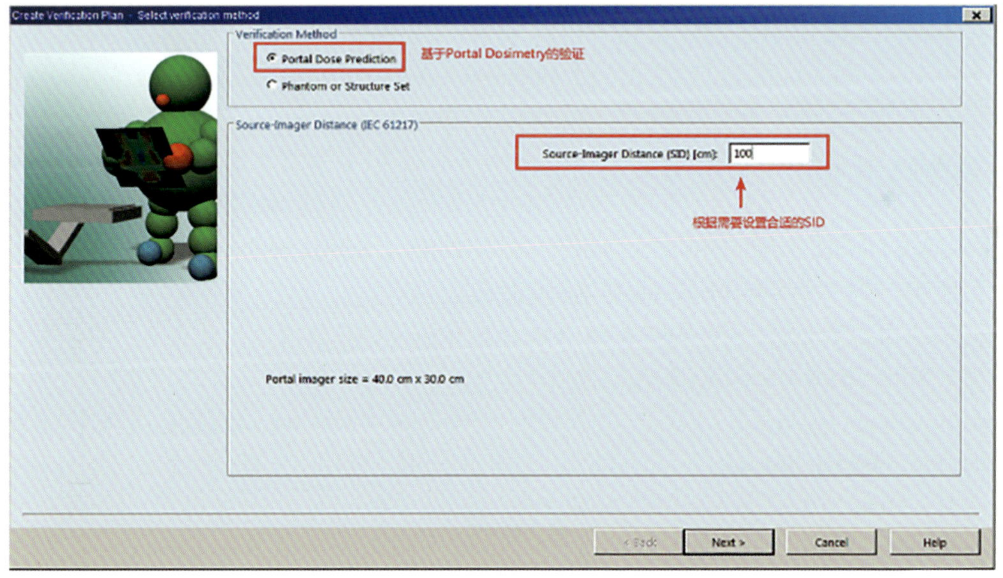

参考文献

［1］胡逸民 . 肿瘤放射物理学 . 北京：中国原子能出版社，1999.

［2］王若峥，尹勇 . 肿瘤精确放射治疗计划设计学 . 北京：科学出版社，2014.

［3］M. J. Butson. Dose and absorption spectra response of EBT2 Gafchromic film to high energy x-ray. Australas.

Phys. Eng. Sci. Med. 2009，32：196-202.
[4] L Richley. Evaluation and optimization of the new EBT2 radiochromic film dosimetry system for patient dose verification in radiotherapy. Phys. Med. Biol. 2010，55：2601-2617.
[5] Gafchromic® EBT2 self-developing film for radiotherapy dosimetry. Gafchromic® EBT2 white paper. 2010-10-07.
[6] 王鹏程 . 放射治疗剂量学 . 北京：人民军医出版社，2007.
[7] ICRU Report 24，"Determination of absorbed dose in patient irradiated by beams of x or gamma rays in radiotherapy procedures，1976.
[8] 黎旦 . EPID 在剂量验证中的应用研究 . 南华大学，2017.
[9] Leybovic L. B. Sethi A. Dogan N. Comparison of ionization chambers of various volumes for IMRT absolute dose verification. Med Phys. 2003，30（2）：119-123.
[10] Pejman Rowshanfarzad. Reduction of the effect of non-uniform backscatter from an E-type support arm of a varian aSi EPID used for dosimetry. Phys Med Boil. 2010，55：6617-6632.
[11] Christian Fiandra . Clinical use of EBT model Gafchromic film in radiotherapy. Medical Physics. 2006，33：4314-4319.
[12] 刘晓莉 . 不同剂量验证设备在 VMAT 计划验证中的应用 . 清华大学，2014.
[13] Karl Otto. IMRT in a single gantry arc. Medical Physics，2008，35：310-317.
[14] 徐遥 . 外照射光子放疗虚拟源建模方法及其在剂量验证中的临床应用 . 中国科学技术大学，2021.
[15] Martina Fuss. Dosimetric characterization of GafChromic EBT film and its implication on film dosimetry quality assurance. Phys. Med. Biol. 2007，52：4211-4225.
[16] Yida Hu Quantitative investigation of the effects of the scanning parameters in the digitization of EBT and EBT2 Gafchromic film dosimetry with flatbed scanner. Journal of X-Ray Science and Technology. 2012，20：385-393.
[17] 刘礼东，杨振，邱小平等 . 食管癌调强计划三维剂量验证中 γ 通过率最佳阈值的研究 . 中华放射医学与防护杂志，2018，38（4）：297.
[18] IBA Dosimetry GmbH，Omnipro I' m RT User' s Guide，Schwarzenbruck，Germany. 07-002-510-001 02. 2010-10-01.
[19] 张俊俊，邱小平，李奇欣，等 . ArcCheck 系统在鼻咽癌容积旋转调强剂量验证中的应用 . 中国医学物理学杂志，2014，31（5）：5136-5138.
[20] Boellaard R，Essers M，Herk MB，et al. A new method to obtain the midplane dose using portal in vivo dosimetry. Int. J. Radiat. Oncol.，Biol.，Phys. 1998，41：465-474.
[21] Boellaard R，Herk MB，Uiterwaal H，et al. First clinical tests using a liquid-filled electronic portal imaging device and a convolution model for the verification of the midplane dose. Radiother. Oncol. 1998，47：303-312.
[22] Louwe RJW，Damen EMF，Herk MB，et al. Three-dimensional dose reconstruction of breast cancer treatment using portal imaging. Med. Phys. 2003，30：2376-2389.
[23] 徐寿平 . 电子射野影像装置在患者剂量验证方面的研究 . 清华大学，2008.
[24] McNutt TR，Mackie TR，and Paliwal BR，Analysis and convergence of the iterative convolution/superposition dose reconstruction technique for multiple treatment beams and tomotherapy，Med. Phys. 1997，24：1465-1476.
[25] Hansen VN，Evans PM，and Swindell W. The application of transit dosimetry to precision radiotherapy. Med. Phys. 1996，23：713-721.

[26] Partridge M，Ebert M，and Hesse BM. IMRT verification by three-dimensional dose reconstruction from portal beam measurements. Med. Phys. 2002，29：1847-1858.

[27] 陆佳扬，林珠，陈志坚. 基于 Delta4 对 Truebeam 容积调强放疗（VMAT）计划的验证评估. 中国医学物理学杂志，2013，30（3）.

[28] Kim J I，Park S Y，Kim H J，et al. The sensitivity of gamma-index method to the positioning errors of high-definition MLC in patient-specific VMAT QA for SBRT. Radiation Oncology，2014，9（1）：16.

[29] Ezzell G A，Burmeister J W，Dogan N，et al. IMRT commissioning：Multiple institution planning and dosimetry comparisons，a report from AAPM Task Group 119. Medical Physics，2009，36（11）：5359-5373.

[30] Moyed Miften，Arthur Olch，Dimitris Mihailidis，et al. Tolerance limits and methodologies for IMRT measurement-based verification QA：Recommendations of AAPM Task Group No. 218. Med. Phys. 2018，45（4）.

[31] Heilemann G，Poppe B，Laub W. On the sensitivity of common gamma - index evaluation methods to MLC misalignments in Rapidarc quality assurance. Medical Physics，2013，40（3）：031702 1-12.

[32] Low DA，Harms WB，Mutic S，et al. A technique for the quantitative evaluation of dose distributions. Med Phys，1998，25（5）：656-61.

[33] 李玉成，程品晶，单国平，等. 基于 EDose 软件电子射野影像系统的调强剂量验证. 中国医学物理学杂志，2018，35（01）：1-4.

[34] Wang X，Chen L，Xie C，et al. Experimental verification of a 3D in vivo dose monitoring system based on EPID. Oncotarget，2017，8（65）：109619-109631.

系统质控篇

第三十四章　质量保证与质量控制

34.1　概述

在传统的体外放射治疗中，大多数照射野的强度分布是均匀的，而 IMRT 可以产生高度适形的剂量分布，为降低周围正常组织受照体积和可能的剂量推量提供了手段。然而，IMRT 是一个复杂的过程，包括患者的选择、固定、模拟定位、靶区和组织勾画、制订治疗计划、计划评价和治疗实施。调强放疗技术确立后，有必要建立一个质量保证计划，以维持原有的精度、偏差和系统的规范。由于调强治疗束的复杂性和通过人工计划来验证治疗剂量的难度，因此一般建议除了做定期的系统测试外，还有计划验证和治疗前的检查。因此，一个全面的质量保证项目对安全准确地实施 IMRT 治疗是非常必要的。

医院在安装治疗放射计划系统后，需要进行验收测试（acceptance testing）和临床应用测试（Commissioning）系统。验收应由生产厂商和医院物理师共同完成，临床应用测试主要由医院物理师完成。只有在验收和临床应用测试通过后，治疗计划系统才能用于临床。

在验收和临床应用测试通过后，还需对放射治疗计划系统进行定期质量控制（quality control）。治疗计划系统误差来源包括系统硬件、为剂量计算而建立的剂量测量数据库、加速器等治疗机几何参数、患者解剖图像数据、剂量计算算法、患者数据库和治疗计划存档。应对所有因素进行测试，一些测试只需进行 1 次，一些测试则应定期进行。定期测试的目的是验证治疗计划系统的可重复性和确保应用质量，测试结果应与验收及临床应用测试结果一致。

随着放疗技术的不断发展，许多新的技术逐渐应用于临床，如赛博刀、螺旋断层放射治疗、立体定向放射治疗、实时超声引导近距离放射治疗等，这些新技术要求专门的治疗计划系统，因此也需要与之对应的独特的质量保证。而像门控技术等需要四维剂量计算的计划系统，具备完善的质量保证同样是我们面临的挑战。

34.1.1　质量保证

质量保证是指保证在治疗过程中的服务和疗效达到一定的公认标准。

放射治疗质量保证是指经过周密计划而采取的一系列必要的措施，保证放射治疗的整个服务过程中的各个环节按国际标准准确、安全地执行。

34.1.2　质量控制

质量控制是为了达到公认标准所采取的一系列必要措施，使治疗得以安全、正常执行。

34.1.3 放射治疗的质量保证要求

放射治疗的临床目的是提高肿瘤的局部控制率，减少正常组织并发症。质量保证减少治疗计划、仪器性能、治疗验证的不确定度和错误，保证治疗的准确和设备精度，提高疗效，提高肿瘤局部控制率和减少正常组织的并发症。要求如下：

（1）质量保证减少事故和错误发生的可能。

（2）质量保证允许在不同的放射治疗中心之间，结果可靠，标准统一，准确的放射剂量标定和剂量验证。这能保证在放疗中心之间分享临床放疗经验和保证临床的循证。

（3）应当避免一切不必要的照射；以放射防护最优化为原则，以期用最小的代价获得最大的利益，从而使一切必要的照射保持在可以合理达到的最低水平，即 ALARA 原则。

（4）保证计划靶区（PTV）的受量，以免在照射时遗漏病灶。治疗区必须充分覆盖全部治疗范围，并对靶区边缘校正。

34.1.4 放射治疗设备的质量保证项目

常规质量保证项目设备包括：

（1）说明书，接受测试和检验为临床使用服务。

（2）质量控制测试，在设备临床使用前是应该必做的，在设备的临床正式使用前，质量控制项目就要检验测量，并出具检验测量报告。

（3）定期维护保养，定期执行常规质量控制，在设备重要修理后做质量控制测试。

（4）计划维护保养项目，要符合制造商的建议。

34.2 计划系统验收

放射治疗设备安装好之后，需要由物理师对其进行检验和试运转。验收检测通常是物理师与厂家代表一起进行，其目的是确认该设备具备购买时合同中所列出的各项功能和应该达到的精度。验收结束后，物理师利用各种仪器获取治疗计划系统所需要的各种剂量学数据。试运转包括计划系统、治疗设备及特殊治疗技术的试运转，这一过程将花费大量的时间进行测量分析，以保证对系统进行全面的测试和今后剂量计算的精度。试运转过程是十分重要和细致的，其主要目的：

（1）对设备的各项性能和限制进行全面的检测和分析。

（2）为临床应用和质控提供参考数据。

（3）熟练并正确掌握放射治疗设备、TPS、QA 和 QC 仪器等相关设备的各项操作，建立日常 QC 工作的基线，确保各项治疗技术和 QA 工作的顺利开展，从而确保放射治疗的安全性和精确性。试运转过程是深入了解 TPS、放射治疗设备及质控要求的一个过程，在此过程中记录和收集的资料要妥善保存，以备后查。

用户购买治疗计划系统之后，验收就根据购买合同来进行，购买合同是双方验收系统的依据。因此，系统具有的硬件和功能必须在购买合同中详细填写清楚。购买合同中应该具有系统的硬件规格和软件规格。硬件规格是指系统具有的硬件设备的规格和数量，包括计算机（含主板、CPU、内存、硬盘、光驱或刻录光驱、显卡、网卡等部件）、扫描仪、打印机、数字化仪、绘图仪等。软件规格是指计算机操作系统、治疗计划软件及其他相关软件的规格，包括三方面的内容：软件的功能，分为患者数据的传输、数据管理、图像处理、轮廓勾画、轮廓外放、射野设计、适形射野形状、MLC 控制、挡铅制作、剂量计算、各种计划评估（剂量线、剂量面、DVH 等）、计划结果输出（网络输出、打印输出、刻录数据保存等）；每项功能的定量指标；剂量计算的准确性。这是计划系统最重要的内容。

计划系统安装完毕后，开始进行验收。验收分三部分：系统硬件、系统软件和计划软件。

（1）系统硬件：先检查硬件设备的型号、数量和说明书。如果设备的型号与系统规格中的文件不符合，除非是原定产品的升级产品，否则不能接受；然后检查硬件设备是否能正常工作，各个部分必须检查到位。

（2）系统软件：检查操作系统版本是否是系统规格中所要求的版本或升级版，随机的其他软件是否完整（如外围设备的驱动程序、诊断程序等），是否都具备安装光盘，相应的说明书是否齐全。

（3）计划软件：是验收中的重点：第一步，运行计划系统，确认系统规格中所要求的功能都已经安装，并且能正常使用；第二步，确认每项功能的定量指标都符合系统规格；第三步，算法验证，这一项最复杂，可划分为 6 小项。

1）输入治疗机配置数据，包括几何尺寸和剂量学数据。

2）设计一组测试例，设计的原则是应充分考虑影响剂量计算的各种因素，以及这些因素之间的相关性。

3）输入测试例的照射条件，计算剂量分布。

4）测量测试例的剂量分布，由于测量不仅需要在均匀模体，还需要在不均匀模体，甚至在人体模体中进行，使用的探测器不仅有电离室，还可能有半导体、胶片等，因此测量工作不仅工作量大，而且技术复杂。

5）比较计算和测量结果，确定剂量计算误差。

6）根据剂量计算误差来判断剂量计算的准确性是否达到验收标准。

34.3　常规质量保证

治疗计划系统通过验收并且配置了本单位治疗机的数据之后，可以开始在临床使用。为了保证系统性能一直保持在验收时的水平，需要建立常规质量保证程序，定期重复主要的验收测试项目，将新的测试结果与验收时的结果进行比较。如果结果有差别，就需要找出原因，使系统回到验收时的状态。测试项目应包括：输入输出设备空闲位置精确度，CT、MRI 图像输入，外照射 X 射线，电子线等射线放疗剂量计算及其他特殊照射技术的计算精度。用户可根据本单位治疗计划系统各部分发生变化的可能性来设计具体测试项目和相应的测试频度。测试应在规定频度和系统升级或维修后进行。

治疗计划系统是一个专用的计算机系统，因此常规的计算机维护方法也适用于治疗计划系统。定期执行硬件测试维护程序；定期检查软件和数据文件的大小、日期及其他特性是否有变化，是简便有效的常规治疗保证措施。

34.4　患者治疗计划的检查

在每一个患者治疗计划设计完成时，应进行下面 3 个步骤的检查，以避免因机器或人为因素造成患者治疗计划的错误。

（1）设计计划的物理师直观判断剂量分布是否正确。

（2）设计计划的物理师采用一个独立的计算机程序验算每个射野的机器跳数。对于简单的布野条件，验算值与计划系统的结果差别应在 2% ～ 3% 的范围内；对于复杂的布野条件，超过 5% 的情况应分析原因。

（3）由高年资或同年资的物理师核对全部计划资料。

具体请参见第三十二章计划审核。

参考文献

[1] 胡逸民．肿瘤放射物理学．北京：中国原子能出版社，1999.
[2] 王若峥，尹勇．肿瘤精确放射治疗计划设计学．北京：科学出版社，2014.
[3] 李晔雄．肿瘤放射治疗学．5 版．北京：中国协和医科大学出版社，2018.
[4] 于金明，殷蔚伯，李宝生．肿瘤精确放射治疗学．济南：山东科学技术出版社，2004.
[5] 徐慧军，段学章．现代肿瘤放射物理与技术．北京：中国原子能出版社，2018.
[6] 冯宁远．实用放射治疗物理学．北京：北京医科大学、中国协和医科大学联合出版社，1998.
[7] 于金明．放射肿瘤学原理和实践．天津：天津出版传媒集团，2019.
[8] 孟德，著．姜炜，等译．临床调强放射治疗学．北京：人民卫生出版社，2011.

第三十五章 TPS 的数据采集

35.1 概述

每位患者放射治疗计划的准确性决定了整个放射治疗结果的预期，而治疗计划的准确性又依赖于治疗计划系统（TPS）的计算精度。建立 TPS 数学模型所需的临床物理数据的测量精度是决定计算精度的基础。治疗计划系统构建的计算模型的优劣很大程度上影响了患者实际接收剂量分布与计划系统中设计的预期剂量分布的偏差。而计算模型的构建依赖于精确的数据测量，包括总散射因子（total scatter factor，TSF）、百分深度剂量（percent depth dose，PDD）和离轴比曲线（off-axis ratio curve，OAR）等物理数据。

TPS 作为精确放疗的基石，采集临床所需的物理数据是 TPS 拟合的重中之重。放射治疗中所使用的光子和电子束的标称能量意味束流能量的一致性，由于制造商不同系列直线加速器之间的设计差异及同系列直线加速器中束流部件的差异，虽然不同品牌的加速器标称能量相同，功能类似，但加速器中产生的韧致辐射 X 射线能谱并不完全依赖于加速电子的能量，其还与加速方式、射束的偏转、准直系统设计特别是所选择的 X 射线靶和均整器材料和厚度等因素直接相关，其束流特性必然存在一定的差异。因此，即便是同一厂商、同一型号的加速器各剂量学参数也不能保证完全一致。因此有必要对各自中心的加速器进行详细的数据采集与分析，了解各加速器的束流特性。在临床应用中需分析各直线加速器在治疗条件下所采集获得的束流数据，并将这些数据建模至放射治疗计划系统中，以用于患者计划的剂量计算。在一台新的直线加速器安装、调试好之后，接下来很重要的一项工作就是要采集射线束剂量学数据用于 TPS 治疗计划系统的计算模型建立。加速器使用一段时间，如果关键部件（如加速管、靶）出现故障，更换新部件后也需要进行数据采集。一款新的 TPS（计划系统）要投入使用时，也需要数据采集。

顾名思义，数据采集就是采集加速器射线束的一系列数据。目的是为数据建模做准备，待射线束模型建好后，把模型放到 TPS 里面，这样 TPS 就可以进行剂量计算。采集数据是将加速器与 TPS 联系到一起的过程，是将一台现实中的加速器虚拟到 TPS 中。数据采集是一项庞大的工程，为了完成这项工程，需要用到两个主要成员：三维水箱和电离室，电离室又分为测量电离室和参考电离室，除此之外还有相应的配套软件。三维水箱内装入蒸馏水，通过电机和丝杠驱动电离室移动，进行特定点剂量的测量。在三维水箱的使用过程中，不当的测试条件的选择以及测试工具的错误使用，会直接导致测量结果偏差，会进一步影响放疗患者放射治疗的剂量精度和疗效。

采集的数据应具有完整形和准确性，并作为原始 commissioning data 进行存档，而且符合国家质量监督检验检疫总局的 JJG 589-2008 医用电子加速器辐射源检定规程规定。临床使用的数据应该定期测量与验证，TG-106 号报告指出，加速器机器参数测量是整个放疗流程 QA 中不可缺少的一环。应该由一个合格的物理师定期检查并完成。临床物理师负责运用独立的质量保证规程，以确保应用于临床测量数据的准确性。分析临床测试数据状态变化及相同标称能量下束流特性差异，以建立各自射线束能量的质量保证及质量控制规程，进而为临床应用提供依据及参考。

医用直线加速器各项临床物理数据的测量、采集、调试、验收等工作需要用到三维水箱。三维水箱能够测量和分析各种类型射线的各种参数，如 PDD、Profile、Scp 等。特别是在医用直线加速器周期检定和验收工作中不可替代，同时也是放疗科物理师完善特殊照射技术剂量学方法，优选物理计划，以及日常 QA 工作的重要的质控工具。

35.1.1 数据采集时涉及的物理量

临床剂量测量不可能在真人体内直接进行，必须寻找最接近人体的组织等效材料作为替身。由于放射治疗所用高能电子射线与人体组织的相互作用主要为非弹性碰撞，能量损失与物质的每克电子数成正比；而放射治疗所用的高能 X（γ）射线的能量远远高于放射诊断的常用能量，在此能域内主要是康普顿效应和电子对效应的作用，所以模体材料只要有与人体相近的有效原子序数、相近的每克电子数、相近的质量密度和足够大的散射体积，就可以获得相近的测量结果。人体 90% 以上是由碳、氢、氧、氮组成的有机化合物，表 35-1 给出了不同组织材料的电子密，从中可以看出人体肌肉和其他软组织对治疗射线的吸收和散射几乎与水相同，心、肝、脾、肾、肠、胃等组织器官的吸收和散射与水也很相近。所以各种水箱是放射治疗剂量学测量的理想模体。

表 35-1 不同组织材料的电子密度（单位：$\times 10^{26}$/kg）

空气	水	肌肉	脂肪	骨	聚乙烯
3.006	3.343	3.312	3.34	3.192	3.238

放射物理学在医学上利用模体（和人体组织密度相似的介质）来研究电离辐射在人体等介质中的作用，定义了一些相关的物理量来描述射线在介质中的各种作用。应用蒙特卡罗方法进行模拟研究显示，电子线照射的能量沉积主要集中在距离介质表面 4 cm 之内；加速器产生的电子束在临床上可以看作单能射线，电子与物质的原子作用，通过碰撞与辐射两种方式损失其全部能量而被物质吸收，具有射程的概念。电子束的能量越高，其射程越大，射程以外不存在电子线的剂量贡献。高能电子、正电子在水或组织中射程短，没有明显的剂量建成效应，能量大部分传递给表浅的水介质。而光子照射的深度剂量在 20 cm 的范围内分布规律为：在 2 cm 的范围内能量沉积相对较少，随着射线穿透深度的增加，能量沉积也增大，在距离水模表面 4 cm 处达到极大，此后在距离介质表面 4～20 cm 内，能量沉积分布比较均匀。光子是不带电粒子，与物质间的相互作用属于非直接电离，有明显的剂量建成效应，其穿透能力比电子大，射程比电子长，能量可以传递给较深的水介质（右图）。

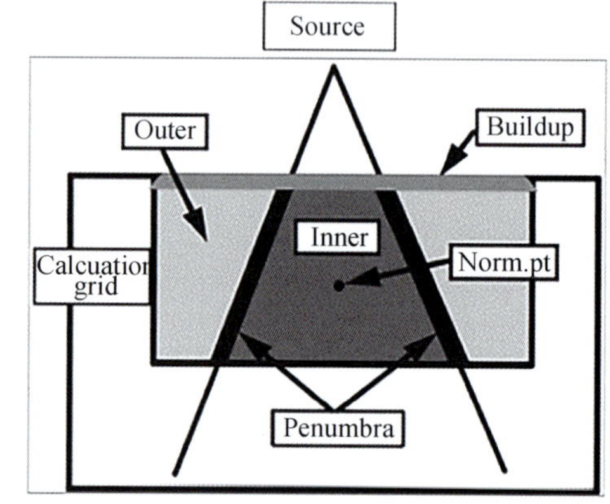

照射野示意图

35.1.1.1 百分深度剂量 PDD

射野中心轴上某一深度 d 处的吸收剂量率 D_d 与参考点深度 d_0 处剂量率 D_{d0} 的百分比。

$$PDD=\frac{D_d}{D_{d0}}\times 100\%$$

通常 $d=d_m$ 时，PDD=100%，PDD 随射线能量增大而增大，随测量深度增大在建成区域而增大，对于高能 X 射线，PDD 随射野面积变化不大。R_{100} 是指 100% 剂量时的深度，R_{50} 是指 50% 剂量时的深度，D_{100} 是指深度 10 cm 时的百分深度剂量（右图）。

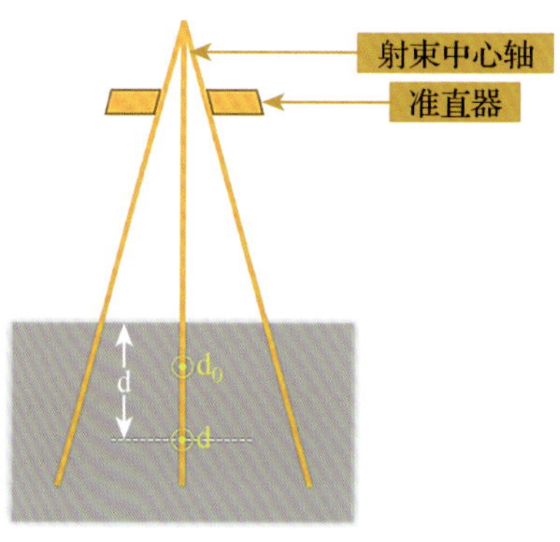

百分深度剂量 PDD 示意图

射线质

射线质定义为在射野中心轴上水下 20 cm 处的吸收剂量 D_{20} 与参考深度（水下 10 cm）处的吸收剂量 D_{10} 之比的百分数，误差允许范围为 ±2%。

$$Ray\ quality=\frac{D_{20}}{D_{10}}\times 100\%$$

35.1.1.2　离轴比曲线 Profile

离轴比曲线 Profile 是反映与射野中心轴垂直的所有射野界面内剂量分布情况的统称，包括对称性、平坦度、半影区、均匀性等（下图）。国家质量监督检验检疫总局国家标准 JJG589-2008 医用电子加速器辐射源检定规程对以上物理参数作为规定。

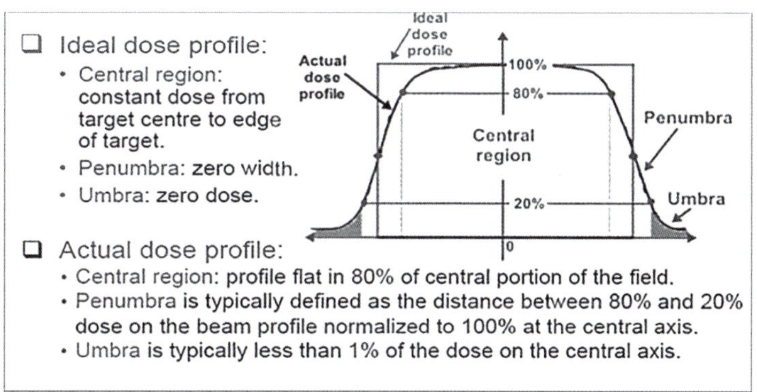

Profile 示意图

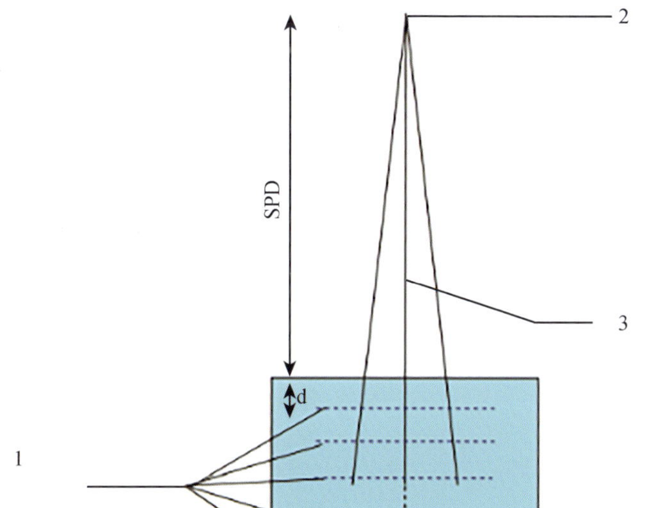

1. Profile measurement depths. 2. Focus. 3. CAX. 4. Depth dose measurement.

不同深度 Profile 测量示意图

影响射野平坦度和对称性因素有很多，如准直器的对称性、靶、散射箔的位置和完整性、束流片状等都会直接影响射野平坦度和对称性。

35.1.1.2.1 射野平坦（均整）度 Flatness

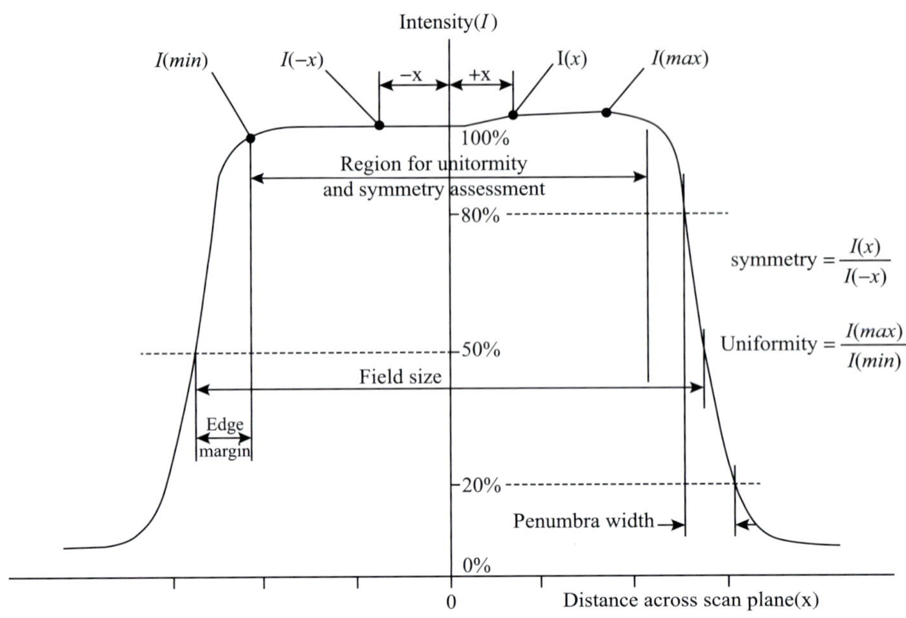

平坦度和对称性示意图

光子线辐射平坦（均整）度 Flatness

根据 GB15213-2016《医用电子加速器性能和试验方法》规定，在等中心处（模体 10 cm 深度处）或 SSD=100 cm 时，模体深度 10 cm 处，最大射野 L 的 80% 宽度辐射野内任何处的最大吸收剂量点的吸收剂量（Dmax）与辐射野均整区内的最小吸收量点的吸收剂量（Dmin）的比值称为射野的平坦度。

$$Flatness=\frac{\mathrm{Dmax}}{\mathrm{Dmin}}\times 100\%$$

对于 5 cm × 5 cm ～ 30 cm × 30 cm 的辐射野，应不超过 106%。对大于 30 cm × 30 cm 至最大方形辐射野，应不超过 110%。

电子线辐射平坦（均整）度 Flatness

基准深度处，80% 等剂量线与几何辐射野投影边的距离应不大于 15 mm。在标准测试深度处，沿主轴方向 90% 剂量线与几何投影边的距离应不大于 10 mm。沿角平分线方向上，90% 剂量线与几何投影边的距离应不大于 20 mm。

35.1.1.2.2 射野对称性

在等中心处（模体 10 cm 深度处）或 SSD=100 cm 时模体深度 10 cm 处，最大射野 L 的 80% 宽度内取偏离中心轴对称两点的剂量率的差值与中心轴上剂量率比值的百分数称为射野的对称性。

$$Flatness=\left(\frac{\mathrm{Dx}}{\mathrm{D{-}x}}\right)\max\times 100\%$$

标准参考值为不超过 100% ± 3%。

35.1.1.2.3 半影区

半影区也称为物理半影，包括准直系统的穿透半影、（有限源大小）几何半影和散射半影；受射线能量、源大小、SSD、源到准直器距离、模体内的深度等因素影响，由特定平面内 80% 与 20% 等剂量曲线之间的距离确定。射野半影，若排除加速器束流因素外，其主要原因在于加速器机头和 MLC 末端等结构的差异所致。

对于精确放疗而言，如调强放射治疗技术等对精度的要求很高，调强可以做出与靶区高度适形的剂量曲线，在提高肿瘤靶区受量的同时降低周围正常组织的损伤，这使靶区的边缘剂量梯度加大。在静态调强中，一个大野里面常常包含许多个小子野，而这些小子野的边缘常在 PTV 内，不准确的半影宽度将会影响 PTV 内的实际剂量计算，因而得不到靶区内真实的剂量分布。因此，半影区的准确度对于剂量的计算以及生物学效应的评估起着举足轻重的作用。使用剂量胶片法，剂量胶片具有很高的空间分辨率，能够比较准确地测量半影区的宽度，但是其对射线具有能量依赖性，且数据处理过程较长，对少数数据的测量可以使用，但是对为治疗计划系统建模所需要的大量数据而言，无疑不够方便。由于小照射野的射野半影区的电子平衡不成立，侧向剂量梯度较大，因此需要小体积的探头进行精确定位和测量。

数据采集时射野的半影区易产生偏差的主要原因主要有以下两项：

（1）体积平均效应产生测量的半影区斜率降低，在探头选择上，尽量选用灵敏体积小的半导体探测器对射野离轴比曲线进行测量。

（2）产生偏差的原因可能是测量时电离室的运行速度较快。

35.1.1.2.4　均匀性

在特定平面内 90% 与 50% 等剂量曲线所包括的面积之比，对 100 cm^2 以上照射野此比值应大于 0.7。

在分析离轴比曲线 Profile 时，理想的 Profile 应该是射野内剂量一致，半影区宽度为 0，射野外剂量为 0，而实际的 Profile 分布却是射野内剂量偏差，半影区 80% 到 20% 中心轴剂量的宽度，因反向散射和准直器边缘影响，射野外剂量并不为 0。

35.1.1.3　输出因子 Scp

模体中给定射野在参考深度处的剂量与参考射野（一般为 10 cm × 10 cm）的剂量的比值。

利用单一探测器进行射野输出因子的测量会由于探测器本身的特性在射野大小变化时产生响应的不同，因而产生测量的误差。半导体探测器平均体积效应小，但是对低能射线存在过响应。而测量用的电离室不存在能量响应依赖，但存在体积平均效应的问题。因此，Dieterich 和 Sherouse 提出对射野输出因子采取“菊链连接”的方式。使用 2 个探头，在各自响应变化较小的范围内进行测量，通过中间野进行“菊链连接”，提高测量的准确性（右图）。

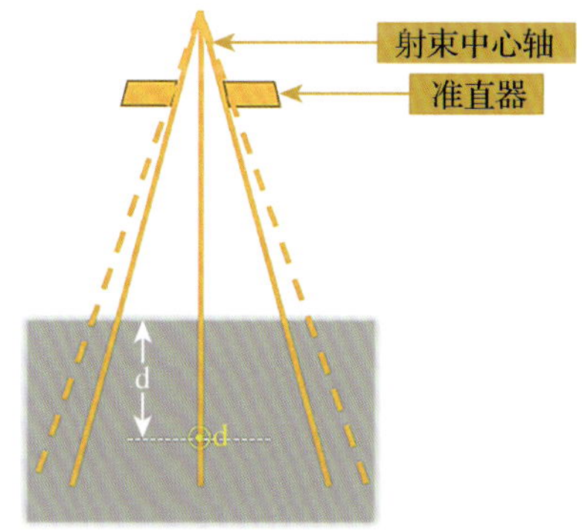

输出因子 Scp 示意图

菊链连接的计算公式如下所示。

$$Scp=\frac{\text{Mclinic (ic)}}{\text{Mref (ic)}}\text{射野尺寸}>\text{中间野}$$

$$Scp=\frac{\text{Mclinic (diode)} * \text{Minter (diode)}}{\text{Mref (ic)}}\text{射野尺寸}\leqslant\text{中间野}$$

上式中 Scp 为射野输出因子，Mclinic（ic）为同一探测器不同面积射野读数，Mref 为参考野的测量读数。Mclinic（diode）为半导体探测器得到的射野读数，Minter（ic）为电离室测量得到的中间野的读数，Minter（diode）为半导体探测器测量得到的中间野的读数。

对于输出因子测量方法，应选择 3 cm×3 cm 或 4 cm×4 cm 作为中间野进行测量。在该面积射野下，野内既能达到侧向电子平衡，同时又不会有过多的低能散射线，无论是使用半导体探测器还是电离室，都可以测得一个较为准确的结果。目前对链接方法有两种不同的方式：

（1）采用的任意一边小于中间射野大小的射野均选择小探头的结果，大于等于的选择大探头的结果。

（2）考虑等效方野小于中间野选择小探头的结果，而等效方野大于等于中间野的选择大探头的结果。

第一种方式考虑主要是大探头在任一边小的射野内都很难达到侧向电子平衡，而第二种方式主要考虑一边射野较大也会增加散射线的影响。本实验观察到两种链接方式的测量偏差非常小。

35.1.2　影响数据采集质量的因素

影响三维水箱数据采集结果的因素主要来自 4 个方面，一是三维水箱本身的性能与设置参数对测量结果的影响。二是直线加速器本身的性能与设置参数对测量结果的影响。三是不同类型辐射探测器对测量结果的影响。四是误操作、数据处理等主观性事件以及水箱本身 BUG 对测量结果的影响。

35.1.2.1　与加速器相关的影响因素

在数据采集时，直线加速器本身设置参数和性能状况，如等中心的准确性、激光灯的精确性、光距尺的精确性，灯光野和照射野的重合性，出束剂量率的稳定性，都对数据采集结果有一定的影响。

（1）不同剂量率的影响：出束剂量率的稳定性是 IMRT 技术的关键指标，AFC 技术的高低决定直线加速器厂家的技术水平。试验显示在 3 mm/s 连续扫描、3 mm 步进扫描模式下，剂量率为 150 MU/min 至 600 MU/min 区间内时，X 射线 PDD 和 Profile 曲线趋势一致，并无明显差别，R100、R50、D100 等数值偏差很小，不同剂量率的射野输出因子对比并无明显影响。电子线 PDD 曲线和 Profile 曲线无明显差异。在数据采集过程中低剂量率如果能满足采集需要，可以很大节约机器的损耗。除非特殊需要，不建议采用更高的剂量率进行数据采集。

（2）加速器机架角度偏转的影响：加速器机架角度偏转可以对很多加速器物理状态做出较大改变，特别是近似于均整块出现偏差。

对于 X 射线射野的 Profile 会出现较大偏差，而 PDD 在归一后无明显差别。对于电子线，与光子线类似，Profile 出现较大偏差，而 PDD 并无明显差别。因此，PDD 和 Profile 测量严重依赖于 CAX 校准。不同机架偏转角度对 5 cm×5 cm 以上射野的输出因子没有影响，而 5 cm×5 cm 以下小野的输出因子有较大影响。

35.1.2.2　与三维水箱相关的影响因素

三维水箱扫描参数设置有很多选项，例如，步进扫描（step by step）和连续扫描（continues）、不同的扫描速度、不同的电离室量程、不同极性的偏置电压、探测器放置方向相对于自身运动方向是平行还是垂直，探测器放置方向相对射线入射方向是平行还是垂直，探测器在等中心位置水面上下的误差，水箱的水平等诸多因素都会对数据采集的质量产生不同程度的影响。

（1）水温气压的影响：IAEA 的 277 号报告和 398 号报告建议，开始测量前需要将测试用水提前放置在治疗室内，以使测试时水温和室内温度一致。测试时需要进行温度气压的修正，不论是绝对剂量标定还是相对剂量测量都需要进行。

（2）探头在等中心处摆放位置偏差的影响：在架设水箱工作中，调节好水箱水平后，要根据探测器的刻度帽找到扫描中心和水面位置，即定中心和定水面。对于 X 射线，探测器在中心水面位置的上或者下误差对 PDD 影响较大，特别是 SSD 到建成区这一区域。如果摆放探测器中心位置靠近水面下，那么原来的一层介质由空气就变成了水，水是相对原子序数较大，能提供更多次级电子，被探测器中心收集，造成模体表面剂量偏高；反之，如果探测器中心位置靠近水面上，效果相反（下图）。

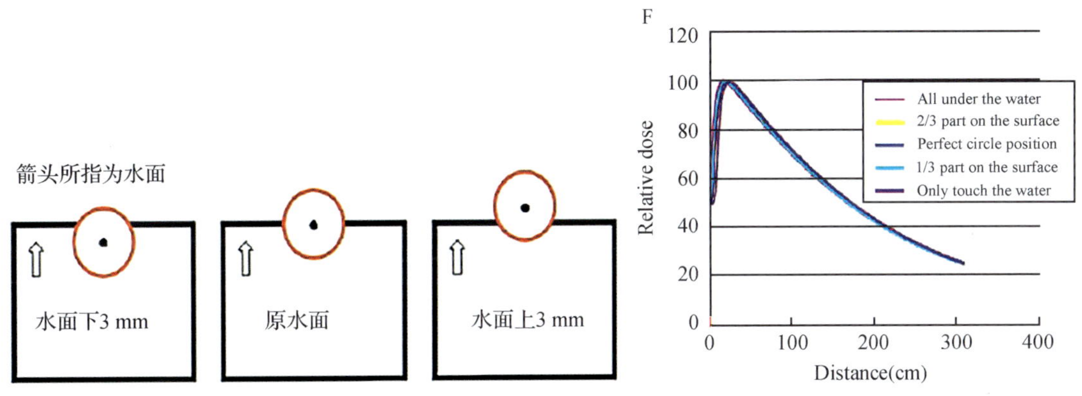

左图：探头摆放条件；右图：探头在等中心位摆放位置偏差对测量结果的影响

所以，探测器在扫描中心的水面位置上或者下对 PDD 影响较大，在数据采集时一定要准确定位水面中心，使探测器的有效测量体积中心处于扫描等中心的位置，但是由于水的表面张力影响，把握水面和中心有一定困难，需要借助一些试剂最大限度的减少水表面张力。水面中心偏差对 X 射线的 Profile 影响较小，对 6 MV X 线的 Profile 数据拟合要求，深度一般选在水下 5 cm。毫米级的深度变化对穿透性较强的 X 射线，可以算在正常偏差范围。探测器在等中心水面上下不同位置对电子线的 PDD 和 Profile 均有较大影响，测试的 6 MeV 电子线的半影区和肩区差别较大，原因是电子线表面剂量高，而穿透能力弱，介质深度的微小变化都会对测量结果产生较大影响。

数据收集之前需要检测电离室是否位于水平面中心位置，可先进行中心轴（CAX）测试，执行标准序列的测试后可自动计算出射野中心和摆位中心的偏差并做修正。同时，还要在数据采集时要对有效测量点进行修正，如 CC13，半径为 3 mm：光子为 –0.6r=–1.8 mm；电子为 –0.5r=–1.5 mm 有效测量点在水面上为负的修正值，水面下为正的修正（右图）。把该修正值输入水箱测量序列即可。

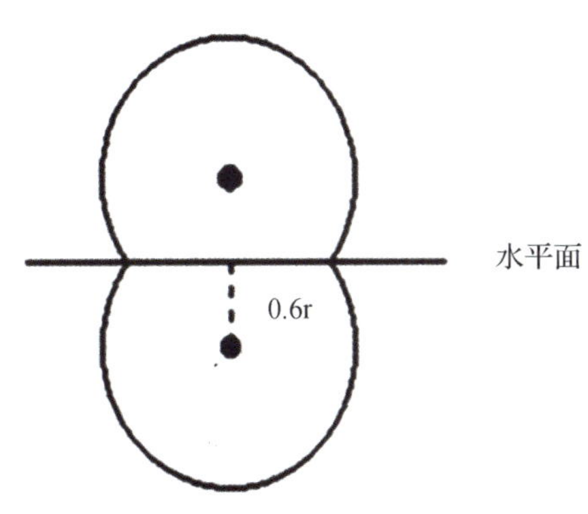

电离室水平面的镜面图像

每次更换电离室之后，需要再做一次中心轴（CAX）修正，保证电离室还是处于最精确的位置，尤其对于小野的测量非常重要。

（3）机架和水箱倾斜角度的影响：数据采集之前的准备工作，在架设水箱的过程中，调节水箱的水平是一个非常重要的工作。例如 IBA Blue phantom 2 水箱架设时，将十字标记帽套在 CC13 电离室上，调节十字标记帽，使其顶面的标记线与水面的夹角是 45°。先使电离室塑料部分完全浸入水中，再将电离室缓慢升起，将黑色标记线略微露出 1 mm，从面对十字标记帽顶面的水箱的一侧，从水面下方往上观察，先将十字标记帽移到水箱的一个顶角，通过控制手柄调节标记帽的垂直位置，使标记线的顶点与其倒影的顶点相重合，依次分别移到其他三个顶角，分别调节水平框架上的水平调节螺丝，使框架其他三个顶角处也能满足十字标记帽上标记线的顶点与其倒影的顶点相重合（下图）。之后再往返运动检查标记线的顶点在运动过程中是否一直处于水面上，如处于水面上，则水平已调好。

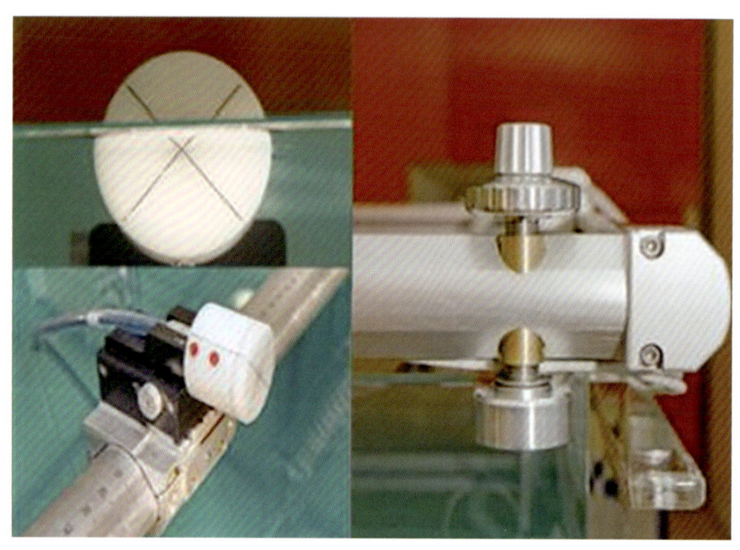

探测器调平示意图

水箱倾斜对 5 cm × 5 cm 及以上射野的 PDD 影响较小，而对 5 cm × 5 cm 以下射野的 PDD 影响较大。水箱倾斜对 Profile 的影响较大，如果在数据采集过程中出现 CAX 偏差，经过 CAX Correction 后曲线还没得到校正，就要考虑是水箱水平没有调节好或者是水箱扫描臂出现倾斜故障。

机架角度不为 0 度或水箱平衡的微小差异可直接导致 Profile 曲线测量参数出现明显错误。水箱平衡毫米级的偏差可导致曲线中心偏离，机架偏离使得曲线的肩部数据对称性失调（下图）。

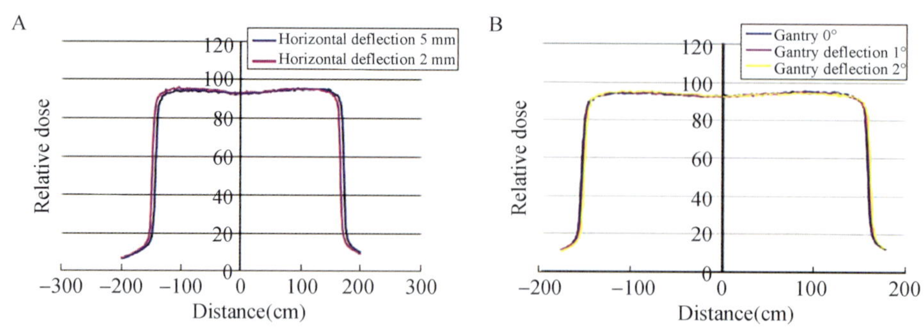

A：机架倾斜角度对射野 Profile 的影响；B：水箱倾斜角度对射野 Profile 的影响

（4）电离室偏置电压的影响：指形电离室室壁作为电极之一，用绝缘材料制成，然后涂上一层导电材料，与中心电极之间加载 ± 300 V 或者 ± 400 V 偏置电压，三维水箱静电计的作用之一就是搜集中心电极的电荷，如果中心电极为正极，则收集的电荷为负，反之为正。如果是半导体探测器，偏压给予 0 V，如果是液体电离室要给予 ± 800 V。然而对一些特殊的小体积电离室，会要求比 300 V 相对低的电压。分别给探测器加 +300 V 和 −300 V 的偏置电压采集两次数据，测试不同极性偏置电压对测量结果显示改变偏置电压的极性（+）（-）对测量结果没有影响。建议在测量的全程选用同一极性（下图）。

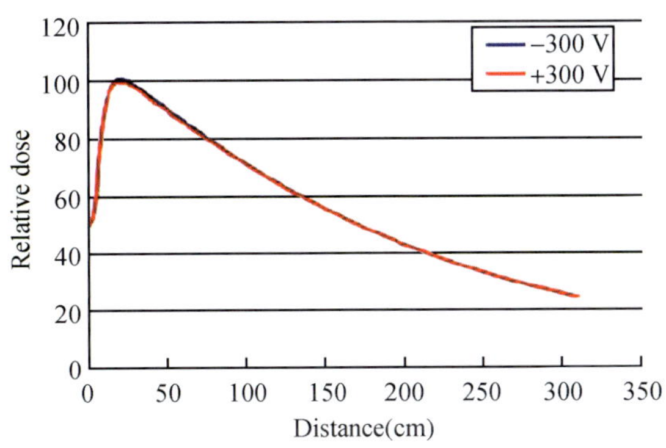

不同偏置电压对测量的影响

（5）探测器步进速度与步进间距的影响：在标准测量条件下，步进速度快慢和步进间距的大小对 PDD 和 Profile 测量结果的影响可以忽略。例如，采集的 PDD 曲线的 R100、R50、D100 等数值偏差很小。使用步进扫描模式进行数据采集效率非常低，如步进扫描 1 mm 间距采集一条曲线花费的时间是连续扫描模式 3 mm/s 的 4 倍左右，建议在数据采集时，如果有连续扫描模式可以选择时应尽量选择连续扫描模式。2 cm × 2 cm 及以下小射野 Profile 应采用步进式的测量方式，并应降低步进速度和增加驻留时间。

不同的步进速度得到的 PDD 曲线除了在扫描深度（0 ～ 30 cm）的头尾有一些不一样外（主要是因为扫描时的探头启动速度不一样造成的），曲线的有效主体部分趋势一致。PDD 的 R100、R50、D100 的偏差很小。但是，步进速度加快导致的水波纹效应会引起测试曲线不够平滑，而且实验所测试的 PTW MP3 水箱步进间距上限是 large 3 mm，small 2 mm，若继续加大，会导致剂量陡降区域的数据失实，进而使 TPS 参数出现偏差。例如，IBA Blue phantom2 水箱步进速度为 15 mm/s 时曲线不平滑，质量较差。AAPM 的 TG106 号报告指出 6 MeV 电子线在 50 mm/s 和 100 mm/s 扫描速度测得的 Profile 曲线，可以明显看出扫描速度 100 mm/s 的曲线有非常大的波动，扫描速度 50 mm/s 的曲线相对波动较小。而 6 MeV 电子线 Profile 数据拟合需要的是水下深度 1.0 cm 时采集到的数据，扫描臂和探头在水中运动速度加快造成的水波纹使水面产生几毫米的深度变化。由于电子线的穿透性很差，几毫米的介质深度变化足以影响中低能电子线的数据，所以建议在采集电子线数据时设定 3 mm/s 扫描速度，不建议采用 15 mm/s 及以上速度，速度越快水波纹越大；另外，扫描速度越大，在有效的射野范围采集密度必然较低，那么 OmniPro-Accept 给出的曲线插值部分就很多，不能很好地反映各种射野下的射线质量。

步进扫描模式时增大间距扫描将会降使采集密度变小，降低射野边缘测量准确度，射野越小越明显。例如，IBA Blue phantom2 水箱采用步进扫描模式 5 mm 间距不适合用于标准射野 10 cm × 10 cm 及以下较小射野的采集测量，对 30 cm × 30 cm 及以上大野测量影响较小。在实际的数据采集工作中，推荐采用连续扫描模式 3 mm/s，在测量某些特殊小野时可以用步进扫描模式 2 mm 间距扫描。

注释：

IBA 公司的 Blue phantom2 可以提供两种扫描模式：步进扫描（step by step）和连续扫描（continuous），两种扫描模式均可自由修改步进间距或者是扫描速度，PTW 公司的 MP3 型三维水箱可以提供的扫描模式为步进扫描模式，美国 Sun Nuclear 公司的圆水箱 3D SCANNER 可以提供的扫描模式为连续扫描模式。

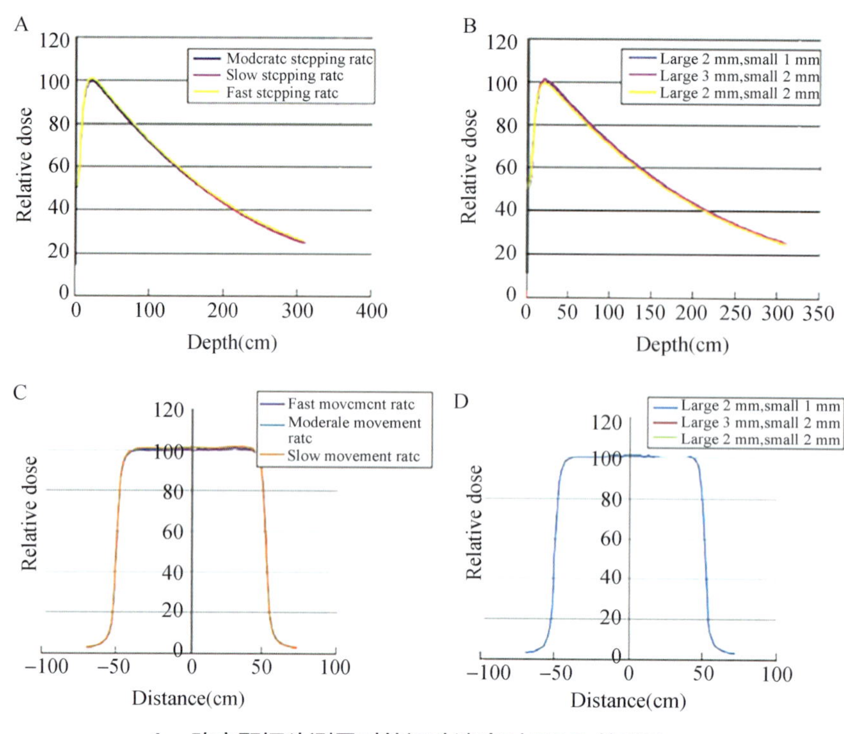

A：改变野探头测量时的运动速度对 PDD 的影响；
B：改变野探头测量时的测量步距对 PDD 的影响；
C：改变野探头测量时的运动速度对 Profile 的影响；
D：改变野探头测量时的测量步距对 Profile 的影响

（6）探测器量程的影响：在获取增益比的过程中，参考野探头的性质（是半导体探头还是电离室探头）和位置（在野内和在野外的一定距离）对测量结果影响不大，主要是提供相对合理的静电计信噪比，使灵敏度保持平衡即可。对于增益比的获取方式，可以自动获取，也可手动修改得到，但应注意，若参考探头采集型号过弱，会导致灵敏度失衡，曲线平滑性大打折扣，进而使数据出现偏差。

量程分为高、中、低三种，Blue phantom2 中探测器增益设置可以自动调节，给静电计信号放大提供了合理的信噪比来保持灵敏度的平衡，在设置软件参数时只需选择对应的探测器量程，刻度一下探测器，类似万用表量不同的东西要选择合适的档位。例如，常规指形电离室 CC13 选择低量程测量时会得到错误的曲线，而选择高量程和中量程都得到正确的曲线，因为 CC13 的典型的电流值为（假设剂量率为 5 Gy/min）：3.8nC/Gy×（5/60）Gy/S=0.317 nA，该电流值都在高量程和中量程的范围内。相应灵敏体积的探测器应该选择相应的探测器量程，灵敏体积比较大的探测器用低量程，如 CC25 及以上探头等，灵敏体积小的针点电离室如 CC01 用高量程，常规的指形电离室 CC13 电离室可以选用高量程和中量程，推荐中量程。当选择错误的量程和电离室时，采集到的曲线有误。数据采集时如果发现曲线出现不明原因错误，可以查看 OmniPro-Accept 软件设置中是不是探测器量程选择错误。

辐射探测器的分类一般是根据使用介质的形态，大体分为三类：气态、液态、固态，常见的指形电离室是使用空气腔作为电离介质，基于辐射在气体中产生电离，所以是气态类型探测器。常规的半导体辐射探测器是二极管材料制成则是固态探测器，用于个人剂量监测的热释光剂量计（TLD）也属于固态探测器。液体的探测器在放疗中则比较少用到。国内外关于不同类型辐射探测器测量大小野研究较多，基本形成共识，4 cm×4 cm 及以下小射野，推荐采用针点电离室或者半导体测量，特别是半导体被推荐用于测量所有射野的 Profile，以及小野的 PDD 和 Output 测量。对于小野而言，电子平衡很

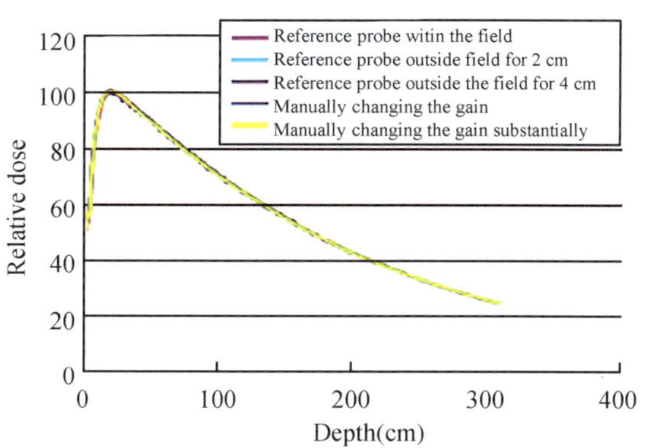

增益的变化对测量结果的影响

难建立，因此对体积较大的电离室而言，测量结果会偏低。而对体积很小的半导体探头就不存在这个困扰。

在不同大小射野的数据采集中，野探头在不同的测试要求下应该有不同的选择。对于 2 cm × 2 cm 这样的小野，半导体探头（微小型 SFD 和常规型 PFD）在数据上有很好的一致性，而常规电离室探头（RK，例如 CC13）则有所偏离。对于 40 cm × 40 cm 这样的大野，结果相反，常规型 PFD 和常规电离室探头相当符合，而微小型 SFD 则有所偏离。对于常规照射野 10 cm × 10 cm，所有探头测试数据没有差别，同样的结论在输出因子的测量结果上也有同样的体现。CC13 因为灵敏体积相对于射野较大的原因测出的 Scp 偏低，而 CC01 在小野时的测量更准确。且针点电离室相对于半导体探测器稳定，所以测量小野 Scp 时也可以选择针点电离室。从理论上讲，直径为 4～6 mm 的探头对大于 4 cm × 4 cm 的射野可用，对于小于 4 cm × 4 cm 的射野，会导致半影区数据采集不正确。在半影区 PFD 半导体探测器的肩区要比针点 CC01 电离室要陡峭，针点电离室 CC01 相对于大体积电离室 CC13 更加陡峭，半导体测量半影区更加准确，小探头如半导体必须用在 Profile，小野的 PDD 以及 output 测量上，特别是 SRS fields。若选用微型电离室，因为信号相对较小，测量时间延长，所以信噪比增加，数据可信。对于大野而言，由于半导体探头能量相应的影响，在 PDD 测量时不能像电离室一样快速降落，除非对结果有一定的补偿和修正，故不建议用于大野测量。

半导体探头灵敏度是相同体积的空气电离室的 18 000 倍。因此，半导体探头的灵敏体积可以做得很小，可以做到更加精细的定位测量；而对电离室而言，由于其灵敏度相对较低，一般拥有一定的体积大小以保证数据的精度，这就造成了电离室对于一定空间的占有同时造成有效测量点的不确定性，测量的剂量实际为占有空间剂量的平均值。这也就是半导体探头测量的建成区剂量特别是水面剂量低于电离室测量结果的一个主要原因。虽然半导体探头在建成区相对体积较大的电离室有一定的优势，由于半导体探头存在一定的能量响应依赖性，因此对 PDD 曲线的测量，使用电离室测量较为合适，对于小照射野，使用更小体积的电离室如 CC01（0.01 cc）较为合适。由于半导体探头相对于电离室具有高灵敏度、小体积的优点，因此其在测量射野半影区区域比电离室更具优势。

注释：

空气电离室基本工作原理：在两个相互平行的电极之间充满有空气，虚线所包括范围，称为电离室灵敏体积。当电离辐射，如X或 γ 射线射入电离室的灵敏体积内，与灵敏体积内的空气介质发生相互作用，产生次级电子。这些次级电子在其运动轨迹上使空气中的原子发生电离，就会产生一系列正负离子对。在灵敏体积的电场作用下，电子、正离子分别向两级漂移，电子和正离子会引起相应极板的感应电荷量发生变化，从而在外接电路中形成电离电流。在电子平衡条件下，测量得到的电离电荷理论上应为次级电子所产生的全部电离电荷量。这就是电离室的基本原理。指形电离室就是根据这一原理设计出来的。指形电离室壁材料一般选用石墨，因为它的有效原子序数小于空气，而接近于碳。在电离室壁内表面涂有一层导电材料，形成一个电极。另一个电极是由较低原子序数材料如石墨、铝等制成的收集电极，位于中心。空气气腔中所产生的电离电荷，是由其四周室壁中的次级电子所产生的。为使指形电离室与自由空气电离室具有相同的效应，它的室壁应与空气外壳等效，即在指形电离室壁中产生的次级电子数和能谱与在空气中产生的一样。因此，用作室壁的材料通常选择石墨。

（7）探测器摆放方向的影响：探测器在水箱扫描臂的固定支架可以放置多种方向，不同探测器的物理结构和工作特性都不一样，电离室工作时的方向性会造成的漏射效应和不锈钢探头支架造成的杆效应。因此，在使用中应根据探测器的类型选择正确的摆放方式。例如，在数据采集过程中如果使用电离室探测器，那么一定要使电离室的圆柱体主轴线垂直于射束入射方向和自身运动方向。平行于电离室运动方向的测量曲线射野外的曲线较垂直于电离室运动方向测量曲线射野外的曲线上翘，而肩区一侧曲线陡降。在电子线数据采集时，垂直放置电离室测量的 Profile 的射野外曲线更加上翘（下图）。

半导体和电离室的物理结构不同，半导体的有效测量点位于前端，如果半导体水平放置，测量时会造成 PN 结两端电离产生的载流子分布不均，一端聚集或者均匀分布，形成电流时阻力的大或者小，造成测量数据不准确，所以使用半导体采集数据时要把探头竖直放置，与电离室不一样。

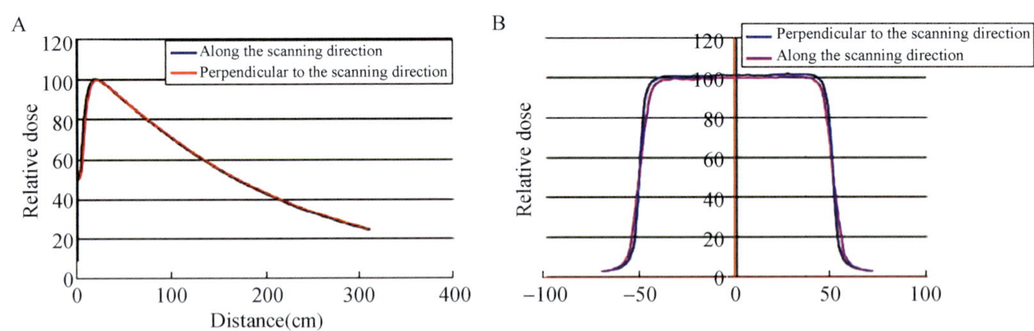

A：探头摆放方向对 PDD 的影响；B：探头运动方向对 Profile 的影响

（8）参考探头摆位位置的影响：三维水箱采集数据的原理说明参考探测器一定要放在野内才能有效测量。参考探头摆放位置对 X 线的测量结果影响不大。但是在电子线数据采集过程中，应该注意参考探头的摆放位置，太靠近扫描中心，有可能对数据采集结果造成错误影响。参考探头放置在靠近中心时和射野探头在扫描方向产生相互干扰造成 PDD 偏小，Profile 曲线左右不对称，

（9）控制单元的影响：控制单元（common control unit，CCU）放置在距放射源 3 m 以外，否则数据有可能受到散射线的干扰。例如，IBA 的 CCU 距离机头太近，会导致大野的 PDD、Profile、Scp 全部偏大而较小射野基本正常。另外，应使 CCU 不要放在地上而是尽量放高，以避免散射线对 CCU 产生影响。例如，当 CCU 大于 2 m 时数据一切正常，本底时间 10 s 和 20 s 结果也一致，但当 CCU 距离机头 0.7 m 的时 10 cm × 10 cm 射野没有问题，30 cm × 30 cm 射野出现尾部抬高的情况。野外 Profile 外翘问题可能与不做本底测量有关，出现此种曲线的时候立即重新测量本底，直到该现象不出现方可继续测量。测量本地前需要对 CCU 进行预热，预热时间≥30 min。预热结束后出 400 mu 以后再做本底。尽量选择较长的本底测量时间，建议把本底测量时间改成 25 s，确认做完本底以后 background 状态为 ON。每次 CCU 重启或者软件重启后都需要再次测量本底，同时每隔几个射野测量以后需要再次做本底，确定没有问题后再继续测量。

35.2 本章使用的工具或功能介绍

35.2.1 三维水箱

大型医用放射治疗设备，如直线加速器、治疗计划系统等必须具有严格的质量控制，才能保证对患者实施正确的放射治疗。三维水箱（3D-water phantom）作为加速器各项参数的调试和验收以及治疗计划系统数据采集的重要工具，在质量保证和质量控制工作中起着重要的作用。另外，对直线加速器、^{60}Co 远距离治疗机等放疗设备的检测不可能在人体上进行，必须使用人体组织等效材料，水对放射线的吸收、散射几乎与人体软组织近似，水的成分稳定又容易获得，因此将三维水箱作为与人体等效模型进行质保和质控测量工作。

不同厂家的三维水箱基本设计原理和工艺大体相同。三维水箱基本组成部分包括：水箱箱体加升降台、平衡系统、储水运输车、步进电机系统、控制盒、计算机硬件和软件控制端、信号采集放大传输模块、自动化测量射线束分析软件，以及各种辐射探测器。目前，国内主要使用的三维水箱有以下几种：德国 PTW 公司的 MP3 方型三维水箱，美国 Sun Nuclear 公司 3D SCANNER 圆桶型三维水箱，比利时 IBA 公司的 Blue Phantom 2 方型三维水箱。

三维水箱作为射线束扫描分析系统，被国家药品监督管理局归类为Ⅱ类医疗器械管理。

注释：

我国关于医疗器械的分类如下：第一类是指通过常规管理足以保证其安全性、有效性的医疗器械。第二类是指对其安全性、有效性应当加以控制的医疗器械。第三类是指植入人体；用于支持、维持生命；对人体具有潜在危险，对其安全性、有效性必须严格控制的医疗器械。具体包括产品分类可参照国药监械 2002 年发布的 302 号《医疗器械分类目录》。

三维蓝水箱用于光子线和电子线所有常规或复杂的测量工作，如放疗设备安装后的验收检测；放疗设备主要部件修理或更换后的测试；放疗设备的功能特性是在不断变化的，由于电路故障、元器件故障和机械故障都可能导致设备性能的突然改变，而元器件老化及品质下降可以引起设备性能的缓慢改变，因此对所有的放疗设备必须定期进行预防性检测。测试中对超出误差范围的参数及时进行修正，以保证放疗设备的正常工作。如 X 射线或电子射线在 X\Y 方向平坦度超过 106%，对称性超过 3% 就要进行调整。

步进电机

步进电机是将电脉冲信号转变为角位移或线位移的开环控制元步进电机件。在非超载的情况下，电机的转速、停止的位置只取决于脉冲信号的频率和脉冲数，而不受负载变化的影响，当步进驱动器接收到一个脉冲信号，它就驱动步进电机按设定的方向转动一个固定的角度，称为步距角，它的旋转是以固定的角度一步一步运行的。可以通过控制脉冲个数来控制角位移量，从而达到准确定位的目的，同时可以通过控制脉冲频率来控制电机转动的速度和加速度，从而达到调速的目的。虽然步进电机已被广泛应用，但它并不能像普通的直流电机、交流电机在常规下使用，它必须由双环形脉冲信号、功率驱动电路等组成控制系统方可使用。因此，用好步进电机并非易事，它涉及机械、电机、电子及计算机等许多专业知识。

35.2.1.1 常用三维水箱介绍

德国 PTW 公司

MP3 方型三维水箱主体部分包括：MP3 大型水箱，水箱相关的调整装置，MP3 蓄水柜和升降台；电器装置包括剂量探头、标准电子附件、控制组件（步进电机的控制系统、手控盒）、悬挂式操纵台和 TANDEM 双通道静电计。探头行程为 600 mm，扫描尺寸（L×W×H，mm）为 500×500×400，扫描分辨率为 0.1 mm。参考电离室 0.125 cc 指型电离室，型号为 31010，灵敏体积长度为 6.5 mm，灵敏体积直径为 5.5 mm，中心极材料为铝。水箱数据采集及分析软件为 MEPHYSTO。PTW 水箱的步进电机系统是单臂结构，PTW 公司的探测器种类丰富，质量较高，在国内用户较多。

注释：

MEPHSYTO 文件内容解析

参考 MEPHSYTO 软件用户手册附录中对输出文件的说明，文件以关键词 BEGIN_EXPORT 开始，以关键词 END_EXPORT 结束。文件第三行是测量时期和时间，第五行第 1 至 26 个字符是对测量种类的说明，第 28 至 31 个字符是放射源到水表面的距离（单位是毫米），第 42 至 49 个字符是放射野的大小，第 50 至 55 个字符是射线能量，第 69 至 73 个字符是测量点的个数，第六行第 39 至 47 个字符是归化点的测量值，第七行是本组测量数据的测量日期和时间，第八行是对本组数据的备注说明。紧接着的几行是测量数据，分成 10 列，每列有 7 个字符宽，用一个空格作为分隔，单数列是测量位置（单位是毫米，数值为整数），双数列是对应位置上的测量值（数值范围是 0～32768）。一个测量文件中可包含多组测量数据。每组以关键词 BEGIN_GROUP 开始，以关键词 END_GROUP 结束。每组数据中又可包含多次测量值，各次测量值以关键词 EOS 作为分隔（右图）。

```
    BEGIN_EXPORT
    PTW-Freiburg   Mephysto  Export  V.6.0
    20-FEB-2003  18:39
    BEGIN_GROUP     AKESU-6MV
    STANDARD  PHOTONS  CAX  1  1000        0.0  0  040
040   6.0         0         0     28       0.0  0  0
    0.0         0.0          0          0     0.05     0.00      1000.00
83360.00   7   0  0       0   2     0
    1   1   2   0    5    0  0  0    275  20-FEB-2003  16:18
阿克苏   6MV  2003-02-20
      0     520       50      609      100      926      150     1000
200     990
    300     950      400      897      500      848      600      796
700     749
    800     701      900      659     1000      621     1100      581
1200     549
   1300     514     1400      484     1500      455     1600      427
1700     400
   1800     377     1900      356     2000      335     2100      316
2200     297
  2300     278   2400     265   2500      250
EOS
```

美国 Sun Nuclear 公司

圆水箱名称为 3D SCANNER，是一种设计理念非常先进的新型水箱，传统三维水箱是标准的方形水模体设计，而它创新地采用圆柱体水箱设计。主体部分有圆水箱、升降台折叠推车、电动水平调节台、静电计（集成于箱体）、储水车。分析软件 SNC Dosimetry。圆水箱 3D SCANNER 的独特优点有：体积小设计紧凑，方便使用和运输，能自动调节水平、水面、射线中心点，架设水箱的总时间<30 min，自动设置功能消除了由于设置的主观性造成的影响，不管在 X、Y 还是对角线方向，探测器始终与扫描方向保持一致，也就是 360° 始终如一的探测器扫描方向，因为指形电离室的体积效应，扫描方向的不同会产生变化。方形三维水箱如需校正，需要将箱体旋转 90°，比较麻烦。全部 650 mm 的扫描范围，无须移动水箱。对于需要测量星形线的 TPS 如核通公司的 Oncentra 计划系统，圆桶型水箱非常有优势。

比利时 IBA 公司

硬件：水箱箱体（water phantom）、中央控制器（CCU）、计算机（computer）、升降台（lift table）、储

水罐车（water reservoir）、探测器（detector）、手控盒（remote control）、平衡框架、精密步进电机。

软件：Omnipro Accept 是一款先进的数据采集和分析软件。它拥有友好的使用界面和先进的图表功能，支持所有的国际和业界的扫描协议。例如，支持水中、空气中和胶片的剂量测量设备、支持调强质量保证设备、方案指导用户通过全部的试运行过程、向下兼容 RFA plus 和 WP700 数据（一维离轴比 + 等剂量曲线）、加速器坐标系统数据、实时数据分析、能生成测量顺序并执行、支持所有剂量测量规范。具有高效率的连续扫描模式。

测量的过程中支持多任务模式，通过过滤器易于处理大量数据。例如，等剂量线计算、TMR 测量和 PDD/TMR 计算、电离室校准、绝对剂量测量、自动生成输出因子表、对 R0TS 所需所有数据的测量和转换、数据列表、完备的文本和可寻求帮助功能、与 Windows 兼容，可使用剪切、拷贝、粘贴板功能将数据与 EXCEL 或其他 windows 应用程序间交换。

每次扫描后还可以在线分析，也可以根据需要进行数据修改，也可以存档打印采集到的数据，创建并输出数据表格或图表。更强大的是拥有真正的 TPS 接口（RTPS），提供对治疗计划系统设置工作的强大支持。根据治疗计划系统的要求，以及具体的辐射治疗设备，自动生成完整的测量序列。测量完成的同时，包括所需的相关输出因子，经过格式转换，根据计划系统的不同，通过网络、软盘或 RS-232 接口传输给计划系统。以上强大的功能对将来采集的数据的分析整理制表提供了便利。软件还内置了诸多厂家和国际报告的采集标准。

Blue phantom 2 具有一些独特设计和性能（下图）：

（1）定位支架是钢质的，钢性好，不变形、不易磨损，支架通过 4 个调节螺钉固定在水箱箱体上，可以方便地调节探测器运动轨迹的水平。

（2）稳定的双臂结构。这种结构各个机械部分受力均匀，从而保证系统运动的平稳性，长期使用也不易变形；Blue phantom 2 水箱设计工艺是双臂结构，与 PTW 单臂扫描臂结构相比各有优缺点，经实验表明双臂机构运动时产生水波纹和单臂机构相比略大。

（3）该水箱采用磁致伸缩传感器控制三维伺服机构的精密走位，走位精度可达 0.1 mm；采用结实耐用的全框架结构，并带有灵活精密的调水平机构，垂直度 ±0.2°。

（4）探测器可以连续运动，平稳通过扫描测量的路径；采样电路在探测器运动过程中连续采集辐射场的数据，并将每 4 个采样点的数据平均后，作为最终数据输出。

（5）采用高精度的磁致传感水面位置测量装置，可以实现 TMP/TPR 曲线连续采样，提高了测量的效率和可靠性。这样不仅提高了采样的速度，还提高了采样的精度。

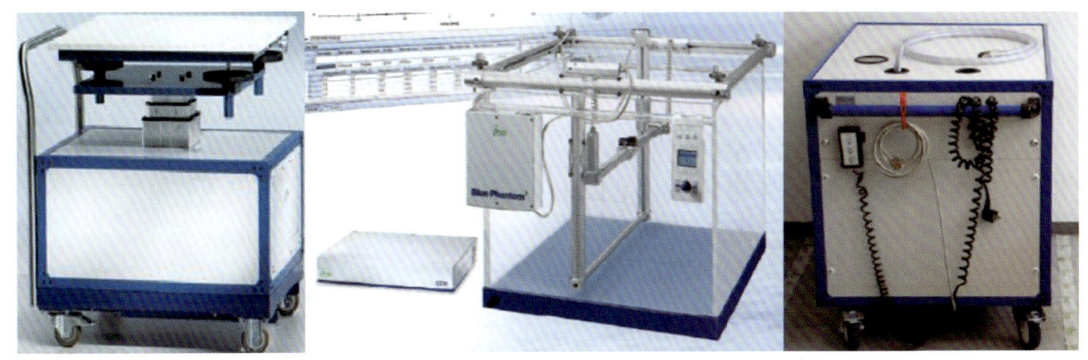

Blue phantom 2：（图左）升降台、（图中）水箱和控制软件、（图右）储水罐车

专用于 TOMO 数据采集和设备三维蓝水箱（blue phantom helix，BPH）大小为 68 cm × 40.7 cm × 35 cm，扫描范围为 52 cm × 14 cm × 20 cm，水箱空重为 30 kg，定位精度为 ±0.1 mm，重复性误差为 ±0.1 mm。

采用 CC04 电离室（有效体积为 0.04 cm^3）进行数据收集，DCT 10-RS/TNC Triax 电离室为参考电离室，使用软件 OmniPro-Accept 7.5 进行数据收集。

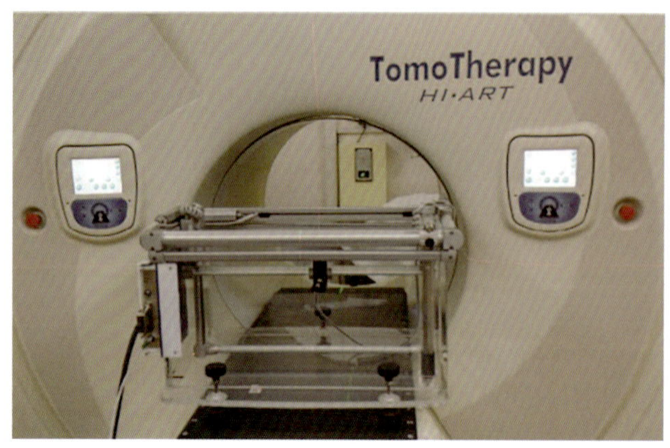

blue phantom helix

美国 MET-TEC

CRS 扫描系统主要包括水箱、由精密步进电机组成的 4 支扫描臂、主电离室和参考电离室、控制盒、联接电缆、计算机和相应软件。水箱尺寸为 584 cm × 584 cm × 470 cm，有效扫描尺寸为 520 cm × 530 cm × 400 cm；水箱空重为 15.4 kg，加水至 410 cm 深时重 156 kg。定位精度为 ±0.13 mm；重复性误差为 ±0.03 mm；灵敏度为 0.1 pA ～ 2 nA；电离室体积为 0.05 cm^3；扫描速度为 0 ～ 15 mm/s 可调（为保证扫描的准确性，常使用 5 ～ 10 mm/s 的扫描速度）。

35.2.1.2　三维水箱采集数据的原理

三维水箱的标准名称为射线束分析仪（又称为射线束剂量扫描分析装置），它的基本组成部分包括：水箱加升降台、储水运输车、步进电机系统、控制盒、计算机硬件和软件控制端，以及各种辐射探测器。通过重复定位精度 0.1 mm 误差的步进电机带动探测器在射野内移动扫描水模体，测量射线与水模体相互作用过程中产生的次级电子的电离电荷量，然后通过参考通道和射野通道的静电计放大，把模拟信号转换成数字信号，两个通道相除得到相应的曲线，在分析软件中显示出来。静电计的作用是提供偏置电压 ±300 V 和收集电荷数量，单位 nC（10^{-9} 库伦）。

35.2.1.3　三维水箱维护保养注意事项

（1）由于水箱和垂直扫描臂经常被水浸泡，因此对它们要定期清洁，在每次使用完后，对扫描臂须擦干水并在齿轮和导轴上打上润滑油，然后把它们放置于专门的贮存盒中保存。

（2）电离室、控制盒和各种联接电缆要注意防尘、防潮，以免发生漏电和漂移，在每次使用完后要把它们放入干燥箱中妥善保存，并且对各处联接电缆不要过分折叠盘绕，以免影响其使用寿命。

（3）要定期对扫描臂的运动精度和平稳度作校验和审核，保证其运动精度可靠和平稳。

35.2.2　加速器数据采集

Eclipse 提供支持 X 射线及电子线的体积剂量计算算法，其中 X 射线算法为 AAA 和 Acrous XB，电子线算法为 eMC。在 Eclipse13 版以前还支持 PBC 和 GGPB 算法，13 版以后已不再支持。

X 射线 FFF 模式或 SRS 模式不支持楔形板，开野所需测量项目与均整野相同。C 系列加速器 SRS

模式最大射野为 15 cm × 15 cm，因此所有最大射野按 15 cm 扫描即可，包括最大开放野对角线离轴量。在 SRS 模式下测量的相对剂量曲线 PDD、Profile 需要在 10 cm × 10 cm 到 15 cm × 15 cm 之间有至少一个其他大小的射野，如 12 cm × 12 cm。

35.2.2.1　X 射线数据采集

35.2.2.1.1　相对剂量曲线测量内容

开放野测量要求

（1）开放野百分深度剂量：采用固定源模体距离（SPD）测量方法，推荐 SPD 为 100 cm，测量至深度大于 30 cm，需要考虑电离室有效测量点。建议测量的射野面积为：（3 cm × 3 cm）、4 cm × 4 cm、6 cm × 6 cm、（8 cm × 8 cm）、10 cm × 10 cm、（15 cm × 15 cm）、（20 cm × 20 cm）、（30 cm × 30 cm）、40 cm × 40 cm（括号中为推荐测量射野，其他为必须测量射野）。可采用不等间距测量，也可采用连续扫描方式。请检查所扫描曲线，可通过降低扫描速度或减小采样步长等方法提高曲线质量。并观察 PDD 曲线之间的相对位置与射野大小的对应关系是否正确。注意 SRS 模式在需要在 10 cm × 10 cm 到 15 cm × 15 cm 之间有至少一个其他大小的射野，如 12 cm × 12 cm。

（2）开放野离轴量：应在 5 个深度进行测量，建议的测量深度为：d_{max}、5 cm、10 cm、20 cm、30 cm。所测射野的面积应与测量百分深度量时一致。数据应至少测到射野光野外 3.5 cm。可采用不等间距测量，也可采用连续扫描方式。所有的离轴量的测量应在同一方向，建议在下准直器（X Jaw）的方向（cross-plane）。请检查所扫描曲线，可通过降低扫描速度或减小采样步长等方法提高曲线质量。应避免扫描点接近水箱侧壁，大野的离轴量可测量半野。对全野的离轴量，系统将其两侧的数据取平均后储存，故射野中心轴的对准至关重要。离轴量的对称性偏差较大或射野外测量范围不够均可导致算法无法配置，故建议在测量离轴量时用水箱附带的软件分析测量结果，若对称性不好，请检查水箱设置或调整加速器的对称性。

（3）最大开放野对角方向离轴量：可以将光栏旋转 45°，水箱内探头的移动方向不变进行测量，射野为最大正方照射野（40 cm × 40 cm），测量深度及测量要求与开放野离轴量一致。测量时同样应避免扫描点接近水箱侧壁，同样可测量半野。SRS 模式射野最大正方形野为 15 cm × 15 cm。或也可以使用水箱对角线扫描模式，测量深度及测量要求同上。转换后请检查 ASCII 文件中扫描方向应为 %AXIS D。

楔形板测量要求

对于均整模式射野，若要使用物理楔形板，还需测量楔形板数据。在测量相对剂量曲线时需固定一个楔形滤片插入方向（如 Right 方向）。测量时需注意测量软件中楔形方向的定义是否与机器定义一致（两者楔角左右方向定义可能相反）。

（1）楔形野百分深度量：采用固定源模体距离（SPD）测量方法，推荐 SPD 为 100 cm，测量至深度大于 30 cm，需要考虑电离室有效测量点。必须测量楔形板所支持的最大方野，推荐测量的射野面积为：4 cm × 4 cm、10 cm × 10 cm、15 cm × 15 cm（宽度 20 cm 的楔形板）或 20 cm × 20 cm（宽度 30 cm 的楔形板）及楔形板最大允许矩形野（15°、30° –30 cm × 40 cm；45° –20 cm × 40 cm；60° –15 cm × 40 cm）。可采用不等间距测量，也可采用连续扫描方式。

可选测：不同 SSD（SSD=80 cm 和 SSD=120 cm）的楔形野深度曲线，以提高在较短或较长 SSD 情况下楔形野的计算精度。如果采集了此两条曲线，也需要采集此 SSD 条件下不同射野面积下的绝对剂量。具体请参考 Eclipse Photon and Electron Algorithms Reference Guide，Optional Measurements for Wedge Fields 章节。

（2）楔形野楔形方向离轴量：应与开放野离轴量的测量深度相同，建议的测量深度为：d_{max}、5 cm、10 cm、20 cm、30 cm。所测射野的面积应与测量楔形野百分深度量时一致：必须测量楔形板所支持的最大方野，另推荐测量的射野面积为：4 cm×4 cm、10 cm×10 cm、15 cm×15 cm（宽度 20 cm 的楔形板）或 20 cm×20 cm（宽度 30 cm 的楔形板）及楔形板最大允许矩形野（用以提高计算射野面积大于最大方野的射野剂量时的精度）。数据应至少测到射野光野外 3.5 cm。可采用不等间距测量，也可采用连续扫描方式，需沿着楔形剂量变化的方向测量，不可测量半野数据。

（3）楔形野纵轴方向离轴量：该离轴量的测量射野面积为楔形滤片最大允许方野或最大允许矩形野皆可，推荐使用楔形板最大允许矩形野。必须测量 5 cm 深度处曲线，推荐测量与楔形方向离轴量相同的其他深度处曲线（d_{max}、5 cm、10 cm、20 cm、30 cm）。可测量半野，水箱的测量方向不变，将楔形滤片拉出后转 90° 插入（In 或 Out 方向，即非楔形剂量变化的方向）进行测量。

注意：

所有测量的相对剂量曲线都需转换为 W2CAD 格式文件保存，且每档能量及附件下每档能量及附件下的 PDD 文件和 Profile 文件应包括所有射野条件下的曲线。

35.2.2.1.2 剂量学测量内容

（1）开放野输出因子表：建议测量条件为源～探头距离 100 cm，探头位于水下 5 cm（≤15 MV）或 10 cm（>15 MV）处。建议测量野的长宽为：3 cm、5 cm、7 cm、10 cm、15 cm、20 cm、30 cm、40 cm 的所有组合。数据以 10×10 cm^2 射野归一。

$$F_{output}=R_{open} / R_{10\times 10}$$

最终的输出因子数据应以 ASCII MU 表格式储存，表格中数据横行为 X 准直器变化方向，竖列为 Y 准直器变化方向。

（2）楔形野输出因子表及楔形因子：楔形野输出因子表的测量方法及条件与开放野输出因子表测量方法相同，射野为楔形野允许范围内的推荐测量射野边长的所有组合。测量时需保持小机头为 0°，楔形板保持一个方向，并记录此方向，推荐与相对剂量曲线测量方向相同。

$$F_{output\_wedge}=R_{wedge} / R_{ref\_wedge10\times 10}$$

楔形因子：

$$F_{wedge}=R_{wedge10\times 10} / R_{open10\times 10}$$

动态楔形和增强动态楔形野无须额外测量数据。

（3）MLC 透射因子以及 DLG（dosimetry leaf gap）：MLC 的透射应测量叶片中和叶片间透射的平均值，使用较大电离室并垂直于叶片方向测量。在等中心条件下测量，深度可等同输出因子表条件，也可以分别在 5 cm 和 10 cm 测量两组数据，再取平均。

$$F_{mlc}=R_{MLC\ closed\ field10\times 10} / R_{MLC\ open\ field10\times 10}$$

DLG 测量需要一组 MLC 文件，推荐与测量输出因子表相同的测量条件。具体方法及 MLC file 请参见 MyVarian. com 网站上的 Dosimetric Leaf Gap Measurement Exercise. PDF 及附带的 DLG 测量文件。此测量可同时得到 MLC 的透射因子。

1）测量深度：临床使用典型深度；或者可以使用以下测量条件：

能量<10 MV，SSD=95 cm、d=5 cm；

能量≥10 MV，SSD=90 cm、d=10 cm；

2）电离室规格要求：推荐使用大体积电离室，如 0.6 cc 指型电离室等；

3）电离室摆位方向要求：电离室在射束中心轴上，如指形电离室长端必须与 MLC 运动方向垂直；

4）测量数据（已有 Dicom 格式文件的计划）：10×10 开野数据；Bank A 数据和 Bank B 数据；各射野即 2 mm、4 mm、6 mm、8 mm、10 mm、14 mm、16 mm、20 mm 数据。

（4）挡块透射因子和托架因子：若需使用铅挡块，则需测量挡块透射因子和托架因子

$$F_{block}=R_{tray+block\ 3\times3}\ /\ R_{tray\ 3\times3}$$

$$F_{tray}=R_{tray\ 20\times20}\ /\ R_{open\ 20\times20}$$

（5）补偿器测量：如要在治疗中使用补偿器，则需测量补偿器数据。具体请参考 Eclipse Photon and Electron Algorithms Reference Guide，Required Measurements for Compensator Fields 章节。

35.2.2.2　电子线需测量内容

eMC 算法测量内容

（1）开放野测量内容：不加装限光筒，将铅门开至 40 cm×40 cm 进行测量，每个能量都需测量。此数据需在 Service 模式下测量，以便 override 相关连锁。

1）水中深度剂量曲线：水中测量，源模距 100 cm。

2）水中绝对剂量：表示为 cGy/MU，在上述深度剂量曲线的校准深度处测量，通常为 d_{max} 点或其附近的点。Eclipse13.6 无须测此项。

3）空气中离轴量：空气中测量，源到探头距离 95 cm，测量宽度至少与最大限光筒的对角线长度一致。

（2）限光筒野测量内容：对每个能量和每个限光筒测量。

1）水中深度剂量曲线：水中测量，源模距 100 cm。

2）水中绝对剂量：表示为 cGy/MU，在上述深度剂量曲线的校准深度处测量，通常为 d_{max} 点或其附近的点。

（3）可选测量内容：空气中离轴量：无限光筒，空气中测量，源到探头距离为 95 cm，枪靶方向（Inplane）和左右方向（Crossplane）的离轴量。

射野大小设置为加装限光筒后自动跟随的铅门大小（可参考《Clinac Instructions for Use》中 Electron Applicator Field Sizes，或《TrueBeam 2.5 Administrators Guide》中 Jaw Sizes for Electron Applicators 的数值）。此数据需在 Service 模式下测量，以便 override 相关连锁。

无此离轴量、有一条或两条此离轴量都可进行数据配置。

注意：

所有测量的相对剂量曲线都需转换为 W2CAD 格式文件保存。文件格式可参阅 Eclipse Photon and Electron Algorithms Reference Guide 中，Appendix C：File Formats for Measured Beam Data 章节，或请联系 Varian Helpdesk 以获取帮助。

35.3　操作步骤

35.3.1　Blue Phantom2 操作

（1）机架旋转至 0°，准直器旋转至 0°。将水箱箱体放到升降车上，并移动至辐照设备的机头下

方，调整位置。

（2）利用储水车加入检测用水。建议注水至距离箱体顶部 7 cm。

（3）调节源皮距，SSD=100 cm，水表面与左、右激光灯横线对齐。

（4）将蓝水箱与主控机、探头和安装有软件的电脑相连接。将探测器与蓝水箱固定好。

（5）调节蓝水箱水平。

（6）定义水平衡和中心点，测量探测器置于射野中心点位置，安装参考探测器置于灯光野内靠射野边缘。

（7）打开水箱操作软件 Omni Pro-Accept，首次使用前需进行设备设置。在软件 Equipment 目录下打开 Radiation Devices 窗口，将被检测的放射诊疗设备信息（包括被检测设备的名称、类别、旋转方向、能量、楔形板等）输入软件系统。在软件 Equipment 目录下打开 Servos/Scanners 窗口，将检测所使用的水箱的基本信息（包括水箱的类别、型号、尺寸、默认摆向、水的偏离校正等）输入软件系统。在软件 Equipment 目录下打开 Controller 窗口，将检测所使用的控制器 CU500E 的信息（包括控制器型号、端口、是否使用 TMR 探针等）输入软件系统。在软件 Equipment 目录下打开 Detectors 窗口，加入并设置检测所使用的探测器（包括探测器型号、名称、有效测量点偏移类型、探测器半径、摆放情况、校准参数等）（表 35-2）。

（8）直线加速器远距离治疗机选择射线种类、能量、照射野大小、剂量率、出束剂量或时间等准备测量。

表 35-2 测量数据分析指标的意义

指标名称	英文名称	GB15213-94	实际意义
照射野边界	Field	50	50% 等剂量曲线
半影	Penumbra	20～80	20% 到 80% 等剂量曲线距离
均整度	Flatness	Dmax/Dmin（IEC）	辐射野内最大吸收剂量点与均整区域最小吸收剂量点吸收剂量比
对称性	Symmetry	Point Diff Quotient（IEC）	均整区域内对称于辐射轴任意两点吸收剂量比
均整度（电子线）	Flatness	Geom. Filed. 90	90% 等剂量曲线到与几何野投影边界距离
对称性（电子线）	Symmetry	Point Diff Quotient（IEC）	均整区域内对称于辐射轴任意两点吸收剂量比

35.3.2 建模演示

在 Eclipse Beam 配置任务中使用 w2cad 文件格式的测量数据配置各向异性解析算法模型。

（1）以“管理员”身份登录系统。

（2）启动 Eclipse 应用程序。

（3）以“物理师”身份登录 Eclipse。

（4）选择 Beam 配置任务。

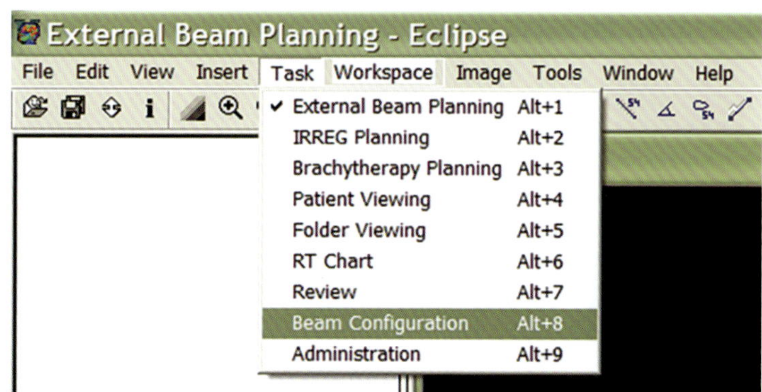

（5）在范围窗口中选择一个治疗单位，点击“+”符号来展开能量列表。

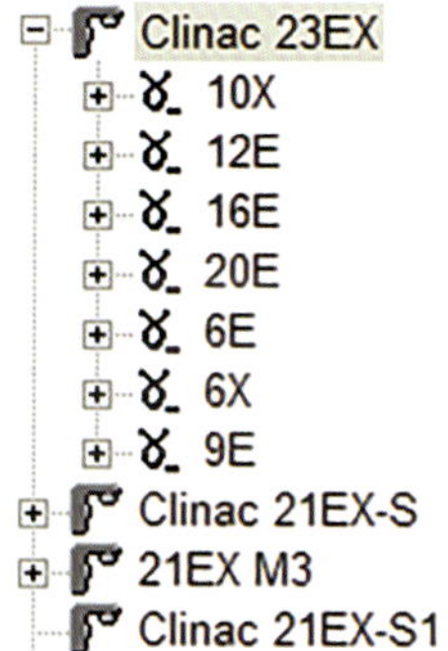

（6）选择一个能量，点击“+”符号展开计算模型列表。

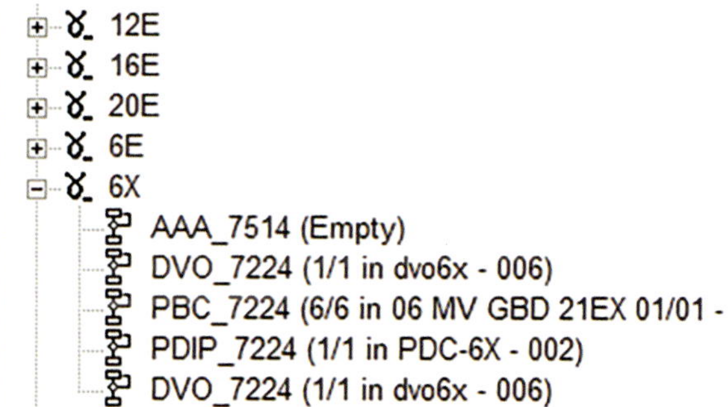

（7）选择 AAA 计算模型。

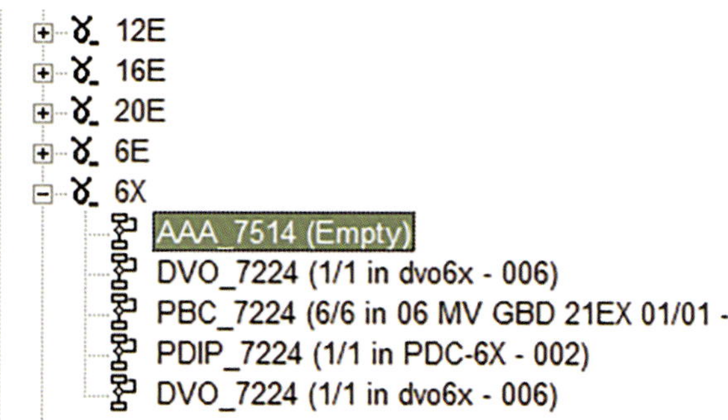

注意：

临床系统上的实际名称可能会因安装时选择的标签而有所不同。

（8）鼠标右键点击模型名称，选择 New Beam Data…。

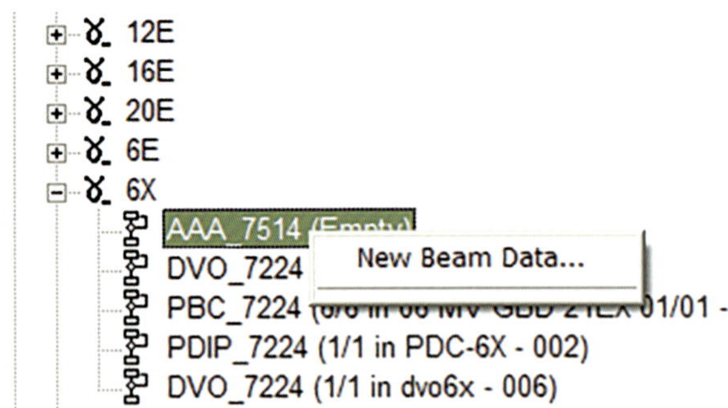

（9）选择“从空数据开始”，定义治疗单元名称，点击“确定”。

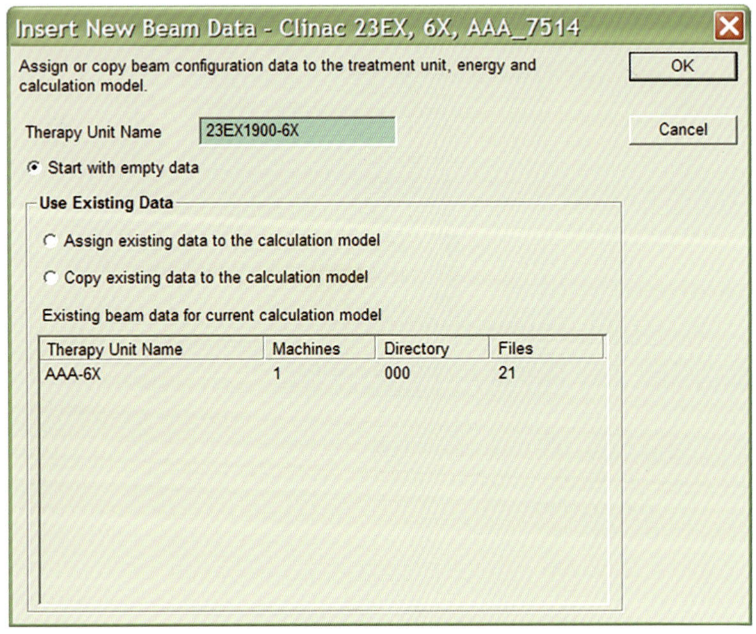

注意：

来自现有模型的数据可以复制或分配给新模型

（10）选择一般参数；验证显示信息（治疗单元名称，标称能量…），并定义剩余参数（源 - 幻体距离，X 和 Y 方向上最大 / 最小开放束，剖面深度）。不使用模型参数。

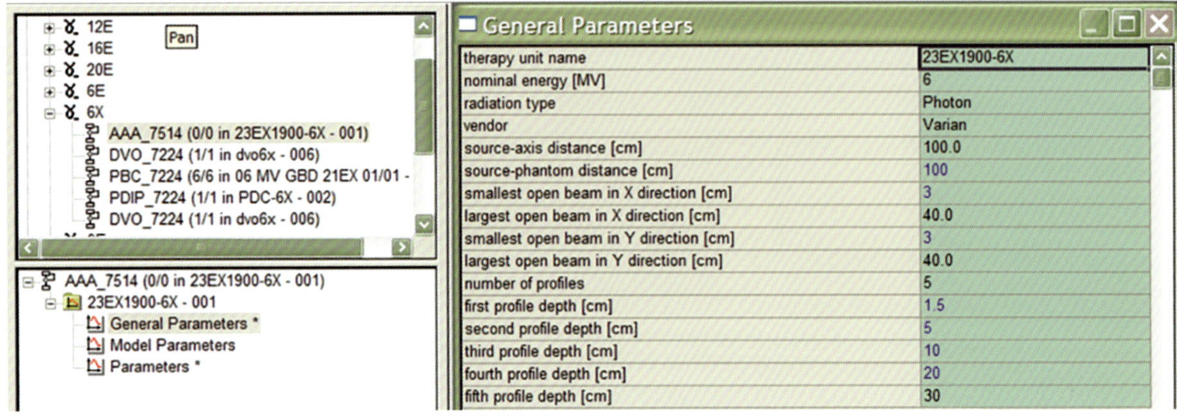

（11）选择参数。填写绝对校准值，并从下拉列表中选择相应的机器类型。

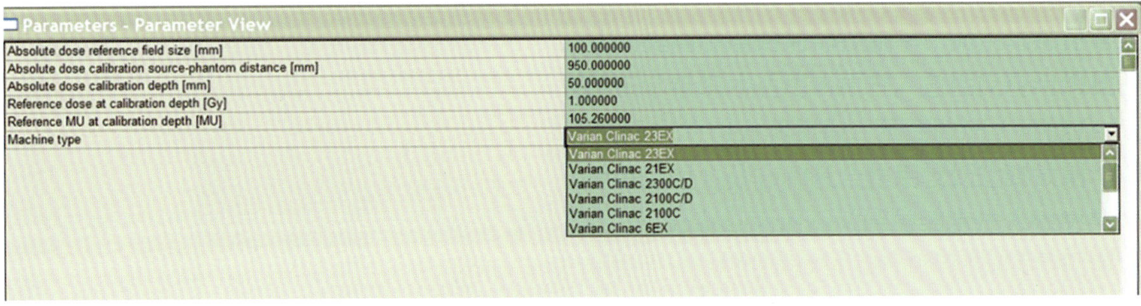

开野

（12）突出显示“治疗单元名称”（数据标签），点击鼠标右键，选择新建添加…。

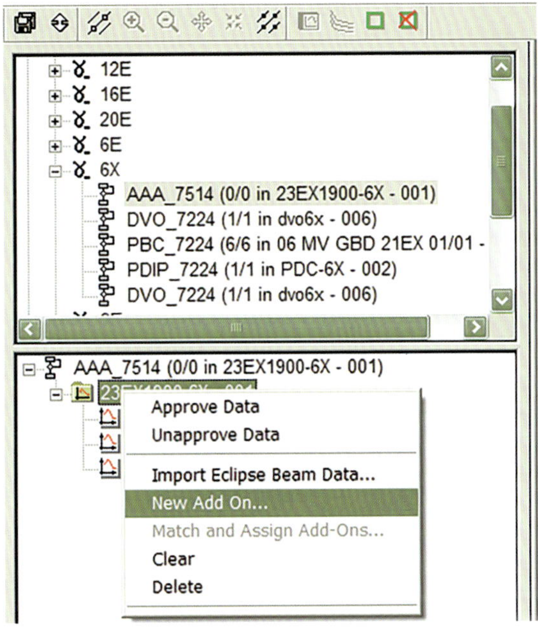

（13）选择 Open Field add on type，点击“OK”。新对象（Open Field - 00）在作用域窗口中创建。

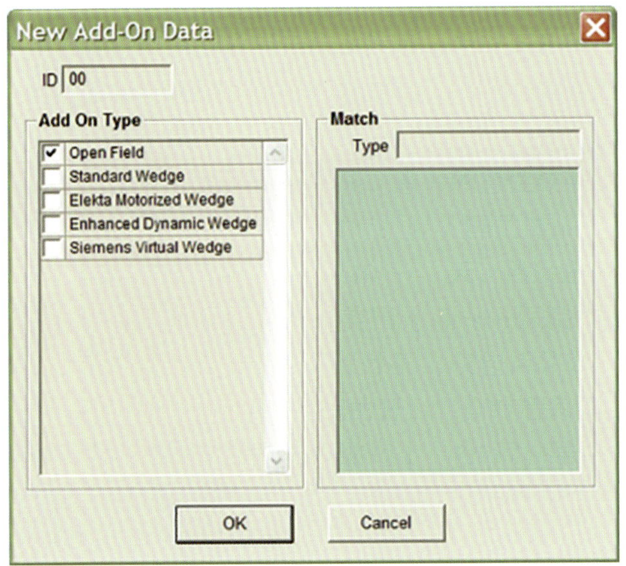

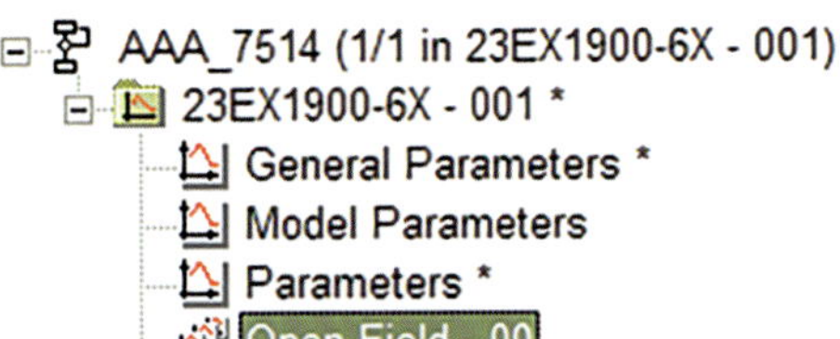

（14）突出显示开放领域 - 00 添加，鼠标右键单击并选择导入>测量对角线概要文件…。

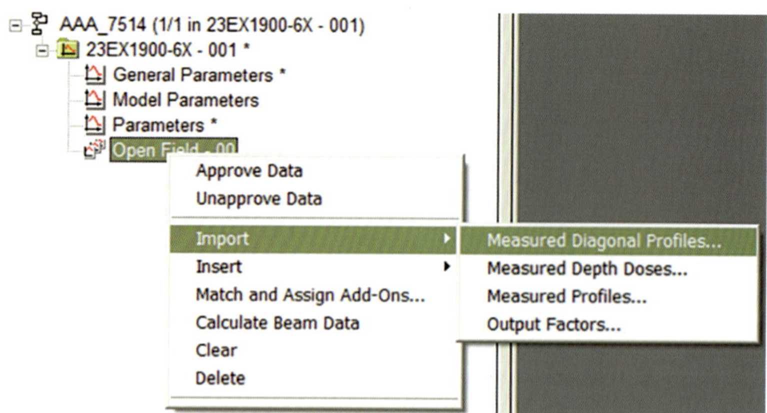

（15）导航到波束数据目录（如果需要，相应地更改文件扩展名）。

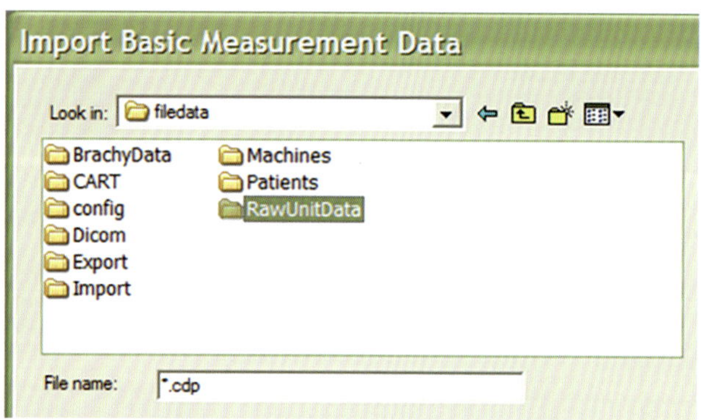

（16）选择对角线配置文件。可以在窗口的下方选择单独的曲线预览。要导入选定的文件，请单击“确定”。

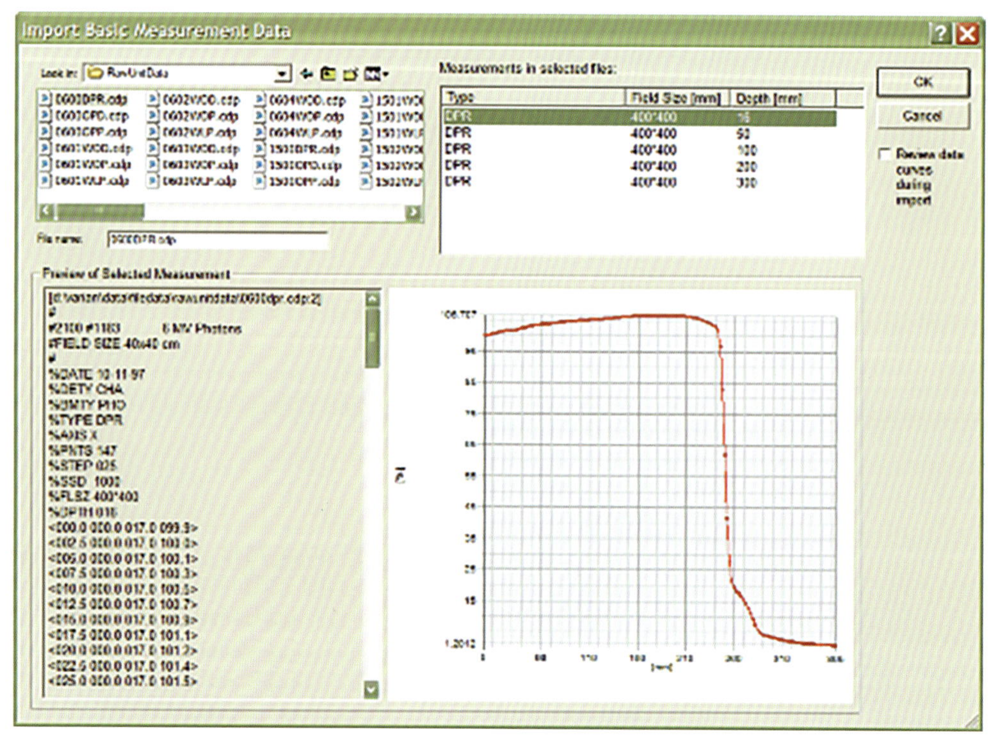

（17）重复步骤 14～16 导入测量深度剂量和测量剖面。

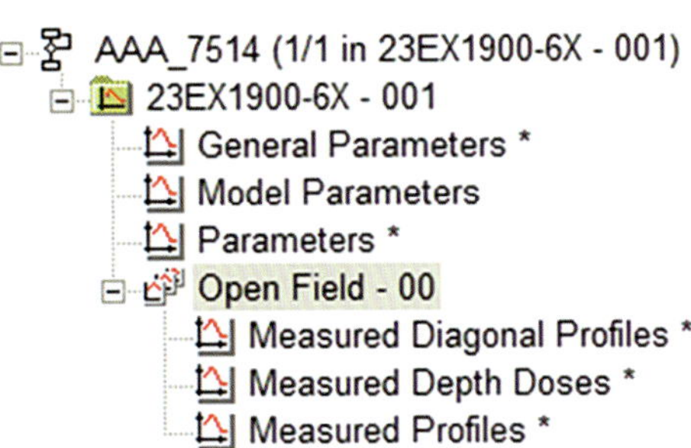

（18）突出显示开放领域 - 00 添加，鼠标右键单击并选择导入>输出因子…。

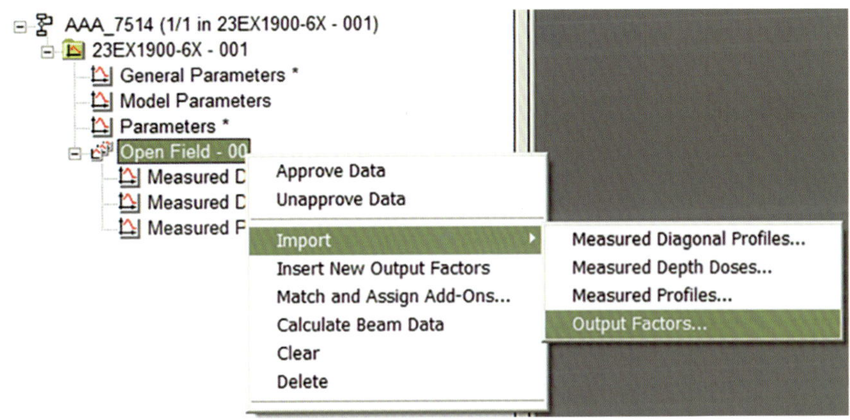

（19）导航到波束数据目录（如果需要，相应地更改文件扩展名）。

（20）选择输出因子文件。所选文件的内容将显示在窗口的下方。要导入选定的文件，请单击“确定”。

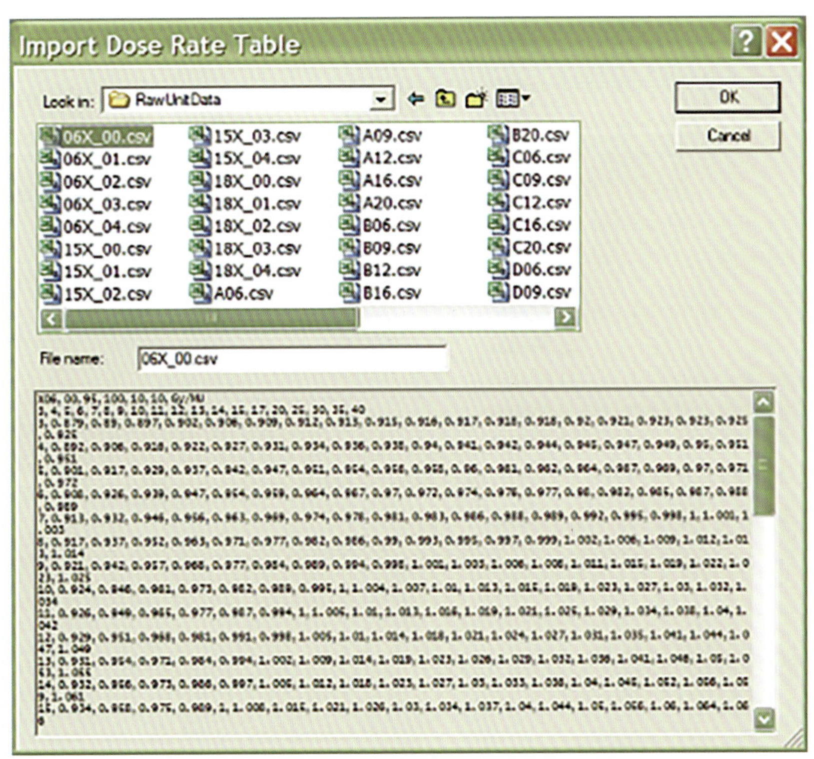

（21）突出显示焦点窗口中的 Output Factor 对象。从幻像表面值定义源 - 幻像距离和探测器深度。

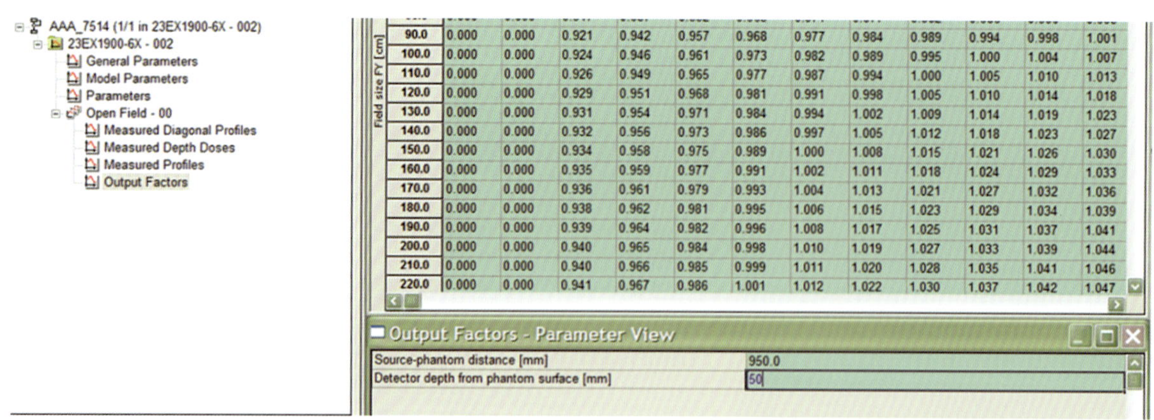

（22）如果输出因子表没有完全测量，请在焦点窗口中突出显示 output factor 对象，右键单击并选择 Interpolate Missing Values。

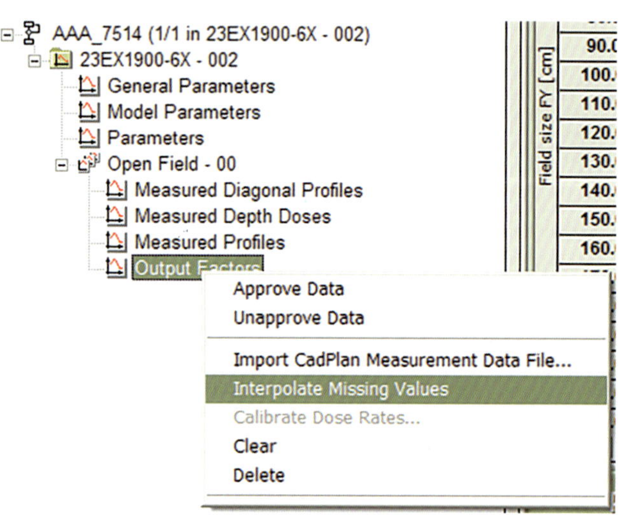

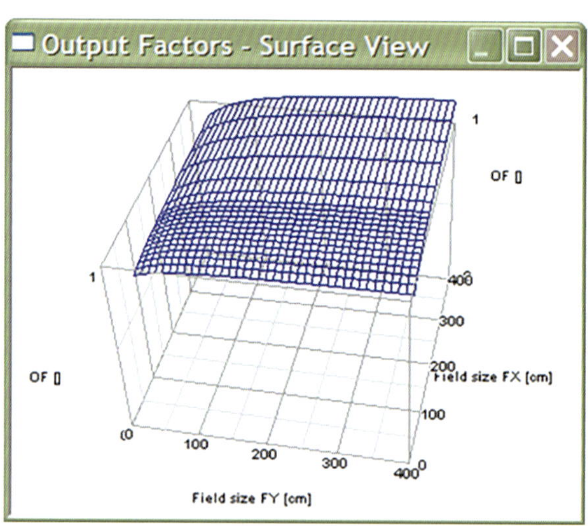

（23）右键单击 Open Field 对象，选择 Calculate Beam Data。确认消息以保存所有数据。

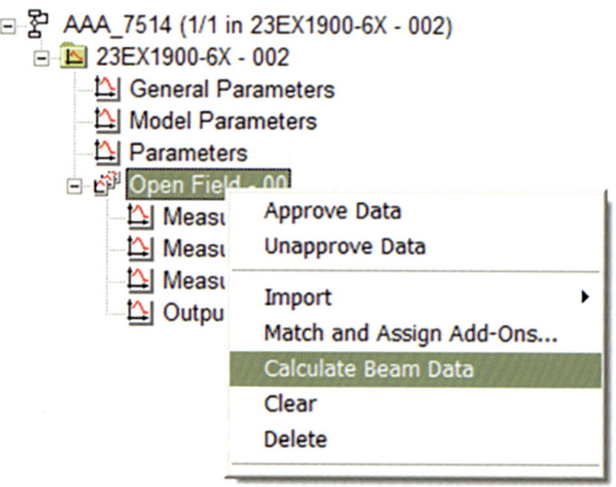

（24）可以选择单独的配置步骤。为了计算所有数据，选择配置开野（完整配置）。点击“OK”继续。

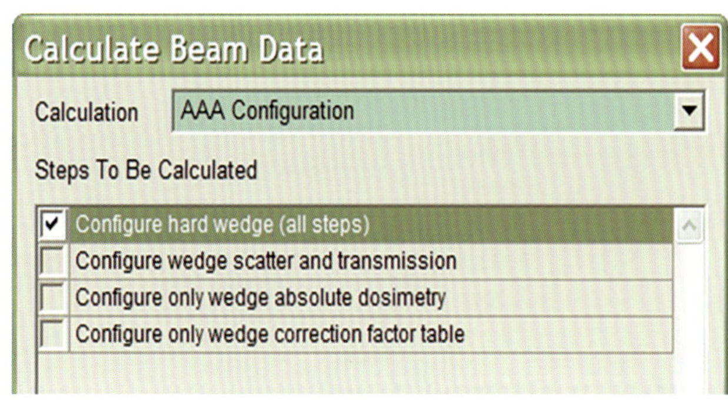

楔形野

（25）突出显示“治疗单元名称”（数据标签），点击鼠标右键，选择新建添加…。

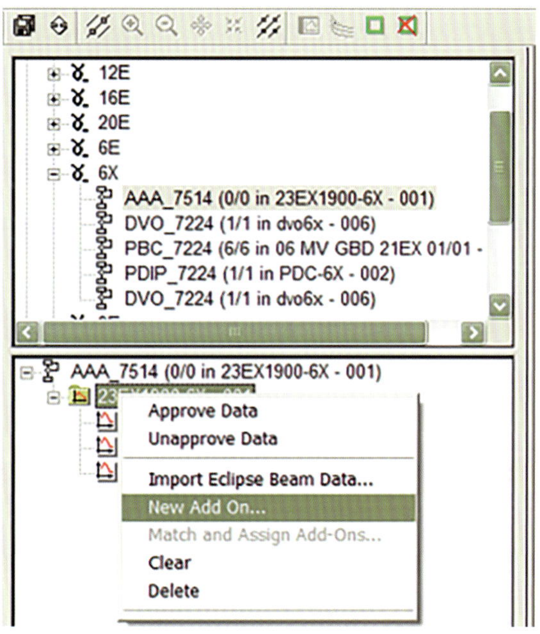

（26）选择标准楔形添加类型和楔形角度 nn，然后点击 OK。新对象（Standard Wedge - nn）在作用域窗口中创建。

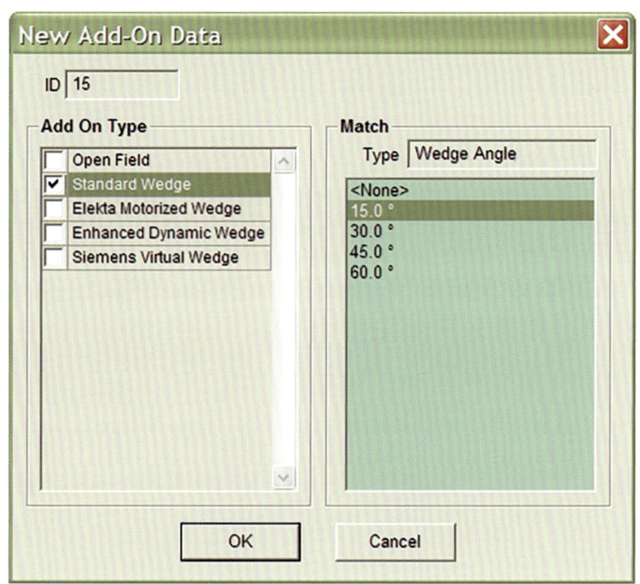

Electron Contamination
Spectrum
Standard Wedge - 15
Wedge Parameters

（27）突出标楔 -nn，鼠标右键单击并选择匹配和分配附加组件…。

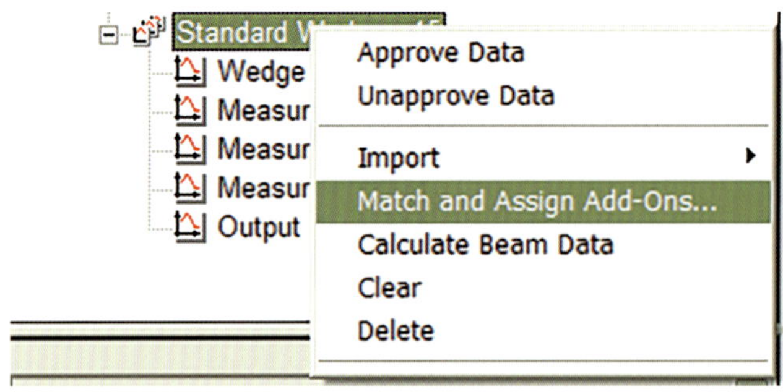

（28）验证所有楔块方向都与楔块数据 ID 正确匹配。

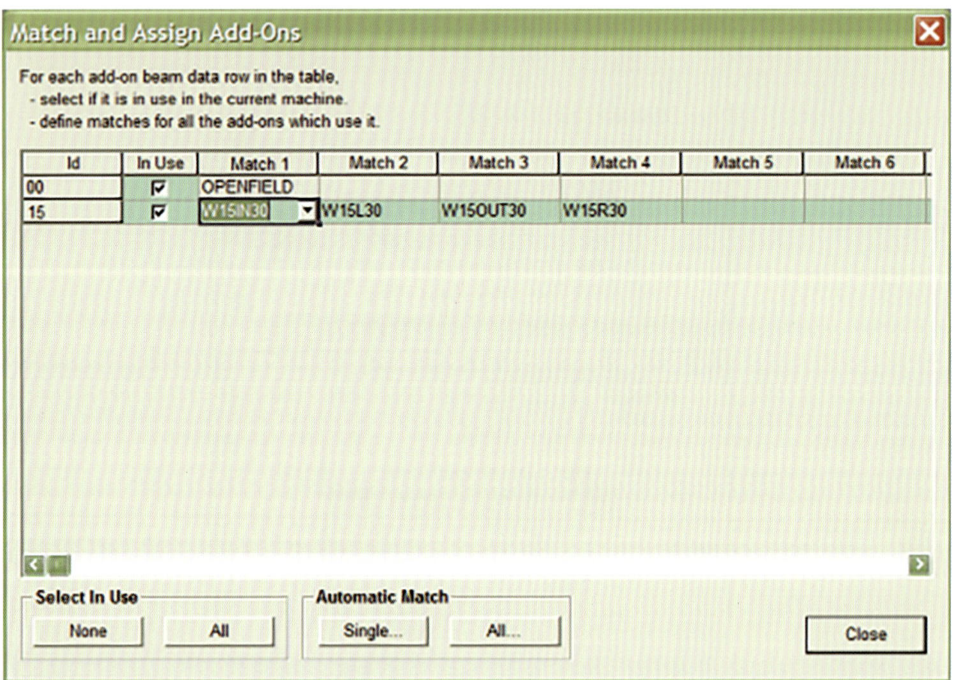

（29）选择楔块参数并填写绝对校准值和楔块参数。

Wedge Parameters - Parameter View

Wedge length [mm]	400.0
Wedge width [mm]	300.0
Wedge material	Fe - Iron
Wedge orientation in output factor table (IN/OUT/LEFT/RIGHT)	RIGHT
Reference dose for hard wedge at calibration depth [Gy]	1.000000
Reference MU for hard wedge at calibration depth [MU]	138.000000
Size of second source [mm]	30.0
Relative intensity of second source	0.070
Mean energy of second source [MeV]	1.00
Distance of wedge from primary source [mm]	576.00
Relative intensity of wedge scatter source	0.00
Mean energy of wedge scatter source [MeV]	1.50

（30）突出显示添加到标准 Wedge，鼠标右键单击并选择导入 > 测量的 Wedge Depth 剂量…。

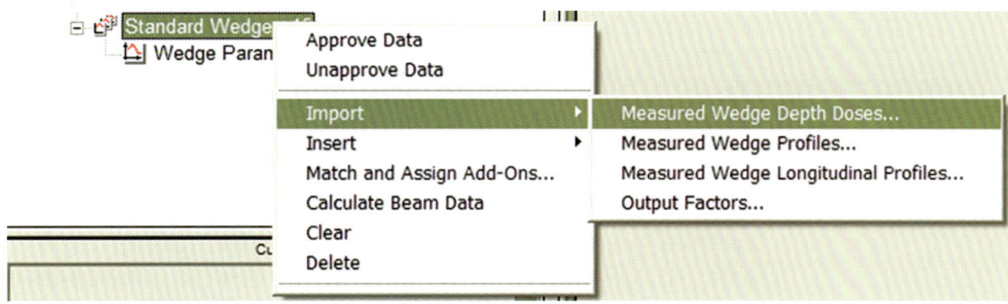

（31）导航到波束数据目录（如果需要，相应地更改文件扩展名）。

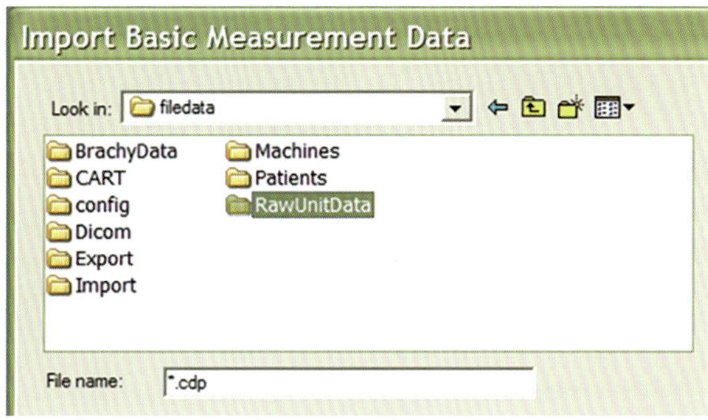

（32）选择深度剂量文件。可以在窗口的下方选择单独的曲线预览。要导入选定的文件，请单击“确定”。

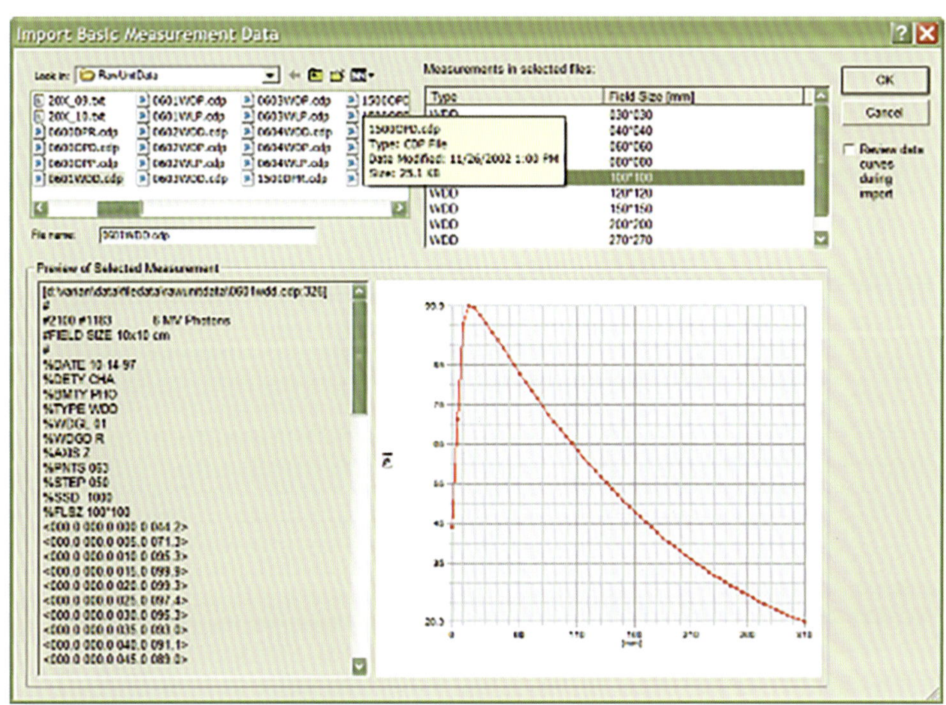

（33）重复步骤 25～32 导入测量楔板剖面和测量楔板纵向剖面。

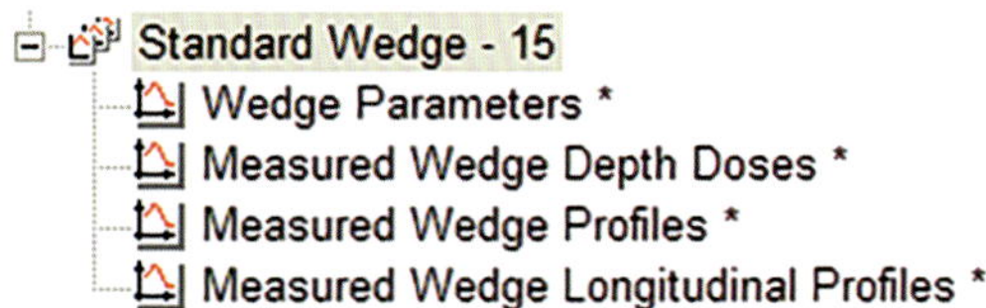

（34）突出显示标准楔形添加，鼠标右键单击并选择导入>输出因子…。

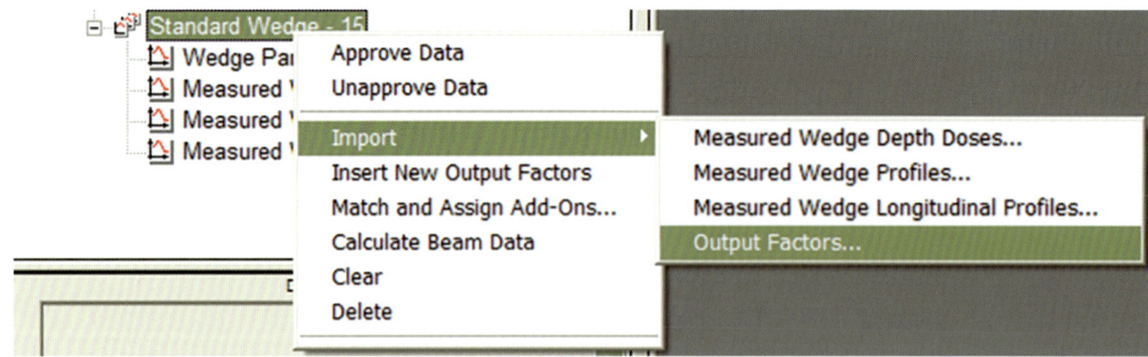

（35）导航到波束数据目录（如果需要，相应地更改文件扩展名）。

（36）选择输出因子文件。所选文件的内容将显示在窗口的下方。要导入选定的文件，请单击“确定”。

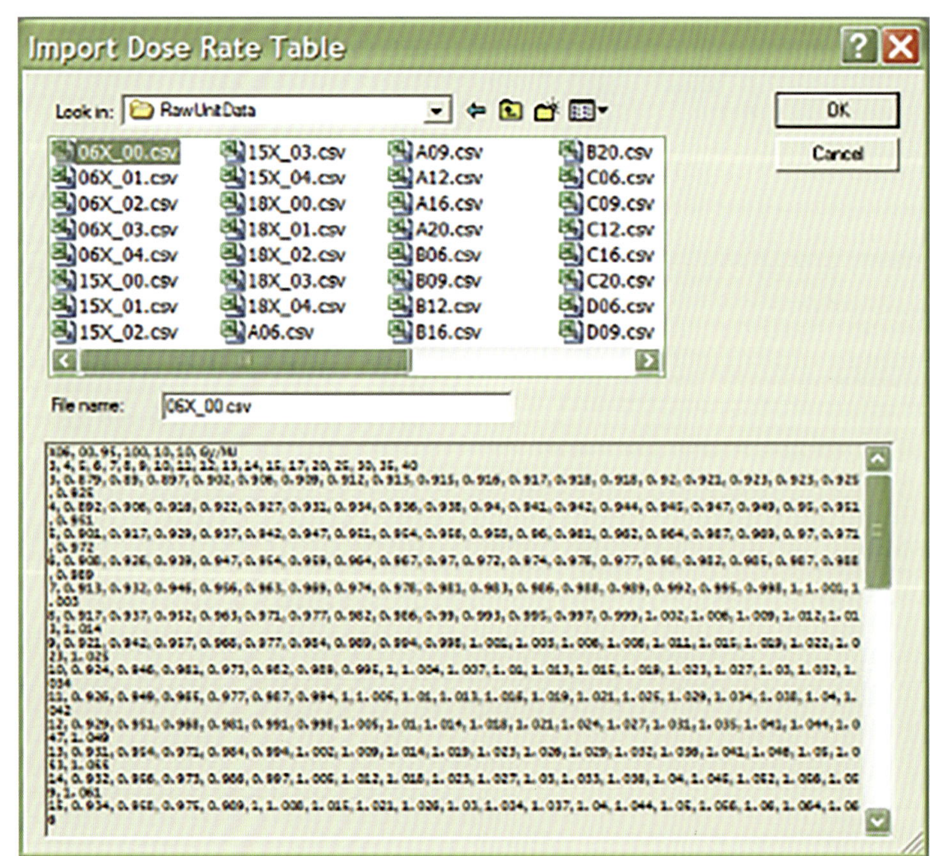

（37）突出显示焦点窗口中的 Output Factor 对象。从幻像表面值定义源 - 幻像距离和探测器深度。

（38）如果输出因子表没有完全测量，请在焦点窗口中突出显示 output factor 对象，右键单击并选择 Interpolate Missing Values。

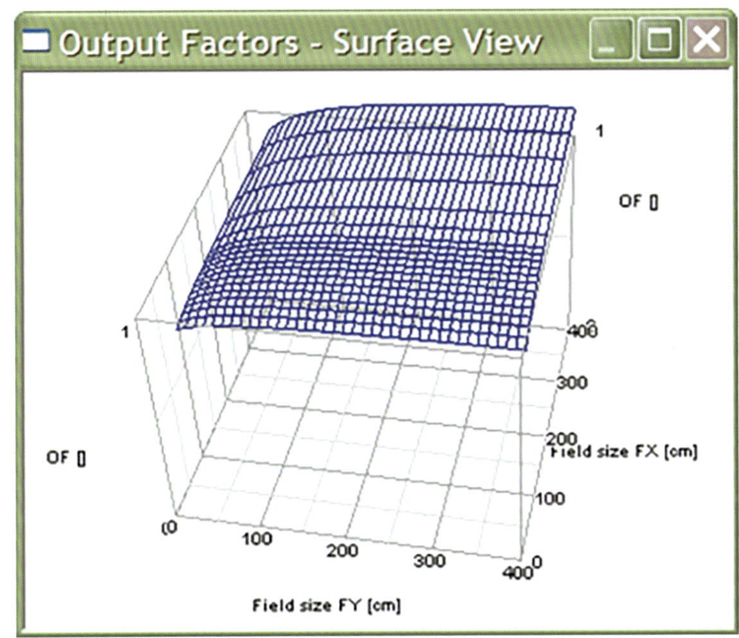

（39）鼠标右键单击标准楔形物体，选择计算光束数据。确认消息以保存所有数据。

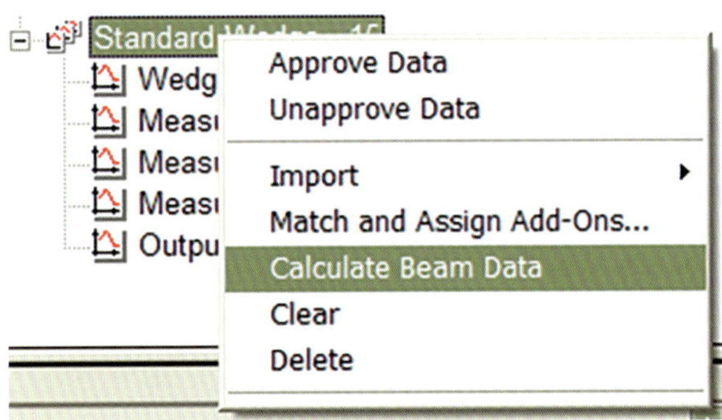

（40）可以选择单独的配置步骤。要计算所有数据，选择配置硬楔（所有步骤），单击“确定”。

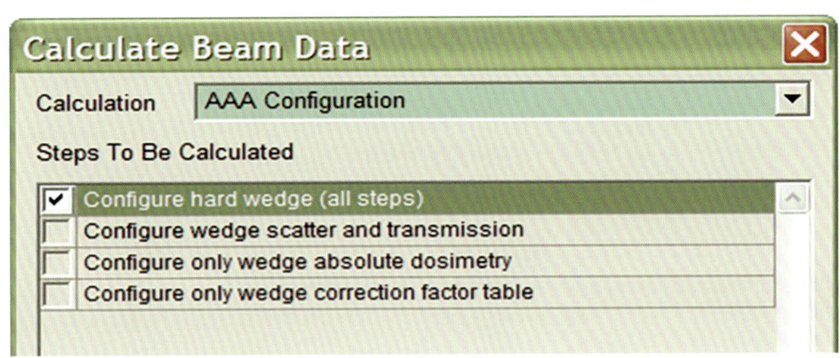

（41）重复步骤 25～40 配置所有楔角。

（增强）动态楔形

（42）突出显示“治疗单元名称”（数据标签），点击鼠标右键，选择新建添加…

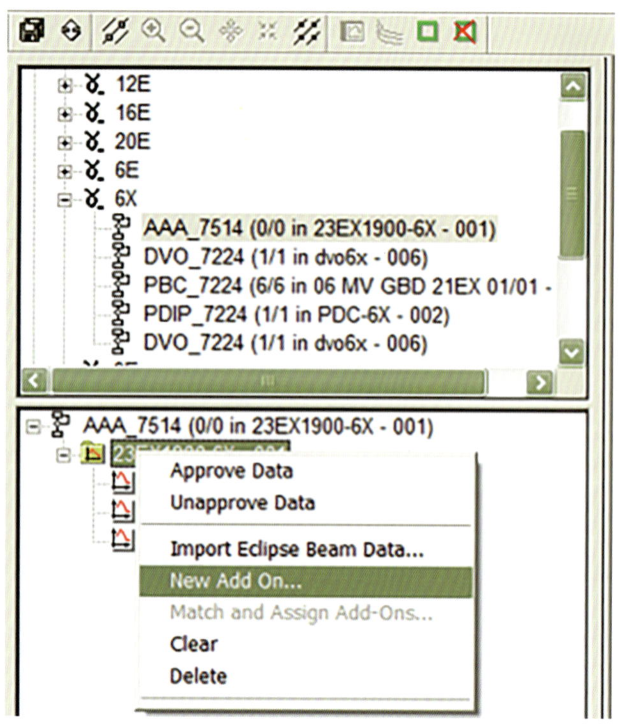

（43）选择增强动态楔形添加类型，然后单击“确定”。新的对象（增强动态楔形 EW）在范围窗口中创建。

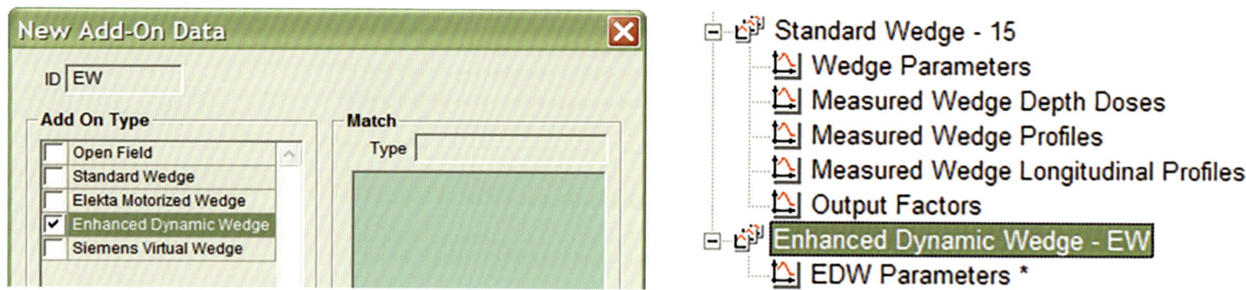

（44）突出显示增强的动态楔子 -EW，鼠标右键单击并选择匹配和分配附加组件…。

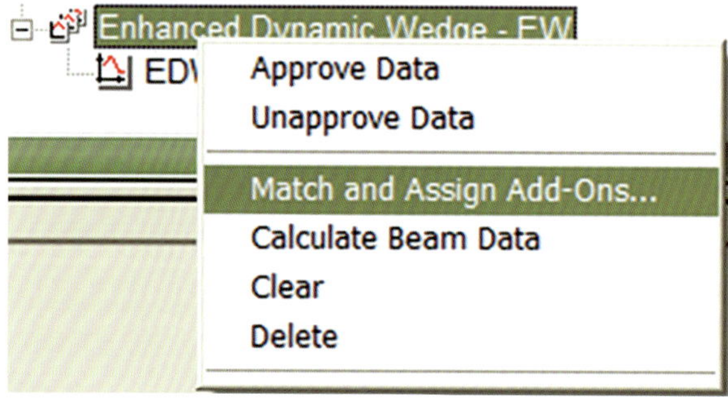

（45）验证所有楔块方向都与楔块数据 ID 正确匹配。

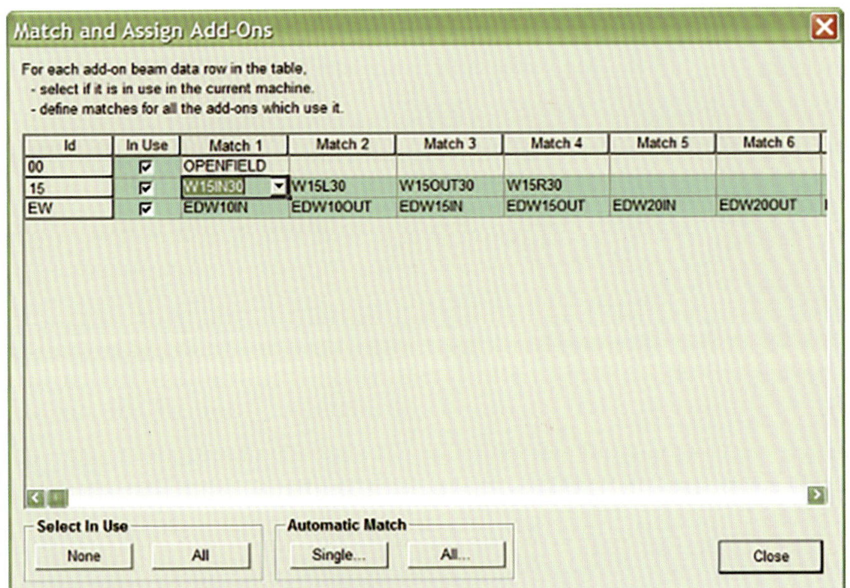

（46）选择 EDW 参数并验证动态楔板参数。

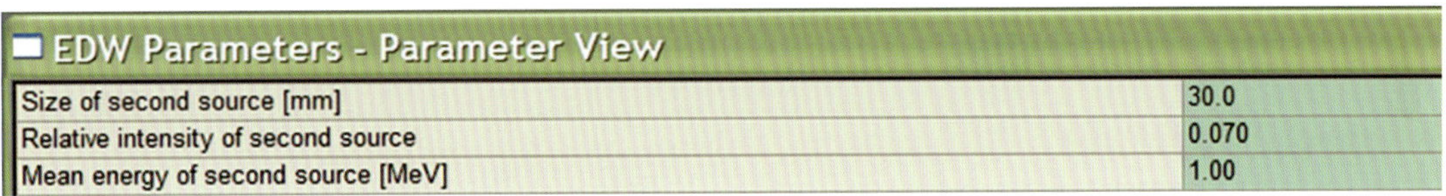

（47）高亮显示“治疗单元名称”（数据标签），右键单击并选择 Approve data。

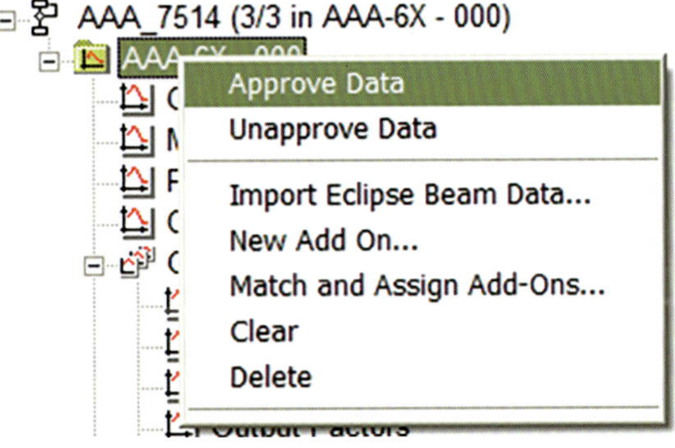

注意：

要能够计算模型的数据必须经过批准！

（48）保存所有。

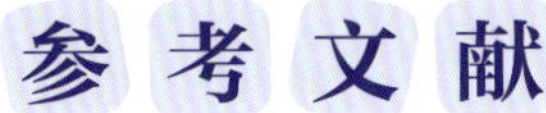

[1] Indra J Das, Chee Wai Cheng, Ronald J Watts, et al. Accelerator beam data commissioning equipment and procedures: Report of the TG-106 of the Therapy Physics Committee of the AAPM. Med Phys, 2008, 35:

4186-4196.

[2] Du Xiang, Wang Jin, Yu Ningle. 3 d water tank in the application of the medical electron accelerator QA testing. Chin J Radiol Health, 2012, 21 (3): 330-331.

[3] RK Rice, JL Hansen, GK Svensson, et al. Measurement of dose distributions in small beams of 6MV X-rays. Phys Med Bio, 1987, 32: 1087-1099.

[4] 吴湘阳，张坤，常晓斌，等.三维水箱不同测试条件对数据采集结果的影响和分析.现代肿瘤医学，2015，23（22）：3322-3326.

[5] Sun Wenzhao, Zhang Dandan, Deng Xiaowu. Analysis and comparison of data of linear accelerators measured with diode and ionization detector. Chin J Med Physics, 2014, 31 (1): 4626-4630.

[6] Hrsak H, Majer M, Grego T, et al. Correction of measured Gamma-Knife output factors for angular dependence of diode detectors and PinPoint ionization chamber. Phys Med, 2014, 30 (8): 914-919.

[7] 国家药品监督管理局.302号《医疗器械分类目录》.北京，2002.

[8] 孙文钊，张丹丹，邓小武.半导体和电离室探头在直线加速器数据测量中的比较与分析.中国医学物理学杂志，2014，1（31）.

[9] 吴昊，蒋璠，韩树奎，等.常见探测器的空间分辨率比较.中国医学物理学杂志，2011，3（28）.

[10] TG-40, "Comprehensive QA for radiation oncology: Report of AAPM Radiation Therapy Committee Task Group 40," Med. Phys. 1994, 21, 581-618.

[11] ICRU Report No. 29: Dose specifications for reporting external beam therapy with photons and electrons. Bethesda, MD, et al. ICRU, 1978.

[12] R. K. Rice, J. L. Hansen, G. K. Svensson, and R. L. Siddon, "Measurements of dose distributions in small beams of 6 MV x-rays," Phys. Med. Biol. 1987, 32, 1087-1099.

[13] P. Francescon, S. Cora, P. Chiovati, "Dose verification of an IMRT treatment planning system with BEAM, EGS-based Monte Carlo code," Med. Phys. 2003, 30, 144-157.

[14] G. Bednarz, S. Huq, U. F. Rosenow, "Deconvolution of detector size effect for output factor measurement for narrow Gamma Knife radiosurgery beams," Phys. Med. Biol. 2002, 47, 3643-3649.

[15] P. W. Hoban, M. Heydarian, W. A. Beckham, and A. H. Beddoe, "Dose rate dependence of a PTW diamond detector in the dosimetry of a 6 MV photon beam," Phys. Med. Biol. 1994, 39, 1219-1229.

[16] 胡逸民.肿瘤放射物理学.北京：中国原子能出版社，1999.

[17] Goran Riknerf and Erik Grusellt, General specifications for silicon semiconductors for use in radiation dosimetry, Physics in Medicine and Biology, 1987, 32 (9): 1109-1117.

[18] Bassinet S, Huet C, Derreumaux S, et al. Small fields output factors measurements and correction factors determination for several detectors for a CyberKnife and linear accelerators equipped with microMLC and circular cones. Med Phys, 2013, 40 (7).

[19] Benmakhlouf H, Sempau J, Andreo P. Output correction factors for nine small field detectors in 6 MV radiation therapy photon beams: a PENELOPE monte carlo study.Med Phys, 2014, 41 (4).

[20] Sherouse G, Dieterich S. SU-GG-T-330: experimental comparison of six commercial dosimetry diodes for measurement of stereotactic radiosurgery cone factors. Med Phys, 2010, 37 (6): 3262.

[21] 李明辉，马攀，田源，等.基于菊花链射野输出因子测量方法.中华放射肿瘤学杂志，2018，27（12）：1088-1092.

[22] IEC60976-2007. Medical electrical equipment-medical electron accelerators-functional performance characteristics. International Electrotechnical Commission Publication, 2007.

第三十六章　TPS 的验收测试

36.1　概述

放射治疗计划设计是使肿瘤患者获得安全有效及最优化放射治疗、确定各种治疗参数的过程。这一过程包括获取患者的影像学资料、定义肿瘤靶体积和正常组织及敏感器官、照射野设置及优化、剂量计算及优化、计划评估、剂量验证、确定治疗参数及生成特定格式的治疗文件等。随着计算机技术发展，上述过程的功能被整合到放射治疗计划系统中，使其作用不再仅仅是照射野的设计和剂量计算。放射治疗计划系统的硬件包括计算机的 CPU、图像显示器、内存、数字化装置、输出装置、存储和网络传输装置；软件包括计算机操作系统及硬件驱动程序、可以输入各类放射治疗机及相关剂量学数据、处理患者数据文件、定义如靶区体积和解剖结构等、剂量计算、计划评估工具、数据保存等。

在肿瘤患者放射治疗整个过程中，治疗计划系统是必备的设备。RTPS 在放射治疗中扮演的不可替代、关键的重要角色，以及 RTPS 本身的多样化、技术复杂性，这些国际组织不断发布各种技术报告和指导性文件来规范 RTPS 在设计、生产、销售、验收和使用过程。国内对放射治疗计划系统的生产、应用和研究也已经开展了多年，积累了很多知识和经验，国家对 RTPS 软件系统的安全性和有效性检验也正在进一步的规范。然而，由于这些系统的复杂性，以及将两个系统比较时存在的软件设计的差异，医院或者肿瘤中心的用户难以开展对 RTPS 的验收检验。

TPS 属于第三类医疗器械软件，其生产厂家需要取得国家食品药品监督管理总局（CFDA）颁发的证书才可以应用到临床治疗。用于 IMRT 的治疗计划系统需要进行验收测试，由物理师和计划系统厂家的代表进行认可测试，以确保计划系统能够按厂商家的说明运行和确保计划系统预测的剂量准确到可以接受的限度以内。

TPS 的验收内容相当广泛，包括基于图像定义患者的解剖结构、描述多叶准直器形成复杂射野开口形状、三维剂量计算的算法和计划评估工具、剂量体积直方图等，详细内容可参考 TG53 号报告和 IAEA430 报告。其中，剂量检测是非常重要的一个方面。目前，针对不同的粒子类型（如重粒子、光子和电子）和治疗方式（IMRT、VMAT 和 IMPT），检测标准要求不尽相同，没有统一的标准。有关点剂量验证和常规射野验证，请参考 IAEA-TECDOC-1583 或者《YY/T 0895-2013 放射治疗计划系统的调试典型外照射治疗技术的测试》，有关应用于 IMRT 和 VMAT 两种治疗方式的点和面剂量验证，可参考 AAPM TG119 号报告和《YY/T 0889-2013 调强放射治疗计划系统性能和试验方法》。由于验证过程需要特定的模体，过程也较复杂。

验收测试步骤

（1）测量（Measuring）：需要先对加速器进行 QA 后再进行。使用三维水箱等设备对治疗机的辐射场进行测量，测量项目为：PDD，TAR，TMR，各种离轴比（开野、楔形野），输出因子，线束改变装置的各种相对因子（楔形板、挡铅、托盘、补偿块、组织等效材料等）。所需数据由开发商决定。此项工作由开发商或本院物理师完成。

（2）建模（Modeling）：在 TPS 中建立治疗机各档能量的机械模型，包括机架角、床角、准直器角、源准直器距离、源托距、源 MLC 距离、楔形板设置、MLC 设置、电子限光筒设置等在 TPS 中建立剂量计算模型，根据计划系统的算法，将有限的测量数据推广到复杂的各种临床条件。由开发商决定建模参数及要求此项工作由开发商和本院物理师完成。

（3）非剂量学测试和剂量学测试。

测试内容

系统规格是系统购买合同中的一项技术文件，对系统的三个组成部分（系统硬件、系统软件、计划软件）规定了技术上的要求，是系统验收的依据。TG53 将认可测试分成 3 大类：计算机硬件、软件功能和特征、基准点测试。在许多情况下，这些测试是功能性的（是或否），然而一些测试是定量的，并以厂商家的允许值作为基准。典型 IMRT 计划系统认可测试项目汇总见表 36-1。

表 36-1　IMRT 计划系统接受测试内容表

组成部分	具有功能
计算机硬件	打印功能 硬盘驱动 监视器 鼠标 键盘 软盘驱动 磁带驱动
软件特征和功能	数据传输 勾画轮廓 治疗机器的选择 轴位、矢状位、冠状位观剂量计算 剂量统计 剂量 - 体积直方图报告打印 监视器单位计算 传输计划至 MLC 控制器 MLC 下载治疗计划 MLC 叶片按照计划运动
基准测试	模型扫描并传输至系统 模型计划 传输至 MLC 控制器照射模型 胶片和电离室测量的比较

国际原子能机构 TRS 430 报告推荐的放射治疗计划系统定期质量控制测试项目和测试频度。为提高效率，建议用常规二维计划进行硬件测试，用常规三维计划进行解剖信息测试。软件测试可以用含不同类型射野的复杂计划。不同医院可以根据自身情况制定合适的测试项目和测试频度。

36.1.1　TPS 验收测试前准备

验收测试是用来验证放射治疗计划系统是否与生产厂商提供的说明书一致。验收测试包括硬件和系统软件功能测试。验收测试程序由生产厂商和用户共同决定，测试项结果应详细记录。所有测试项都应通过测试，任何问题都要详细记录在测试报告中，测试报告应归档长期保存，作为未来工作的参考。TPS 厂家应提供完整的系统文档并进行用户培训。

系统文档主要包括：系统说明，用户指南，数据文件格式说明，算法说明，系统配置数据说明，测试范例，其他文件（各 TPS 可能略有不同）等。

用户培训内容应主要包含：厂商提供的基础培训课程，用户单位内对所有计划系统操作人员的培训，对计划设计人员的培训，对医师的培训，第三方软件商或用户组提供的特殊培训课程。通过系统的用户培训，应使用户单位的每名 TPS 操作人员（医生 / 物理师）均能熟练操作，熟练掌握 TPS 的全部功能并独立使用。

验收测试（acceptance testing）的国际部分指导文件

AAPM Report 13

美国医学物理学家协会（American Association of Physicists in Medicine）于 1984 年发表了第 13 号报告：AAPM Report 13（AAPM，1984），其中给出了放射治疗过程中物理方面的质量保证方法，包括剂量准确性限值、测量设备的准确性保证、治疗设备的质量保证方法、治疗计划设计和实施中的质量保证方法、近距离治疗质量保证以及辐射安全防范规划。

AAPM Report 46

随着放射治疗的发展，新设备、新的治疗方法的提出，以及新的 QA&QC 方法的出现，AAPM 于 1993 年发表了第 46 号报告（TG-40）：AAPM Report 46，更加详细地给出了参与放射治疗过程质量保证人员的责任、治疗计划制订过程的质量保证方法、临床方面的质量保证内容，并简要总结了一下治疗计划系统的质量保证方法和计划。

ECWG 报告

1991 年美国 National Cancer Institute 的 Collaborative WorkingGroup 发表了 ECWG 报告，给出了一套 9 MeV 和 20 MeV 电子束的剂量学测量数据，研究者可以利用这些数据，通过比对来验证电子束剂量计算算法的准确性。测试例包括基本标准几何结构测试例、适形野测试例、头颈部治疗野测试例、小（眼睛）挡块测试例（small eye blocks）、斜入射和不规则体表测试例、非均匀性模体测试例。

AAPM Report 55（TG-23）

1995 年 AAPM Report 55 给出了一套标称能量为 4 MV 和 18 MV 的 X 射线的剂量学数据和 27 个测试例的实验测量结果。剂量学数据用来做 RTPS 的系统配置，测试例用来与 RTPS 计算结果做比较以确定治疗计划软件剂量计算的误差。辐射数据是于 20 世纪 80 年代中期在直线加速器（4 MV X 射线来自 Varian Clinac-4 型加速器，18 MV X 射线来自 AECL Therac-20 型加速器）上测量的。

TG-53 Report

为适应放射治疗方法的不断丰富，RTPS 性能的不断提高，复杂性不断增加，AAPM 于 1998 年发表了 TG-53 Report，对临床应用中 RTPS 的 QA&QC 方法进行了系统的阐述。报告中讲述了参与放射治疗过程的各成员的责任；RTPS 的验收测试；RTPS 的非剂量学参数（功能性参数）质量保证方法；剂量学参数的质量保证方法；周期性和日常检查的内容；TPS 的安全等。TG-53 Report 可以辅助医院的放射治疗物理师，根据医院的资源建立针对本医院的肿瘤放射治疗流程的质量保证计划。

IEC 62083 标准

2000 年，国际电工技术委员会（IEC）为 RTPS 制造商提出了一个标准 IEC 62083。由于 RTPS 的输出结果作为重要信息供获得认定资格人员在制订治疗计划过程中使用，输入数据的不精确、算法的局限、治疗计划过程中的差错、或输出数据的不适当使用，在治疗过程中使用这些结果可能导致对患者的安全危害。本标准规定了制造商在设计和构造 RTPS 过程中应遵守的要求，以便防止这些危害的发生。该标准的修订版已经在 2008 年进入了委员会投票阶段。IEC62083 标准由全国医用电器标准化技术委员会放射治疗、核医学和放射剂量学设备标准化分技术委员会归口，正在由国家药品监督管理局北京医疗器械质量监督检验中心、北京医疗器械研究所转化为我国行业标准《医用电气设备放射治疗计划系统的安全要求》，该行业标准正在报批阶段。

IAEA TRS-430 报告

鉴于 2001 年发生于巴拿马等地的放射治疗事故，国际原子能机构（IAEA）于 2004 年发表了 TRS-430 报告，进一步对使用过程中放射治疗的核心设备 RTPS 的 QA&QC 方法提出了规范。这一报告提供了 RTPS 新用户应考虑的一个综合框架并描述了大量的试验和步骤。

IAEA TRS-1540 报告

2007 年国际原子能机构发布了第 1540 号技术报告，对 RTPS 型式试验和验收检验的要求和试验方法做出了规范。该报告以 IEC 62083 标准为基础，对 RTPS 的安全做出了规范要求；同时又引入 TG-23 号报告对剂量计算算法进行试验的思想，对剂量计算准确性这一 RTPS 的主要性能要求和试验方法给出了规范要求。对于剂量计算准确性试验，不同于 TG-23 报告中的 4 MV 和 18 MV 试验数据，该报告使用了钴 -60 伽玛射束的数据以及 6 MV、10 MV、18 MV X 射线束的数据，并且测试例也相对于 TG-23 号报告有所增加。

NCS Report（2005）对 AAPM TG53 报告进行补充，强调如何进行验证。IAEA 1583（2008）着重描述了典型外照射治疗技术的测试。AAPM TG-119（2009）建立了明确的、操作性强的 IMRT 计划系统的调试方法；建立了验证基准数据。

TG-53 Report、IAEA TRS-430 报告提供了关于如何将一个新安装的放射治疗计划系统投入到临床应用，以及在其投入临床使用之后如何开展一个质量保证程序详细的描述。它们提供一个普通的框架，该框架是关于如何设计一个对所有类型 RTPS 的质量保证程序的，这些 RTPS 包括外照射光子束、电子束以及近距离治疗。它们描述了很多 RTPS 的新用户所应该要考虑的测试和步骤。ECWG 报告、AAPM Report55（TG 23）、IEC 62083、IAEA TRS-1540 等侧重于在 RTPS 设计、生产、销售、验收过程中，为保证 RTPS 软件和系统的质量而采取的质量控制措施。

验收测试（acceptance testing）的国内部分指导文件

YY/T 0889-2013 于 2014 年 10 月 1 日实施，调强放射治疗系统性能和试验方法（参照 AAPM TG119）。

YY/T 0895-2013 于 2014 年 10 月 1 日实施，放射治疗计划系统的调试典型外照射治疗技术的测试（参照 IAEA 1583）。

YY 0775-2010 于 2012 年 6 月 1 日实施，远距离放射治疗计划系统高能 X（γ）射束剂量计算准确性要求和试验方法（参考 IAEA 1540）。

YY/T 0798-2010 于 2012 年 6 月 1 实施，放射治疗计划系统质量保证指南（参考 IAEA 430）。

36.1.2 计算机硬件验收测试

硬件测试目的是确保计算机运行与其产品描述一致。一般要求检查 CPU、内存和硬盘运行情况、输入输出设备的功能和准确性。

仔细检查硬件设备的规格、型号、数量和说明书，并核对是否与购买合同系统规格完全一致或高于购买合同配置（由于治疗计划系统升级，系统硬件实际到货可能会高于购买合同配置）；认真检查核实硬件设备以确保能正常工作。检测网络连通，确保 CT、MRI、PET/CT 和超声等影像数据通过标准 DICOM 格式传输到治疗计划系统，以及治疗计划系统与治疗机之间患者各类数据双向传输。检测文件的兼容性，包括控制参数、DRR 信息、三维水箱等测量设备、放疗管理系统等。

36.1.3　软件特征和功能验收测试

验收测试最重要的是软件测试，包括系统性能、计算性能和应用软件测试。

软件测试主要分为以下四个方面：

（1）系统性能：确认购买的软件功能均安装和能使用。主要包括 CT 输入、解剖结构描述、照射野描述、光子电子束剂量计算、剂量显示（DVH）图、打印输出。

（2）计算精度：计算性能测试包括剂量计算的允许标准、精确性和功能性。一般是通过已公布的基准数据包、生产商提供的基本参考数据包或已有数据，测试照射野参数和基本射束数据，验证系统的剂量计算精度。

（3）应用软件：包括检测存储备份患者数据、绘制等剂量分布、输入输出剂量数据、治疗机参数、射束数据文件、后装放射源数据等。

（4）随机文件：包括设计描述、设计原理、计算原理、使用局限、技术说明书和使用说明书以及其他详细信息。

36.1.3.1　基本功能测试

临床应用测试是治疗计划系统和治疗计划过程的重要部分，是系统投入临床使用前应完成的工作。临床应用测试包括系统功能测试，各种条件下剂量计算精度及限制测试，各类非剂量学参数测试。测试结果用于定期质量控制。临床应用测试有：

（1）解剖信息测试。测试获取 CT 图像数据（含 CT 密度校准）、数字化仪校准、系统中的 CT 工具（含 CT 密度校准后的录入）、其他影像格式输入（MRI、PET/CT、SPECT、超声）、系统解剖模型（器官轮廓）。

（2）外照射计划中机器性能及射束测试。治疗机参数验证检查，含测试射束控制、治疗机读出信息及刻度、治疗机参数限制、准直器设置、非对称射野、挡铅定义及形状、MLC 数据、照射野设置、机架和准直器及治疗床角度定义、楔形板类型及方向、电子限光筒、bolus、三维显示、BEV 显示、DRR 显示、多射野中心显示。

（3）输出因子测试。测试不同尺寸的方形及矩形照射野，15°、30°、45°、60° 物理楔形野。

（4）光子束。采用一维（PDD 和 OAR）或二维剂量分布指标，测试不同尺寸的方形和矩形照射野、物理楔形照射野、挡块形成的不规则照射野、MLC 形成的不规则照射野、不均匀组织、斜入射、不对称照射野、切线照射、MLC 叶片末端形状和叶片末端效应、MLC 形成的菱形照射野，区分 MLC 叶片和（后备）铅准直器的透射对剂量分布的影响、简单的强度分布调整（MLC）、虚拟楔形照射野，以及估算临床病例实际误差范围。

（5）电子束。测试方形和适形照射野（菱形、圆形、条形、三角形、“L”形）中心轴的 PDD、不同方向的离轴比和归一点的绝对剂量、源皮距依赖性、bolus、斜入射。

（6）运算检测，包含算法选择、非均匀密度修正、计算可靠性、计算几何分辨率设置和计算范围设置。

（7）绝对剂量和相对剂量。测试开放照射野、楔形照射野、斗篷照射技术等不规则照射野的绝对剂量和相对剂量。

（8）计划评估工具。测试剂量显示、剂量体积直方图。

（9）计划输出和数据传输。测试计划输出、标准计划传输、治疗计划系统间数据传输。

（10）锥形束 CT 及电子射野影像系统。测试锥形束 CT、电子射野影像系统与计划系统间数据互传，与放疗管理系统数据互传。

运行治疗计划系统，逐一仔细确认购买合同系统规格中所要求的功能均已安装，且均能正常使用，测试治疗计划系统基本功能（影像接收、激光灯定位点和感兴趣点定义、靶区勾画、组织定义、射野参数设定、治疗计划设计 / 评估、治疗计划打印 / 传输等）完备。

36.1.3.2 治疗设备基本参数配置测试

在 TPS 中按照要求建模，设置好治疗设备（直线加速器）后，需进行治疗设备基本机械参数配置的检查和测试。将 TPS 系统投入临床使用前，将治疗机的各种参数、数据输入 TPS 系统，保证按照临床使用治疗机的几何坐标（名、值）、机械参数、限制等正确定义治疗机。执行各种测试以验证整个软件的功能正确，并测定各种条件下的精度及限制。

等中心位置和 SSD 验证，验证等中心位置与体模中心位置关系是否正确，且验证 TPS 表述的 SSD 是否正确。

大机架 / 小机架 / 治疗床，验证旋转方向一致性，运动范围限值。

楔形板，检查楔形板所有的插入方向、显示、挡块托盘的插入方向与 TPS 的一致性。

多页光栅 MLC，检查叶片数目、叶片编号及位置、叶片方向（X、Y）、叶片宽度、过中线距离、最大叶片位置、相邻及相对叶片限制、其他限制。

36.1.3.3 非剂量算法测试

现代 TPS 除了剂量计算外，还包括很多方面的功能。AAPM TG53 号报告中比较详细地描述了这些 TPS 非剂量方面需要考虑的问题。根据实际的临床需要，结合 AAPM 报告提供的框架，验证了需要关注问题，这些问题如果出现较大偏差甚至错误，就会给放疗计划带来或剂量计算、或计划评估、或计划执行等方面的风险。

36.1.3.3.1 非剂量类算法测试验证模体介绍

非均匀模体目前市面上有很多种，如美国 Computerized Imaging Reference Systems Inc（CIRS）公司的 Model 002LFC 胸部模体，德国 Euro mechanics Medical Gmb 公司的 EasyBody 模体，加拿大 Modus Medical Devices Inc 公司的 Quasar 模体。模体内部通常含有不同密度的材料，相比较而言，CIRS 的胸部模体比较类似人体，如下图所示。下面非剂量测试验证过程，均使用此模体来完成测试。此模体内部插棒可插不同型号的小型空气电离室，如 PTW31010 的 0.125 cm^3 电离室，IBA 的 CC01 电离室等。有关用此模体小型空气电离室来做点剂量测试的方法，请参考文献 IAEA-TECDOS-1583。

36.1.3.3.2 非剂量类算法测试验项目

测试图像转换的正确性，保证从任何形式（CT/MRI/PET）的影像集重建的影像在 TPS 中有正确的表述。

检查测试 TPS 距离 / 体积模型的正确性。

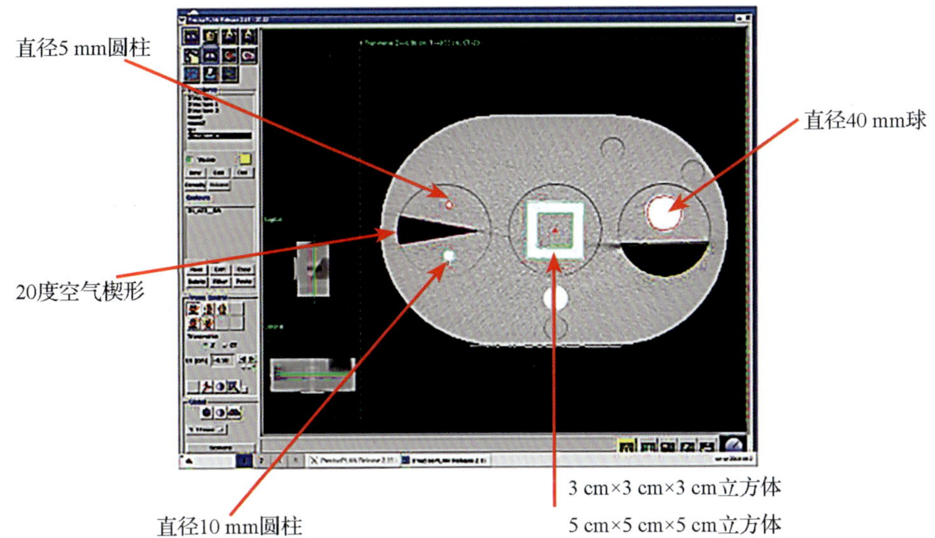

测试图像和射野空间位置关系显示。

测试 DRR 图像重建精度（下图）。

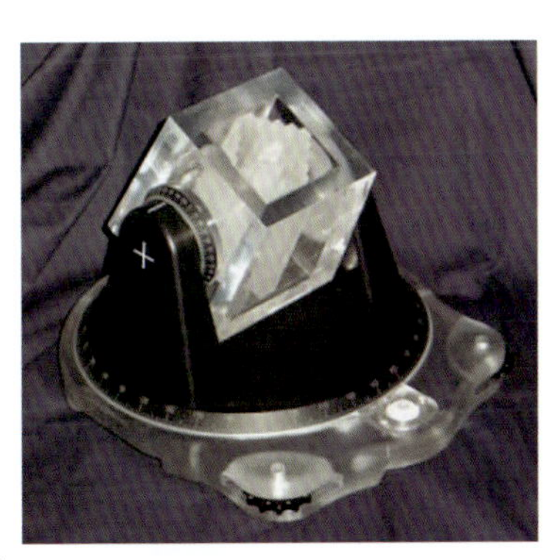

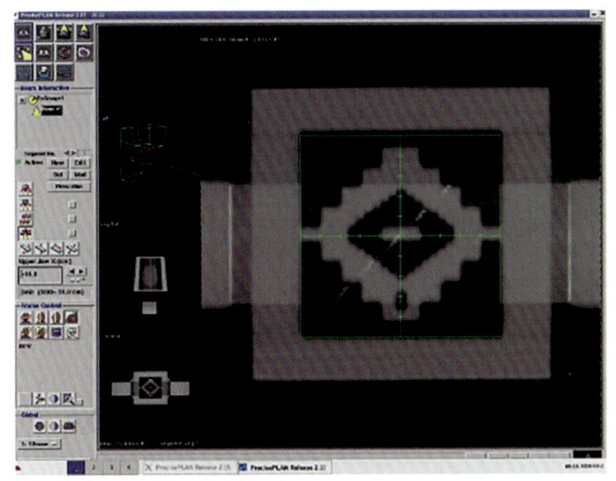

测试 TPS 空间坐标及空间坐标传输的准确性，影像设备 - 计划系统 - 治疗设备。

患者定位方向的确认，临床使用的各种定位：如头先、脚先、俯卧、仰卧。

测量检测 CT 值和电子密度转换关系，使用已知密度模体扫描，保证扫描及重建影像的灰度表述正确（下图）。

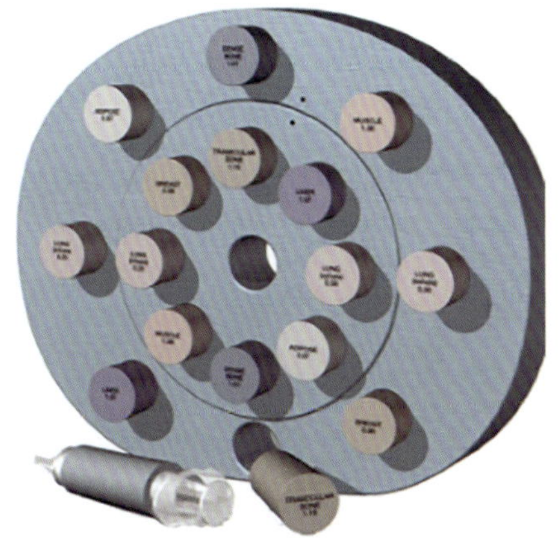

美国 CRIS 062M 模体

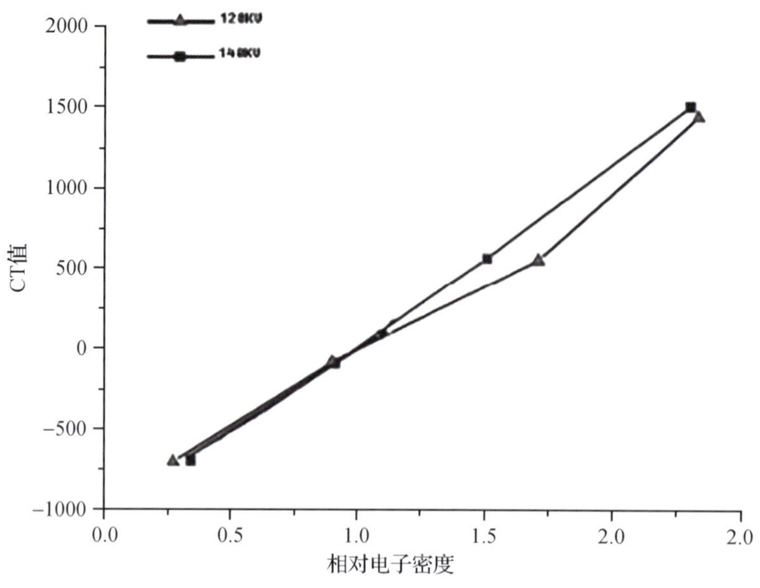

不同 kV 电子密度转换曲线图

测试 DVH 正确性。

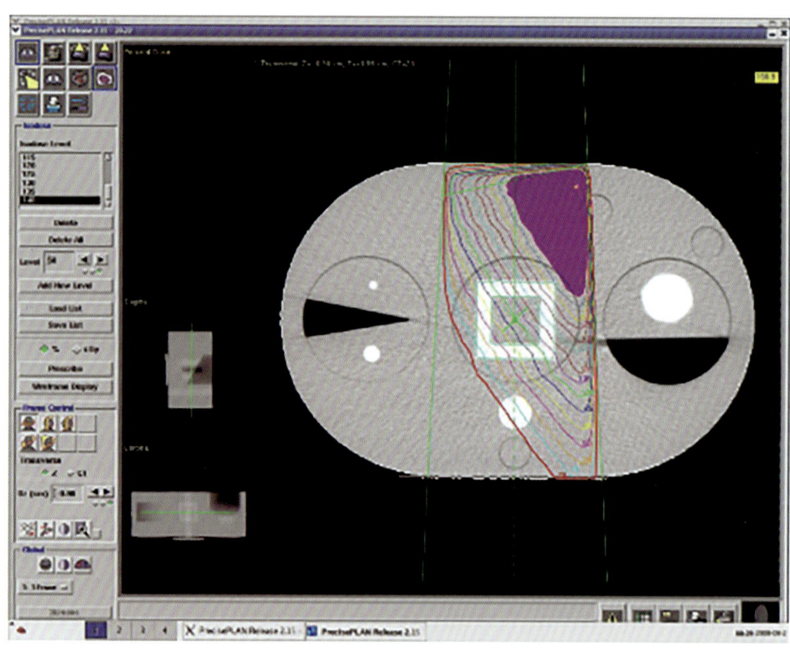

对于具备放射生物学模型的治疗计划系统，了解测试生物学模型的定义基础和局限性（表 36-2）。

表 36-2　非剂量学临床测试项目表

测试项目	具体内容
患者体位固定装置	立体定位架、头颈肩架等在 TPS 剂量计算中的校正
影像获取及处理	验证 CT 包含的头文件信息（患者的姓名、ID 等）能被正确传入 TPS 验证传入 TPS 的 CT 图像的方向性（左右、头脚） 验证传入 TPS 的图像的几何尺寸、体积、层厚等 验证 CT 值与电子密度值的转换曲线 验证 DRR 重建的精度

续表

测试项目	具体内容
解剖结构定义	验证 3D 外放或相加减算法 验证由各层轮廓线创建结构，确认： • 非共轴轮廓线是否可用 • 轮廓线勾画的限制点数是多少 • 能否处理结构分成两部分 • 缺失轮廓线会发生什么等 验证在重建图像上（DRR、BEV）勾画的正确性 验证自动勾画功能
Bolus	验证 Bolus 的电子密度 验证 Bolus 是否被考虑进剂量计算
外部输入设备	验证数字化仪输入的几何线性
治疗机几何性质描述	验证机架、床、准直器坐标方向约定，楔形板坐标方向约定（IEC1217） 验证源托距、源 -MLC 距、源 - 准直器距离等 验证机头设置（对称 or 非对称），验证 MLC 设置（叶片宽度、数量、向对侧移动的最大距离、相对叶片的最小间隙等），楔形板设置（方向、射野大小限制、一楔合成的算法等） 验证挡铅设置：挡块的设定、输出（打印形状、对 MLC 的驱动）、数字化仪输入等 验证射野显示，保证在计划过程中可使用的显示方式均正确。避免束流与解剖结构之间出现错误
剂量计算设置	剂量计算矩阵的定义、矩阵格点间剂量插值算法 评估系统在解剖结构、归一、权重等条件改变时，剂量分布再计算的规则 剂量算法的选择，常规算法与特殊算法对特殊情况 不均匀组织校正的状态
剂量显示	点剂量正确性 剂量显示在各种交互平面的一致性 二维剂量显示，剂量线位置正确，剂量云图与剂量线 - 致等
DVH	验证直方图计算精度 验证计划归一值对 DVH 的影响 验证同时比较不同计划 DVH 的正确性 验证能正确调用不同计划 DVH 进行比较

36.1.4　基准测试

36.1.4.1　基础计划测试

基础测试例设计的基本原则

TPS 数学模型参数的确立可使计算结果与基本的测量数据匹配，但临床工作涉及的不只是这些水箱中规则射野，因此需要进行更为广泛的附加测试，考虑影响剂量计算的诸多方面，设计测试例，并将其在 TPS 中所得的结果与实际测量进行比对，评估是否符合一定的标准。测试例应覆盖影响剂量计算的各种物理因素，测试例应覆盖各种可能出现的临床情况，每一个测试例应说明测试所考虑的影响因素、测试条件、测量方法和采用的验收标准，测试应遵从从简单到复杂的原则。可以根据自己所在单位的实际情况，主要结合拟开展的放射治疗技术，有针对性地设计适合的测试例，针对新配置的每台直线加速器，需重复基本测试例测试内容。将测量结果保留下来也很重要，因其可以作为日常测量的基线（表 36-3）。

表 36-3　基础计划测试项目表

测试因素	测试例	测试条件	测试方法	允许误差
不同射野尺寸的方野	T1a， T1b， T1c， T1d， T1e	1×1，2×2，5×5，10×10， 20×20 SSD=90 cm；d=3，10，20 cm；MU 100	用二维矩阵测量所有射野的剂量分布	2%/2 mm
不同射野尺寸的矩形野	T2a， T2b， T2c， T2d	2×10，10×2，5×20，20×5 SSD=90 cm；d=3，10，20 cm； MU 100	用二维矩阵测量所有射野的剂量分布	2%/2 mm
物理楔形野	T3a T3b T3c	9×9，60° 5×20，30° 20×5，30° SSD=90 cm；d=3，10，20 cm；MU 200	用二维矩阵测量剂量分布	3%/3 mm
动态 / 虚拟楔形野	T4a T4b T4c T4d T4e	9×9，15° 5×20，30° 10（Y1=0，Y2=10）×10，30° 20×5，45° 10（Y1=0，Y2=10）×10，60° SSD=90 cm；d=3，10，20 cm；MU 100	用二维矩阵测量剂量分布	4%/3 mm
挡块形成的不规则射野	T5a T5b	16×16，中央挡标准条形铅块； 16×16，L 形射野； SSD=90 cm；d=3，10，20 cm.	用二维矩阵测量剂量分布	3%/3 mm

续表

测试因素	测试例	测试条件	测试方法	允许误差
MLC 形成的不规则射野	T6a T6b	16×16，形成类似射野中央挡条形铅块的射野； 16×16，L 形射野； SSD=90 cm；d=3，10，20 cm；MU 100 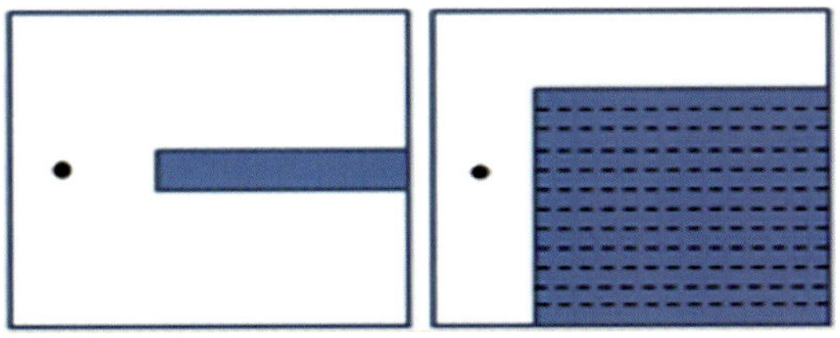	用二维矩阵测量剂量分布	3%/3 mm
不均匀组织	T7a T7b T7c T7d	2×2，肺，2 cm 干水 +6 cm 肺； 10×10，肺，2 cm 干水 +6 cm 肺； 2×2，骨头，7 cm 干水 +1 cm 骨； 10×10，骨头，7 cm 干水 +1 cm 骨； SSD=90 cm；d=3，10，20 cm；MU 100	用二维矩阵测量剂量分布	3%/3 mm
斜入射	T8a T8b	2×2，45° 倾斜； 10×10，45° 倾斜； 未倾斜 SSD=90 cm；d=3，10，20 cm 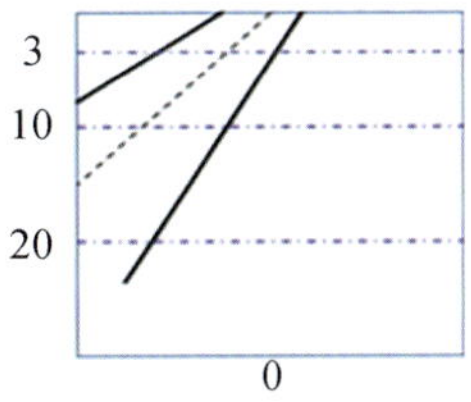 3 10 20 0	用 3D 水箱测量相对于未倾斜位置的 PDD 和 3 cm、10 cm 和 20 cm 深的 OAR；用电离室在干水中测量等中心处的绝对剂量；用胶片测量与入射方向呈 45° 的剂量分布	3%/3 mm
不对称射野	T9a T9b	2×2，X，Y 方向离轴 5 cm； 10×10，X，Y 方向离轴 5 cm； SSD=90 cm；d=3，10，20 cm 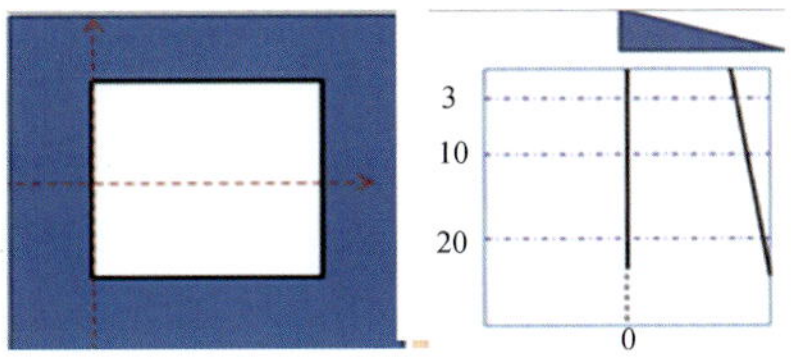 3 10 20 0	用二维矩阵测量剂量分布	3%/3 mm
切线照射	T10a T10b	10×10； 20×20； SSD=90 cm； 机架 90°，射野的一半照射水模，半导体探头水平放置	用半导体探头用相对剂量模式在三维水箱中测量离水模侧面 1.0 cm，5.0 cm，9.0 cm 测量 20×20 野 PDD；用绝对剂量模式测量相对剂量归一点的绝对剂量	4%/4 mm

续表

测试因素	测试例	测试条件	测试方法	允许误差
MLC叶片末端形状和相对叶片之间的间隙（叶片末端效应）	T11a	两个2×2的小野相距5 cm（Siemens MLC），中间5对（Siemens MLC）或6对（Elekta&Varian MLC）叶片关闭； SSD=90 cm；d=3，10，20 cm；MU 100 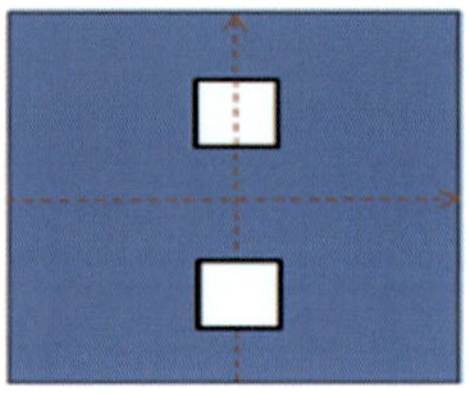	用二维矩阵配合胶片测量剂量分布	4%/3 mm
	T11b	五个4×20的矩形野以4 cm为步进距沿X方向照射，形成4条射野衔接的狭缝；SSD=90 cm；MU 100	用二维矩阵配合胶片测量剂量分布	狭缝中线10%，其他地方4%/3 mm
MLC叶片侧面效应（Leaf Side Effect）	T12	凸凹槽效应，10×10 cm^2 射野分上、下两个半野照射，得到合成剂量	用二维矩阵配合胶片测量剂量分布	射野衔接处10%，其他地方4%/3 mm
MLC形成的菱形射野，区分MLC叶片和（后备）铅门的透射对剂量分布的影响	T13	10×10的菱形射野 SSD=90 cm；d=3，10，20 cm；MU 100 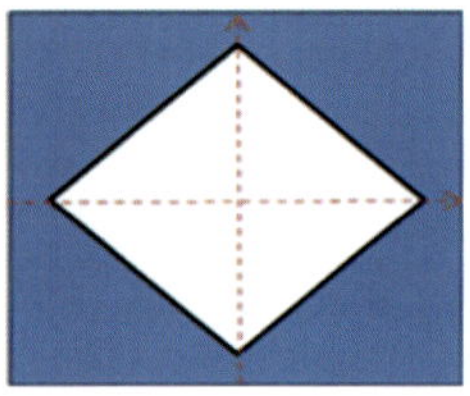	用二维矩阵测量剂量分布	3%/3 mm
简单的强度分布调整	T14	动态楔形板强度分布：10×10射野以1 cm步进距沿X轴正方向缩小直至射野成为1×10，每个射野10 MU SSD=90 cm；d=3，10，20 cm	用二维矩阵测量剂量分布	4%/3 mm
预测临床病例实际误差大小	T15a T15b	扫描CIRS头颈部模体，胸部模体和腹部模体模拟鼻咽癌，纵隔肿瘤，前列腺癌的测试例	在CIRS模体中用电离室测量点剂量，用胶片测量面剂量分布，在干水模体中5 cm深度	5%/4 mm

电离室的选择

电离室的选择对IMRT QA至关重要。实用体积大的电离室（如0.6 cm^3 Farmer型电离室）占据的范围相对广泛，其读数代表一个平均值。实用体积小的电离室（如0.01 cm^3 放射外科电离室）信号比较差，在IMRT实施中可能会造成错误的结果。基于临床的使用经验，一个合适的电离室的实用体积应为约0.1 cm^3。为了获得电离室的可重复性结果，应在低剂量梯度的区域进行测量。否则，无论探测器实用测量体积多小，测量点位置在IMRT射野中相对位置的小变化，都会导致测量值的显著误差。

在验证测试中，勾画出电离室的实用体积和获得该结构的DVH很有用。可以获得平均剂量和标准差，并与测量值进行对比。通过比较相对差（标准差 / 平均值），可以定量地确定测量点是否在高剂量梯度区。如果相对误差超过 5% 时，有助于选择一个不同的测量点，因为小的摆位不确定性将导致测量结果无法解释。

测试列评估标准

评估标准可以参照 YY/T 0889-2013 调强放射治疗系统性能和试验方法。

（1）点剂量计算准确性：靶区内，计算值与测量值误差不超过 ±4.5%；危及器官内，计算值与测量值误差不超过 ±4.7%。

（2）面剂量分布计算准确性：复合射野，符合 ±3%/3 mm 要求的点占参与计算点的百分比不应小于 88%；每个单野，符合 ±3%/3 mm 要求的点占参与计算点的百分比不应小于 93%。

（3）治疗计划剂量目标：对于不同的测试例均提出了剂量目标，测试后要报告实际满足剂量目标的情况。

36.1.4.1.1　均匀模体下的点剂量测试验证

TPS 验收时，我们先选取 40 cm × 40 cm × 40 cm 等效水模体对 TPS 计算的点剂量进行检测。等效水模体可通过计划系统构建生成。实际剂量测量时，选取三维的水箱对点剂量进行测量，从而和 TPS 计算的点剂量进行比对。

均匀模体下点测试验证内容：

（1）不同射野尺寸的方形野，包括开放标准野的剂量计算检测（例如，取 10 cm × 10 cm）；开放小野的剂量计算检测（例如，取 4 cm × 4 cm）；开放大野的剂量计算检测（例如，取 25 cm × 25 cm）（下图 A）。

（2）不同射野尺寸的矩形野。

（3）不同射野尺寸的物理楔形野，包括楔形标准野的剂量计算检测（取 10 cm × 10 cm）；楔形小野的剂量计算检测（例如，取 4 cm × 4 cm）；楔形大野的剂量计算检测（取 15 cm × 15 cm）（下图 B）。

（4）斜入射不同射野尺寸的方形野。

（5）切线野。

射野中心轴点剂量测试

计算公式：均匀模体下点测试验证评估误差可以按下面的公式计算，其中 D_{cal} 为计划计算的数据，D_{meas} 为加速器实测数据。

$$Error\ (\%) = \frac{100 \times (\mathrm{Dcal} - \mathrm{Dmeas})}{\mathrm{Dmeas}}$$

评估标准：

（1）匀质，简单的几何条件下，方野和矩形野中心数据允许误差为 2%。

（2）复杂的几何条件（楔形野、非均匀模体、不规则射野、非对称准直器设置）下允许误差为 3%。

离轴点剂量测试误差

计算公式：相对归一偏差，即相对于相同深度中心轴上的剂量，按下面的公式计算，其中 D_{cal} 为计划计算的数据，D_{meas} 为加速器实测数据，$D_{meas,\ cax}$ 为同一深度中心轴上测量的数据。

$$Error\ (\%) = \frac{100 \times (\mathrm{Dcal} - \mathrm{Dmeas})}{\mathrm{Dmeas,\ cax}}$$

评估标准：

（1）匀质，简单的几何条件下，方野和矩形野离轴数据允许误差为 3%。

（2）射野边缘外简单几何条件下允许误差为 3%。

（2）射野边缘外复杂几何条件下允许误差为 4%。

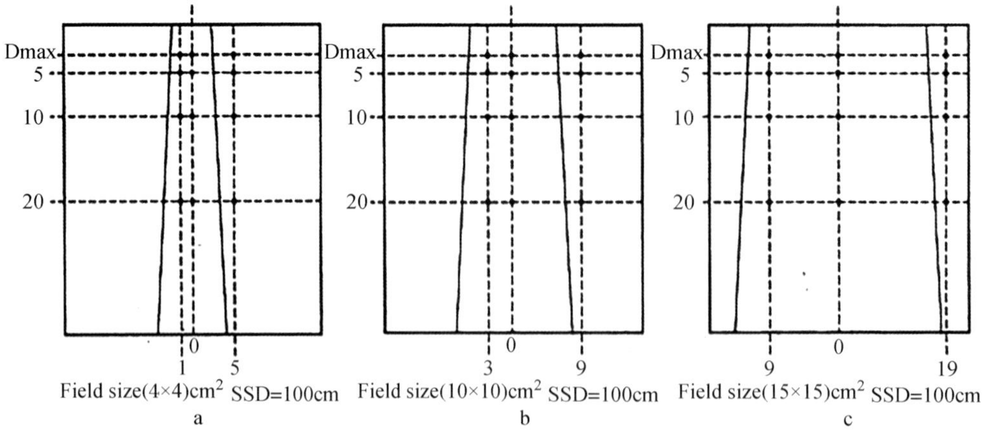

A. 开放野点剂量测试示意图

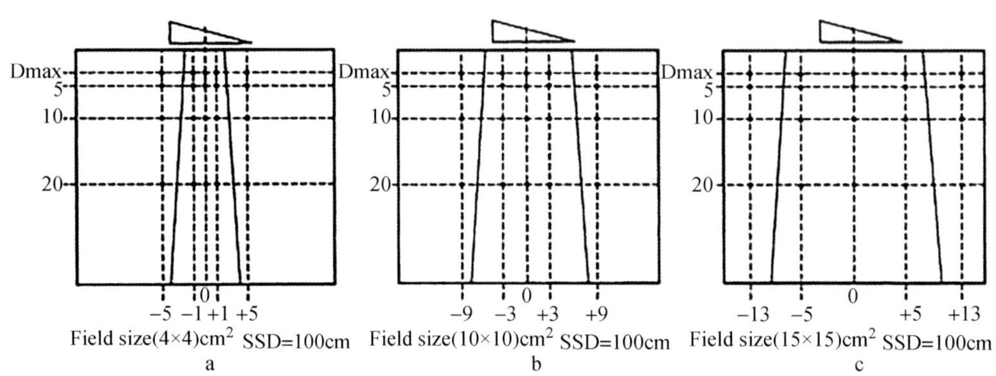

B. 楔形野点剂量测试示意图

注释：

上图 A 为开放野 4 cm×4 cm、10 cm×10 cm、25 cm×25 cm 在 SSD=100 cm 情况下的各感兴趣点具体位置示意图。其中 4 cm×4 cm 时离轴位置在 1 cm 和 5 cm，10 cm×10 cm 时离轴位置在 3 cm 和 9 cm，25 cm×25 cm 时离轴位置在 9 cm 和 19 cm，深度分别在 Dmax、5 cm、10 cm、20 cm 处。上图 B 为带楔形野测试下各感兴趣点具体位置示意图，楔形野大小除了最大野变为 15 cm×15 cm 外，小野和标准野与开放野测量时是一样的，这主要是因为 60° 楔形板最大楔形方向宽度为 15 cm。另外，由于楔形板的存在，楔形方向野的剂量是不对称的，因此相对开放野而言，楔形野测量的点左右两侧都是要测的。其中 4 cm×4 cm 时离轴位置在 ±1 cm 和 ±5 cm，10 cm×10 cm 时离轴位置在 ±3 cm 和 ±9 cm，15 cm×15 cm 时离轴位置在 ±5 cm 和 ±13 cm 处。测量深度与开放野一致，分别是 Dmax、5 cm、10 cm、20 cm 处。

36.1.4.1.2 均匀模体下的面剂量（二维剂量）测试验证

对 TPS 计算的面剂量（二维剂量）进行检测。均匀模体下面测试验证内容：

（1）不同射野尺寸的方形野。

（2）不同射野尺寸的矩形野。

（3）不同射野尺寸的物理楔形野。

（4）挡块形成的不规则射野。

（5）MLC 形成的不规则射野。

（6）MLC 形成的不对称射野。

（7）MLC 叶片端面形状和相对叶片之间的间隙（叶片末端效应）。

（8）MLC 叶片侧面效应（Leaf side effect）。

（9）MLC 形成的菱形野，区分 MLC 叶片和（后备铅门）的透射对剂量分布的影响。

（10）动态楔形板强度分布。

可以参照基础计划测试项目表内容执行。

36.1.5 调强计划验证测试

治疗计划包中 IMRT 部分的验收测试，应该在基础计划测试例全部完成并允许进入临床使用后进行。AAPM TG40 和 53 对常规治疗计划系统的试运行已制订了指南，一些报道也描述了 IMRT 计划系统的试运行。Xing 团队给出了使用开放野（非调强）进行 IMRT 计划系统验收测试，以及逐步验收测试更复杂的、类似 IMRT 治疗的方法。作为 IMRT 计划系统试运行和允许的基础，所建议的测试见表 36-4。

表 36-4 IMRT 治疗计划执行内容表

开放野	方形野：输出因子、百分深度剂量、Profile 矩形野：输出因子、百分深度剂量、Profile
射野外	等中心外小射野：输出因子 等中心外大射野：输出因子
不规则野	输出因子，百分深度剂量
IMRT 射野	输出因子、百分深度剂量、Profile
IMRT 治疗野	输出因子、等剂量分布

36.1.5.1 模型和剂量学要求

IMRT 试运行不需要用特定的模型。然而，试运行治疗计划系统的 IMRT 部分，需要制订一个能与治疗计划系统结合的模型。例如，可用的一个典型固体水模的各个径向为 30（宽）cm × 20（高）cm × 30（深或长）cm。将模型的几何学参数输入计划系统最简单的方法，就是采用 CT 扫描。使用这种方法，还可以验证在 CT 扫描机和与治疗计划计算机间数据传输的完整性，注意在模型扫描时，应带有试运行中需要安放的电离室。

胶片剂量检查用于验证剂量的空间分布，这也是 IMRT 试运行的一个重要的部分。依据模型的设计，胶片可以放在矢状位、冠状位或轴位。此外，不管是否放置电离室，都可以进行胶片照射。进行胶片剂量检查时，应描绘 Hunter-Drifeld（H-D）曲线，这是个光密度与吸收剂量的相关曲线。生成该曲线最简单的方法就是给予一系列胶片一组预定剂量的照射。例如，在标准条件下，将 10 cm × 10 cm 的胶片放于固体水模中，胶片应暴露的剂量范围从 0（背景 + 雾翳）至最高预期治疗计划剂量。值得注意的是，胶片的反应依赖成像条件。因此，在每次进行胶片剂量检测时都要描绘出当天的 HD 曲线。最近，介绍一项新技术，使用 MLC 自动在单个胶片的不同暴露区域给予不同的剂量来生成 H-D 曲线。这种方法不仅有效，还可以作为叶片位置准确性的测试。使用精密的胶片剂量标准，并进行和良好的胶片成像 QA，胶片剂量测量与电离室测量数值应该是一致的，因此电离室测量可作为胶片剂量系统的再检查。

按照剂量差异或距离差别允许标准，将测量和计算的剂量分布进行对比。常用的允许值为 3% 的剂量差异，3 mm 距离差别。这两个参数合并为一个因素名称：γ 指数。γ 指数>1 说明计算和测量值达不到允许标准。

EPID 已在临床应用多年，但将其作为剂量装置在临床应用并不十分广泛。随着影像分析软件的普及，初次 IMRT QA 可以使用 EPID 来完成，从而节省大量的时间。EPID 可用于取得静态 IMRT 和动态 IMRT 两种实施方法的结果。应该按照制造商的方案设定和初始化 EPID。然后将 EPID 置于 IMRT 射野中，在该装置前不应有任何模型材料或治疗床。类似于胶片分析，EPID 和治疗计划计算机的结果，按剂量差异和距离差别的允许标准进行对比。与胶片不同，EPID 只暴露在垂直于影像接收器射线中。因此，EPID 不能像胶片测量那样，用于获取合成的二维剂量分布。

需要特别指出，使用模型测量时，应和治疗患者一样使用记录和确认软件。这可进行全面的检测，包括数据在治疗计划系统、记录和确认软件、直线加速器以及 MLC 控制器之间的数据传输。在“服务模式”或直线加速器在其他非临床模式下不能进行 IMRT QA。

36.1.5.2　IMRT 模式参数

因为是逆向计划系统，故在试运行中需要有一定的用户可调节模式参数使计算和测量值满足要求。例如，MLC 叶片的边缘前半影可以被称为叶片间隙剂量的参数所调节，MLC 叶片的透射率可以被另一个称为叶片透射的参数调节。对这两个参数可以进行高准确度的测量，一个替代方法是从治疗计划系统提供的默认值开始，将测量剂量与计算剂量之间一致性定量。通常默认值会使计算和测量值的一致性小于 3%。如果误差超过 3%，应检查系统中的常规计划部分和校正数据输入（如输出因子、百分深度剂量、束形），以达到试运行的目的。如果这些数据无误，则需要直接测量和调整这些数据。

36.1.5.3　数据传输问题

在初次验收过程中，物理师应该验证整个系统中数据的完整性（CT、治疗计划、记录和验证系统、直线加速器的控制系统）。此外，还应验证治疗机械参数和坐标体系。作为初次试运行的一部分，应该对一个固体水模进行扫描，将数据传输至计划计算机，制订逆向治疗计划，将治疗数据发送至记录和验证系统，安排该水模的治疗。最后，在完全的临床模式下对测试模实施治疗计划。

36.1.5.4　几种常规病种 IMRT 或 VMAT 模拟治疗下的测试验证

36.1.5.4.1　模拟测试条件

测试中配合使用的医用电子加速器应符合 GB 15213 和 GB 9706.5 的规定。测试模体宜用水等效材料制成，总厚度为 15～20 cm，每一块模体的形状为正方形或长方形，宽度为 20～30 cm。模体应有电离室插孔，可插入电离室进行点剂量测量，也可使用胶片在冠状面进行剂量分布的测量。

36.1.5.4.2　剂量计算标准

在作点剂量测试时，应选择适合 IMRT 或 VMAT 测试的电离室，宜使用灵敏体积小的电离室，如 0.125 cm 电离室。电离室放置在测试规定的测量点，测量各方向上射野累积的复合剂量。对于大部分测试例，点剂量测试至少应在两个位置进行，一个位于靶区内，另一个位于危及器官内。为了避免测量过低剂量的问题，测量位置的计算剂量至少为 30 cGy。点剂量计算的准确性按照下式来计算。

$$Error\ (\%)=\frac{100\times(Dcal-Dmeas)}{Dmeas}$$

其中 D_{cal} 为计划计算的数据，D_{meas} 为加速器实测数据，D_p 为靶区实际得到的分次处方剂量。靶区内测量点，系统计算的剂量值与实测剂量值之间的误差不应超过 ±4.5%；在危及器官内测量点，系统计算的剂量值与实测值之间的误差不应超过 ±4.7%。

$$Error\ (\%)=\frac{100\times(Dcal-Dmeas)}{Dp}$$

在做面剂量测试时，应选择合适 IMRT 或 VMAT 剂量分布测量的胶片，并对所使用的胶片进行灰度 - 剂量标定。将胶片测量所获得的剂量分布与系统计算的剂量分布进行配准对比，要求测量平面内符合 ±3%/3 mm 要求的点与参与计算点的百分比，复合射野时不应小于 88%。单野时不应小于 93%。

36.1.5.4.3 模拟测试例内容

（1）模拟多靶区的 IMRT 或 VMAT 测试

测试设计：设计 3 个同轴相邻的圆柱形靶区，每一个靶区直径为 4 cm，长为 4 cm。射野设计时，设置 7 野均分的固定野调强计划，或者容积调强治疗方式。分别给予不同的处方剂量，中间靶区剂量最大，上部靶区给予中间靶区 50% 的剂量，下部靶区给予中间靶区 25% 的剂量（右图）。

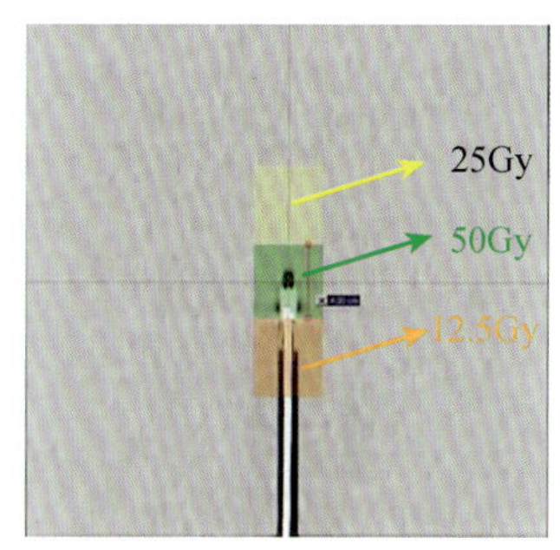

多靶区（上部靶区、中间靶区和下部靶区）示意图

剂量目标：三个靶区计划的剂量目标用 99% 体积所接受的剂量（D_{99}）和 10% 体积接受的剂量（D_{10}）表示。每一计划参数的剂量目标应达到或者尽量接近下表的要求。处方剂量为中间靶区 99% 体积得到的最小剂量（D_{99}）（表 36-5）。

表 36-5　模拟多靶区计划的剂量目标表

计划参数	剂量目标
中间靶区（D_{99}）	>5000
中间靶区（D_{10}）	<5300
上部靶区（D_{99}）	>2500
上部靶区（D_{10}）	<3500
下部靶区（D_{99}）	>1250
下部靶区（D_{10}）	<2500

测量点和测量区域：中间靶区的中心处，以及其他两个靶区的中心处，测量区域为模体内等中心平面，点用电离室测量，中心平面用胶片测量。测量误差标准要符合 1.4.1.1 均匀模体下的点剂量测试验证中剂量计算标准所述要求。

（2）模拟前列腺肿瘤测试

测试设计：模拟的前列腺 CTV 大致是一个后部凹陷的椭圆体。RL（左右）、AP（前后）和 SI（头脚）尺寸分别为 4.0 cm、2.6 cm 和 6.5 cm。前列腺 PTV 在 CTV 周围扩张 0.6 cm。直肠是一个直径为 1.5 cm 的圆柱体，紧靠前列腺凹陷的后侧。PTV 在最宽的 PTV 层面上包括约 1/3 的直肠体积。膀胱呈椭圆形，RL、AP 和 SI 尺寸分别为 5.0 cm、4.0 cm 和 5.0 cm，并且以前列腺的前部为中心。分别采用 7 野等间隔 IMRT 和单弧 VMAT 技术进行照射（下图）。

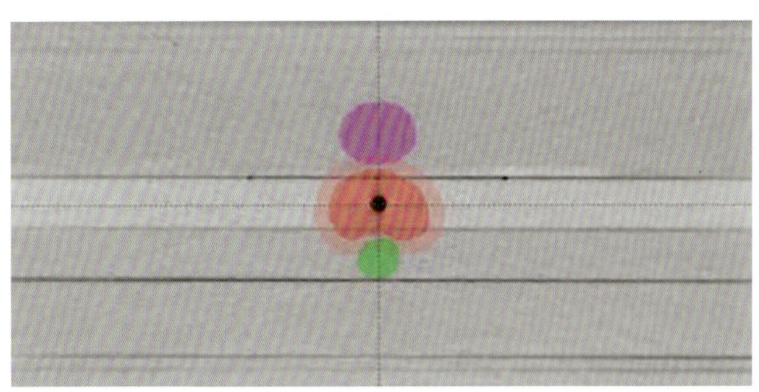

前列腺肿瘤位置示意图

剂量目标：对于前列腺 PTV 而言，剂量目标定义为 D_{95} 和 D_5。对于直肠和膀胱，使用 D_{30} 和 D_{10}。每一计划参数的剂量目标应达到或者尽量接近下表的要求。处方剂量为前列腺 95% 体积得到的最小剂量（D_{95}）（表 36-6）。

表 36-6　模拟前列腺计划的剂量目标表

计划参数	剂量目标
前列腺 D_{95}	>7560
前列腺 D_5	<8300
直肠 D_{30}	>7000
直肠 D_{10}	<7500
膀胱 D_{30}	>7000
膀胱 D_{10}	<7500

测量点和测量区域：靶区测量点为等中心，即前列腺 PTV 中心处；危及器官测量点为等中心点下方 2.5 cm 处，即直肠中心处；测量区域为模体内等中心平面。点用电离室测量，中心平面用胶片测量。测量误差标准要符合 1.4.1.1 均匀模体下的点剂量测试验证中剂量计算标准所述要求。

（3）模拟头颈肿瘤测试

测试设计：模拟的头颈部 PTV 包括所有从颅底到上颈部的体积，还包括颈后淋巴结。PTV 距离皮肤表面至少 0.6 cm。脊髓和 PTV 之间有约 1.5 cm 的间隙。两侧腮腺定义为危及器官。分别采用 9 野等间隔 IMRT 和 2 弧 VMAT 技术进行照射（下图）。

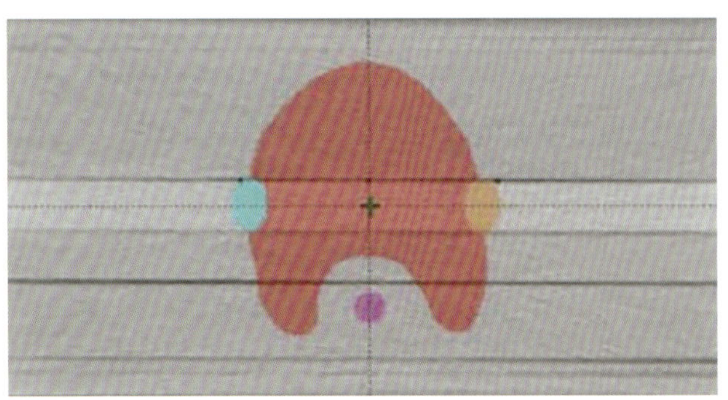

头颈部肿瘤位置示意图

剂量目标：对于头颈部 PTV 而言，剂量目标定义为 D_{99}，D_{90} 和 D_{20}。对于正常结构来说，D_{50} 用于腮腺，最大剂量用于脊髓。每一计划参数的剂量目标应达到或者尽量接近下表的要求。处方剂量为

PTV90% 体积得到的最小剂量（D_{90}）（表 36-7）。

表 36-7　模拟头颈肿瘤计划的剂量目标表

计划参数	剂量目标
头颈 PTV D_{90}	>5000
头颈 PTV D_{90}	<4650
头颈 PTV D_{90}	>5500
脊髓 D_{max}	<4000
脊髓 D_{50}	<2000

测量点和测量区域：靶区测量点为等中心，即 PTV 中心处；危及器官测量点为等中心点下方 4 cm 处，即脊髓中心处；测量区域为模体内等中心平面，包含腮腺，另测等中心下方 4 cm 处所在平面，穿过脊髓。点用电离室测量，中心平面用胶片测量。测量误差标准要符合 1.4.1.1 均匀模体下的点剂量测试验证中剂量计算标准所述要求。

（4）模拟 C 型靶区测试

测试设计：模拟的中心是一个危及器官，呈圆柱形，截面半径为 1 cm，长度为 10 cm。C 型靶区围绕在其周围。PTV 内缘距离危及器官之间的间距为 0.5 cm，PTV 的内缘半径为 1.5 cm，外弧半径为 3.7 cm，PTV 长 8 cm，如下图所示。分别采用 9 野等间隔 IMRT 和 2 弧 VMAT 技术进行照射。

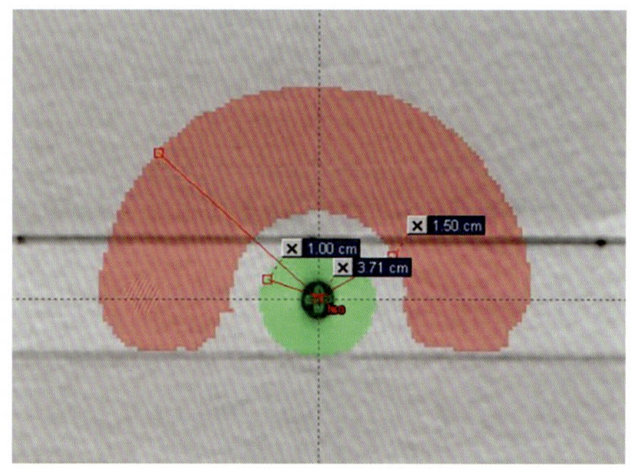

C 型靶区位置示意图

剂量目标：对于 C 型靶区测试通常分两种情况进行。简单情形下，中心脊髓保持在靶剂量的 50%；相对复杂的情形下，中心脊髓保持在靶剂量的 20%。后一种情形较难实现，并且测试系统也可能难以实施。对于 C 型 PTV，剂量目标定义为 D_{95} 和 D_{10}。对于正常组织脊髓而言，使用 D_{10}。对每一计划参数的剂量目标应达到或者尽量接近表 36-8 和表 36-9 要求。处方剂量为 PTV95% 体积得到的最小剂量（D_{95}）。

表 36-8　模拟 C 型靶区计划的目标剂量（简单情况）

计划参数	剂量目标
C 型靶区 PTV D_{10}	>5000
C 型靶区 PTV D_{10}	<5500
中心圆柱体 D_{10}	<2500

表 36-9　模拟 C 型靶区计划的目标剂量（复杂情况）

计划参数	剂量目标
C 型靶区 PTV D_{95}	>5000
C 型靶区 PTV D_{10}	<5500
中心圆柱体 D_{10}	<2500

测量点和测量区域：靶区测量点为等中心上方 2.5 cm 处，即 PTV 中心处；危及器官测量点为等中心点，即中心圆柱体脊髓中心处；测量区域为模体内等中心平面，另测等中心上方 2.5 cm 处所在平面，即 PTV 中心所在平面。点用电离室测量，中心平面用胶片测量。测量误差标准要符合 1.4.1.1 均匀模体下的点剂量测试验证中剂量计算标准所述要求。

36.2 本章使用的工具或功能介绍

36.2.1 非剂量学测试

36.2.1.1 测试例 1（检测 CT 模拟定位机的相关检查）（表 36-10）。

表 36-10 CT 模拟定位机的相关检查测试

项目	内容	结果
影像获取及处理	验证 CT 图像的方向性（左右、上下、前后）	□正确 □错误
	验证 CT 图像的几何尺寸、体积、层厚等（容差≤ 2 mm）	□正确 □错误
	验证 CT 图像的层与层相对位置正确性（容差≤ 1 mm）	□正确 □错误
	获取 CT 值与电子密度值转换曲线	□已获得 □未获得

36.2.1.2 测试例 2（检测 TPS 中 CT 工具）（表 36-11）。

表 36-11 TPS 中 CT 工具测试

项目	内容	结果
影像获取及处理	验证在 CT 上输入患者的姓名、ID 等（CT 头文件）被正确传入	□正确 □错误
	验证传入 TPS 的 CT 图像的方向性（左右、上下、前后）	□正确 □错误
	验证传入 TPS 的图像的几何尺寸、体积、层厚等（容差≤2 mm）	□正确 □错误
	验证传入 TPS 的图像的层与层相对位置正确性（容差≤1 mm）	□正确 □错误
	比较 TPS 中 CT 值与电子密度值与 CT 的差别（容差≤20 Hu）	□正确 □错误
	输入 CT 值与电子密度值转换并检查曲线的正确性	□正确 □错误
	验证图像重建（矢状位、冠状位）比例、方向、标记、坐标系、图像灰阶的正确性（参照轴位检查方法）	□正确 □错误
	验证 2D、3D 及多窗口显示的正确性	□正确 □错误

36.2.1.3 测试例 3（检测 TPS 中轮廓勾画工具）（表 36-12）。

表 36-12 TPS 中轮廓画工具测试

项目	内容	结果
解剖结构定义	验证手动勾画轮廓的正确性	□正确 □错误
	验证自动勾画轮廓的正确性	□正确 □错误

续表

项目	内容	结果
解剖结构定义	验证勾画轮廓 2D、3D 显示的正确性	□正确 □错误
	验证轮廓 2D 及 3D 外放、内缩及相加、减等算法的正确性	□正确 □错误
	验证在重建图像（BEV、DRR）上勾画的正确性	□正确 □错误
	验证自定义轮廓电子密度的正确性	□正确 □错误

36.2.1.4 测试例 4（表 36-13）。

表 36-13 TPS 中 Bolus 测试

项目	内容	结果
Bolus	验证 Bolus 的电子密度正确性	□正确 □错误
	验证 Bolus 是否考虑进剂量计算	□已考虑 □未考虑

36.2.1.5 测试例 5（表 36-14）。

表 36-14 患者体位固定装置校正和加速器治疗床校正测试

项目	内容	结果
患者体位固定装置	头颈肩架等固定器在 TPS 剂量计算中的校正	□已校正 □未校正
加速器治疗床	治疗床在 TPS 剂量计算中的校正	□已校正 □未校正

36.2.1.6 测试例 6（表 36-15）。

表 36-15 治疗机几何性质描述测试

项目	内容	结果
治疗机几何性质描述	验证准直器、机架、床坐标方向约定以及楔形板坐标方向约定的正确性	□正确 □错误
	验证源托距、源 -MLC 距、源准直器距离等的正确性	□正确 □错误
	验证 SSD、SAD 设置的正确性	□正确 □错误
	验证准直器设置，包括角度、开启结果（对称或非对称）的正确性	□正确 □错误
	验证 MLC 设置，包括叶片宽度、数量、向对侧移动的最大距离、相对叶片的最小间隙等的正确性	□正确 □错误
	验证楔形板设置，包括方向、射野大小限制、一楔合成的算法等的正确性	□正确 □错误
	验证挡块设置，包括挡块输出形状、缩放比例等的正确性	□正确 □错误
	验证射野设置，包括 MLC 形状（如矩形、T 型、菱形、梯形）的显示、存储以及根据轮廓自动生成 MLC 射野的正确性	□正确 □错误
	验证机架角度显示的正确性	□正确 □错误
	验证床角度显示的正确性	□正确 □错误
	验证限光筒设置，包括尺寸、SSD 等显示的正确性	□正确 □错误

续表

项目	内容	结果
治疗机几何性质描述	验证射束在各断面（轴位、矢状位、冠状位）及3D图像上显示的正确性	□正确 □错误
	验证BEV下射束和解剖结构显示的正确性，避免束流与解剖结构之间出现错误	□正确 □错误
	验证射野衔接显示的正确性	□正确 □错误

36.2.1.7 测试例7（表36-16）。

表36-16 剂量计算设置测试

项目	内容	结果
剂量计算设置	剂量计算矩阵的定义、矩阵格点间剂量插值算法	□正确 □错误
	评估系统在解剖结构、归一、权重等条件改变时，剂量分布再计算的规则	□正确 □错误
	剂量算法的选择，常规算法与特殊算法	□正确 □错误
	不均匀组织校正的结果	□正确 □错误

36.2.1.8 测试例8（表36-17）。

表36-17 剂量显示测试

项目	内容	结果
剂量显示	点剂量正确性	□正确 □错误
	剂量显示各断面（轴位、矢状位、冠状位）及3D图像上显示的正确性	□正确 □错误
	2D剂量显示、剂量线位置正确、剂量云图与剂量线一致等	□正确 □错误

36.2.1.9 测试例9（表36-18）。

表36-18 DVH测试

项目	内容	结果
DVH	验证DVH直方图计算精度	□正确 □错误
	验证计划归一值对DVH的影响	□正确 □错误
	验证同时比较不同计划DVH的正确性	□正确 □错误
	验证能正确调用不同计划DVH进行比较	□正确 □错误

36.2.1.10　测试例 10（表 36-19）。

表 36-19　硬拷贝测试

项目	内容	结果
硬拷贝	验证各类打印的文本信息的正确性	□正确　□错误
	验证 2D 剂量分布图打印的正确性	□正确　□错误
	验证 BEV 或 DRR 打印的正确性	□正确　□错误
	验证 DVH 打印的正确性	□正确　□错误

36.2.1.11　测试例 11（表 36-20）。

表 36-20　治疗数据传输测试

项目	内容	结果
治疗数据传输	验证射野参数传入加速器的正确性	□正确　□错误
	验证挡铅文件传入切割机的正确性	□正确　□错误
	验证坐标文件传入移动激光灯的正确性	□正确　□错误

36.2.1.12　测试例 12（表 36-21）。

表 36-21　DRR 测试

项目	内容	结果
DRR	验证 TPS 对数字影像重建的精度	□正确　□错误

36.2.2　剂量学测试（点剂量验证）

36.2.2.1　测试例 1（方野的计算偏差）（表 36-22）。

表 36-22　方野的计算偏差测试

射野尺寸	条件	射野名称	实际水深	测量值	TPS			
					AAA	偏差	AXB	偏差
3×3	SSD=100 cm	T1a	$D_{3.2\ cm}$					
			$D_{5.2\ cm}$					
			$D_{10.2\ cm}$					
			$D_{20.2\ cm}$					

续表

射野尺寸	条件	射野名称	实际水深	测量值	TPS			
					AAA	偏差	AXB	偏差
5 × 5	SSD=100 cm	T1b	$D_{3.2\ cm}$					
			$D_{5.2\ cm}$					
			$D_{10.2\ cm}$					
			$D_{20.2\ cm}$					
10 × 10		T1c	$D_{3.2\ cm}$					
			$D_{5.2\ cm}$					
			$D_{10.2\ cm}$					
			$D_{20.2\ cm}$					
25 × 25		T1d	$D_{3.2\ cm}$					
			$D_{5.2\ cm}$					
			$D_{10.2\ cm}$					
			$D_{20.2\ cm}$					

36.2.2.2　测试例 2（矩形野的计算偏差）（表 36-23）。

表 36-23　矩形野的计算偏差测试

射野尺寸	条件	射野名称	实际水深	测量值	TPS			
					AAA	偏差	AXB	偏差
25 × 5	SSD=100 cm	T2a	$D_{3.2\ cm}$					
			$D_{5.2\ cm}$					
			$D_{10.2\ cm}$					
			$D_{20.2\ cm}$					
5 × 25	SSD=100 cm	T2b	$D_{3.2\ cm}$					
			$D_{5.2\ cm}$					
			$D_{10.2\ cm}$					
			$D_{20.2\ cm}$					

注：

25 × 5

Service	X1：2.5 cm	X2：2.5 cm	Y1：12.5 cm	Y2：12.5 cm
Clinic	Y2：2.5 cm	Y1：2.5 cm	X2：12.5 cm	X1：12.5 cm

5 × 25

Service	X1：12.5 cm	X2：12.5 cm	Y1：2.5 cm	Y2：2.5 cm
Clinic	Y2：12.5 cm	Y1：12.5 cm	X2：2.5 cm	X1：2.5 cm

36.2.2.3　测试例 3（不同源皮距的计算偏差）（表 36-24）。

表 36-24　不同源皮距的计算偏差测试

射野尺寸	条件	射野名称	实际水深	测量值	TPS			
					AAA	偏差	AXB	偏差
10 × 10	SSD=100 cm	T3a	$D_{3.2\ cm}$					
			$D_{5.2\ cm}$					
			$D_{10.2\ cm}$					
			$D_{20.2\ cm}$					
25 × 5		T3b	$D_{3.2\ cm}$					
			$D_{5.2\ cm}$					
			$D_{10.2\ cm}$					
			$D_{20.2\ cm}$					
5 × 25		T3c	$D_{3.2\ cm}$					
			$D_{5.2\ cm}$					
			$D_{10.2\ cm}$					
			$D_{20.2\ cm}$					

注：

25 × 5

Service	X1：2.5 cm	X2：2.5 cm	Y1：12.5 cm	Y2：12.5 cm
Clinic	Y2：2.5 cm	Y1：2.5 cm	X2：12.5 cm	X1：12.5 cm

5 × 25

Service	X1：12.5 cm	X2：12.5 cm	Y1：2.5 cm	Y2：2.5 cm
Clinic	Y2：12.5 cm	Y1：12.5 cm	X2：2.5 cm	X1：2.5 cm

36.2.2.4　测试例 4（楔形野的计算偏差）（表 36-25）。

表 36-25　楔形野的计算偏差测试

射野尺寸	条件	射野名称	实际水深	测量值	TPS	
					AAA	偏差
10 × 10	SSD=100 cm	T4a	$D_{3.2\ cm}$			
			$D_{5.2\ cm}$			
			$D_{10.2\ cm}$			
			$D_{20.2\ cm}$			

续表

射野尺寸	条件	射野名称	实际水深	测量值	TPS	
					AAA	偏差
25 × 5	SSD=100 cm	T4b	$D_{3.2\ cm}$			
			$D_{5.2\ cm}$			
			$D_{10.2\ cm}$			
			$D_{20.2\ cm}$			
5 × 25		T4c	$D_{3.2\ cm}$			
			$D_{5.2\ cm}$			
			$D_{10.2\ cm}$			
			$D_{20.2\ cm}$			

注：

25 × 5

Service	X1：2.5 cm	X2：2.5 cm	Y1：12.5 cm	Y2：12.5 cm
Clinic	Y2：2.5 cm	Y1：2.5 cm	X2：12.5 cm	X1：12.5 cm

5 × 25

Service	X1：12.5 cm	X2：12.5 cm	Y1：2.5 cm	Y2：2.5 cm
Clinic	Y2：12.5 cm	Y1：12.5 cm	X2：2.5 cm	X1：2.5 cm

36.2.2.5 测试例 5（射野中心挡铅的计算偏差）（表 36-26）。

表 36-26 射野中心挡铅的计算偏差测试

射野尺寸	条件	射野名称	实际水深	测量值	TPS			
					AAA	偏差	AXB	偏差
15 × 15	SSD=100 cm 离中心轴 4 cm 处	T5	$D_{3.2\ cm}$					
			$D_{5.2\ cm}$					
			$D_{10.2\ cm}$					
			$D_{20.2\ cm}$					

注：挡铅尺寸：4 cm 长、1 cm 宽、7 cm 厚

36.2.2.6 测试例 6（离轴的计算偏差）（表 36-27）。

表 36-27 离轴的计算偏差测试

射野尺寸	条件	射野名称	实际水深	测量值	TPS			
					AAA	偏差	AXB	偏差
10 × 10	SSD=100 cm 离中心轴 3 cm 处	T6	$D_{3.2\ cm}$					
			$D_{5.2\ cm}$					
			$D_{10.2\ cm}$					
			$D_{20.2\ cm}$					

36.2.2.7 测试例 7（射野中放 L 型挡铅的计算偏差）（表 36-28）。

表 36-28 射野中放 L 型挡铅的计算偏差测试

射野尺寸	条件	射野名称	实际水深	测量值	TPS			
					AAA	偏差	AXB	偏差
15 × 15	SSD=100 cm 中心轴处	T7	$D_{3.2\ cm}$					
			$D_{5.2\ cm}$					
			$D_{10.2\ cm}$					
			$D_{20.2\ cm}$					
	SSD=100 cm 离中心轴 4 cm 处		$D_{3.2\ cm}$					
			$D_{5.2\ cm}$					
			$D_{10.2\ cm}$					
			$D_{20.2\ cm}$					

注：挡铅尺寸：12 cm 长、12 cm 宽、8 cm 厚

36.2.2.8 测试例 8（MLC 形成 L 型挡铅的计算偏差）（表 36-29）。

表 36-29 MLC 形成 L 型挡铅的计算偏差测试

射野尺寸	条件	射野名称	实际水深	测量值	TPS			
					AAA	偏差	AXB	偏差
20 × 20	SSD=100 cm 中心轴处	T8	$D_{3.2\ cm}$					
			$D_{5.2\ cm}$					
			$D_{10.2\ cm}$					
			$D_{20.2\ cm}$					

续表

射野尺寸	条件	射野名称	实际水深	测量值	TPS			
					AAA	偏差	AXB	偏差
20×20	SSD=100 cm 离中心轴 6 cm 处	T8	$D_{3.2\ cm}$					
			$D_{5.2\ cm}$					
			$D_{10.2\ cm}$					
			$D_{20.2\ cm}$					

36.2.2.9 测试例 9（斜入射的计算偏差）（表 36-30）。

表 36-30 斜入射的计算偏差测试

射野尺寸	条件	射野名称	实际水深	测量值	TPS			
					AAA	偏差	AXB	偏差
15×15	SSD=100 cm	T9	$D_{3.2\ cm}$（A）					
			$D_{3.2\ cm}$（B）					
			$D_{5.2\ cm}$（A）					
			$D_{5.2\ cm}$（B）					
			$D_{10.2\ cm}$（A）					
			$D_{10.2\ cm}$（B）					
			$D_{20.2\ cm}$（A）					
			$D_{20.2\ cm}$（B）					

注：（A）为离中心轴 +3 cm 处，（B）为离中心轴 −3 cm 处

36.2.2.9.1 测试例 10-1（不对称野的计算偏差）（表 36-31）。

表 36-31 不对称野的计算偏差测试

射野尺寸	条件	射野名称	实际水深	测量值	TPS			
					AAA	偏差	AXB	偏差
15×15	SSD=100 cm	T101	$D_{3.2\ cm}$					
			$D_{5.2\ cm}$					
			$D_{10.2\ cm}$					
			$D_{20.2\ cm}$					

注：

15×15

Service	X1：7.5 cm	X2：7.5 cm	Y1：15 cm	Y2：0 cm
Clinic	Y2：7.5 cm	Y1：7.5 cm	X2：15 cm	X1：0 cm

36.2.2.9.2　测试例 10-2（不对称楔形野的计算偏差）（表 36-32）。

表 36-32　不对称楔形野的计算偏差测试

射野尺寸	条件	射野名称	实际水深	测量值	TPS	
					AAA	偏差
15 × 15	SSD=100 cm	T102	$D_{3.2\ cm}$			
			$D_{5.2\ cm}$			
			$D_{10.2\ cm}$			
			$D_{20.2\ cm}$			

注：

15 × 15

Service	X1：7.5 cm	X2：7.5 cm	Y1：15 cm	Y2：0 cm
Clinic	Y2：7.5 cm	Y1：7.5 cm	X2：15 cm	X1：0 cm

36. 2. 3　剂量学测试（二维剂量验证）

36.2.3.1　测试例 11（方野的计算偏差）（表 36-33）。

表 36-33　方野的计算偏差测试

射野尺寸	条件	存储名称	固体水厚度	AAA		AXB	
				（3%/3 mm）		（3%3 mm）	
5 × 5	SAD=100 cm	T11b2	$D_{5\ cm}$	93.1		97.0	
		T11b3	$D_{10\ cm}$	96.0		97.7	
		T11b4	$D_{20\ cm}$	98.1		97.2	
10 × 10		T11c2	$D_{5\ cm}$	92.7		95.2	
		T11c3	$D_{10\ cm}$	95.0		97.7	
		T11c4	$D_{20\ cm}$	96.6		97.6	
20 × 20		T11d2	$D_{5\ cm}$	99.8		98.7	
		T11d3	$D_{10\ cm}$	100.0		99.4	
		T11d4	$D_{20\ cm}$	99.9		98.5	

36.2.3.2　测试例 12（矩形野的计算偏差）（表 36-34）。

表 36-34　矩形野的计算偏差测试

射野尺寸	条件	存储名称	固体水厚度	AAA		AXB	
				（3%/3 mm）		（3%3 mm）	
20 × 5	SAD=100 cm	T12a2	$D_{5\ cm}$	87.5		98.7	
		T12a3	$D_{10\ cm}$	99.8		99.3	

续表

射野尺寸	条件	存储名称	固体水厚度	AAA		AXB	
				（3%/3 mm）		（3%3 mm）	
20 × 5	SAD=100 cm	T12a4	$D_{20\ cm}$	100.0		99.2	
5 × 20		T12b2	$D_{5\ cm}$	96.5		99.3	
		T12b3	$D_{10\ cm}$	96.8		98.8	
		T12b4	$D_{20\ cm}$	99.3		98.9	
10 × 3		T12c2	$D_{5\ cm}$	92.6		92.6	
		T12c3	$D_{10\ cm}$	96.4		95.7	
		T12c4	$D_{20\ cm}$	98.2		93.5	
3 × 10		T12d2	$D_{5\ cm}$	89.1		90.1	
		T12d3	$D_{10\ cm}$	92.3		92.9	
		T12d4	$D_{20\ cm}$	96.6		92.5	

36.2.3.3 测试例 13（楔形野的计算偏差）（表 36-35）。

表 36-35 楔形野的计算偏差测试

射野尺寸	条件	存储名称	固体水厚度	AAA		AXB	
				（3%/3 mm）		（3%3 mm）	
10 × 10	SAD=100 cm	T13a2	$D_{5\ cm}$	90.2		89.7	
		T13a3	$D_{10\ cm}$	94.1		93.0	
		T13a4	$D_{20\ cm}$	96.8		95.2	
15 × 5		T13b2	$D_{5\ cm}$	95.4		94.6	
		T13b3	$D_{10\ cm}$	96.9		96.9	
		T13b4	$D_{20\ cm}$	98.8		97.0	
5 × 15		T13c2	$D_{5\ cm}$	84.3		88.3	
		T13c3	$D_{10\ cm}$	91.7		92.1	
		T13c4	$D_{20\ cm}$	97.7		95.7	

36.2.3.4 测试例 14（不对称野的计算偏差）（表 36-36）。

表 36-36 不对称野的计算偏差测试

射野尺寸	条件	存储名称	固体水厚度	AAA		AXB	
				（3%/3 mm）		（3%3 mm）	
5 × 5	SAD=100 cm	T17a2	$D_{5\ cm}$	89.3		93.7	
		T17a3	$D_{10\ cm}$	93.1		95.9	
		T17a4	$D_{20\ cm}$	95.9		92.8	
10 × 10	SAD=100 cm	T17b2	$D_{5\ cm}$	94.1		96.9	
		T17b3	$D_{10\ cm}$	96.0		98.3	
		T17b4	$D_{20\ cm}$	97.3		97.0	

36.2.4　治疗床衰减验证

测试例（表 36-37）。

表 36-37　治疗床衰减验证

<table>
<tr><th rowspan="2">条件</th><th rowspan="2">Gantry</th><th colspan="2">测量值</th><th colspan="3">计划名：3D AAA</th><th colspan="3">计划名：3D AXB</th></tr>
<tr><th>R1</th><th>R2</th><th colspan="2">AAA</th><th>偏差</th><th colspan="2">AXB</th><th>偏差</th></tr>
<tr><td rowspan="30">SAD=100 cm
射野 10×10
Mu=100</td><td rowspan="2">0°</td><td rowspan="2"></td><td rowspan="2"></td><td>无床</td><td></td><td>%</td><td>无床</td><td></td><td>%</td></tr>
<tr><td>有床</td><td></td><td>%</td><td>有床</td><td></td><td>%</td></tr>
<tr><td rowspan="2">10°</td><td rowspan="2"></td><td rowspan="2"></td><td>无床</td><td></td><td>%</td><td>无床</td><td></td><td>%</td></tr>
<tr><td>有床</td><td></td><td>%</td><td>有床</td><td></td><td>%</td></tr>
<tr><td rowspan="2">20°</td><td rowspan="2"></td><td rowspan="2"></td><td>无床</td><td></td><td>%</td><td>无床</td><td></td><td>%</td></tr>
<tr><td>有床</td><td></td><td>%</td><td>有床</td><td></td><td>%</td></tr>
<tr><td rowspan="2">30°</td><td rowspan="2"></td><td rowspan="2"></td><td>无床</td><td></td><td>%</td><td>无床</td><td></td><td>%</td></tr>
<tr><td>有床</td><td></td><td>%</td><td>有床</td><td></td><td>%</td></tr>
<tr><td rowspan="2">40°</td><td rowspan="2"></td><td rowspan="2"></td><td>无床</td><td></td><td>%</td><td>无床</td><td></td><td>%</td></tr>
<tr><td>有床</td><td></td><td>%</td><td>有床</td><td></td><td>%</td></tr>
<tr><td rowspan="2">50°</td><td rowspan="2"></td><td rowspan="2"></td><td>无床</td><td></td><td>%</td><td>无床</td><td></td><td>%</td></tr>
<tr><td>有床</td><td></td><td>%</td><td>有床</td><td></td><td>%</td></tr>
<tr><td rowspan="2">60°</td><td rowspan="2"></td><td rowspan="2"></td><td>无床</td><td></td><td>%</td><td>无床</td><td></td><td>%</td></tr>
<tr><td>有床</td><td></td><td>%</td><td>有床</td><td></td><td>%</td></tr>
<tr><td rowspan="2">70°</td><td rowspan="2"></td><td rowspan="2"></td><td>无床</td><td></td><td>%</td><td>无床</td><td></td><td>%</td></tr>
<tr><td>有床</td><td></td><td>%</td><td>有床</td><td></td><td>%</td></tr>
<tr><td rowspan="2">80°</td><td></td><td></td><td>无床</td><td></td><td>%</td><td>无床</td><td></td><td>%</td></tr>
<tr><td></td><td></td><td>有床</td><td></td><td>%</td><td>有床</td><td></td><td>%</td></tr>
<tr><td rowspan="2">90°</td><td></td><td></td><td>无床</td><td></td><td>%</td><td>无床</td><td></td><td>%</td></tr>
<tr><td></td><td></td><td>有床</td><td></td><td>%</td><td>有床</td><td></td><td>%</td></tr>
<tr><td rowspan="2">100°</td><td></td><td></td><td>无床</td><td></td><td>%</td><td>无床</td><td></td><td>%</td></tr>
<tr><td></td><td></td><td>有床</td><td></td><td>%</td><td>有床</td><td></td><td>%</td></tr>
<tr><td rowspan="2">110°</td><td></td><td></td><td>无床</td><td></td><td>%</td><td>无床</td><td></td><td>%</td></tr>
<tr><td></td><td></td><td>有床</td><td></td><td>%</td><td>有床</td><td></td><td>%</td></tr>
<tr><td rowspan="2">120°</td><td></td><td></td><td>无床</td><td></td><td>%</td><td>无床</td><td></td><td>%</td></tr>
<tr><td></td><td></td><td>有床</td><td></td><td>%</td><td>有床</td><td></td><td>%</td></tr>
<tr><td rowspan="2">130°</td><td></td><td></td><td>无床</td><td></td><td>%</td><td>无床</td><td></td><td>%</td></tr>
<tr><td></td><td></td><td>有床</td><td></td><td>%</td><td>有床</td><td></td><td>%</td></tr>
<tr><td rowspan="2">140°</td><td></td><td></td><td>无床</td><td></td><td>%</td><td>无床</td><td></td><td>%</td></tr>
<tr><td></td><td></td><td>有床</td><td></td><td>%</td><td>有床</td><td></td><td>%</td></tr>
</table>

续表

条件	Gantry	测量值		计划名：3D AAA			计划名：3D AXB		
		R1	R2	AAA		偏差	AXB		偏差
SAD=100 cm 射野 10×10 Mu=100	150°			无床		%	无床		%
				有床		%	有床		%
	160°			无床		%	无床		%
				有床		%	有床		%
	170°			无床		%	无床		%
				有床		%	有床		%
	180°			无床		%	无床		%
				有床		%	有床		%

36.2.5 CIRS 模体验证

36.2.5.1 测试例 1（骨模块 - 不保护脊髓）（表 36-38）。

表 36-38 CIRS 模体骨模块测试（不保护脊髓）

条件	Gantry	测量值		计划名：3D AAA			计划名：3D AXB		
		R1	R2	AAA		偏差	AXB		偏差
SAD=100 cm 射野 10×10 Mu=100	270°					%			%
	0°					%			%
	90°					%			%
	180°			无床		%	无床		%
				有床		%	有床		%

36.2.5.2 测试例 2（骨模块 - 不保护脊髓 -IMRT PTV 处方：48 Gy/12F）（表 36-39）。

表 36-39 CIRS 模体骨模块测试（不保护脊髓 -IMRT）

条件	计划名	测量值	TPS	偏差
SAD=100 cm	IMRT01	CC13	（无床）	%
		CC13	（有床）	%

36.2.5.3 测试例 3（骨模块 - 不保护脊髓 -VMAT PTV 处方：48 Gy/12F）（表 36-40）。

表 36-40 CIRS 模体骨模块测试（不保护脊髓 -VMAT）

条件	计划名	测量值	TPS	偏差
SAD=100 cm	VMAT01	CC13	（无床）	%

续表

条件	计划名	测量值	TPS	偏差
SAD=100 cm	VMAT01	CC13	（有床）	%

36.2.5.4 测试例 4（骨模块 - 保护脊髓 - IMRT PTV-cord 处方：48 Gy/12F）（表 36-41）。

表 36-41 CIRS 模体骨模块测试（保护脊髓 -IMRT）

条件	计划名	测量值	TPS	偏差
SAD=100 cm	IMRT02	CC13	（无床）	%
		CC13	（有床）	%

36.2.5.5 测试例 5（骨模块 - 保护脊髓 - dMLC PTV-cord 处方：48 Gy/12F）（表 36-42）。

表 36-42 CIRS 模体骨模块测试（保护脊髓 -dMLC）

条件	计划名	测量值	TPS	偏差
SAD=100 cm	dMLC02	CC13	（无床）	%
		CC13	（有床）	%

36.2.5.6 测试例 6（骨模块 - 保护脊髓 -VMAT PTV-cord 处方：48 Gy/12F）（表 36-43）。

表 36-43 CIRS 模体骨模块测试（保护脊髓 -VMAT）

条件	计划名	测量值	TPS	偏差
SAD=100 cm	VMAT02	CC13	（无床）	%
		CC13	（有床）	%

36.2.5.7 测试例 7（肺模块）（表 36-44）。

表 36-44 CIRS 模体肺模块测试

<table>
<tr><th rowspan="2">条件</th><th rowspan="2">Gantry</th><th colspan="2">测量值</th><th colspan="3">计划名：3DCC</th><th colspan="3">计划名：3DMC</th></tr>
<tr><th>R1</th><th>R2</th><th colspan="2">CC</th><th>偏差</th><th colspan="2">MC</th><th>偏差</th></tr>
<tr><td rowspan="5">SAD=100 cm
射野 10 × 10
Mu=100</td><td>270°</td><td></td><td></td><td colspan="2"></td><td>%</td><td colspan="2"></td><td>%</td></tr>
<tr><td>0°</td><td></td><td></td><td colspan="2"></td><td>%</td><td colspan="2"></td><td>%</td></tr>
<tr><td>90°</td><td></td><td></td><td colspan="2"></td><td>%</td><td colspan="2"></td><td>%</td></tr>
<tr><td rowspan="2">180°</td><td rowspan="2"></td><td rowspan="2"></td><td>无床</td><td></td><td>%</td><td>无床</td><td></td><td>%</td></tr>
<tr><td>有床</td><td></td><td>%</td><td>有床</td><td></td><td>%</td></tr>
</table>

36.2.5.8 测试例 8（肺模块 -IMRT PTV 处方：60 Gy/30F）（表 36-45）。

表 36-45 CIRS 模体肺模块（IMRT）测试

<table>
<tr><th>条件</th><th>计划名</th><th>测量值</th><th>TPS</th><th>偏差</th></tr>
<tr><td rowspan="4">SAD=100 cm</td><td rowspan="4">IMRT01</td><td>CC13</td><td rowspan="4"></td><td rowspan="2">%</td></tr>
<tr><td></td></tr>
<tr><td>CC13</td><td rowspan="2">%</td></tr>
<tr><td></td></tr>
</table>

36.2.5.9 测试例 9（肺模块 -dMLC PTV 处方：60 Gy/30F）（表 36-46）。

表 36-46 CIRS 模体肺模块（dMLC）测试

<table>
<tr><th>条件</th><th>计划名</th><th>测量值</th><th>TPS</th><th>偏差</th></tr>
<tr><td rowspan="4">SAD=100 cm</td><td rowspan="4">dMLC01</td><td>CC13</td><td rowspan="4"></td><td rowspan="2">%</td></tr>
<tr><td></td></tr>
<tr><td>CC13</td><td rowspan="2">%</td></tr>
<tr><td></td></tr>
</table>

36.2.5.10 测试例 10（肺模块 - VMAT PTV 处方：60 Gy/30F）（表 36-47）。

表 36-47 CIRS 模体肺模块（VMAT）测试

<table>
<tr><th>条件</th><th>计划名</th><th>测量值</th><th>TPS</th><th>偏差</th></tr>
<tr><td rowspan="4">SAD=100 cm</td><td rowspan="4">VMAT01</td><td>CC13</td><td rowspan="4"></td><td rowspan="2">%</td></tr>
<tr><td></td></tr>
<tr><td>CC13</td><td rowspan="2">%</td></tr>
<tr><td></td></tr>
</table>

36.2.6 CT 电子密度转换（表 36-48）。

表 36-48 CT 电子密度转换表

			电子密度		CT 值
第一列	D62A-05	LUNG（EXHALE）	ED：1.632E23	P：0.50 g/cc	
第二列	D62A-11	ADIPOSE	ED：3171E23	P：0.96 g/cc	
	D62A-08	BONE 200 mg/cc	ED：3.730E23	P：1.16 g/cc	
第三列	D62A-08	BONE 200 mg/cc	ED：3.730E23	P：1.16 g/cc	
	D62A-04	LUNG（INHALE）	ED：0.634E23	P：0.20 g/cc	
	D62A-10	MUSCLE	ED：3.843E23	P：1.06 g/cc	

续表

			电子密度		CT 值
第四列	D62A-27	BONE 1250 mg/cc	ED：5.663E23	P：182 g/cc	
	D62A-06	BREAST50/50	ED：3.261E23	P：0.99 g/cc	
	D62MA-39	REMOVABLE VIAL	ED：3.340E23	P：1.00 g/cc	
	D62A-15	BONE 800 mg/cc	ED：4.862E23	P：1.53 g/cc	
	D62A-09	LIVER	ED：3.516E23	P：1.07 g/cc	
第五列	D62A-09	LIVER	ED：3.516E23	P：1.07 g/cc	
	D62A-05	LUNG（EXHALE）	ED：1.632E23	P：0.50 g/cc	
	D62A-11	ADIPOSE	ED：3171E23	P：0.96 g/cc	
第六列	D62A-15	BONE 800 mg/cc	ED：4.862E23	P：1.53 g/cc	
	D62A-06	BREAST50/50	ED：3.261E23	P：0.99 g/cc	
第七列	D62A-04	LUNG（INHALE）	ED：0.634E23	P：0.20 g/cc	

36.3　操作步骤

36.3.1　数字化轮廓勾画验证

本测试的目的是验证计划系统轮廓勾画的性能。主要对使用数字化仪输入计划系统的模体横断面，与原模体数字化轮廓进行比较，或者用 CT 扫描后输入计划的 CT 横断面图像与原模体数字化轮廓进行比较。

比较内容见下图所示，比较距离 A（AP 方向直径）、B（RL 方向直径）、C（10 号孔的 RL 方向直径）、D（过 6 号和 7 号孔中心的肺横断面的高度）、E（过 5 号孔中心的肺横断面的宽度）。

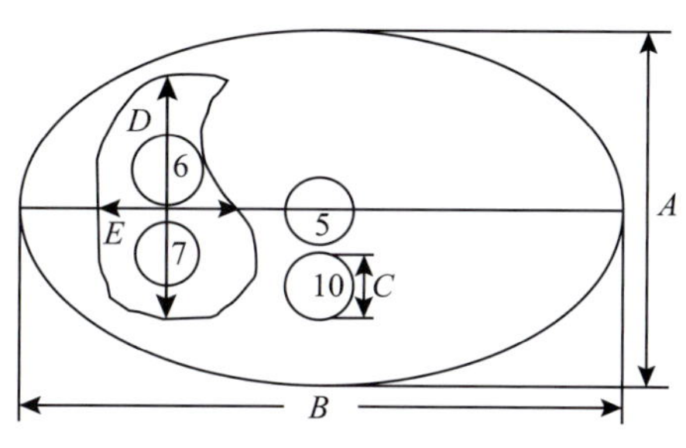

数字化轮廓勾画比较示意图

比较的结果填入表 36-49，其中偏差会受轮廓勾画时的图像窗宽和窗位的影响，偏差为 1 ~ 2 mm。比较的偏差允许范围般不超过 2 mm。

表 36-49 轮廓尺寸的比较表

轮廓类型	测量的距离				
	A	B	C	D	E
原版					
数字化					
CT 图像					

36.3.2 计划系统 CT 值到相对电子密度转换的验证

本测试的目的是确定并修改计划系统中使用的 CT 值到相对电子密度（RED）曲线。体模应当使用现有的 CT 来扫描，扫描条件为：体位采用仰卧位，头先进，X 射线管电压、FOV、CT 图像重建核、扫描层厚和层距等参数推荐采用所在部门使用的典型胸部扫描条件。下图给出了 CT 扫描时插孔的标号，以及经制造商确认的电子密度参考插件推荐摆放位置。

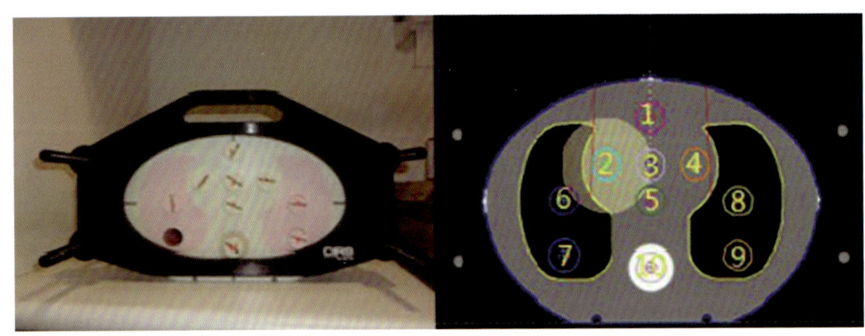

参考插件推荐摆放位置示意图

注释：

插件 1、5 为等效水，插件 2 为肌肉的等效物，插件 3 为充满水的注射器，插件 4 为脂肪的等效物，插件 6、8、9 为肺的等效物，插件 7 为空气，插件 10 为骨的等效物。

当模体 CT 扫好后，导入计划系统，利用计划系统的勾画功能勾画出各种选定的非均质、水和空气，勾画时，感兴趣的平均直径应在嵌入物的 0.5 倍半径附近，不应选在嵌入物的边缘，勾画完成后，读取其平均 CT 值，看 CT 值是否与原 CT 值有 ±20 的偏差。如果偏差较大，且 CT 重新校准后无法消除，就要将新的 CT 值的 RED 数据输入计划系统中。

参考文献

[1] Podgorsak EB (editor). Radiation Oncology Physics. Vienna.: International Atomic Energy Agency, 2005.

[2] AAPM Report 55. Radiation Treatment Planning Dosimetry Verification. AAPM 1995. [4] AAPM Report 62. Quality Assurance for Clinical Radiotherapy Treatment Planning. AAPM, 1998.

[3] 张新，章兆园 . 外照射放射治疗计划系统（RTPS）质量控制国际规范综述 . 中国医学物理学杂志，

2009，26（04）：1262-1264.

[4] Mi jnheer B，Olszewska A，Fiorino C，et al. Quality Assurance of Treatment Planning Systems Practical Examples for Non-IMRT Photon Beams. ESTRO，2004.

[5] Priscilla RC，Laura NR，Laura F，et al. Implementation of a Quality Assurance Program for Computerized Treatment Planning Systems. Med. Phys，2007.

[6] Wang L，Li JS，Paskalev K，et al. Commissioning and Quality Assurance of a Commercial Stereotactic Treatment-planning System for Extracranial IMRT. Journal of applied clinical medical physics，2006，7（1）：21-34.

[7] Jacob VD. Quality Assurance of Radiation Therapy Planning Systems：Current Status and Remaining Challenges. Radiation Oncology Biol. Phys.，2008，71（1）：S23-S27.

[8] YY 0832.1-2011，X 射线放射治疗立体定向及计划系统　第 1 部分：头部 X 射线放射治疗立体定向及计划系统.

[9] YY/T 0798-2010，放射治疗计划系统　质量保证指南.

[10] YY 0775-2010，远距离放射治疗计划系统高能 X（γ）射束剂量计算准确性要求和试验方法.

[11] YY/T 0889-2013，调强放射治疗计划系统　性能和试验方法.

[12] YY 0637-2013，医用电气设备　放射治疗计划系统的安全要求.

[13] YY/T 0895-2013，放射治疗计划系统的调试　典型外照射治疗技术的测试.

[14] Goran K. Svensson etc. AAPM Report No.13，physical aspects of quality assurance in radiation therapy. American Association of Physicists in Medicine，May 1994.

[15] Gerald J. Kutcher，TG Chair，Lawrence Coia etc. AAPM report No. 46，comprehensive qa for radiation oncology. American Association of Physicists in Medicine，April 1994.

[16] Almon S. Shiu et al. Verification data for electron beam dose algorithms. Med Phys，1992，19（3）：623-636.

[17] AAPM Report 55，Radiation treatment planning dosimetry verification. American Association of Physicists in Medicine，1995.

[18] YY 0832.2-2015，X 辐射放射治疗立体定向及计划系统　第 2 部分：体部 X 辐射放射治疗立体定向及计划系统.

[19] YY/T 0973-2016，自动控制式近距离治疗后装设备放射治疗计划系统　性能和试验方法.

[20] Fraass B.，Doppke K.，Hun M.，et al. American association of physicists in medicine radiation therapy committee task group 53：quality assurance for clinical radiotherapy treatment planning. Med. Phys. 1998，25（10）：1773-1829.

[21] International electrotechnical commission，international standard IEC 62083：medical electrical equipment - requirements for the safety of radiotherapy treatment planning systems. international electrotechnical commission，IEC，2000.

[22] International atomic energy agency，Investigation of an accidental exposure of radiotherapy patients in panama，vienna，2001.

[23] International atomic energy agency，commissioning and quality assurance of computerized planning systems for radiation treatment of cancer. technical reports series No. 430，IAEA，vienna，2004.

[24] International atomic energy agency，specification and acceptance testing of radiotherapy treatment planning systems. technical reports series No. 1540，IAEA，Vienna，2007.

附　录

Varian Eclipse TPS 数据采集

第一章 X 射线（开野）

第一节 PDD

1. 采集条件

源皮距 SSD=100 cm，Gantry 0°，Collimator 0°，

由水深 35 cm 处开始扫描，扫描至水面上 0.5 mm 处。

2. 射野大小（cm × cm）

3 cm × 3 cm、4 cm × 4 cm、6 cm × 6 cm、8 cm × 8 cm、10 cm × 10 cm、15 cm × 15 cm、20 cm × 20 cm、30 cm × 30 cm。

3. 有效测量点：0.6r。

第二节 Profile

1. 采集条件

源皮距 SSD=100 cm，Gantry 0°，Collimator 0°，

扫描深度 Dmax（6MV Dmax=1.5 cm，10MV Dmax=2.3 cm），

5 cm，10 cm，20 cm，30 cm。

2. 射野大小（cm × cm）

全野扫描：3 cm × 3 cm、4 cm × 4 cm、6 cm × 6 cm、8 cm × 8 cm、10 cm × 10 cm、15 cm × 15 cm、20 cm × 20 cm、30 cm × 30 cm。

3. 有效测量点：0.6r。

附表 1-1 X 射线开野 PDD 和 Profile

第一日测量												
开野	PDD（SSD=100）		Profile（SSD=100）至少测量到灯光野外 5.0 cm，建议测得更长一些									
	深度＞35 cm		1.5 cm	2.3 cm	5 cm		10 cm		20 cm		30 cm	
射野尺寸	6 MV	10 MV	6 MV	10 MV	6 MV	10 MV	6 MV	10 MV	6 MV	10 MV	6 MV	10 MV
3 cm × 3 cm	□	□	□	□	□	□	□	□	□	□	□	□
4 cm × 4 cm	□	□	□	□	□	□	□	□	□	□	□	□
6 cm × 6 cm	□	□	□	□	□	□	□	□	□	□	□	□
8 cm × 8 cm	□	□	□	□	□	□	□	□	□	□	□	□
10 cm × 10 cm	□	□	□	□	□	□	□	□	□	□	□	□
15 cm × 15 cm	□	□	□	□	□	□	□	□	□	□	□	□
20 cm × 20 cm	□	□	□	□	□	□	□	□	□	□	□	□
30 cm × 30 cm	□	□	□	□	□	□	□	□	□	□	□	□
40 cm × 40 cm	□	□	* * * * * * * * * * *									
数量	9 条	9 条	6 MV 40 条				10 MV 40 条					

第二章　X 射线（开野）（FFF 模式）

第一节　PDD

1. 采集条件

源皮距 SSD=100 cm，Gantry 0°，Collimator 0°，

由水深 35 cm 处开始扫描，扫描至水面上 0.5 mm 处。

2. 射野大小（cm × cm）

3 cm × 3 cm、4 cm × 4 cm、6 cm × 6 cm、8 cm × 8 cm、10 cm × 10 cm、15 cm × 15 cm、20 cm × 20 cm、30 cm × 30 cm。

3. 有效测量点：0.6r。

第二节　Profile

1. 采集条件

源皮距 SSD=100 cm，Gantry 0°，Collimator 0°，

扫描深度 Dmax（6MV Dmax=1.5 cm，10MV Dmax=2.3 cm），

5 cm，10 cm，20 cm，30 cm。

2. 射野大小（cm × cm）

全野扫描：3 cm × 3 cm、4 cm × 4 cm、6 cm × 6 cm、8 cm × 8 cm、10 cm × 10 cm、15 cm × 15 cm、20 cm × 20 cm、30 cm × 30 cm。。

3. 有效测量点：0.6r。

附表 2-1　X 射线开野 PDD 和 Profile（FFF 模式）

第一日测量												
开野	PDD（SSD=100）		Profile（SSD=100） 至少测量到灯光野外 5.0 cm，建议测得更长一些									
	深度＞35 cm		1.5 cm	2.3 cm	5 cm		10 cm		20 cm		30 cm	
射野尺寸	6FFF	10FFF	6FFF	10FFF	6FFF	10FFF	6FFF	10FFF	6FFF	10FFF	6FFF	10FFF
3 cm × 3 cm	□	□	□	□	□	□	□	□	□	□	□	□
4 cm × 4 cm	□	□	□	□	□	□	□	□	□	□	□	□
6 cm × 6 cm	□	□	□	□	□	□	□	□	□	□	□	□
8 cm × 8 cm	□	□	□	□	□	□	□	□	□	□	□	□
10 cm × 10 cm	□	□	□	□	□	□	□	□	□	□	□	□
15 cm × 15 cm	□	□	□	□	□	□	□	□	□	□	□	□
20 cm × 20 cm	□	□	□	□	□	□	□	□	□	□	□	□
30 cm × 30 cm	□	□	□	□	□	□	□	□	□	□	□	□
40 cm × 40 cm	□	□	***********									
数量	9 条	9 条	6 MV FFF 40 条					10 MV FFF 40 条				

第三章 X 射线（开野）（SRS 模式）

第一节 PDD

1. 采集条件

源皮距 SSD=100 cm，Gantry 0°，Collimator 0°，

由水深 35 cm 处开始扫描，扫描至水面上 0.5 mm 处。

2. 射野大小（cm × cm）

1 cm × 1 cm、2 cm × 2 cm、3 cm × 3 cm、6 cm × 6 cm、10 cm × 10 cm、12 cm × 12 cm、15 cm × 15 cm。

3. 有效测量点：0.6r。

第二节 Profile

1. 采集条件

源皮距 SSD=100 cm，Gantry 0°，Collimator 0°，

扫描深度 Dmax（6MV Dmax=1.6 cm），

6 cm，10 cm，20 cm，30 cm。

2. 射野大小（cm × cm）

全野扫描：1 cm × 1 cm、2 cm × 2 cm、3 cm × 3 cm、6 cm × 6 cm、10 cm × 10 cm、12 cm × 12 cm、15 cm × 15 cm。

3. 有效测量点：0.6r。

附表 3-1 X 射线开野 PDD 和 Profile（SRS 模式）

第一日测量							
开野	探测器规格	PDD（SSD=100）	Profile（SSD=100）至少测量到灯光野外 5.0 cm，建议测得更长一些				
		深度>35 cm	1.6 cm	6 cm	10 cm	20 cm	30 cm
射野尺寸		6SRS	6SRS	6SRS	6SRS	6SRS	6SRS
1 cm × 1 cm	使用 CC01 规格探测器	*****	*****	*****	*****	*****	*****
2 cm × 2 cm		☐	☐	☐	☐	☐	☐
3 cm × 3 cm	使用 CC13 规格探测器	☐	☐	☐	☐	☐	☐
6 cm × 6 cm		☐	☐	☐	☐	☐	☐
10 cm × 10 cm		☐	☐	☐	☐	☐	☐
12 cm × 12 cm		☐	☐	☐	☐	☐	☐
15 cm × 15 cm		☐	☐	☐	☐	☐	☐
数量		6 条	30 条				

注：CC01 探测器有效测量点为 0.6 mm，CC13 探测器有效测量点为 1.8 mm

射野大小为 1 × 1 时可以不采集。

第三节　Diagonal

1. 采集条件

源皮距 SSD=100 cm，Gantry 0°，Collimator 45°，

扫描深度 Dmax（6MV Dmax=1.6 cm），

6 cm，10 cm，20 cm，30 cm。

2. 射野大小（cm × cm）

全野扫描：15 cm × 15 cm。

3. 有效测量点：0.6r。

附表 3-2　X 射线开野 Diagonal（SRS 模式）

第一日测量					
开野	Diagonal（SSD=100） 推荐半野测量，至少测量到灯光野外 5.0 cm，建议测得更长一些				
	1.6 cm	6 cm	10 cm	20 cm	30 cm
射野尺寸	6SRS	6SRS	6SRS	6SRS	6SRS
15 cm × 15 cm	□	□	□	□	□
数量	6 MV SRS 5 条				

注：IBA 三维水箱扫描时射野外的外扩长度由 6 cm 更改为 15 cm

第四章 X 射线（楔形野）（Wedge=15°，方向 Right）

第一节 PDD

1. 采集条件

源皮距 SSD=100 cm，Gantry 0°，Collimator 0°，

由水深 35 cm 处开始扫描，扫描至水面上 0.5 mm 处。

2. 射野大小（cm × cm）

4 cm × 4 cm、10 cm × 10 cm、20 cm × 20 cm、30 cm × 30 cm、30 cm × 40 cm。

3. 有效测量点：0.6r。

第二节 Profile

1. 采集条件

源皮距 SSD=100 cm，Gantry 0°，Collimator 0°，

扫描深度 Dmax（6MV Dmax=1.5 cm，10MV Dmax=2.3 cm），

5 cm，10 cm，20 cm，30 cm。

2. 射野大小（cm × cm）

全野扫描 4 cm × 4 cm、10 cm × 10 cm、20 cm × 20 cm、30 cm × 30 cm、30 cm × 40 cm。

3. 楔形板方向：Right。

4. 有效测量点：0.6r。

附表 4-1 X 射线楔形野 PDD 和 Profile（Wedge=15°，方向 Right）

第一日测量												
楔形野 Right 15°	PDD（SSD=100）		Profile（SSD=100）至少测量到灯光野外 5.0 cm，建议测得更长一些									
	深度>35 cm		1.5 cm	2.3 cm	5 cm		10 cm		20 cm		30 cm	
射野尺寸	6 MV	10 MV	6 MV	10 MV	6 MV	10 MV	6 MV	10 MV	6 MV	10 MV	6 MV	10 MV
4 cm × 4 cm	□	□	□	□	□	□	□	□	□	□	□	□
10 cm × 10 cm	□	□	□	□	□	□	□	□	□	□	□	□
20 cm × 20 cm	□	□	□	□	□	□	□	□	□	□	□	□
30 cm × 30 cm	□	□	□	□	□	□	□	□	□	□	□	□
30 cm × 40 cm	□	□	□	□	□	□	□	□	□	□	□	□
数量	5 条	5 条	6 MV 25 条					10 MV 25 条				

第五章　X 射线（楔形野）（Wedge=30°，方向 Right）

第一节　PDD

1. 采集条件

源皮距 SSD=100 cm，Gantry 0°，Collimator 0°，

由水深 35 cm 处开始扫描，扫描至水面上 0.5 mm 处。

2. 射野大小（cm × cm）

4 cm × 4 cm、10 cm × 10 cm、20 cm × 20 cm、30 cm × 30 cm、30 cm × 40 cm。

3. 有效测量点：0.6r。

第二节　Profile

1. 采集条件

源皮距 SSD=100 cm，Gantry 0°，Collimator 0°，

扫描深度 Dmax（6MV Dmax=1.5 cm，10MV Dmax=2.3 cm），

5 cm，10 cm，20 cm，30 cm。

2. 射野大小（cm × cm）

全野扫描 4 cm × 4 cm、10 cm × 10 cm、20 cm × 20 cm、30 cm × 30 cm、30 cm × 40 cm。

3. 楔形板方向：Right。

4. 有效测量点：0.6r。

附表 5-1　X 射线楔形野 PDD 和 Profile（Wedge=30°，方向 Right）

第一日测量												
楔形野 Right 30°	PDD（SSD=100）		Profile（SSD=100）至少测量到灯光野外 5.0 cm，建议测得更长一些									
	深度＞35 cm		1.5 cm	2.3 cm	5 cm		10 cm		20 cm		30 cm	
射野尺寸	6 MV	10 MV	6 MV	10 MV	6 MV	10 MV	6 MV	10 MV	6 MV	10 MV	6 MV	10 MV
4 cm × 4 cm	□	□	□	□	□	□	□	□	□	□	□	□
10 cm × 10 cm	□	□	□	□	□	□	□	□	□	□	□	□
20 cm × 20 cm	□	□	□	□	□	□	□	□	□	□	□	□
30 cm × 30 cm	□	□	□	□	□	□	□	□	□	□	□	□
30 cm × 40 cm	□	□	□	□	□	□	□	□	□	□	□	□
数量	5 条	5 条	6 MV 25 条					10 MV 25 条				

第六章 X 射线（楔形野）（Wedge=45°，方向 Right）

第一节 PDD

1. 采集条件

源皮距 SSD=100 cm，Gantry 0°，Collimator 0°，

由水深 35 cm 处开始扫描，扫描至水面上 0.5 mm 处。

2. 射野大小（cm × cm）

4 cm × 4 cm、10 cm × 10 cm、15 cm × 15 cm、20 cm × 20 cm、20 cm × 40 cm。

3. 有效测量点：0.6r。

第二节 Profile

1. 采集条件

源皮距 SSD=100 cm，Gantry 0°，Collimator 0°，

扫描深度 Dmax（6MV Dmax=1.5 cm，10MV Dmax=2.3 cm），

5 cm，10 cm，20 cm，30 cm。

2. 射野大小（cm × cm）

全野扫描 4 cm × 4 cm、10 cm × 10 cm、15 cm × 15 cm、20 cm × 20 cm、20 cm × 40 cm。

3. 楔形板方向：Right。

4. 有效测量点：0.6r。

附表 6-1 X 射线楔形野 PDD 和 Profile（Wedge=45°，方向 Right）

第一日测量												
楔形野 Right 45°	PDD（SSD=100）		Profile（SSD=100）至少测量到灯光野外 5.0 cm，建议测得更长一些									
	深度＞35 cm		1.5 cm	2.3 cm	5 cm		10 cm		20 cm		30 cm	
射野尺寸	6 MV	10 MV	6 MV	10 MV	6 MV	10 MV	6 MV	10 MV	6 MV	10 MV	6 MV	10 MV
4 cm × 4 cm	□	□	□	□	□	□	□	□	□	□	□	□
10 cm × 10 cm	□	□	□	□	□	□	□	□	□	□	□	□
15 cm × 15 cm	□	□	□	□	□	□	□	□	□	□	□	□
20 cm × 20 cm	□	□	□	□	□	□	□	□	□	□	□	□
20 cm × 40 cm	□	□	□	□	□	□	□	□	□	□	□	□
数量	5 条	5 条	6 MV 25 条					10 MV 25 条				

第七章 X 射线（楔形野）（Wedge=60°，方向 Right）

第一节 PDD

1. 采集条件

源皮距 SSD=100 cm，Gantry 0°，Collimator 0°，

由水深 35 cm 处开始扫描，扫描至水面上 0.5 mm 处。

2. 射野大小（cm × cm）

4 cm × 4 cm、10 cm × 10 cm、15 cm × 15 cm、15 cm × 40 cm。

3. 有效测量点：0.6r。

第二节 Profile

1. 采集条件

源皮距 SSD=100 cm，Gantry 0°，Collimator 0°，

扫描深度 Dmax（6MV Dmax=1.5 cm，10MV Dmax=2.3 cm），

5 cm，10 cm，20 cm，30 cm。

2. 射野大小（cm × cm）

全野扫描 4 cm × 4 cm、10 cm × 10 cm、15 cm × 15 cm、15 cm × 40 cm。

3. 楔形板方向：Right。

4. 有效测量点：0.6r。

附表 7-1 X 射线（楔形野）（Wedge=60°，方向 Right）

第一日测量												
楔形野 Right 60°	PDD（SSD=100）		Profile（SSD=100）至少测量到灯光野外 5.0 cm，建议测得更长一些									
	深度＞35 cm		1.5 cm	2.3 cm	5 cm		10 cm		20 cm		30 cm	
射野尺寸	6 MV	10 MV	6 MV	10 MV	6 MV	10 MV	6 MV	10 MV	6 MV	10 MV	6 MV	10 MV
4 cm × 4 cm	□	□	□	□	□	□	□	□	□	□	□	□
10 cm × 10 cm	□	□	□	□	□	□	□	□	□	□	□	□
15 cm × 15 cm	□	□	□	□	□	□	□	□	□	□	□	□
15 cm × 40 cm	□	□	□	□	□	□	□	□	□	□	□	□
数量	4 条	4 条	6 MV 20 条					10 MV 20 条				

第八章 电子线（不使用限光筒）

第一节 电子线开野 PDD（水中）（不使用限光筒）

1. 采集条件

源皮距 SSD=100 cm，Gantry 0°，Collimator 0°，

附表 8-1 采集条件

能量	连续扫描起始深度	分段扫描			
		步进 1 mm	步进 2 mm	步进 3 mm	起始深度
4MeV	50 mm	0 mm ←	20 mm ←	40 mm ←	50 mm
6MeV	50 mm	0 mm ←	25 mm ←	40 mm ←	50 mm
9MeV	100 mm	0 mm ←	30 mm ←	50 mm ←	100 mm
12MeV	100 mm	0 mm ←	35 mm ←	60 mm ←	100 mm
15MeV	100 mm	0 mm ←	40 mm ←	70 mm ←	100 mm
16MeV	100 mm	0 mm ←	40 mm ←	70 mm ←	100 mm
18MeV	150 mm	0 mm ←	45 mm ←	80 mm ←	150 mm
20MeV	150 mm	0 mm ←	50 mm ←	80 mm ←	150 mm
22MeV	150 mm	0 mm ←	50 mm ←	80 mm ←	150 mm

扫描至水面上 0.5 mm 处。

2. 射野大小 40 cm × 40 cm。

3. 有效测量点：0.5r。

附表 8-2 电子线（不使用限光筒）

第一日测量									
开野	不使用限光筒 PDD（水中）								
射野尺寸 40 cm × 40 cm	能量								
	4 MeV	6 MeV	9 MeV	12 MeV	15 MeV	16 MeV	18 MeV	20 MeV	22 MeV
	□	□	□	□	□	□	□	□	□
数量	（ ）条								

第二节 电子线开野 Profile（空气中）（不使用限光筒）

1. 采集条件

源到探测器距离 SCD=95 cm，Gantry 0°，Collimator 0°，

2. 射野大小 40 cm × 40 cm。

3. 有效测量点：0.5r。

附表 8-3 电子线开野 Profile（空气中，不使用限光筒）

<table>
<tr><td colspan="10">第一日测量</td></tr>
<tr><td>开野</td><td colspan="9">不使用限光筒　　Profile（空气中）</td></tr>
<tr><td rowspan="3">射野尺寸
40 cm × 40 cm</td><td colspan="9">能量</td></tr>
<tr><td>4 MeV</td><td>6 MeV</td><td>9 MeV</td><td>12 MeV</td><td>15 MeV</td><td>16 MeV</td><td>18 MeV</td><td>20 MeV</td><td>22 MeV</td></tr>
<tr><td>□</td><td>□</td><td>□</td><td>□</td><td>□</td><td>□</td><td>□</td><td>□</td><td>□</td></tr>
<tr><td>数量</td><td colspan="9">（　　）条</td></tr>
</table>

注：IBA 三维水箱可以按源皮距 95 cm 摆位，扫描深度为 0 cm；
PTW 三维水箱可以按源皮距 90 cm 摆位，扫描深度为 5 cm

第九章 电子线（使用限光筒）

第一节 限光筒 PDD

1. 采集条件

源皮距 SSD=100 cm，Gantry 0°，Collimator 0°，

附表 9-1 采集条件

能量	连续扫描起始深度	分段扫描			
		步进 1 mm	步进 2 mm	步进 3 mm	起始深度
4MeV	50 mm	0 mm ←	20 mm ←	40 mm ←	50 mm
6MeV	50 mm	0 mm ←	25 mm ←	40 mm ←	50 mm
9MeV	100 mm	0 mm ←	30 mm ←	50 mm ←	100 mm
12MeV	100 mm	0 mm ←	35 mm ←	60 mm ←	100 mm
15MeV	100 mm	0 mm ←	40 mm ←	70 mm ←	100 mm
16MeV	100 mm	0 mm ←	40 mm ←	70 mm ←	100 mm
18MeV	150 mm	0 mm ←	45 mm ←	80 mm ←	150 mm
20MeV	150 mm	0 mm ←	50 mm ←	80 mm ←	150 mm
22MeV	150 mm	0 mm ←	50 mm ←	80 mm ←	150 mm

扫描至水面上 0.5 mm 处；

2. 限光筒大小（cm × cm）

6 cm × 6 cm、10 cm × 10 cm、15 cm × 15 cm、20 cm × 20 cm、25 cm × 25 cm、6 cm × 10 cm。

3. 有效测量点：0.5r。

附表 9-2 电子线 PDD（使用限光筒）

第一日测量							
限光筒		使用限光筒 PDD（水中）					
能量	D_{max} 深度	限光筒尺寸					
		6 × 6	10 × 10	15 × 15	20 × 20	25 × 25	6 × 10
4 MeV	mm	□	□	□	□	□	□
6 MeV	mm	□	□	□	□	□	□
9 MeV	mm	□	□	□	□	□	□
12 MeV	mm	□	□	□	□	□	□
15 MeV	mm	□	□	□	□	□	□
16 MeV	mm	□	□	□	□	□	□
18 MeV	mm	□	□	□	□	□	□
20 MeV	mm	□	□	□	□	□	□
22 MeV	mm	□	□	□	□	□	□
数量	*****	条	条	条	条	条	条

注：D_{max} 深度为每档能量用 10 × 10 限光筒测量 PDD 时 R_{100} 的深度，需要做电离曲线转换

第十章 输出因子

第一节 X 射线（开野）Output Factor

1. 采集条件

源皮距 SSD=95 cm，Gantry 0°，Collimator 0°，

水深 5 cm 处。

2. 射野大小（cm × cm）

3 cm × 3 cm、5 cm × 5 cm、7 cm × 7 cm、10 cm × 10 cm、15 cm × 15 cm、20 cm × 20 cm、30 cm × 30 cm、40 cm × 40 cm。

3. 有效测量点：0.6r。

附表 10-1 6 MV X 射线（开野）Output Factor

第二日测量																	
开野																	
6 MV		X															
		3		5		7		10		15		20		30		40	
Y	3																
	5																
	7																
	10																
	15																
	20																
	30																
	40																

附表 10-2 10 MV X 射线（开野）Output Factor

第二日测量																	
开野																	
10 MV		X															
		3		5		7		10		15		20		30		40	
Y	3																
	5																
	7																
	10																
	15																
	20																
	30																
	40																

第二节 X 射线（开野）（FFF 模式）Output Factor

1. 采集条件

源皮距 SSD=95 cm，Gantry 0°，Collimator 0°，

水深 5 cm 处。

2. 射野大小（cm × cm）

3 cm × 3 cm、5 cm × 5 cm、7 cm × 7 cm、10 cm × 10 cm、15 cm × 15 cm、20 cm × 20 cm、30 cm × 30 cm、40 cm × 40 cm。

3. 有效测量点：0.6r。

附表 10-3 6 MV X 射线（开野）（FFF 模式）Output Factor

第二日测量																	
开野																	
6FFF		X															
		3		5		7		10		15		20		30		40	
Y	3																
	5																
	7																
	10																
	15																
	20																
	30																
	40																

附表 10-4 10 MV X 射线（开野）（FFF 模式）Output Factor

第二日测量																	
开野																	
10FFF		X															
		3		5		7		10		15		20		30		40	
Y	3																
	5																
	7																
	10																
	15																
	20																
	30																
	40																

第三节 X 射线（开野）（SRS 模式）Output Factor

1. 采集条件

源皮距 SSD=95 cm，Gantry 0°，Collimator 0°，

水深 5 cm 处。

2. 射野大小（cm × cm）

1 cm × 1 cm、2 cm × 2 cm、3 cm × 3 cm、5 cm × 5 cm、7 cm × 7 cm、10 cm × 10 cm、12 cm × 12 cm、15 cm × 15 cm。

3. 有效测量点：0.6r。

附表 10-5　6 MV X 射线（开野）（SRS 模式）Output Factor

第二日测量																
开野																
6SRS	X															
	1		2		3		5		7		10		12		15	
	使用 CC01 规格探测器测量															
1																
2																
	使用 CC01 规格探测器测量				使用 CC13 规格探测器测量											
3																
5																
7																
10																
12																
15																

注：CC01 探测器有效测量点为 0.6 mm，CC13 探测器有效测量点为 1.8 mm

第四节　X 射线（楔形野）Output Factor

1. 采集条件

源皮距 SSD=95 cm，Gantry 0°，Collimator 0°，

水深 5 cm 处。

2. 射野大小（cm × cm）

3 cm × 3 cm、5 cm × 5 cm、7 cm × 7 cm、10 cm × 10 cm、15 cm × 15 cm、20 cm × 20 cm、30 cm × 30 cm、30 cm × 40 cm。

3. 楔形板方向：Right。

4. 有效测量点：0.6r。

附表 10-6　6 MV X 射线楔形野 Output Factor（Wedge=15°，方向 Right)

第二日测量															
楔形野		楔形板方向：Right　　楔形板角度：15°													
6 MV		X													
		3		5		7		10		15		20		30	
Y	3														
	5														
	7														
	10														

续表

第二日测量															
楔形野		楔形板方向：Right 楔形板角度：15°													
6 MV		X													
		3		5		7		10		15		20		30	
Y	15														
	20														
	30														
	40														

附表 10-7 10 MV X 射线楔形野 Output Factor（Wedge=15°，方向 Right)

第二日测量															
楔形野		楔形板方向：Right 楔形板角度：15°													
10 MV		X													
		3		5		7		10		15		20		30	
Y	3														
	5														
	7														
	10														
	15														
	20														
	30														
	40														

第五节 X 射线（楔形野）Output Factor

1. 采集条件

源皮距 SSD=95 cm，Gantry 0°，Collimator 0°，

水深 5 cm 处。

2. 射野大小（cm × cm）

3 cm × 3 cm、5 cm × 5 cm、7 cm × 7 cm、10 cm × 10 cm、15 cm × 15 cm、20 cm × 20 cm、30 cm × 30 cm、30 cm × 40 cm。

3. 楔形板方向：Right。

4. 有效测量点：0.6r。

附表 10-8 6 MV X 射线楔形野 Output Factor（Wedge=30°，方向 Right)

第二日测量															
楔形野		楔形板方向：Right 楔形板角度：30°													
6 MV		X													
		3		5		7		10		15		20		30	
Y	3														
	5														
	7														

续表

第二日测量															
楔形野		楔形板方向：Right　　楔形板角度：30°													
6 MV		X													
		3		5		7		10		15		20		30	
Y	10														
	15														
	20														
	30														
	40														

附表 10-9　10 MV X 射线楔形野 Output Factor（Wedge=30°，方向 Right)

第二日测量															
楔形野		楔形板方向：Right　　楔形板角度：30°													
10 MV		X													
		3		5		7		10		15		20		30	
Y	3														
	5														
	7														
	10														
	15														
	20														
	30														
	40														

第六节　X 射线（楔形野）Output Factor

1. 采集条件

源皮距 SSD=95 cm，Gantry 0°，Collimator 0°，

水深 5 cm 处。

2. 射野大小（cm × cm）

3 cm × 3 cm、5 cm × 5 cm、7 cm × 7 cm、10 cm × 10 cm、15 cm × 15 cm、20 cm × 20 cm、20 cm × 30 cm、20 cm × 40 cm。

3. 楔形板方向：Right。

4. 有效测量点：0.6r。

附表 10-10　6 MV X 射线楔形野 Output Factor（Wedge=45°，方向 Right)

第二日测量													
楔形野		楔形板方向：Right　　楔形板角度：45°											
6 MV		X											
		3		5		7		10		15		20	
Y	3												
	5												

第十三章 X 射线（楔形野）（半野测量）

第一节 X 射线（楔形野）Longitudinal Profile

1. 采集条件

源皮距 SSD=100 cm，Gantry 0°，Collimator 0°，

扫描深度 Dmax（6 MV Dmax=1.5 cm，10 MV Dmax=2.3 cm），

5 cm，10 cm，20 cm，30 cm。

2. 射野大小（cm × cm）

半野扫描 40 cm × 30 cm。

3. 楔形板方向（cm × cm）：IN。

4. 有效测量点：0.6r。

附表 13-1 X 射线楔形野 Longitudinal（半野模式）（Wedge=15°，方向 In）

第三日测量										
楔形野 IN 15°	Longitudinal Profile（SSD=100） 至少测量到灯光野外 5.0 cm，建议测得更长一些									
	1.5 cm	2.3 cm	5 cm		10 cm		20 cm		30 cm	
射野尺寸	6 MV	10 MV	6 MV	10 MV	6 MV	10 MV	6 MV	10 MV	6 MV	10 MV
40 cm × 30 cm	□	□	□	□	□	□	□	□	□	□
数量	6 MV 5 条					10 MV 5 条				

注：在瓦里安加速器中，Y 输入 30 cm，X 输入 40 cm（见下图）。

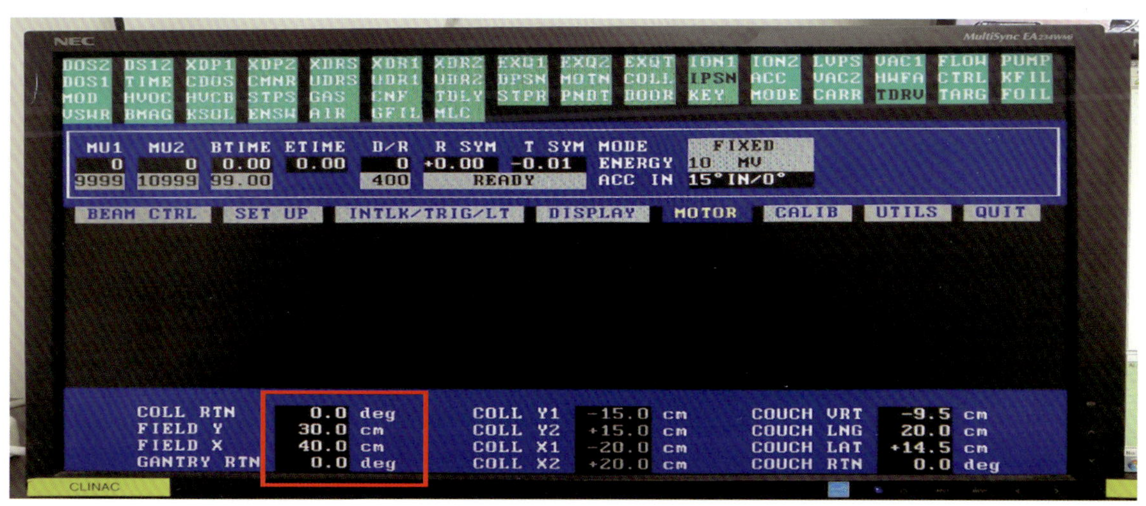

第二节 X 射线（楔形野）Longitudinal Profile

1. 采集条件

源皮距 SSD=100 cm，Gantry 0°，Collimator 0°，

扫描深度 Dmax（6 MV Dmax=1.5 cm，10 MV Dmax=2.3 cm），

5 cm，10 cm，20 cm，30 cm。

2. 射野大小（cm × cm）

半野扫描 40 cm × 30 cm。

3. 楔形板方向：IN。

4. 有效测量点：0.6r。

附表 13-2　X 射线楔形野 Longitudinal（半野模式）（Wedge=30°，方向 In）

第三日测量										
楔形野 IN 30°	Longitudinal Profile（SSD=100） 至少测量到灯光野外 5.0 cm，建议测得更长一些									
	1.5 cm	2.3 cm	5 cm		10 cm		20 cm		30 cm	
射野尺寸	6 MV	10 MV	6 MV	10 MV	6 MV	10 MV	6 MV	10 MV	6 MV	10 MV
40 cm × 30 cm	□	□	□	□	□	□	□	□	□	□
数量	6 MV 5 条					10 MV 5 条				

注：在瓦里安加速器中，Y 输入 30 cm，X 输入 40 cm（见下图）。

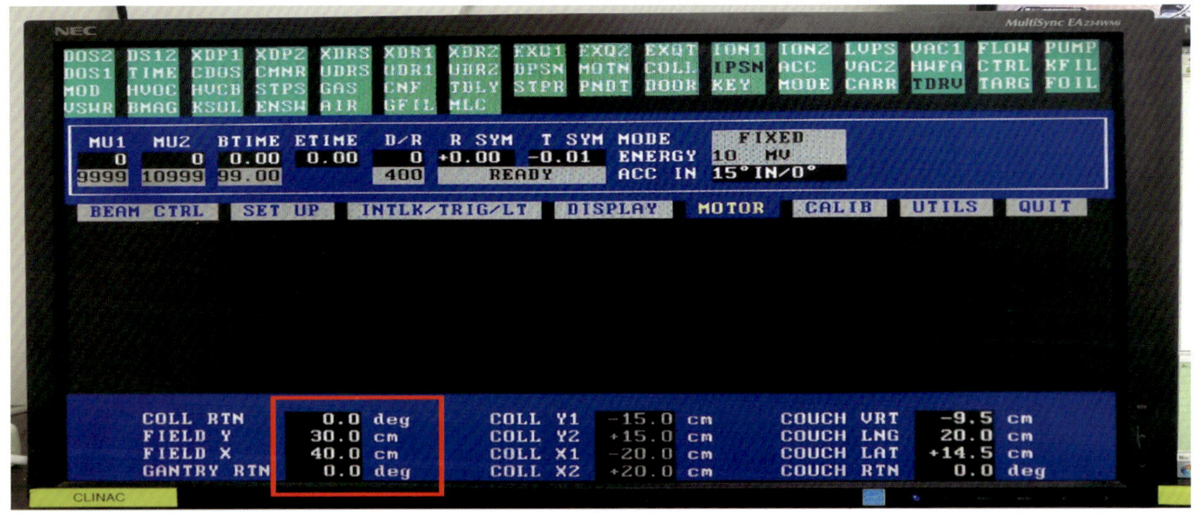

第三节　X 射线（楔形野）Longitudinal Profile

1. 采集条件

源皮距 SSD=100 cm，Gantry 0°，Collimator 0°，

扫描深度 Dmax（6 MV Dmax=1.5 cm，10 MV Dmax=2.3 cm），

5 cm，10 cm，20 cm，30 cm。

2. 射野大小（cm × cm）

半野扫描 40 cm × 20 cm。

3. 楔形板方向：IN。

4. 有效测量点：0.6r。

附表 13-3 X 射线楔形野 Longitudinal（半野模式）（Wedge=45°，方向 In）

第三日测量										
楔形野 IN 45°	Longitudinal Profile（SSD=100） 至少测量到灯光野外 5.0 cm，建议测得更长一些									
	1.5 cm	2.3 cm	5 cm		10 cm		20 cm		30 cm	
射野尺寸	6 MV	10 MV	6 MV	10 MV	6 MV	10 MV	6 MV	10 MV	6 MV	10 MV
40 cm × 20 cm	□	□	□	□	□	□	□	□	□	□
数量	6 MV 5 条					10 MV 5 条				

注：在瓦里安加速器中，Y 输入 20 cm，X 输入 40 cm（见下图）。

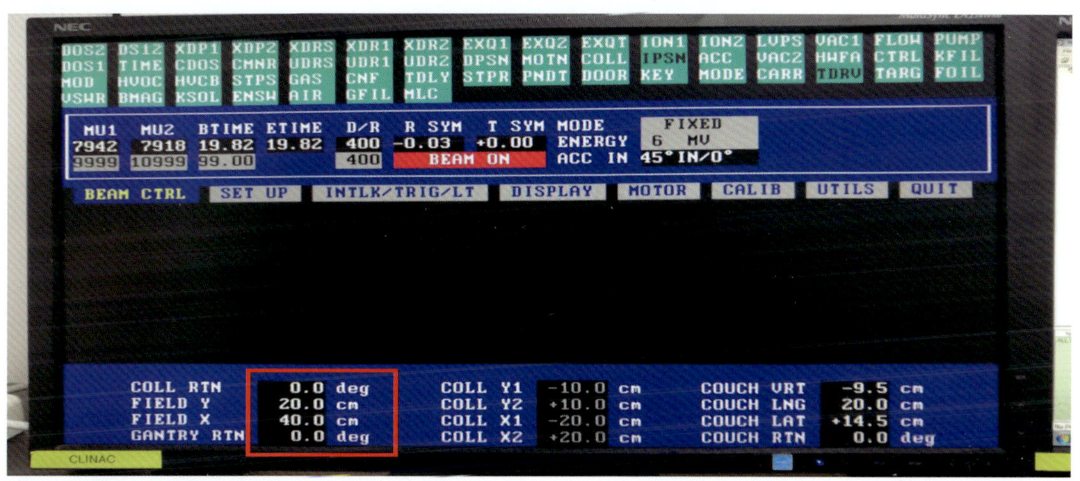

第四节 X 射线（楔形野）Longitudinal Profile

1. 采集条件

源皮距 SSD=100 cm，Gantry 0°，Collimator 0°，

扫描深度 Dmax（6 MV Dmax=1.5 cm，10 MV Dmax=2.3 cm），

5 cm，10 cm，20 cm，30 cm。

2. 射野大小（cm × cm）

半野扫描 40 cm × 15 cm。

3. 楔形板方向：IN。

4. 有效测量点：0.6r。

附表 13-4 X 射线楔形野 Longitudinal（半野模式）（Wedge=60°，方向 In）

第三日测量										
楔形野 IN 60°	Longitudinal Profile（SSD=100） 至少测量到灯光野外 5.0 cm，建议测得更长一些									
	1.5 cm	2.3 cm	5 cm		10 cm		20 cm		30 cm	
射野尺寸	6 MV	10 MV	6 MV	10 MV	6 MV	10 MV	6 MV	10 MV	6 MV	10 MV
40 cm × 15 cm	□	□	□	□	□	□	□	□	□	□
数量	6 MV 5 条					10 MV 5 条				

注：在瓦里安加速器中，Y 输入 15 cm，X 输入 40 cm

文件命名示例见下图：

No.01A-6MV PDD -9 line.opab
No.01B-6MV Profile -40+5 line.opab
No.03A-6MV SRS PDD -6 line.opab
No.03B-6MV SRS Profile -30 line.opab
No.04-6MV SRS Diagonal -5 line.opab
No.05A-6MV Wedge15_Right PDD -5 line.opab
No.05B-6MV Wedge15_Right Profile -25 line.opab
No.06A-6MV Wedge30_Right PDD -5 line.opab
No.06B-6MV Wedge30_Right Profile -25 line.opab
No.07A-6MV Wedge45_Right PDD -5 line.opab
No.07B-6MV Wedge45_Right Profile -25 line.opab
No.08A-6MV Wedge60_Right PDD -4 line.opab
No.08B-6MV Wedge60_Right Profile -20 line.opab
No.23-6MV Diagonal -5 line.opab
No.26-6MV Wedge15_In Longitudinal Profile -5 line.opab
No.27-6MV Wedge30_In Longitudinal Profile -5 line.opab
No.28-6MV Wedge45_In Longitudinal Profile -5 line.opab
No.29-6MV Wedge60_In Longitudinal Profile -5 line.opab